常见疾病药物治疗要点系列丛书

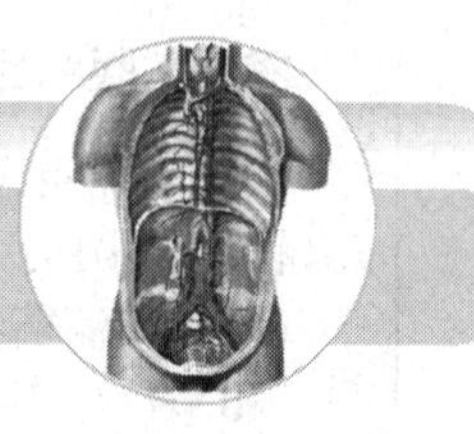

# 呼吸系统疾病


丛书主编　孙淑娟

分册主编　李云霞　王　静

分册副主编　李　军　张　莉　万建建　杨　勇

分册编者　（以姓氏笔画为序）

万建建　王　静　冯　堃　乔　伟　刘　梅
孙治国　李　军　李云霞　李新南　李学芹
杨　明　杨　勇　张　翔　张　莉　张　明
张　睿　陈　雪　庞　珂　赵　琦

人民卫生出版社

**图书在版编目（CIP）数据**

呼吸系统疾病／李云霞，王静主编．—北京：人民卫生出版社，2014
（常见疾病药物治疗要点系列丛书／孙淑娟主编）
ISBN 978－7－117－18632－2

Ⅰ．①呼…　Ⅱ．①李…　②王…　Ⅲ．①呼吸系统疾病－药物疗法　Ⅳ．①R560.5

中国版本图书馆CIP数据核字（2014）第097514号



常见疾病药物治疗要点系列丛书
**呼吸系统疾病**

**主　　编：**李云霞　王　静
**出版发行：**人民卫生出版社（中继线 010-59780011）
**地　　址：**北京市朝阳区潘家园南里19号
**邮　　编：**100021
**E - mail：**pmph @ pmph.com
**购书热线：**010-59787592　010-59787584　010-65264830
**印　　刷：**尚艺印装有限公司
**经　　销：**新华书店
**开　　本：**710×1000　1/16　　**印张：**35
**字　　数：**666千字
**版　　次：**2014年8月第1版　2014年8月第1版第1次印刷
**标准书号：**ISBN 978-7-117-18632-2/R·18633
**定　　价：**59.00元
**打击盗版举报电话：010-59787491　E-mail：WQ @ pmph.com**
**（凡属印装质量问题请与本社市场营销中心联系退换）**

# 序

合理用药是改善医疗服务、提高医疗质量的核心内容。医院药师在不同的药学岗位为患者、医生、护士提供全方位、及时的药学服务，是药师的职责；临床药师走向临床、参与临床的药物治疗选择与给药方案制订，是提高合理用药水平的有效途径，符合医疗工作的需求。国家卫生和计划生育委员会不断推进的医疗机构药事管理、处方点评、临床药师培养与临床药师制度建立等工作，对药师的工作要求越来越高，对临床药师的工作定位越来越明确。药师、临床药师只有加强自我学习、接受规范的培训、经过不断的理论考核与实践锻炼，才能满足临床工作的需求。

人才的培养与打造并非一朝一夕之事，高质量的学习资料对称职专业人才的培养尤为重要。《常见疾病药物治疗要点系列丛书》采取医药结合的编写模式，简述了各专业常见疾病的流行病学、病因、临床表现、实验室检查与诊疗原则；重点介绍了各专业常见疾病的治疗药物特征；详细总结比较了同类药物的药理作用、药代动力学、给药方案、不良反应与相互作用的特点与区别；纵向概述、比较了某一疾病不同种类药物间的特征与区别。内容多以表格方式呈现，简洁明了，便于学习和应用；也有利于临床药师了解所从事专业的常见疾病的种类与诊疗原则，熟悉本专业疾病的治疗药物选择与给药方案，全面掌握本专业用药的特征，为解决具体的专业问题奠定基础。

本套系列丛书的总主编山东大学附属千佛山医院孙淑娟博士长期从事临床药学实践与临床药师培养工作，深知在临床药师培养的不同阶段应掌握的内容与方法，了解青年药师成长过程中的困惑与不足；试图通过各专业常见疾病的诊断与药物治疗要点总结，帮助临床药师建立本专业的临床思维，掌握专业内用药各个品种的纵横优势，提高临床药师专业工作能力。

我国医院药师是一支庞大的高素质专业技术团队，正在根据政府的要求、社会的需要和公众的期望，不断调整自身的行业定位和作用。在以患者为中心的医疗服务中，进行治疗药物管理，确保患者获取最佳的药物治疗效果，应该有药师的参与和贡献。《常见疾病药物治疗要点系列丛书》的出版，将有助于临床药师及其他岗位的药师提高药学服务能力，尽早成为医疗团队中不可或缺的专业技术人员。

**中国药学会医院药学专业委员会**

**主任委员　朱珠　教授**

2014年5月

# 前　言

促进临床合理用药是药师的职责，是当前医疗工作的需要。当代医院药学的迅速发展，对于临床合理、安全、有效地使用药物，避免药源性疾病和事故，进一步提高医院的医疗质量，保证人民的身心健康具有重大意义。临床药学的发展使药师已走向临床医疗第一线，为患者、医生、护士提供全方位、及时的药学服务，为临床药物治疗工作提供相应的药学技术服务。临床药师在工作的过程中，不仅要掌握丰富的药学知识，更要了解基本的疾病知识，并且只有做到将两者有机地结合，才能更好地服务于临床，服务于患者。

呼吸系统疾病为临床常见病、多发病，疾病种类较多，病因复杂；治疗药物品种多，用药途径不一，临床多联合用药。如何最大限度地发挥药物的治疗作用，降低不良反应，实现治疗方案个体化，就要求呼吸专业的临床药师必须熟悉常见呼吸系统疾病的病因、临床表现、治疗原则及相应的药学监护措施，了解常见疾病的检查与诊断方法，掌握常用药物的药理和药动学特征、给药方案、不良反应、药物相互作用、临床应用与管理规定及国内外治疗指南。常见疾病药物治疗要点系列丛书《呼吸系统疾病》分册就是为了满足呼吸专业临床药师的实际工作需要而编写的。

本书采用医药结合的编写模式，分上、下两篇。上篇为呼吸系统疾病的诊断与治疗，简述了呼吸系统常见疾病的基础知识，包括流行病学、病因与发病机制、临床表现、实验室检查与诊疗原则，有利于呼吸专业临床药师了解呼吸系统常见疾病及诊疗原则，建立呼吸系统常见疾病的临床思维。下篇为呼吸系统疾病的药物治疗，根据药物的临床应用详细总结比较了同类药物的药理作用、药代动力学、给药方案、不良反应与相互作用特点。内容多以表格形式呈现，简洁明了，便于学习和应用。对于帮助呼吸专业的临床药师熟悉呼吸系统疾病的治疗药物选择与给药方案，全面掌握呼吸系统疾病的用药特征，解决临床常见的专业问题奠定了基础。书中最后一章列举了呼吸系统常用的指南摘编，对指南进行了简短的介绍与应用评价，引用了指南的关键内容，以利于临床药师较好地掌握指南精髓，指导临床合理用药。

本书由工作于临床一线的临床医师和临床药师共同编写，致力于编写一本适合广大临床药师在临床工作实践中既容易掌握，又不乏专业性、学术性、规范性、先进性与实用性的参考用书，同时也适合年轻临床医师学习与应用。希望通过此书，呼吸专业的临床药师能很快建立本专业的基本知识框架，了解常见呼吸系统疾病的基础知识与诊断措施，掌握指南推荐方案，熟悉常用治疗方案的药学监护项目，不断培养与建立临床思维，提高专业判断能力。

本书得到了许多老前辈、著名专家、资深学者、热心同行的指教与鼎力相助，在此对他们表示衷心的感谢与崇高的敬意。所有参与者对此书付出了辛勤的劳动，对他们也表示诚挚的谢意。由于呼吸系统疾病涉及的专业面广，尽管有著名专家、教授的帮助，编著者的竭尽全力，但由于水平有限，肯定还存在着诸多不足。疏漏不当之处，恳请关心此书的前辈、专家、学者与同行给予赐教，对此我们将不胜感激。

编 者

2014 年 7 月

# 目　录

## 上篇　呼吸系统疾病的诊断与治疗

## 下篇　呼吸系统疾病的药物治疗

# 上篇

## 呼吸系统疾病的诊断与治疗

# 第一章　呼吸系统疾病总论

## 第一节　呼吸系统疾病概述

呼吸系统疾病(respiratory diseases)是一类常见病、多发病,包括呼吸道、肺实质和胸腔的病变。2008 年我国人口死因调查结果表明,呼吸系统疾病(不包括肺癌)在各类疾病死因中居第 3 位,肺癌已成为我国大城市居民第 1 位的高发肿瘤;艾滋病的主要死亡原因为肺部感染,感染性和传染性呼吸系统疾病仍威胁着人类健康。近年来,哮喘、慢性阻塞性肺疾病、间质性肺疾病等发病率增加,常伴随肺功能的慢性损害甚至致残,肺血栓栓塞症成为新的重要医疗保健问题;虽然抗菌药物的不断问世降低了肺部感染的发病率,但随着病原体的变迁、医院获得性肺炎发病率的增加、易感人群的变化、病原学诊断的困难、抗菌药物的不合理应用等因素导致肺部感染的发病率和死亡率仍有增无减,肺结核的发生率又有增高趋势,2003 年的 SARS 和近年来的人禽流感等都在威胁着人类的健康。

世界每年约有 17% 的死亡率与呼吸系统疾病有关,而全球目前有数亿人口承受着至少一种呼吸系统疾病的困扰,包括哮喘或更严重的疾病如慢性阻塞性肺疾病(COPD)。肺病是导致疾病死亡率的主要原因之一,特别是慢性疾病的治疗时间长、医疗费用高昂,在社会保障体系中的医疗保险支出逐年上升,已成为各国财政必须面对的重要挑战,因此呼吸系统疾病的防治任务十分艰巨。

### 一、呼吸系统常见疾病

正常情况下,呼吸系统的气管、支气管黏膜上皮细胞、杯状细胞和腺体构成纤毛——黏液的排送系统,使呼吸道具有很强的净化防御功能;其分泌的黏液中含有溶菌酶、补体、干扰素和分泌型 IgA 等免疫活性物质,与支气管黏膜和肺巨噬细胞共同构成强有力的防御系统,抵抗或消除病原微生物的入侵。但由于呼吸系统与外界直接相通,在进行气体交换过程中,环境中的有害气体、粉尘、病原微生物及某些致敏原等可随空气进入呼吸道和肺,尤其当机体抵抗力和免疫功能下降，或者呼吸道的自净和防御功能削弱时，就会导致呼吸系统疾病的发生。

呼吸系统常见的疾病主要有感染性疾病、阻塞性肺疾病、限制性肺疾病、肺间质疾病、血管性疾病和肿瘤，疾病的种类分布见表1-1-1。

**表1-1-1　呼吸系统常见疾病的分类及分布**

| 分类依据 | 疾病 | 疾病分布 |
| --- | --- | --- |
| 生理 | 阻塞性肺疾病 | 支气管炎、小支气管炎、肺气肿、哮喘、慢性阻塞性肺疾病、支气管扩张、棉尘症 |
| | 限制性肺疾病 | 肺间质纤维化、结节病、胸腔积液、过敏性肺炎、石棉肺、胸膜炎、呼吸窘迫综合征 |
| 解剖 | 上呼吸道疾病 | 上呼吸道感染 |
| | 下呼吸道疾病 | 下呼吸道感染、肺结核 |
| | 肺间质疾病 | 特发性肺纤维化、结节病、肺尘埃沉着症 |
| | 血管性肺病 | 肺水肿、肺栓塞、肺动脉高压 |
| 感染 | 感染性疾病 | 上呼吸道感染、下呼吸道感染 |
| 肿瘤 | 鼻癌、喉癌、肺肿瘤、原发性支气管肺癌 | |

感染性疾病是呼吸系统疾病的重要组成部分，特别是老年人和儿童的多发病，其中肺炎的发病率和病死率较高，医院获得性肺炎的病死率高达50%以上。根据感染部位、感染病原菌、感染的获得方式等对呼吸系统感染性疾病进行分类，常见疾病详见表1-1-2。

**表1-1-2　呼吸系统常见感染性疾病**

| 分类依据 | 分类 | 疾病分布 |
| --- | --- | --- |
| 感染部位 | 上呼吸道感染 | 普通感冒、急性病毒性咽炎和喉炎、急性疱疹性咽峡炎、急性咽结膜炎、急性咽扁桃体炎 |
| | 下呼吸道感染 | 急性气管-支气管炎、慢性支气管炎急性发作、肺炎、肺脓肿、肺结核、其他肺部基础病合并感染 |
| 感染病原菌 | 细菌感染 | 肺炎链球菌肺炎、葡萄球菌肺炎、肺炎克雷伯杆菌肺炎、铜绿假单胞菌肺炎、大肠埃希菌肺炎、厌氧菌肺炎 |
| | 病毒感染 | 病毒性肺炎 |
| | 特殊病原体感染 | 支原体肺炎、衣原体肺炎、军团菌肺炎、立克次体肺炎 |
| | 真菌感染 | 肺念珠菌病、肺曲菌病、肺放线菌病、肺奴卡菌病、肺毛霉菌病、肺隐球菌病、肺组织胞浆菌病、卡氏肺囊虫肺炎 |

续表

| 分类依据 | 分类 | 疾病分布 |
|---|---|---|
| 感染病原菌 | 结核分枝杆菌 | 肺结核 |
| 感染获得的方式 | 社区感染 | 社区获得性肺炎 |
| | 院内感染 | 医院获得性肺炎 |

## 二、病因与发病机制

### （一）呼吸系统疾病与呼吸系统的结构有关

呼吸系统（respiratory system）是机体和外界进行气体交换器官的总称，包括呼吸道（鼻腔、咽、喉、气管、支气管）和肺。呼吸系统通过与外界环境持续的物质交换来满足机体代谢对氧气的需求，它不仅维持正常机体的通气和换气功能，而且具有防御、免疫、内分泌和代谢功能，是维持正常生命活动的重要组织器官。

呼吸系统是人体重要的生理屏障，正常情况下，呼吸道对外界刺激具有防御功能，包括鼻部的加温过滤、喷嚏、咳嗽、黏液纤毛运输系统等物理防御功能，溶菌酶、蛋白酶抑制剂、抗氧化的谷胱甘肽、超氧化物歧化酶等化学防御措施，细胞吞噬（肺泡巨噬细胞、多形核粒细胞）及免疫防御等（B 细胞分泌 IgA、IgM，T 细胞介导的迟发型变态反应，细胞毒作用），这些防御功能均可保护呼吸系统免受侵犯。另外肺有广泛的呼吸面积，成人肺泡总面积约 100$m^2$，肺泡与肺循环的毛细血管进行气体交换，从外界环境吸取氧，并将二氧化碳排出体外。呼吸系统的结构及功能示意图见图 1-1-1。

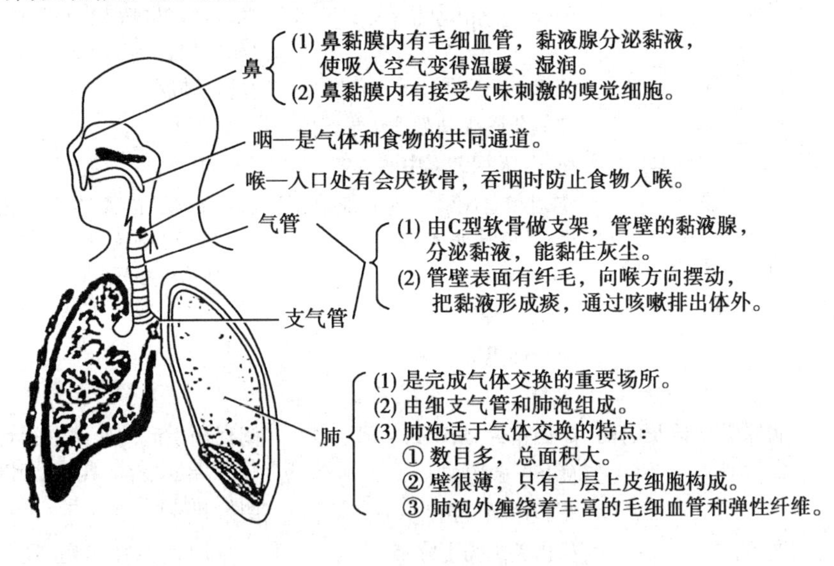


图 1-1-1　呼吸系统的结构与功能图

呼吸系统是一个开放的系统，成年人在静息状态下，每日约 10 000L 气体进出呼吸道，在呼吸过程中，外界环境中的有机或无机粉尘，包括各种微生物、异性蛋白过敏原、尘粒及有害气体等皆可吸入呼吸道及肺组织，这些有害的刺激会引起呼吸系统防御功能下降，进而引发呼吸系统损伤和病变，引起各种疾病，是各种感染性疾病和气道慢性炎症的好发器官。另外肺还是一个低压、低阻和高容器官，某些心脏疾病如左心功能低下时，肺毛细血管压增高，继而发生肺水肿；其他各种原因引起的低蛋白血症则易发生肺间质性水肿或胸膜腔积液。肺有两组血管供应，肺循环的动、静脉为气体交换的功能性血管，体循环的支气管动、静脉为气道和脏层胸膜的营养血管，肺与全身各器官的血液及淋巴循环相通，因此皮肤软组织疖痈的菌栓、下肢深静脉的血栓、癌肿的栓塞等均可到达肺部，引起相应病变。

### （二）影响呼吸系统疾病的主要因素

随着我国工业化及经济的迅速发展，空气污染加剧，汽车尾气的排放，现代装饰材料的不断出现和更新，室内装饰材料、涂料的广泛使用，居室内新装饰材料甲醛、苯等有机材料的超标均可诱发呼吸系统疾病；在大都市引起变应性疾病的变应原种类及数量增多，皆为呼吸系统感染的危险因素。诱发呼吸系统疾病的主要相关因素见表 1-1-3。

表 1-1-3　影响呼吸系统疾病的相关因素

| 影响因素 | | 主要诱因 | 诱发疾病 |
|---|---|---|---|
| 大气及居住环境的污染 | 物理污染<br>粉尘类（汽车尾气）<br>吸烟 | 铅、铬等重金属<br>沙尘<br>烟雾、油烟中的颗粒物 | 慢性支气管炎、支气管扩张、肺气肿、哮喘、慢性阻塞性肺疾病、慢性肺源性心脏病、鼻癌、肺癌 |
| | 化学污染<br>毒气类 | 装修材料中的甲醛、苯<br>二氧化硫等刺激性化学气体<br>尾气、吸烟烟雾中的氮氧化物 | 哮喘、肺癌 |
| | 生物污染<br>细菌、真菌、特殊病原体、病毒（$H_1N_1$、SARS 等） | 空调和通风管道内的细菌、真菌、特殊病原体<br>H1N1 病毒<br>SARS 病毒<br>流行性感冒病毒<br>花粉 | 流行性感冒、人感染性禽流感、鼻炎、哮喘、慢性支气管炎、肺感染性疾病 |
| 其他因素 | 病原学变异及耐药性的增加 | $G^-$菌占优势，ESBLs 菌增多<br>MRSA 菌增加<br>耐药结核杆菌 | 耐药菌引起的医院获得性肺部感染、侵袭性真菌性肺炎、耐药肺结核 |
| | 老龄化 | 机体免疫力下降 | 慢性阻塞性肺疾病、吸入性呼吸道和肺部感染、肺癌 |

## 三、呼吸系统疾病的临床表现

呼吸系统疾病的临床表现可分两大类，即呼吸系统本身症状和全身性症状。

### （一）常见呼吸系统症状

呼吸系统症状常表现为咳嗽、咳痰、咯血、呼吸困难、胸痛等，不同疾病的症状各有其特点，而且几种症状常相伴发生，如咳嗽常伴发咳痰、胸痛、呼吸困难、咯血、发热等症状，根据临床表现及其伴发症状的不同可初步建立临床诊断。

1. 咳嗽 咳嗽（cough）是机体的一种防御机制，当呼吸道受到刺激时即发生反射性咳嗽，为呼吸系统疾病常见的伴发症状，具有防御异物吸入及清除呼吸道分泌物的作用。根据咳嗽的特点和临床表现及伴发症状的不同可初步建立临床诊断。临床常见咳嗽的性质、特点及伴发症状，以及相应的临床意义详见表1-1-4。

表1-1-4 咳嗽的表现及临床意义

| 咳嗽的表现 | 临床意义 |
|---|---|
| 急性发作的刺激性干咳 | 常见于上呼吸道感染 |
| 急性咳嗽伴胸痛、咳痰、发热 | 考虑肺炎、肺结核 |
| 发作性（夜间有规律发作）干咳伴气急 | 常见于喘息性支气管炎、支气管哮喘 |
| 干咳伴发热、声嘶 | 提示急性病毒性咽喉、气管、支气管炎 |
| 慢性咳嗽 | 慢性支气管炎、支气管扩张、肺结核 |
| 阵发或痉挛性咳嗽 | 见于异物吸入、支气管肿瘤、气道炎性损伤 |
| 晨起咳嗽 | 见于上呼吸道慢性炎症 |
| 晚间阵发性咳嗽 | 可见于左心衰竭患者 |
| 夜间为主的干咳或刺激性干咳 | 见于哮喘患者 |
| 咳嗽伴脓痰且体位改变时咳痰加剧 | 见于支气管扩张、肺脓肿 |

2. 咳痰 咳痰（expectoration）是机体借助支气管黏膜上皮细胞的纤毛运动、支气管平滑肌的收缩及咳嗽时的气流冲动，将呼吸道内的分泌物从口腔排出的动作。痰是喉以下呼吸道内的病理性分泌物。微生物、理化因素、过敏因素均可引起呼吸道黏膜充血、水肿，黏液分泌增多，毛细血管通透性增加，浆液渗出，形成痰液。正常人的痰为白色透明或白色黏痰、无臭味，但在病理条件下，痰的颜色和气味会发生变化，了解痰的颜色、量、气味、性状对诊断呼吸系统疾病有着重要意义。关于痰液的特点和临床意义详见表1-1-5。

表 1-1-5 痰液的特点及临床意义

| 痰液的特点 | | 临床意义 |
|---|---|---|
| 量 | 痰量增多 | 反映呼吸道炎症的进展 |
| | 痰量减少 | 示病情减轻（支气管阻塞性疾病除外） |
| 性状 | 浆液性痰或泡沫样痰 | 常见于肺水肿 |
| | 黏液性痰 | 见于支气管哮喘、慢性支气管炎 |
| | 脓性痰 | 见化脓性细菌感染引起的呼吸道炎症 |
| | 血性痰 | 见于肺结核、肺脓肿、脓胸、支气管扩张、肺泡细胞癌等 |
| 颜色 | 白色泡沫或黏液痰 | 见于慢性支气管炎 |
| | 大量黄色脓性痰 | 常见于支气管扩张、肺脓肿 |
| | 绿色痰 | 见于重度黄疸、吸收缓慢的大叶性肺炎和肺铜绿假单胞菌感染 |
| | 粉红色稀薄泡沫样痰 | 见于急性左心衰竭、急性肺水肿 |
| | 铁锈色痰 | 见于肺炎链球菌性肺炎 |
| | 红棕色胶冻样痰 | 多见于克雷伯杆菌肺炎 |
| | 血脓混合的咖啡色痰 | 肺阿米巴病 |
| | 血水样 | 军团菌肺炎 |
| | 烂桃样、果酱样 | 肺吸虫病 |
| | 暗灰色或灰黑色痰 | 见于各种肺尘埃沉着症或慢性支气管炎患者 |
| 气味 | 一般无臭味，如伴恶臭，应考虑厌氧菌感染或变形杆菌感染 | |

3. 咯血　咯血（hemoptysis）是指气管、支气管或肺实质病变引起的呼吸道出血，与口、鼻和上消化道出血不同，应注意鉴别。咯血常见于呼吸系统疾病，也见于循环系统或全身其他系统疾病。根据咯血量及伴随症状可初步建立临床诊断。咯血的特点及临床意义详见表 1-1-6。

表 1-1-6 咯血的特点及临床意义

| 分类 | 特点 | 临床诊断 |
|---|---|---|
| 痰中带血 | 毛细血管通透性增加所致 | 一般考虑慢性支气管炎、肺结核；经抗感染治疗无效者应警惕支气管肺癌 |
| 少量 | $<100$ml/d | 支气管扩张、肺结核空洞、肺脓肿 |
| 中量 | $100\sim500$ml/d | 风湿性心脏病二尖瓣狭窄 |
| 大量 | $>500$ml/d | 突发性大咯血应考虑肺梗死 |
| 伴随症状 | 咳嗽伴咯血 | 见于支气管扩张、肺结核、肺脓肿等 |
| | 伴刺激性干咳 | 老年人多见于支气管肺癌；青少年多见于支气管内膜结核 |

续表

| 分类 | 特点 | 临床诊断 |
| --- | --- | --- |
| 伴随症状 | 伴乏力、盗汗、纳差等 | 肺结核可能性大 |
| | 伴杵状指 | 支气管扩张、慢性肺脓肿、支气管肺癌 |
| | 伴水肿、蛋白尿或血尿时 | 应考虑肺出血-肾炎综合征 |

4. 呼吸困难　呼吸困难(dyspnea)指患者主观感觉吸气不足、呼气费力;客观表现为呼吸运动用力;重者鼻翼扇动、张口耸肩,甚至发绀,辅助呼吸肌也参与运动,并伴有呼吸频率、深度与节律异常。呼吸困难在临床上既是症状又是体征,临床常见的呼吸困难分型和临床意义详见表1-1-7。

表1-1-7　呼吸困难的临床分型及临床意义

| 分型 | 特点 | 临床诊断 |
| --- | --- | --- |
| 吸气相呼吸困难 | 呼吸肌极度用力,吸气时呈三凹征,伴干咳及高调喉鸣 | 喉头水肿、喉气管炎症、肿瘤或异物引起上气道狭窄、广发性肺炎、肺间质纤维化、肺水肿等 |
| 呼气相呼吸困难 | 呼气时费力,呼吸时间延长,多伴哮鸣 | 见支气管哮喘或哮喘合并慢性阻塞性肺疾病、慢性支气管炎和肺水肿等 |
| 混合性呼吸困难 | 吸气或双相呼吸困难 | 伴高热常为肺部感染性疾病 |
| | | 伴胸痛考虑肺癌、自发性气胸、肺梗死、胸膜炎 |
| | | 发作性呼吸困难伴哮鸣时见支气管哮喘、心源性哮喘 |
| | | 伴昏迷多为肺性脑病 |
| 伴随体位 | 端坐呼吸 | 多见于左心衰竭者 |
| | 健侧卧位 | 见于气胸 |
| | 患侧卧位呼吸 | 多见于胸腔积液 |
| | 缩唇吹气 | 常为肺气肿患者 |
| 起病缓急 | 急性起病 | 见于肺水肿、气胸、大叶性肺炎、肺不张、大量的胸腔积液等 |
| | 慢性起病 | 多见于慢性心肺病,如慢性支气管炎、肺结核、阻塞性肺气肿、先天性心脏病、肺源性心脏病等 |
| | 突发呼吸困难 | 应考虑气道异物、大块肺梗死、张力性气胸、呼吸窘迫综合征(ARDS)等 |

5. 胸痛　胸痛一般由胸部疾病引起,少数由其他部位病变所致。其疼痛程度与原发疾病并不完全一致。与胸痛有关的呼吸系统疾病有:胸膜炎、自发性气胸、各种肺炎、肺癌胸膜或骨转移、胸膜肿瘤、急性支气管炎等,不同的疾病表现

为不同的胸痛症状，详见表 1-1-8。

表 1-1-8 胸痛的临床表现及意义

| 临床表现 | 特点 | 临床意义 |
| --- | --- | --- |
| 剧烈疼痛 | 突发 | 见于自发性气胸、肺梗死、心肌梗死、主动脉夹层动脉瘤 |
| 隐痛 | 持续加剧，后期剧痛难忍 | 支气管肺癌、纵隔肿瘤 |
| 尖锐性刺痛 | 呼吸或咳嗽时加重，屏气时减轻 | 考虑急性胸膜炎、自发性气胸、肺炎链球菌性肺炎 |
| 胸痛 | 伴高热 | 考虑肺炎 |
| 突发性胸痛 | 伴咯血和（或）呼吸困难 | 应考虑肺血栓栓塞症 |

6. 发绀　发绀（cyanosis）亦称紫绀，指血液中还原血红蛋白增多，使皮肤、黏膜呈青紫色的现象。发绀在皮肤较薄、色素较少和毛细血管丰富的部位，如口唇、鼻尖、颊部与牙床等处较为明显，易于观察。

发绀分中心性发绀、周围型发绀和混合性发绀。呼吸系统感染性疾病常引发肺性发绀，为中心性发绀。肺性发绀是由于肺疾病引起呼吸功能衰竭、通气与换气功能障碍、肺氧合作用不足导致 $SaO_2$ 降低所致，常见于各种严重的呼吸系统疾病，如喉、气管、支气管的阻塞、肺炎、阻塞性肺气肿、弥漫性肺间质纤维化、肺淤血、肺水肿、急性呼吸窘迫综合征、肺栓塞、原发性肺动脉高压等。

### （二）呼吸系统疾病的全身症状

呼吸系统疾病引发的全身症状有发热、盗汗、乏力和食欲下降等，临床表现为体温升高、呼吸频率的异常，患者形态、语调、面容表情的变化，即疾病的阳性体征。

1. 发热　发热（fever pyrexia）指体温超过 37.3℃，是呼吸系统疾病常见的伴发症状。发热对于呼吸系统疾病的临床诊断意义详见表 1-1-9。

表 1-1-9 发热对于呼吸系统疾病的意义

| 分类 | 特点 | 临床意义 |
| --- | --- | --- |
| 低热 | 37.3～38℃ | 各种细菌性肺炎、肺脓肿、支气管或病毒性肺炎、流感、支原体肺炎、衣原体肺炎、真菌性肺炎、肺结核等，临床均有发热表现 |
| 中等度热 | 38.1～39℃ | |
| 高热 | 39.1～41℃ | |
| 超高热 | 41℃以上 | |

2. 呼吸 正常人呼吸频率为16~20次/分,若>24次/分称呼吸频率增快,如果<12次/分称呼吸频率减慢,为呼吸中枢抑制的表现。呼吸系统疾病常表现为呼吸频率和强度的变化,并伴随呼吸音的不同,呼吸音的变化表现为呼吸音性质、音调和强度的改变,通过肺部听诊音可帮助建立临床诊断。呼吸频率和呼吸音变化的临床意义详见表1-1-10。

表1-1-10 呼吸频率和呼吸音变化的临床意义

| 分类 | 特点 | 临床意义 |
|---|---|---|
| 呼吸频率增快 | >24次/分 | 见于呼吸系统疾病、心血管疾病、贫血和发热等 |
| | | 有感染指征,且呼吸频率>30次/分,可诊断重症肺炎 |
| 呼吸频率减慢 | <12次/分 | 见于麻醉、安眠药物中毒、颅内压升高、尿毒症和肝性昏迷等 |
| 呼吸音 | 局限性哮鸣音 | 支气管肺癌、支气管异物、支气管内膜结核 |
| | 弥漫性哮鸣音 | 慢性支气管炎、支气管哮喘、阻塞性肺气肿、心源性哮喘 |
| | 局限性湿啰音 | 肺部炎症、肺结核、支气管扩张、肺脓肿 |
| | 两肺底湿啰音 | 心力衰竭导致的肺淤血、支气管炎、支气管肺炎 |
| | 广泛湿啰音 | 急性肺水肿、慢性支气管炎 |
| | 肺尖湿啰音 | 肺结核 |

3. 一般状态 包括患者的体型、面容、语调、体位、皮肤、头颈部和其他等。疾病状态下,患者的体型、语调、面部表情、体位及四肢等可有不同的临床表现,患者一般状态的改变可有助于建立临床诊断。具体的临床意义详见表1-1-11。

表1-1-11 呼吸系统疾病常见的一般状态及临床意义

| 分类 | 特点 | 临床诊断 |
|---|---|---|
| 体型 | 无力型 | 见于自发性气胸、肺结核和重症肺炎 |
| 语调 | 声音嘶哑 | 提示咽喉炎、喉头及声带水肿、喉神经麻痹 |
| 面容 | 急性面容 | 见于气胸、重度支气管哮喘发作,细菌性肺炎伴全身症状时 |
| | 慢性面容 | 多见于肺结核、慢性阻塞性肺疾病等 |
| 体位 | 强迫侧卧位 | 考虑为一侧急性胸膜炎、气胸或大量胸腔积液 |
| | 强迫坐位 | 重度支气管哮喘发作时 |
| 皮肤 | 发绀 | 肺疾患引起缺氧所致的发绀呈全身性 |
| 四肢 | 杵状指 | 见于支气管扩张、肺脓肿、支气管肺癌、肺间质性纤维化等 |
| 头颈部 | 扁桃体大 | 急性扁桃体炎 |

续表

| 分类 | 特点 | 临床诊断 |
|---|---|---|
| 头颈部 | 龋齿、齿槽溢脓 | 考虑吸入性肺炎 |
| | 气管移位 | 大量胸腔积液、气胸气管移向健侧，而肺不张、肺纤维化和胸膜粘连可将气管拉向患侧 |
| | 淋巴结肿大 | 尤其锁骨上淋巴结肿大且坚硬者，考虑支气管肺癌的可能 |

（李云霞）

## 第二节　呼吸系统疾病常用治疗手段

呼吸系统疾病的治疗包括药物治疗和特殊治疗。药物治疗主要包括对症治疗、抗感染治疗、营养支持和免疫调节，其中抗感染治疗对于感染性疾病尤为重要；特殊治疗包括机械通气、氧疗、湿化和雾化吸入治疗、脱敏治疗、康复治疗、引流和外科手术治疗等。疾病不同，治疗方案不同，应根据疾病的病因，结合患者的生理病理情况、药物适应证、作用特点、药代动力学特征及不良反应等方面制订科学合理的个体化治疗方案。

### 一、药物治疗

药物在治疗呼吸系统疾病中发挥着不可替代的作用。根据药物的药理作用，常用的药物有抗感染药、平喘药、镇咳祛痰药、抗肿瘤药物及其他辅助用药，具体分类详见表 1-2-1。关于各疾病的药物治疗方案在上篇疾病各论的治疗原则内表述，各类药物的药理作用、用法用量、药效药代学特点、药物相互作用及不良反应分别在下篇药物各论中详细介绍。

表 1-2-1　呼吸系统常用药物分类

| 药理作用 | | 药物分类及品种分布 |
|---|---|---|
| 抗感染药 | 抗细菌 | β-内酰胺类(青霉素类、头孢菌素类、β-内酰胺酶抑制剂等)、氨基苷类、大环内酯类、糖肽类、林可霉素类、四环素类、氯霉素类、噁唑烷酮类、喹诺酮类、磺胺类等 |
| | 抗病毒 | 阿昔洛韦、更昔洛韦、利巴韦林、金刚乙胺、金刚烷胺等 |
| | 抗真菌 | 两性霉素 B、氟康唑、伊曲康唑、卡泊芬净、特比萘芬等 |
| | 抗厌氧菌 | 甲硝唑、替硝唑、奥硝唑 |
| | 抗结核杆菌 | 异烟肼、乙胺丁醇、吡嗪酰胺、对氨基水杨酸等 |

续表

| 药理作用 | 药物分类及品种分布 |
| --- | --- |
| 祛痰药 | 氯化铵、溴己新、羧甲司坦、盐酸氨溴索、乙酰半胱氨酸等 |
| 镇咳药 | 磷酸可待因、右美沙芬、枸橼酸喷托维林等 |
| 平喘药 | 茶碱类、M 胆碱受体阻断药、肾上腺素受体激动药、肾上腺皮质激素、过敏介质阻释药等 |
| 抗肿瘤药物 | 高三尖杉酯碱、紫杉醇、多西他赛、伊立替康、依托泊苷、吉非替尼、环磷酰胺、顺铂、吉西他滨、培美曲塞等 |
| 其他辅助用药 | 营养药、止血药、镇静药等 |

## 二、吸入治疗

吸入治疗分为湿化治疗(humidity therapy)和雾化治疗(aerosol therapy)两种。湿化治疗是利用湿化器产生水蒸气,增加吸入气体中水蒸气的含量,达到湿化气道、稀释痰液的目的。雾化治疗是利用雾化装置将药物形成气溶胶送至气道,发挥局部治疗作用,达到缓解支气管痉挛、稀释痰液、防治呼吸道感染的作用。

雾化吸入疗法是各种呼吸道疾病常用的给药方法,具有湿化呼吸道、使黏稠的分泌物变得稀薄而易于咳出的作用,是消炎、平喘、改善通气功能的重要手段。该疗法可使药物直接作用于气道表面,减少药物用量,降低药物的全身不良反应,为呼吸系统疾病良好的给药途径。雾化吸入治疗的主要药物有支气管扩张剂、糖皮质激素、黏液溶解剂和抗菌药物。

目前临床常用的湿化器有鼓泡式湿化器、加热湿化器和湿热交换器(人工鼻)。雾化装置有定量手压式气雾器(MDI)、干粉吸入器(都保、准纳器)、雾化器(喷射式雾化器及超声雾化器)。临床常用医用湿化器和雾化装置见图 1-2-1,具体工作原理和临床用途详见表 1-2-2。

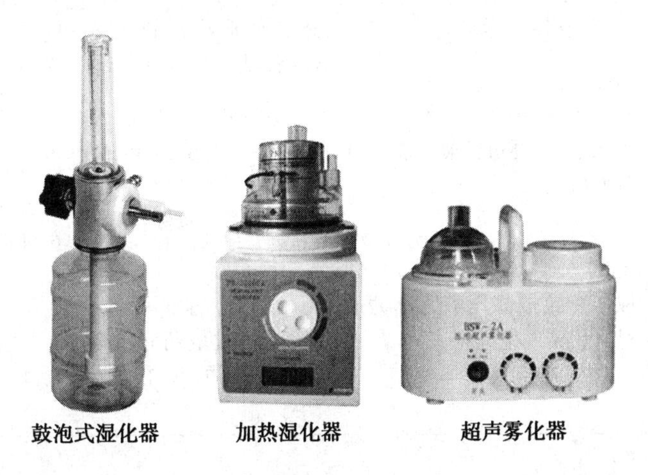

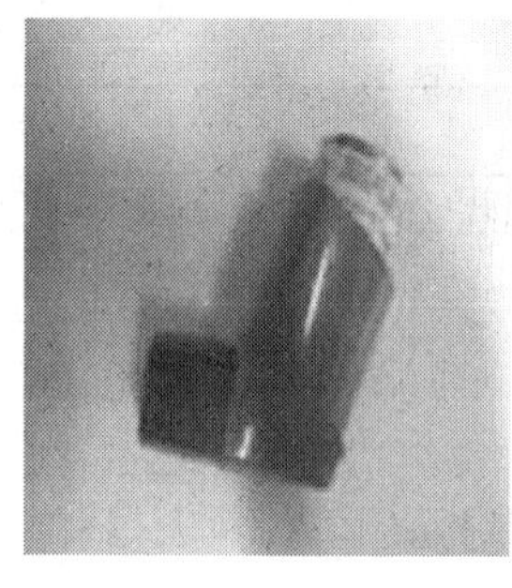
定量手压式雾化器

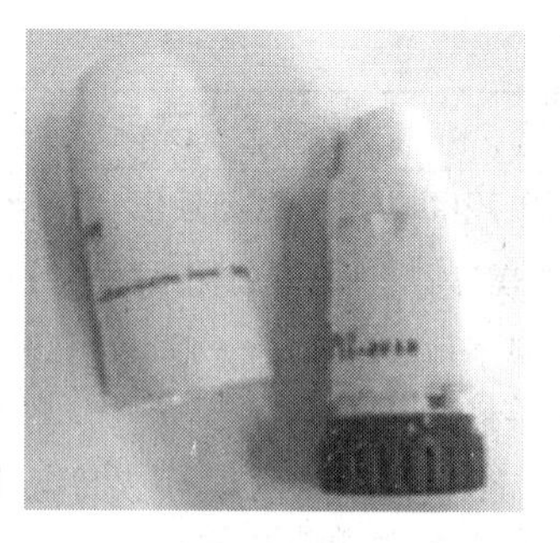
都保吸入器

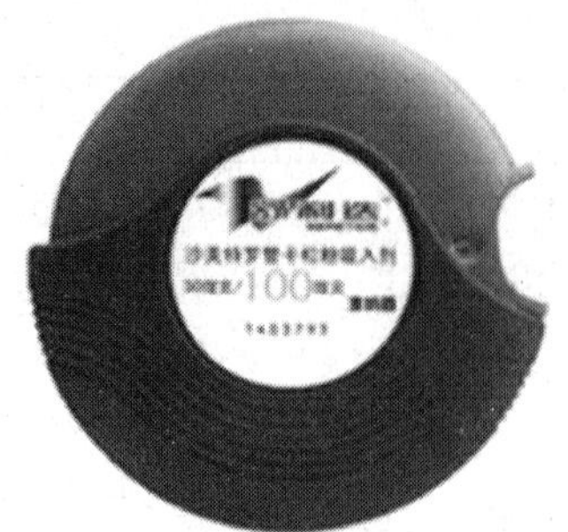
准纳器吸入器

图 1-2-1　临床常用湿化器和雾化器

表 1-2-2　各种湿化器和雾化器的用途和作用机制

| 吸入装置 | | 工作原理 | 临床应用 | 注意事项 |
|---|---|---|---|---|
| 湿化器 | 气泡式湿化器 | 经水下导管将气流分散成小气泡，增加气水接触面积，提高气体相对湿度 | 用于低流量导管氧疗 | ①干结分泌物吸湿后膨胀可引起气道阻塞，身体虚弱、咳嗽无力者雾化吸入后应鼓励并帮助患者排痰；②过度湿化可诱发支气管痉挛，引起肺泡萎缩或肺顺应性下降；增加全身水负荷，引起水中毒，加重心脏负担，婴幼儿及心、肾功能不全者慎用；③监测吸入气温度，防止温度过高引起气道烧伤、呼吸急促等；温度过低可致支气管痉挛、寒战反应等；④定期消毒，防止交叉感染；⑤注意正确的吸入方式： |
| | 热湿化器 | 电热装置增加水温使水蒸发，再由流经水面的气流将水蒸气输出，通过连接面罩或呼吸机进行湿化。有时可在水中加入安息香酊、鱼腥草素等 | 吸入干燥气体时（吸纯氧）；高热、脱水；气管旁路（如气管插管或气管切开）；痰液黏稠或咳痰困难；夜间或呼吸冷空气易诱发哮喘者 | |
| 雾化器 | 定量手压式气雾器（MDI） | 密封贮药罐内盛有药物和助推剂，药物和助推剂通过定量阀门与定量室相通的喷管喷出，卷带出的药液雾化成气溶胶微粒，微粒直径为3～6μm | 气道阻塞性疾病，如哮喘、COPD患者吸入$\beta_2$受体激动剂、糖皮质激素、色甘酸钠等；肺部感染性疾病雾化吸入化痰、祛痰或抗菌药物 | |
| | 干粉吸入器 | 将带有药粉的装置胶囊置于吸入器中，通过针刺使胶囊开放而后吸入 | 色甘酸钠、糖皮质激素、糖皮质激素和$\beta_2$受体激动剂的混合干粉吸入剂（都保、准纳器等） | |
| | 喷射式雾化器 | 以压力泵或高压氧为动力通过雾化器发生雾化 | 用于支气管扩张剂、激素、抗过敏药和抗菌药等药物的雾化吸入治疗 | |

续表

| 吸入装置 | | 工作原理 | 临床应用 | 注意事项 |
|---|---|---|---|---|
| 雾化器 | 超声雾化器 | 通过超声发生器产生高频振荡,使液体分散为雾粒,吸入达到末梢气道 | | 先呼气,然后吸气,吸入后屏气 5~10 秒再缓慢呼气;注意口腔护理 |

## 三、氧疗

氧疗(oxygen therapy)即氧气吸入疗法,是通过提高吸入气中的氧浓度,缓解和纠正机体缺氧的治疗方法。合理的氧疗可提高血氧分压和血氧饱和度,改善组织供氧,促进组织细胞新陈代谢,达到治疗疾病、缓解症状、促进康复和预防病变、增进健康的目的,是呼吸系统疾病重要的治疗手段。主要包括常压吸氧(普通吸氧)和高压吸氧(高压氧治疗)。

### (一) 缺氧的分型

缺氧是指组织供氧不足或利用障碍,引起机体功能代谢甚至形态结构发生改变的一系列病理变化过程。临床上表现为气促或通气不足、呼吸困难、心律失常、低血压、昏迷、发绀、恶心、呕吐、消化道功能紊乱、精神萎靡等。根据缺氧的原因和血氧的变化,缺氧一般分为 4 种类型,详见表 1-2-3。

**表 1-2-3　缺氧的临床分型及各型的发病机制、病理生理特征**

| 缺氧的分型 | 机制 | 病理特征 | 常见疾病 |
|---|---|---|---|
| 低张性缺氧 | ①动脉血氧分压降低、血氧含量减少,组织供氧不足;②吸入气中氧分压过低;③外呼吸功能障碍造成肺通气、换气功能障碍及呼吸膜面积缩小 | 毛细血管中氧合血红蛋白浓度降低,还原血红蛋白增加,皮肤黏膜呈青紫色(发绀),反射性引起呼吸中枢兴奋,代偿性呼吸加快 | ①喉头水肿等呼吸道狭窄或阻塞性疾病;②胸膜炎等胸腔疾病;③肺炎;④呼吸中枢抑制或麻痹性疾病 |
| 血液性缺氧 | 血红蛋白数量和红细胞数减少,动脉血氧含量降低或氧合血红蛋白释放氧不足 | ①贫血时毛细血管中平均血氧分压低于生理常数,氧向组织弥散速度减慢,导致动 - 静脉血氧含量差减少;②血红蛋白变性引起发绀 | ①(失血性、营养不良性、溶血性、再生障碍性)贫血;②血红蛋白变性:亚硝酸盐、磺胺类药物、硝基苯化合物等中毒或一氧化碳中毒 |

续表

| 缺氧的分型 | 机制 | 病理特征 | 常见疾病 |
|---|---|---|---|
| 循环性缺氧 | ①动-静脉血氧含量差增大;单位时间毛细血管血流量减少,氧向组织弥散的总量少,组织缺氧;②包括缺血性缺氧和淤血性缺氧 | ①毛细血管中还原血红蛋白浓度增加,皮肤黏膜发绀;②全身性血液循环障碍可导致肺水肿、休克,甚至死亡 | ①全身性血液循环障碍见心力衰竭、休克;②局部性血液循环障碍见栓塞、血栓形成、动脉狭窄、局部淤血等血管病变 |
| 组织性缺氧 | 组织细胞生物氧化过程障碍,利用氧能力降低引起的缺氧 | 动-静脉血氧含量差减少,静脉、毛细血管中含氧血红蛋白浓度增加,皮肤可视黏膜呈鲜红色或玫瑰红色 | 组织中毒,细胞损伤,维生素缺乏 |

缺氧虽分为上述4类,但临床上所见的缺氧常为混合性,如感染性休克时主要是循环性缺氧,但微生物所产生的内毒素还可以引起组织细胞利用氧功能障碍而发生组织性缺氧,发生休克时还可出现低张性缺氧;失血性休克既有血红蛋白减少所致的血液性缺氧,又有微循环障碍所致的循环性缺氧;心力衰竭时既有循环障碍引起的循环性缺氧,又可继发肺淤血、水肿而引起呼吸性缺氧。因此,对具体病情要全面分析。

### (二)氧疗的适应证和氧疗的种类

对于缺氧的治疗,临床上最直接的方法就是氧疗。目前公认的应用氧疗的标准为 $PaO_2 < 8.0kPa$(60mmHg),$SaO_2 < 90\%$。可根据临床情况灵活应用,如急性呼吸衰竭时 $PaO_2$ 突然下降,机体对低氧血症代偿能力较差,应及早氧疗。氧疗的适应证和种类见表1-2-4和表1-2-5。

**表1-2-4 氧疗的适应证**

| 适应证 | $SaO_2$ 和 $PaO_2$ 的范围 | 说明 |
|---|---|---|
| 无低氧血症 | 80~100mmHg | 机体处于高危缺氧状态及机体不能耐受低氧,见于急性心肌梗死、贫血、一氧化碳中毒等疾病 |
| 轻度低氧血症 | $SaO_2 > 80\%$;$PaO_2 > 50mmHg$ | 若呼吸困难可给予低浓度氧吸入 |
| 中度低氧血症 | $SaO_2$ 60%~80%;$PaO_2$ 30~50mmHg | 需氧疗 |
| 重度低氧血症 | $SaO_2 < 60\%$;$PaO_2 < 30mmHg$ | 氧疗的绝对适应证 |

表 1-2-5　氧疗的种类

| 氧疗的种类 | 吸氧浓度（$FiO_2$%） | 适应证 |
| --- | --- | --- |
| 低浓度氧疗 | ＜35% | 低氧血症伴 $CO_2$ 潴留，如 COPD |
| 中浓度氧疗 | 35%～50% | 明显通气/血流比例失调或显著弥散障碍、无 $CO_2$ 潴留的患者 |
| 高浓度氧疗 | ＞50% | 单纯缺氧无 $CO_2$ 潴留、严重通气/血流比例失调患者，如 ARDS |
| 高压氧疗 | 压力：2～3 个大气压，浓度 100% | CO 中毒、气性坏疽、氰化物中毒 |
| 家庭氧疗 | 2L/min，鼻导管或鼻塞吸氧 | COPD、运动或睡眠时出现明显低氧血症、肺心病患者、慢性右心衰竭、继发性红细胞增多症等 |

## （三）给氧装置及方法

临床常用的给氧方法有鼻导管法、鼻塞法、面罩给氧、氧气头罩法、机械通气给氧、高频通气给氧、高压氧疗。不同装置的流量及吸氧浓度见表 1-2-6。

表 1-2-6　不同的吸氧装置及吸氧浓度

| 吸氧装置 | 氧流量（L/min） | $FiO_2$% | 注意事项 |
| --- | --- | --- | --- |
| 鼻导管、鼻塞 | 2～6 | 25～40 | ①定期消毒，专人使用；②必须湿化和温化；③定期监测血气分析 |
| 简单面罩 | 4～15 | 35～70 | |
| 文秋里面罩 | 6～12 | 24、28、35、40、50、60 | |
| 高流量面罩 | 10～15 | up to 90 | |

## （四）氧疗的注意事项

氧气如同药物一样应正确应用，要有明确的指征，并通过临床观察及实验室检查帮助估计适当的流量。氧疗过程中应注意重视病因治疗，保持气道通畅，选择合适的氧疗方法和合适的 $FiO_2$，避免氧中毒，注意氧疗监测。目前监测方法是动脉血气分析，近年发展出一些非创伤性监测方法，如经皮血氧饱和度测定、细胞内氧评价等。氧疗的副作用及预防详见表 1-2-7。

表 1-2-7　氧疗的副作用及预防

| 副作用 | 机制 | 预防 |
| --- | --- | --- |
| 氧中毒 | 长时间、高浓度的氧吸入可导致肺实质改变 | 避免长时间高浓度氧吸入，定期监测血气分析 |

续表

| 副作用 | 机制 | 预防 |
| --- | --- | --- |
| 肺不张 | 呼吸道堵塞,吸入高浓度氧后氧气更易吸收,形成吸收性肺不张 | 控制吸氧浓度,鼓励患者多翻身,经常更换体位,加强排痰 |
| 呼吸道分泌物干燥 | 吸入未经湿化且较高浓度的氧气,支气管黏膜因干燥气体的直接刺激产生损害 | 湿化吸入气体中,定期进行雾化吸入 |
| 眼晶状体后纤维组织增生 | 与吸入氧的浓度、持续时间有关 | 维持吸氧浓度<40%,控制 $PaO_2$ 在 100~120mmHg |
| 呼吸抑制 | 低氧血症伴 $CO_2$ 潴留患者,吸入高浓度氧之后,解除缺氧对外周化学感受器兴奋呼吸中枢的作用,可导致呼吸抑制,$CO_2$ 潴留进一步加重 | 低流量持续给氧,维持 $PaO_2$ 在 60mmHg |

## 四、机械通气

机械通气(mechanical ventilation)是一种呼吸支持治疗,是在机体自然通气和(或)氧合功能出现障碍时,运用器械(主要是呼吸机)使机体恢复有效通气并改善氧合的治疗手段。机械通气可以发挥通气代替、控制或辅助呼吸作用,改善换气功能,减少呼吸功能消耗,缓解呼吸肌疲劳,防止肺不张,最终改善或纠正急性呼吸性酸中毒、低氧血症等。近 20 年来,该技术不断发展完善,现已广泛应用于临床,对于危重患者的抢救发挥着重要的作用。

根据呼吸机的设计特点,加压方式分为胸腔加压和呼吸道直接加压,前者称为负压呼吸机,后者称为正压呼吸机,目前临床应用的主要为正压呼吸机。呼吸机主要包括三部分:①动力部分:分电动或气动两种,电动为机械动力驱动密闭容器送气,气动为高压氧和高压空气共同驱动;②连接部分:主要有通气管路、呼气阀门和传感器等构成;③主机:主要包括通气模式、同期参数调节、监测和报警装置等。呼吸机类型有定压型、定容型和定时型呼吸机,另外还有高频通气呼吸机,高频呼吸机具有高呼吸频率、低潮气量、非密闭气路的特点,是近年来机械通气的一种新技术。

### (一)机械通气的适应证

机械通气一方面用于预防性通气治疗,另一方面用于治疗性通气治疗。预防性通气治疗用于有发生呼吸衰竭高危险性的疾病,可减少呼吸功和氧消耗,减轻患者的心肺功能负担,如长时间休克、严重的头部创伤、严重的慢性阻塞性肺疾病患者腹部手术后、术后严重败血症、重大创伤后发生严重衰竭的患者。治疗性通气治疗用于:①出现呼吸衰竭患者,临床表现为呼吸困难、呼吸浅速、发绀、咳痰无力、呼吸欲停或已停止、意识障碍、循环功能不全时;②患者不能维持自主呼吸,近期内预计也不能恢复有效自主呼吸,呼吸功能受到严重影响。

严重呼吸功能障碍时应及时实施机械通气,在出现致命性通气和氧合障碍时,机械通气无绝对禁忌证。在应用机械通气之前应充分考虑患者的基础疾病、治疗效果、预后和撤机的可能性。机械通气的适应证,因疾病种类和患者的具体情况而异,要综合临床实际病情和实际的抢救设备等进行考虑,统一的具体指标很难确定。其临床适应证见图 1-2-2。

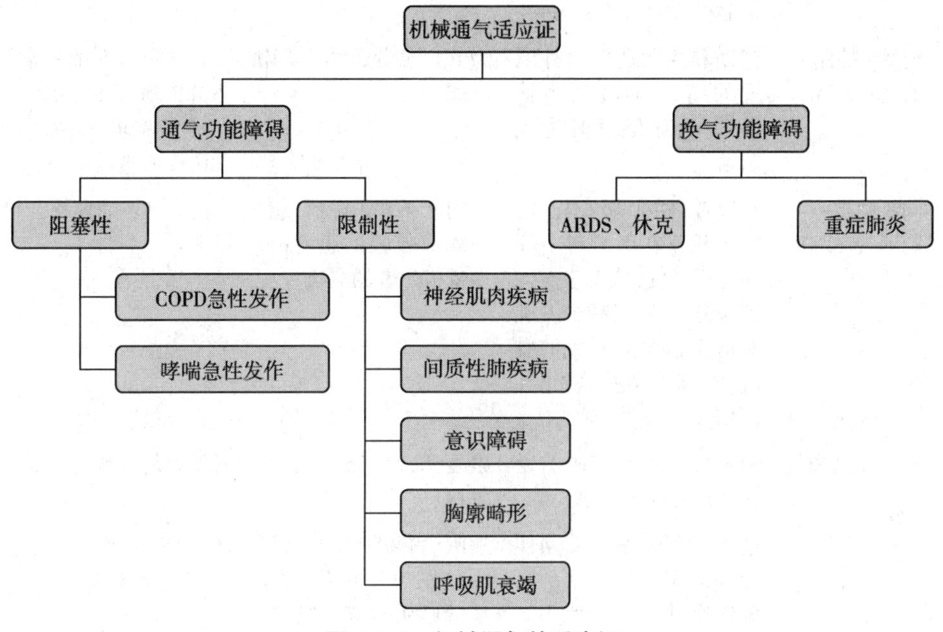


图 1-2-2 机械通气的适应证

### (二)机械通气的常用通气模式

现代呼吸机大多采用正压通气,其原理为呼吸机在吸气相给予一正压,呼气相该正压消失,胸廓依赖弹性回缩力将肺内气体呼出。正压通气常用的工作模式有控制通气(control mode ventilation,CMV)、辅助通气(assist mechanical ventilation,AMV)、辅助-控制通气(assist-control mode ventilation,A-CV)、间歇强制通气(intermittent mandatory ventilation,IMV)等。各种通气模式的特点及适应证见表 1-2-8。

表 1-2-8　常用的通气模式

| 通气模式 | 特点 | 适应证 | 不足 |
|---|---|---|---|
| 控制通气(CMV) | 通气量与方式由呼吸机决定,需用镇静剂或麻醉剂抑制自主呼吸 | 用于严重呼吸抑制或伴呼吸暂停患者。如麻醉、中枢神经系统功能障碍、神经肌肉疾病、药物过量等 | 呼吸机频率和潮气量均是预置的,不允许患者自主呼吸,以免造成人机对抗 |
| 辅助通气(AMV) | 呼吸功由患者和呼吸机共同完成;减少或避免应用镇静剂,保留自主呼吸可避免呼吸肌萎缩,有利于撤机 | 用于呼吸中枢驱动稳定的患者 | 存在触发过度和触发不足问题,对于自主呼吸微弱或呼吸频率过慢的患者不可使用 |
| 辅助 - 控制通气(A-CV) | 辅助和控制通气两种模式的结合,触发时为辅助通气,无触发时为控制通气 | 为 ICU 患者通气的常用模式 | 医护人员设置的基本每分钟通气量超出患者通气需求时,患者无法使通气量下调 |
| 同步间歇强制通气(SIMV) | 与患者自主呼吸相配合,呼吸机仅在患者自主呼气之后送气,从完全支持到部分支持,可减少人机对抗,减少正压通气的血流动力学负效应,防止气压伤 | 可用于无意识障碍或意识障碍较轻的患者;长期带机患者的撤机 | 不能使基本通气量下调 |
| 压力支持通气(PSV) | 随机体对通气需求的变化而改变通气频率 | 康复治疗和呼吸机脱机 | 触发不足或触发过度 |
| 双相气道正压(BiPAP) | 通气时气道压力周期性地在高压和低压水平之间转换,每个压力水平双向压力的时间比可独立调整;自主呼吸少受干扰和抑制;可由控制通气向自主呼吸过度,不用变更通气模式直至脱机 | 睡眠暂停综合征;慢阻肺并发呼吸衰竭;危重哮喘呼吸衰竭;急性肺水肿,早期 ARDS;重症肌无力;神经肌肉病变引起的呼吸衰竭;麻醉手术、术后通气支持;撤离呼吸机过度等 | 增加胸内压,有发生气压伤的风险 |
| 高频振荡通气(HFOV) | 潮气量接近或小于解剖死腔;开放式通气与人体不需密闭连接;对循环功能影响较小 | 重症 ARDS;气胸、纵隔气肿患者;Ⅰ型呼吸衰竭早期;休克;缺氧需行呼吸道手术或检查者 | 不适合 $CO_2$ 潴留的Ⅱ型呼吸衰竭患者;对气体的湿化和温化不理想,长时间易形成黏液栓 |

### （三）呼吸机与人体的连接方式

为保证呼吸机正常工作，呼吸机须与人体连接，常见的连接方式见表 1-2-9。

表 1-2-9 常见的呼吸机连接方式

| 连接类型 | 连接方式与工作模式 | 临床应用 | 特点 |
|---|---|---|---|
| 面罩连接 | 呼吸机通过鼻罩或口鼻罩与人体相连；临床常用定压型：BiPAP 或 CPAP 模式 | 无创正压通气 | ①简便易行，可不用镇静药物；②患者体位变动、张口呼吸易导致连接失败；③不易清除呼吸道分泌物；④长时间应用面部易出现受压皮肤损伤；⑤患者易发生胃肠胀气 |
| 气管内插管连接 | 可经鼻或经口插入，低压气囊气管插管与呼吸机连接；可持续数周至数月 | 用于神志不清或昏迷的患者 | ①连接可靠，创伤性小；②气囊不仅可密闭气道，还可阻挡上呼吸道及口腔分泌物的下行；③与面罩相比，患者较痛苦，需使用镇静剂；④不易清除下呼吸道分泌物 |
| 气管切开连接 | 气管切开后放置气管套管，连接呼吸机；气管套管带低压套囊，套囊的充气量以刚能阻止漏气为度 | 需长期机械通气的患者 | ①易进行口腔护理和清除呼吸道分泌物；②呼吸道阻力及死腔明显减少；③患者可以进食 |

### （四）机械通气的临床并发症

机械通气在改善通气和换气的同时，由于形成反常气道内正压通气，建立人工气道，长期高浓度吸氧和呼吸机应用等容易引起一系列并发症，应引起临床医生的高度重视，并及时处理。临床常见的并发症详见表 1-2-10。

表 1-2-10 机械通气常见的并发症

| 常见并发症 | 临床症状 |
|---|---|
| 人工气道并发症 | 导管易位、气道损伤、人工气道梗阻、气道出血、气管切开道口感染、出血、空气栓塞、皮下气肿和纵隔气肿 |
| 正压通气相关并发症 | 呼吸机相关肺损伤、呼吸机相关肺炎、氧中毒、呼吸机相关的膈肌功能不全 |
| 肺外器官功能的影响 | 低血压与休克、心律失常、肾功能不全、消化系统功能不全、精神障碍、颅内压增高 |

### （五）机械通气的监护和呼吸机的停用

1. 机械通气的监护　患者给予机械通气后应监测患者的临床反应，密切观察患者是否有烦躁、意识障碍、惊厥等表现，密切监护患者体温、心率、心律、血压、心电图和尿量的变化。同时结合患者的病情变化及时对呼吸机参数进行调整。具体监护内容见表 1-2-11。

表 1-2-11　机械通气的监护

| 监护项目 | | 监护内容 |
|---|---|---|
| 呼吸机运转 | | 定容型呼吸机:监测输入压力;定压型呼吸机:监测潮气量或每分钟通气量 |
| 肺功能 | 血气分析 | 保证较低吸氧浓度,$PaO_2$ 维持在 8.0kPa(60mmHg);$PaCO_2$ 最好维持在 5.33 ~ 6.67kPa(40 ~ 50mmHg) |
| | 呼气监护 | 间接了解体内的 $CO_2$ 变化 |
| | 呼吸功能 | 监测潮气量、肺部顺应性、吸气峰压、气道阻力、吸氧浓度等 |
| | 胸部 X 线 | 确定插管位置,发现肺水肿及并发症(气胸、皮下气肿等)、肺部感染、肺不张等,胸部创伤性检查后应常规摄胸部 X 线片 |
| | 血流动力学监测 | 测定心排血量以监护血容量及选择最佳 PEEP,并可测定肺动脉楔压 |

2. 停用呼吸机的标准　机械通气治疗后患者病情改善、呼吸功能逐渐恢复,应考虑停用呼吸机,延迟脱机将增加机械通气的并发症和医疗费用。符合下述标准可考虑停用:①所需机械通气治疗的基础疾病或创伤已稳定或得到明显改善;②败血症已得到控制;③心血管功能基本稳定,心脏指数 > 2L/(min·$m^2$);④通气量应 < 180ml/(kg·min);⑤吸氧浓度 < 40% 时,$PaO_2$ > 8.0kPa(60mmHg);⑥ PEEP ≤ 1.96kPa(10cm$H_2O$),如 > 1.96kPa(10cm$H_2O$)则不可能成功地停用呼吸机。

符合脱机条件的患者,应开始进行 3 分钟自主呼吸试验(SBT),以评估患者是否具有自主呼吸的能力。在 3 分钟 SBT 期间应密切观察患者的生命体征,若患者不能耐受,应立即停止试验,转为机械通气。若 3 分钟 SBT 通过,继续自主呼吸 30 ~ 120 分钟,如患者能够耐受应考虑脱机。

3. 停用呼吸机的方法

(1) 短暂停机试验法:开始每日停用 3 ~ 5 次,每次 5 ~ 10 分钟,停用时观察一般情况,如无异常逐渐增加停用次数和时间,直到完全停用。

(2) 间歇指令通气(IMV)法:IMV 通气模式是为停用呼吸机而设计的。通过逐渐降低 IMV 频率,使自主呼吸次数增加,在呼吸机的协助下,增加患者呼吸肌肉活动,使患者在体力及精神上得到支持,待 IMV 频率降至 2 次 / 分时,且患者呼吸平稳、血气大致正常,即可停用呼吸机。

(3) T 管法:在气管套管上连接一个 T 形管,可保证局部氧环境的稳定,气源流量为10L/min,贮气管至少有120ml的容量,即可保证50%的吸氧浓度。此法可用于机械通气时吸氧浓度已降到40%以下的患者。

长期机械通气患者应采用逐步降低机械通气水平和逐步延长自主呼吸时间的脱机策略。

4. 拔管 停用呼吸机之后,可继续让患者通过气管插管或气管切开套管吸入含一定氧浓度的湿化、加温的气体,同时观察一般情况、血气以证实患者不再需要机械通气治疗,即可拔管。对停用呼吸机无困难者只需观察1小时左右,但长期通气治疗的患者,停用呼吸机后至少观察24小时以上。

## 五、脱敏疗法

脱敏疗法(desensitization)又称减敏疗法(hyposensitization)、特异性免疫治疗(specific immunotherapy)。1997年WHO提出了特异性变态反应疫苗治疗(specific allergy vaccination,SAV)的新概念。SAV是过敏性疾病患者经过临床检查确定变应原后,将该变应原制成变应原提取液并配制成不同浓度的制剂,经反复注射或通过其他给药途径与患者反复接触,剂量由小到大,浓度由低到高,促使体内产生相应的抗体,从而提高患者对该种变应原的耐受性,当再次接触此种变应原时,不再产生过敏现象或过敏现象减轻。1997年日内瓦WHO变应原免疫治疗工作组会议公布了WHO立场文件(allergen immunotherapy:therapeutic vaccines for allergic diseases),成为全球变态反应疾病的治疗指南。会议把变应原浸液(allergen extract)改称为变应原疫苗(allergen vaccine),纳入药品管理和注册范围。1997年柏林国际变态反应研讨会明确指出了SAV的适应证、开始治疗的最好时机和疗程。由于采用高纯度、高免疫原性和低变应原性的标准化变应原制剂,加上治疗方法的改进以及非注射途径的应用,提高了SAV的疗效和安全性,成为目前哮喘病缓解期治疗的重要措施之一。

### (一) SAV的适应证

SAV是迄今为止对过敏性疾病进行病因治疗的最直接方法,主要用于过敏性哮喘、过敏性鼻炎、花粉症、过敏性皮肤病和蜂毒过敏症等Ⅰ型变态反应性疾病的防治。大多数变态反应学家认为SAV的适应证应该和长期预防性用药的适应证是相同的,即缓解期的抗感染治疗(包括吸入糖皮质激素或色甘酸钠等)与SAV可同步进行。辅助SAV可以改变包括哮喘病在内的Ⅰ型变态反应疾病的自然病程。由于过敏性哮喘、过敏性鼻炎等过敏性疾病诱因多,特别是许多吸入性变应原很难避免,因此,SAV具有更广泛的适应证。

1. 证实为IgE介导并已明确变应原的支气管哮喘患者,特别是一些难以避免的变应原所诱发的哮喘患者,应早期进行SAV。

2. 哮喘的早期阶段，此时尚未发生气道不可逆性损伤，SAV 可以改变其自然病程，减轻气道慢性炎症，避免气道不可逆损伤。

3. 对于通过采用避免变应原措施或应用适当药物治疗后病情仍有进展或从过敏性鼻炎发展到哮喘的患者；过敏性鼻炎、过敏性鼻炎哮喘综合征和过敏性哮喘需每日用药物控制症状者和需常年预防用药者；通过吸入糖皮质激素和支气管解痉剂仍不能控制病情的哮喘患者等应考虑 SAV 治疗。

### （二）SAV 的治疗方案

SAV 治疗应根据病因、疾病的特点、患者的生理病理情况，制订合理的治疗方案。常用的治疗方案有常规免疫疗法、季节前免疫疗法、突击免疫疗法；给药途径有注射、舌下含服和纳米脱敏治疗。注射给药方案的具体实施详见表 1-2-12。突击免疫疗法与常规免疫治疗相比，在注射次数相同的情况下，疗效比常规治疗组优越或相似，缩短了疗程。治疗方案中，最主要的是确定起始注射浓度。方法有两种：根据过敏原皮试的反应结果确定法和终点滴定法。根据过敏原皮试的结果确定起始浓度的具体方法见表 1-2-13；终点滴定法是根据首次皮试的结果选择不同的过敏原种类和不同的过敏原浸液浓度再次进行皮试，通常以皮试结果转阴的最高浓度作为起始注射浓度。

**表 1-2-12　临床常用的 SAV 治疗方案**

| 治疗方案 | 分类 | | 剂量和方法 | 疗程 |
|---|---|---|---|---|
| 常规免疫疗法 | 脱敏治疗 | 根据过敏原皮试的反应结果，确定起始注射浓度，然后从这一浓度开始逐渐递增过敏原浸液的注射数量和浓度，提高患者对过敏原的耐受力 | ①每周 2 次皮下注射；②从起始浓度始，依次注射 0.1、0.2、0.3、0.4、0.5…0.9 和 1ml，每一浓度注射 10 次后，再提高 10 倍浓度依照上法注射，至 $1:10^2$ 的浓度后转入维持治疗阶段 | 5～6 个月 |
| | | | 或每周 2 次，从起始浓度始，依次注射 0.1、0.15、0.25、0.4、0.65 和 1ml 注射剂量递增，至 $1:10^2$ 的浓度后转入维持治疗 | 3 个月 |
| | 维持治疗 | 指患者经脱敏治疗阶段后，给予能耐受的最大剂量维持治疗 | ①选择 $1:10^2$ 的浓度，剂量为 0.5～1ml；②每周 2 次，间隔 3～4 天，如病情持续稳定，可逐渐延长注射间隔，由每周 2 次改为每周 1 次、2 周 1 次、每个月 1 次，最后终止脱敏；③对于一些特应性素质较强的哮喘患者亦可用 $1:10^3$ 或 $1:10^4$ 的浓度或剂量 | 取得预定临床疗效后至少维持治疗 2 年以上 |

续表

| 治疗方案 | 分类 | 剂量和方法 | 疗程 |
|---|---|---|---|
| 季节前免疫疗法 | 花粉过敏的哮喘通常呈季节性发作，对于这些患者可采用季节前脱敏治疗 | ①发病季节前3～4个月开始，注射方法同常规免疫治疗的脱敏阶段；发病季节到来后即可以停止免疫治疗，至次年发病季节前3～4个月再进行相同的脱敏治疗。②每年仅需注射3～4个月 | 4～5年 |
| 突击免疫疗法 | 采用高剂量短时间给药，使机体迅速诱导产生足量IgG抗体，又不引起病情发作，主要用于季节前免疫疗法 | 3日脱敏注射法：每日多次注射，从$1:10^5$浓度开始，q2h，首次注射0.1ml，每次递增0.1ml，4～5次/日 | 8～10天达到维持治疗阶段 |
| | | 逐日注射法：从$1:10^5$浓度的0.1ml开始注射，qd，逐日递增1倍，增加过敏原的注射剂量，至$1:10^3$的浓度后逐渐减少递增倍数 | 1个月左右达到维持治疗阶段 |

表1-2-13 根据过敏原皮试结果确定注射的起始浓度

| 皮试结果 | 注射起始浓度 |
|---|---|
| + | $1:10^6$ |
| ++ | $1:10^8$ |
| +++ | $1:10^{10}$ |
| ++++ | $1:10^{12}$ |

舌下含服脱敏治疗是将诱发过敏的物质（如尘螨活性蛋白）制成不同浓度的脱敏液，用患者能适应的小剂量每日给药，将脱敏滴剂滴于舌下，使其慢慢吸收，1～3分钟后咽下，逐渐增大剂量，达到维持水平后持续足够时间，以提高患者的耐受力。舌下含服脱敏治疗已确定有效，并获得WHO认可，在欧美等发达国家得到大力推广。舌下含服脱敏治疗的突出优点是使用方便，患者可以在家中自己服用，免去注射带来的痛苦和恐惧感，并且更为安全。

纳米脱敏治疗是通过外用贴片包载的多种过敏原干粉中加入$TiO_2$（二氧化钛）纳米微晶并配以远红外垫圈，$TiO_2$（二氧化钛）纳米微晶在光和远红外线的催化下，能有效分解过敏原干粉中的有机物，产生游离小分子抗原；同时$TiO_2$纳米微晶在光催化下又能分解皮肤角质层蛋白，使上皮组织间隙增大，有利于促进小分子抗原连续不断并最大限度地渗透皮肤进入人体。机体在这些抗原的长期连续刺激下逐渐产生免疫耐受，对再接触过敏原不产生反应，从而达到机体完全脱敏的目的。

### （三）注意事项

1. 脱敏注射应严格执行无菌技术。皮下注射，严防脱敏液直接进入静脉，以免产生强烈反应。

2. 选用标准化的符合各项技术要求的脱敏抗原。

3. 脱敏抗原应置于4～8℃冰箱内保存；每次使用前应做检查，如有沉淀混浊等情况，应马上更换新药。

4. 如注射后有较重过敏或正遇患者病情发作，可以推迟注射日程，待好转后继续注射。

5. 终止注射2周以上再注射，剂量应较上次降低，为本次疗程初始剂量继续注射；终止1个月以上，再次注射应降低1个浓度级；终止2个月以上，应以初始浓度进行注射。

6. 出现局部症状时，下次脱敏时应维持原量或适当减少剂量。

7. 脱敏治疗期尽量避免应用皮质类固醇药物，因其可抑制抗体合成。

8. 注意禁忌证。对于以下情况不主张使用SAV：①重度哮喘；②合并慢性支气管炎、阻塞性肺气肿者；③病情不稳定者；④孕妇，合并妊娠的患者一般不主张开始SAV，但怀孕前已进行SAV，可不必停药；⑤合并严重自身免疫性疾病或恶性肿瘤的患者，如患者伴有结缔组织疾病、自身免疫性疾病、淋巴组织增生性疾病等较为严重的免疫性疾病时禁忌使用；⑥合并高血压、冠心病及用β受体阻断药治疗者禁忌使用；⑦缺乏依从性的患者不宜使用。

综上所述，进行SAV应严格掌握适应证和禁忌证，综合评价疗效与副作用之比，选择合适的患者达到最佳治疗效果，并避免严重副作用的出现。

## 六、外科治疗

外科治疗是呼吸系统疾病综合治疗的一个组成部分，目的是切除病灶或病变组织，促进愈合，包括常规的外科手术治疗、引流和借助影像设备（CT、MR、B超）的引导对病灶局部进行的介入治疗等。

### （一）引流在呼吸科的应用

外科引流是针对积存于体腔内、关节内、器官或组织的液体（包括血液、脓液、炎性渗液、胆汁、分泌液等）引离原处和排出体外，以防止在体腔或手术野内蓄积，继发压迫症状、感染或组织损害。引流术在呼吸科也是一种常规的治疗手段，可治疗脓胸、创伤性血胸及气胸、自发性气胸等，还可促进支气管扩张和肺脓肿患者脓痰的排出，缓解呼吸困难的症状。临床应用的引流方式主要有胸膜腔引流和体位引流，其主要适应证和注意事项详见表1-2-14，常用的引流水封瓶的装置图见图1-2-3。

表 1-2-14　引流的适应证和工作原理

| 引流方式 | 原理 | 适应证 | 注意事项 |
|---|---|---|---|
| 水封瓶闭式引流 | 利用胸膜腔内压力增高，通过水封瓶引流排气 | 自发性气胸、反复发作的气胸、张力性气胸、液气胸、血气胸、脓胸、肺功能不全患者继发气胸 | ①水封瓶放在床边低于胸膜腔位置30～50cm处，以防瓶内液体逆流造成污染；②引流管置于瓶内水面下1～2cm；③水封瓶每日更换，伤口注意换药；④观察水封瓶水柱波动，避免引流管因折弯或分泌物淤积而阻塞或漏气或导管脱出胸膜腔外 |
| 负压吸引水封瓶闭式引流 | 在水封瓶排气管中安装一个压力调节瓶，调节负压 | 适用经水封瓶引流48小时后肺尚未复张的张力性气胸、液气胸、闭合性气胸或合并肺气肿者，如负压吸引水封瓶引流仍不能使肺复张，可加机械吸引装置，使负压持续吸引 | ①压力调节管下端离水面8～12cm，即抽吸负压为0.784～1.18kPa（8～12cm$H_2O$），最深不宜超过14cm；负压过高，外界空气可由压力调节管进入瓶内。②如有胸腔积液，可在水封瓶前加一个液体收集瓶，以便观察排液情况 |
| 体位引流 | 病变部位处于高位，引流支气管的开口向下，痰液借重力作用，顺体位引流气管咳出 | 适用于肺脓肿、支气管扩张等有大量痰液而排出不畅时 | ①近2周内曾有大咯血史；②呼吸功能不全、呼吸困难及发绀者；③心血管疾病或年老体弱不能耐受者；④宜饭前进行 |

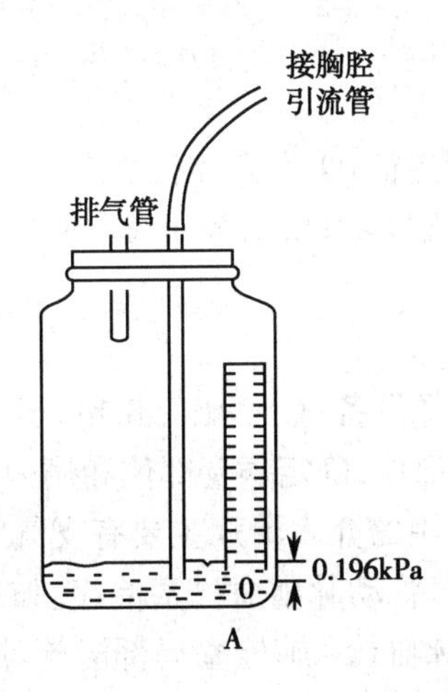

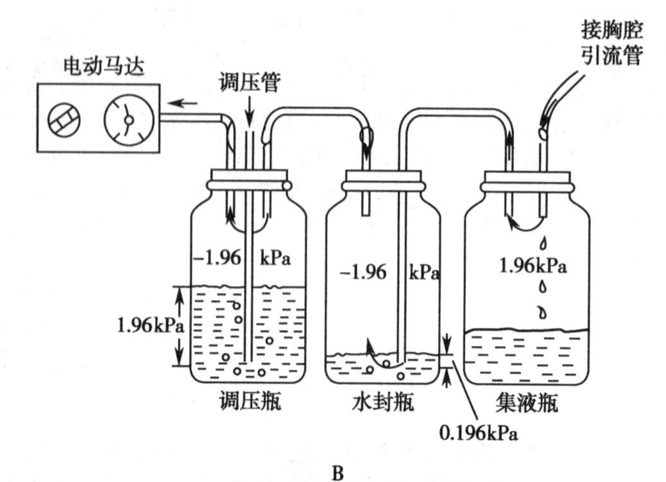


B

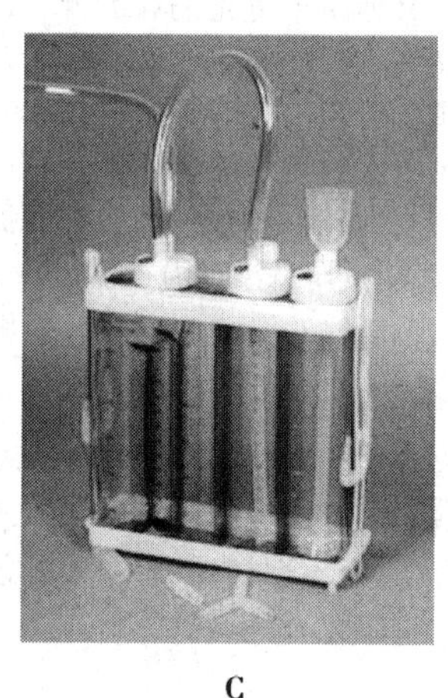

C

**图 1-2-3 胸腔闭式引流装置图**

A. 水封瓶正压引流法 B. 持续负压引流法 C. 一次性使用闭式引流瓶

胸腔闭式引流拔管指征：①生命体征稳定；②引流瓶内无气体溢出；③引流液体很少，24 小时内引流量 <100ml；④听诊肺呼吸音清晰，胸片示伤侧肺复张良好即可拔管。

### （二）介入治疗

介入治疗指借助影像设备（CT、MR、B 超），经皮穿刺插管或利用纤支镜，到达靶器官或相应的病变部位，确定病变部位和病因，并采用相应的治疗措施达到治疗的目的。呼吸科常用的介入治疗主要有支气管动脉内药物灌注治疗、肿瘤供血动脉栓塞治疗、支气管动脉出血栓塞治疗、肺动静脉漏栓塞治疗、气管支气管内支架植入术、深静脉血栓 - 肺栓塞局部溶栓碎栓治疗等。其中支气管镜检查为呼吸科常用而且较为重要的诊断和治疗手段，具体内容详见第二章第五节。

呼吸科常见的介入治疗技术及其适应证详见表 1-2-15。

表 1-2-15 呼吸科常见的介入治疗技术及其适应证

| 介入技术 | 适应证 | 方法和材料 | 注意事项 |
|---|---|---|---|
| 支气管动脉内药物灌注治疗 | 非小细胞肺癌和肺转移瘤的病例 | 经导管内灌注化疗药物:多柔比星类、铂类、氟尿嘧啶类、足叶乙苷、丝裂霉素等。根据病情选择 2~3 种化疗药物灌注 | ①手术时要确保导管头位于支气管动脉内;②熟悉化疗药物的特性,大剂量顺铂灌注应先行水化、利尿和脱水治疗以保护肾功能 |
| 支气管动脉栓塞术 | 多种原因引起的肺部大咯血 | 行局部栓塞治疗。栓塞材料:明胶海绵与聚乙烯醇微球,注射时应在透视下缓慢进行 | 普通造影导管注入可选用明胶海绵颗粒或较粗大的微球,使用微导管时,应选用 300nm 以下的微球 |
| 气管、支气管支架植入术 | 气管支气管狭窄造成的呼吸困难 | 经口腔插入 8~9 号气管插管,再经麻醉插管放置气管支架(直径为 20~25mm、长度为 50mm 的 Z 形结构支架),主支气管支架直径为 15mm。选用网格型支架时应选择较大网眼的支架 | 支架释放时应确认位置无误,气管上段支架释放时,支架上缘必须放在声门下方,以免影响发声运动 |
| 深静脉血栓-肺栓塞介入治疗 | 深静脉血栓 | 介入溶栓术、血栓负压抽吸术、介入碎栓消融术、静脉内球囊扩张成形术、静脉内金属支架成形术、下腔静脉滤器植入术等 | 术后正规抗凝、祛聚治疗 |

## (三) 手术

对于某些呼吸系统疾病,经常规内科治疗后不能取得满意的临床疗效,需要借助外科手术治疗。外科手术在呼吸系统疾病的适应证见表 1-2-16。

表 1-2-16 呼吸系统疾病外科手术的适应证

| 疾病 | 手术适应证 | 肺移植 |
|---|---|---|
| 肺曲霉病 | 形成曲霉球,手术切除 | — |
| 肺脓肿 | 切除病变肺组织 | — |
| 肺结核 | ①直径 3cm 以上的结核球,正规全程化疗无变化;②厚壁或张力空洞,正规治疗后空洞不闭,继续排菌者;③肺结核大咯血,合并支气管扩张,反复咯血,内科止血无效;④一侧肺毁损,治疗后仍排菌或咯血;⑤肺门、纵隔、气管淋巴结核造成支气管狭窄或支气管瘘;⑥结核性脓胸或支气管胸膜瘘 | — |

续表

| 疾病 | 手术适应证 | 肺移植 |
| --- | --- | --- |
| 支气管扩张 | 反复发作急性下呼吸道感染或大咯血、病变范围局限于一侧肺、不超过 2 个肺叶，药物治疗控制不好，全身情况良好，可根据病变范围作肺段或肺叶切除术 | 所有治疗仍致残患者，可考虑肺移植 |
| 肺大疱 | ①小儿先天性肺大疱，反复发作者，可手术切除；②成人肺大疱，出现呼吸窘迫、感染、出血及反复并发气胸者，可切除大疱；双侧肺大疱，应先切除较严重侧，必要时 6 个月后再施行另一侧手术 | — |
| COPD | 如伴有肺大疱，呼吸困难，可行切除术、肺减容术 | 呼吸衰竭，需长期氧疗者 |
| 肺癌 | ①主要适用于非小细胞肺癌；②对于范围局限的结节型肺泡细胞癌，手术切除疗效较好；③肺癌无转移，无严重心肺功能低下或近期心绞痛发作者；无重症肝、肾疾患及严重糖尿病者，一般可作外科手术治疗 | — |

## 七、康复治疗

慢性呼吸疾病包括慢性阻塞性肺疾病、弥漫性间质性肺炎、支气管扩张、支气管哮喘和肺结核等，这些疾病随着病情的进展，肺功能呈进行性下降，当肺功能损害到一定程度后，会出现以呼吸困难为主的呼吸道症状，逐渐并发肺心病和呼吸衰竭，严重影响患者的生活质量，其致残、致死率较高。慢性呼吸疾病已经成为我国城市人口的第四大杀手、农村第一杀手，成为我国四大慢性病之一，国家卫生和计划生育委员会因此把慢性呼吸疾病列为重点防控的慢性病之一。

康复治疗是促进受伤患者和残疾人身心功能康复的治疗，常与药物治疗、手术疗法等临床治疗综合进行，是一种重要的治疗手段。康复治疗可以减少慢性呼吸疾病的急性发作次数，减少肺功能的损害，延缓肺功能的下降，提高患者的生活质量，降低致残、致死率。

呼吸康复治疗包括呼吸生理治疗、肌肉训练、营养支持、精神治疗与教育等多个方面的措施。呼吸生理治疗包括帮助患者咳嗽，用力呼气以促进分泌物清除；使患者放松，进行缩唇呼吸以及避免快速浅表的呼吸以帮助克服急性呼吸困难等措施。肌肉训练有全身性运动与呼吸肌锻炼，前者包括步行、登楼梯、踏车等，后者有腹式呼吸锻炼等。营养支持方面，应要求达到理想的体重；同时避免过高碳水化合物饮食和过高热卡摄入，以免产生过多二氧化碳。辅助治疗包括家庭氧疗、无创呼吸机通气减轻呼吸肌疲劳、雾化吸入等，其中无创通气治疗能解决慢性呼吸疾病肺功能差导致的呼吸肌肉疲劳，缓解呼吸困难，这是药物无法解决的问题。

### （一）精神治疗与教育

患者对慢性病的认识从心理上可分为以下4种类型：

1. 怀疑 患病初期患者不相信疾病的严重性，对医务人员的劝诫不以为然，经常否认自己的病史和不良生活习惯，治疗依从性较差。对这个阶段的患者一方面经常讲解有关疾病的常识和及时治疗的重要性，另一方面积极采取预防和治疗措施，预防疾病的进展。

2. 悲观 患者认识到病情严重后，悲观失望，加重了主观症状和体力活动的困难，过分依赖医生和药物，积极治疗的同时又担心费用。此时应教育患者适当参加一定的社会活动，进行康复治疗，积极预防感冒，减少急性发作次数。

3. 适应 患者能正确面对并认真执行康复计划和治疗措施。此时应引导患者继续正确的康复训练，增加预后效果。

4. 坚强 患者通过治疗，恢复了战胜疾病的信心，此时应拟定一个切实可行的康复计划，嘱患者坚持康复治疗，定期复查。对这类患者应给予肯定和鼓励。

### （二）康复医疗措施

1. 预防感冒 锻炼身体，增强抵抗力，可试用一些免疫调节剂，如气管炎菌苗、卡介苗提取物、流感疫苗等。感冒流行时避免外出。可在中医指导下给予“扶正固本”、“冬病夏治”药物，减少慢性病的急性发作。

2. 家庭氧疗 慢性低氧血症患者，有条件时进行家庭氧疗，氧浓度控制在1～2L/min，每天吸入15小时以上（吸入时间短时效果差）。

3. 排痰 如无心力衰竭者可多饮水，稀化痰液，或服用祛痰药物和吸入支气管扩张剂等。可采取有效咳嗽方式（例如坐在床边，两腿下垂，手扶床边或桌上），也可请家属用“空心拳”轻拍胸背。

4. 呼吸方式训练

（1）缩唇呼气法：当患者呼气时将口唇缩小些，以延长呼气时间，增加口腔压力，压力传至末梢气道，避免小气道过早关闭而减少肺泡内“气陷”，减轻肺充气过度。此外，还可在练习后减少呼吸频率，增加潮气量，从而改善肺泡有效通气量。

（2）腹式呼吸法（即膈肌运动锻炼）：方法是平卧床上，一只手平放在上胸部，另一只手放在腹部脐周，让腹肌放松，平静缓慢地进行腹式呼吸运动。吸气时腹部手感到向上抬，而胸部无明显移动感（呼气时腹移动相反）即证明是腹式呼吸。每天由数分钟起开始锻炼，逐步加长时间，久之便不自觉地习惯于腹式呼吸。有效的标志为：①呼吸频率下降；②潮气量增加；③肺泡通气量增加；④功能残气量减少；⑤咳嗽咳痰能力增强。

（3）器械应用：可用专门器械训练呼吸肌能力和耐力，也有用“体外电膈肌起搏仪”增加膈肌肌力者。

5. 戒烟　戒烟是保护肺功能的第一步，鼓励患者戒烟，和患者或其家属制订戒烟协议，帮助患者成功戒烟。

6. 体育锻炼　坚持适量的有氧运动，循序渐进，病重者可在床上进行全身肌肉松弛锻炼，包括头颈、四肢、胸腹全身肌肉，分别活动。如尚能起床活动，可按体力情况，进行太极拳或散步等运动。平时喜欢骑车者，仍可骑车代步。

实践证明通过呼吸康复治疗可以明显减少患者因病情急性加重而住院的次数，减少住院天数和医疗费用。

（杨　勇）

## 第三节　呼吸系统常见疾病的健康教育

由于呼吸系统结构的特殊性，呼吸系统疾病的发生、发展不可避免，但日常生活中人们如果能够了解和掌握一些与疾病相关的医学知识，懂得疾病的一般预防和治疗措施，就可有效地减少慢性呼吸性疾病的急性发作次数，减少住院次数。

### 一、肺炎的健康教育指导

1. 注意休息，避免劳累，定时开窗通风，保持室内空气新鲜。通风时注意患者的保暖，避免冷空气直吹或对流。

2. 注意防止上呼吸道感染，加强耐寒锻炼，增强抵抗力。

3. 避免淋雨、受寒、醉酒、过劳等诱因。

4. 积极治疗原发疾病如慢性肺心病、慢性肝炎、糖尿病和口腔疾病等有利于预防肺炎的发生。

5. 给予高蛋白、高热量、高维生素、易消化的饮食，鼓励患者多饮水，每日至少2000～4000ml。

6. 必要时可遵医嘱接种肺炎链球菌疫苗。

### 二、自发性气胸的健康教育指导

1. 加强营养，进高蛋白、高热量、低脂肪的饮食，增强体质。进食粗纤维食物，保持大便通畅。

2. 卧床休息，吸氧有利于气体的吸收。胸痛时取患侧卧位，胸闷时取半卧位，可适当活动，但避免剧烈运动。

3. 鼓励患者每2小时进行1次深呼吸、咳嗽、吹气球或瓶子练习，以促进肺扩张，加速胸腔内气体排出。

4. 避免抬举重物、剧烈咳嗽、屏气、用力排便等。

5. 注意劳逸结合，气胸痊愈后1个月内不要进行剧烈运动，如打球、跑步等。

6. 气胸出院后3~6个月内不要做牵拉动作、扩胸运动，以防再次诱发气胸。

7. 吸烟者应戒烟。

8. 保持心情愉快，避免情绪波动。

## 三、支气管哮喘的健康教育指导

1. 避免哮喘的诱因。可诱发的因素有呼吸道病毒感染，室内滋生于床铺、地毯、沙发、绒制品等处的尘螨，动物的皮毛，情绪波动，精神创伤，接触冷空气，剧烈运动，及食用易过敏食物等。哮喘患者应注意针对性寻找和避免接触敏感因素，以免诱发哮喘。

2. 室内不种花草，不养宠物，经常打扫卫生，清洗床上用品，在打扫时患者最好离开现场；避免冷空气、烟雾和灰尘。

3. 禁止吸烟，避免接触烟雾及刺激性气体。

4. 多补充水分，急性发作期要多饮水，并进食半流质食物，以利于痰液湿化和排出。

5. 随身携带止喘药，学会疾病发作时进行简单的紧急自我处理方法。要认识哮喘的发作先兆，如打喷嚏、鼻痒等。

## 四、慢性阻塞性肺疾病的健康教育指导

1. 住院健康指导

（1）心理指导：患者病情易反复，需要反复门诊或住院治疗，呼吸困难的痛苦经历、医疗费用的增加、劳动能力的减弱等原因使患者常常出现焦虑、恐惧、抑郁的心理问题。医护人员应该运用沟通技巧与患者进行有效的沟通，帮助患者正确面对疾病，消除患者不必要的恐惧和焦虑情绪。

（2）饮食指导：进食高热量、高蛋白、高维生素、清淡、易消化的食物，如瘦肉、豆腐、蛋、鱼、新鲜蔬菜、水果等。

（3）休息运动指导：合理休息，加强体育锻炼，增强机体抵抗力。急性发作期应当卧床休息；急性期过后，可以进行适当的运动，锻炼身体。根据患者体力，可以参加一些适当的活动，如慢跑、太极拳、柔软操、步行等。

（4）用药指导：严重肺功能不全者，镇静药要慎用，因其抑制呼吸；禁用吗啡、可待因等药物；正确使用定量吸入性气雾剂。

（5）疾病指导：①协助患者制订呼吸运动训练计划，指导患者呼吸功能锻炼方法，如缩唇腹式呼吸、呼吸体操训练等，改善呼吸功能；②鼓励患者有效地呼吸

和咳嗽、咳痰；③指导患者正确雾化吸入、排痰或胸部叩击协助排痰；④根据患者病情需要鼓励患者多饮水，可使痰液稀释，易于排出。

2. 出院健康指导

（1）居室内保持空气清新，多通风，条件允许多到户外呼吸新鲜空气。

（2）协助患者戒烟，制订戒烟计划。因为吸烟可使支气管柱状纤毛上皮鳞状化改变，纤毛运动障碍，吞噬细胞功能下降，诱发痰液增多引起咳嗽。

（3）避免受凉、淋雨、过度疲劳等诱发呼吸道感染的因素。

（4）过敏体质者远离过敏原，避免过敏原刺激。

（5）每天有计划地进行运动锻炼，如散步、慢跑等，以不感到疲劳为宜。加强耐寒训练，用冷水洗脸等，增强机体抵抗力。

（6）指导患者进行呼吸肌功能锻炼。

（7）指导患者正确接受家庭氧疗，正确使用氧疗装置，向患者及家属说明长期家庭氧疗的必要性及益处，取得患者的积极配合。长期氧疗的目的是纠正低氧血症，改善生活质量和神经精神状态，减轻红细胞增多症，预防夜间低氧血症，改善睡眠质量，预防肺心病和右心衰竭的发生。长期氧疗能延长患者的生存期，降低病死率。每日至少吸氧 15 小时以上，一般主张低流量吸氧。

## 五、慢性肺源性心脏病的健康教育指导

1. 指导患者和家属了解疾病发生、发展过程及防止急性发作的重要性，减少反复发作的次数，避免和防治各种可能导致病情急性加重的诱因。

2. 坚持家庭合理氧疗，持续低流量、低浓度吸氧，氧流量为 1～2L/min，浓度在 25%～29%，吸氧的时间在 15 小时以上。坚持持续吸氧，特别是夜间，有利于提高患者生活质量。

3. 鼓励患者戒烟，吸烟能导致气道净化功能减弱，易发生感染。

4. 指导患者进高蛋白、高热量、高维生素、低糖饮食，避免进食产气及引起便秘的食物。腹胀期间可进流质或半流质饮食，少量多餐，适量饮水，并且保持口腔清洁。

5. 病情缓解期，可根据心肺功能情况进行适当的体育锻炼和呼吸功能锻炼，如散步、打太极，进行腹式呼吸、缩唇呼吸等。

## 六、支气管扩张的健康教育指导

1. 饮食指导　进高蛋白、高热量、高维生素且营养丰富的饮食，如蛋、鱼、肉和新鲜蔬菜、瓜果等。咯血者应给予温凉、易消化的半流质，大咯血时应禁食，忌饮浓茶、咖啡等刺激性饮料。

2. 休息与活动指导　急性期应注意休息，缓解期可作呼吸操和适当的全身

锻炼；合并感染有发热，咳嗽，咯血时应卧床休息，大咯血时绝对卧床休息。坚持参加适当的体育锻炼，如慢跑、散步、打太极等。

3. 日常生活指导

（1）避免劳累及情绪波动，保持心情愉快。

（2）及时增减衣服，避免感冒。

（3）注意口腔卫生，定期更换牙刷。

（4）戒烟，避免接触烟雾及刺激性气体。

（5）体位引流可促进痰液的排出。咯血时应轻轻将血咳出，切忌屏住咳嗽以免窒息。

## 七、呼吸衰竭的健康教育指导

1. 饮食指导　根据呼吸衰竭患者病情轻重及其对饮食护理要求的不同，给予相应的指导。

（1）重症期：给予高蛋白、高热量、高维生素等易消化的流质或半流质饮食。在心功能允许的情况下，鼓励患者多饮水，补充足够的水分，使痰液易于咳出，减少并发症。

（2）缓解期：指导患者逐步增加食物中的蛋白质和维生素，食物以软而易消化的半流质为主，可选用稀肉粥、馒头、新鲜蔬菜及水果等，每天 5～6 餐。

（3）恢复期：指导患者进普食，食物宜软、清淡可口。

2. 休息与活动指导

（1）重症期：应卧床休息，帮助患者取舒适且有利于改善呼吸状态的体位，可协助半卧位或坐位，病情允许可协助患者趴伏在桌上。

（2）缓解期和恢复期：根据患者的情况指导患者制订合理的活动和休息计划，指导患者避免耗氧量较大的活动，并在活动中注意休息。

3. 氧疗指导　氧疗是低氧血症患者的重要处理措施，应根据基础疾病，呼吸衰竭的类型和缺氧的严重程度选择适当的给氧方法和吸氧的浓度。Ⅰ型呼吸衰竭患者需吸入较高浓度的氧（浓度 $>35\%$），Ⅱ型呼吸衰竭患者给予低浓度的持续氧（浓度 $<35\%$）。

4. 日常生活指导

（1）增强体质，避免各种诱因，避免疲劳、情绪激动等不良因素刺激，告诫患者戒烟，少去人群拥挤的地方，减少感染的机会。

（2）合理安排膳食，加强营养，少食多餐，保持大便通畅。

（3）指导患者进行呼吸功能锻炼，有效咳嗽、排痰。

（4）进行家庭氧疗，可改善低氧血症，提高生活质量，延长存活期，改善睡眠状态，避免夜间低氧血症的发生。

(5) 患者若有咳嗽剧烈、痰液增多和变黄、排痰困难、气急加重等变化,应尽早就医。

## 八、肺癌的健康教育指导

1. 戒除吸烟,这是预防肺癌最有效的方法。

2. 少饮烈性酒。

3. 进食应细嚼慢咽,不食过烫食物;不吃霉烂变质食物,少食腌制和烟熏食品;每日进食水果、蔬菜、粗制谷类。

4. 脂肪摄入勿过多,摄入量控制在摄入总热量的30%以下,即每日食用动植物性脂肪50~80g;多吃新鲜蔬菜和水果,每天10g纤维和一般水平的维生素。

5. 不滥用药物,尤其不要滥用性激素类药及有细胞毒性的药物,防止药物致癌危险。

6. 注意室内通风,注意厨房里的污染,加强厨房通风。

7. 培养乐观、豁达的个性;每天至少运动3次,保持合理体重。

只要多加注意,做到早防早治,呼吸系统疾病是可以预防的。

**(李云霞)**

## 参考文献

1. 翟仁友,戴定可.呼吸系统疾病的介入治疗现状.当代医学(中国介入放射学),2007,1(1):19-21

2. 李明华.哮喘病学.第2版.北京:人民卫生出版社,2005

3. 黄子通.急诊医学.北京:人民卫生出版社,2008

# 第二章 呼吸系统疾病常用检查

## 第一节 胸部影像学检查

胸部影像学(chest imaging)检查是把X射线检查、B型超声诊断、数字照像、电子计算机X射线断层成像、磁共振成像等影像学检查手段应用于胸部疾病诊断和治疗的实践,是医学影像学的一个重要部分,已成为某些呼吸道疾病诊断的“金标准”。

### 一、胸部透视与X线检查

#### (一)胸部透视

胸部透视是将患者置于X线管与荧光屏之间的直接检查,对肺部、胸膜、纵隔及心脏进行全面动态的直接观察,可有助于病灶的初步筛查。但其存在影像不够清晰、微细变化显示较差、细小病灶容易遗漏、显示影像是暂时的、不能留下固定的记录供会诊或比较、患者接受的X线照射损害大等缺点,临床应用越来越少,目前国内大多只用于简单查体。

#### (二)胸部X线摄影

X线透过人体被检查部位并在胶片上感光形成的影像叫X线摄影,包括胸部X线平片、体层摄影和造影,是医学影像学检查的重要组成部分,能显示人体内部的细微结构,用于诊断疾病,并可记录、保存,便于会诊、复查与对比。

高千伏X线摄影延长了X线机的寿命,同时降低了患者与工作人员的辐射剂量。高千伏X线胸部正位片使肋骨、胸大肌、乳房阴影变淡,增加肺野可见范围,增强了肺内病变的清晰度。其摄影主要方法有:①气管、支气管冠状位和矢状位,可显示气管和主支气管的形态;②支气管肺门区后倾斜位体层摄影,显示叶支气管和段支气管形态。可观察气管管腔内局限性病变的形态、管腔的狭窄变形程度和异常软组织影,临床上主要用于气管、支气管、肺门部支气管及肺纹理的显影。

### （三）数字化X线摄影

数字化X线摄影分为计算机X线摄影（computed radiography，CR）与数字X线摄影（digital radiography，DR）。CR是将X线摄影的信息记录在特定的影像版上，采用专用的扫描系统用激光扫描提取信息并输入计算机进行处理而形成的图像。CR具有影像处理功能和密度分辨率高的特点，肺野内的血管、支气管、纵隔内结构及横膈周围的隐蔽区均可清晰显示，多用于急诊、监护患者的床旁摄影。DR的空间分辨率和密度分辨率均较CR高，成像大大优于传统的X线胶片。

### （四）正常胸廓X线影像

1. 正常的胸廓X线影像　是胸腔内、外各种组织、器官包括胸壁软组织、骨骼、心肺大血管、胸膜、膈肌等相互重叠的综合投影，见图2-1-1和图2-1-2。

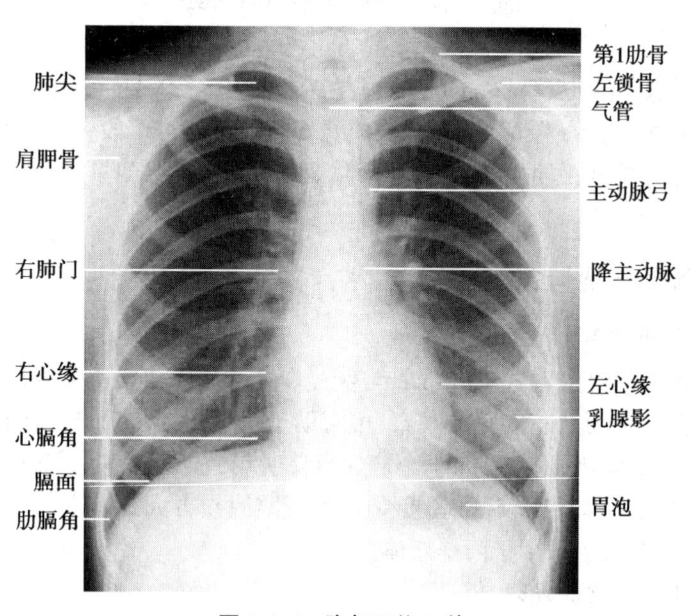


图2-1-1　胸部正位X片

2. 肺野和肺纹理　肺的解剖结构在X线上表现为肺野、肺门及肺纹理。肺野是肺在胸片上所显示的透明区域，为便于标明病变位置，通常将一侧肺野纵行分为三等份，称为内、中、外带，又分别在第2、4肋骨前端下缘划一水平线，将其分为上、中、下三野（图2-1-3）。胸部X线片上的肺门阴影主要由肺动脉、伴行支气管以及肺静脉阴影构成，肺纹理为自肺门向肺野呈放射状分布的树枝状影（图2-1-4），由肺动脉、肺静脉、支气管形成。观察肺纹理应注意其多少、粗细、分布及有无扭曲、变形和移位等。

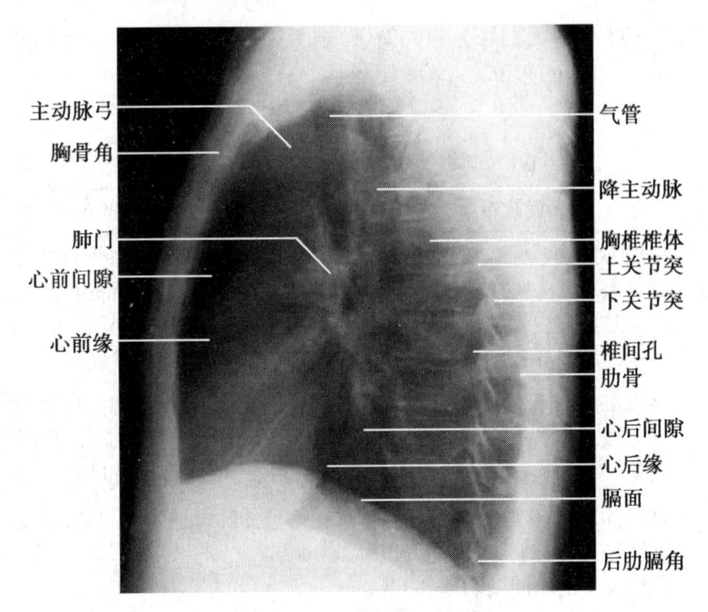


图 2-1-2　胸部侧位 X 片

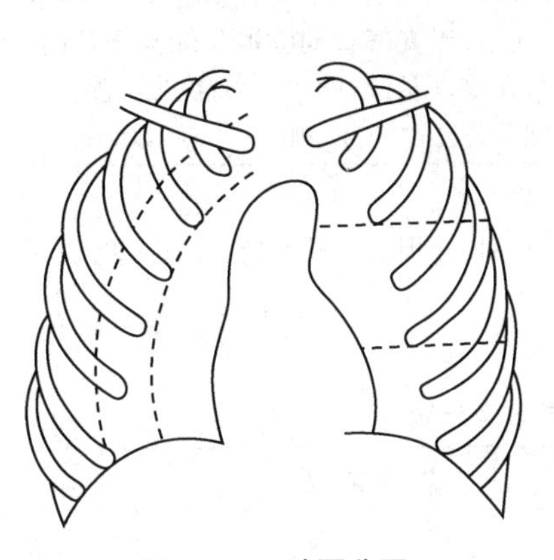

图 2-1-3　肺野分区
（右示内、中、外带，左示上、中、下野）

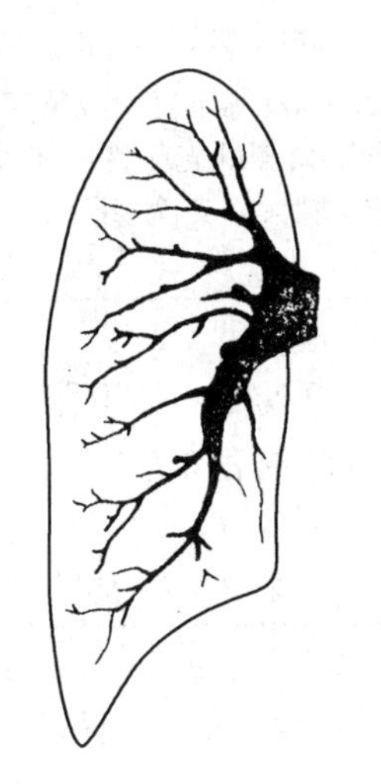

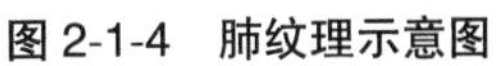

图 2-1-4　肺纹理示意图

掌握正常胸片表现是发现病变的基础，胸片正位和侧位片结合是定位诊断的必备条件，对胸部病变基本形态的正确认识是定性诊断的必需条件。

### （五）胸部 X 线影像分析

疾病有各自的影像特点，同种疾病的不同时期可表现不同的影像学特征，有关呼吸系统疾病的 X 线影像特点如下。

1. 肺野透明度增大　肺野透明度增大指在正常的影像条件下，X 线上表现为单侧或双侧透明度增大(图 2-1-5),其基础病理是肺泡过度充气和肺血流量减少,具体病理改变及影像学改变详见表 2-1-1。

表 2-1-1 肺野透明度增大的疾病与 X 线变化

| 类型 | | 病理改变 | 影像学改变 |
|---|---|---|---|
| 肺过度充气 | 局限性阻塞性 | 一般为异物、肿瘤、炎性狭窄、分泌物淤积、水肿、血块等不完全阻塞支气管所致,也可由外在性压迫导致 | 肺局部透明度增大,肺血管纹理变细,透明度增加的范围取决于阻塞部位。大时可伴有胸廓及膈的改变。支气管异物阻塞者伴有纵隔摆动,呼气时纵隔移向健侧,吸气时正常 |
| | 弥漫性阻塞性 | 终末细支气管慢性炎症及狭窄导致的远端的肺泡过度充气并伴有肺泡壁破坏 | 双肺野透亮度增加,有肺大疱出现,胸廓前后径、左右径增大,肋间隙变宽,肋骨呈水平位,膈肌低平。中心肺动脉可增粗,肺纹理变细 |
| | 代偿性 | 肺切除或肺不张后胸负压增加,邻近或对侧肺过度充气以代偿失去的空间及功能 | 代偿部位的肺野透明度增加,肺纹理分散 |
| | 老年性 | 老年人常发生肺泡壁萎缩、松弛,肺泡被动性膨大 | 胸腔前后径增大,胸骨后间隙增宽,透亮度增加。肺纹理与膈肌位置及动度正常 |
| 肺血流量减少 | | 先天性肺动脉不发育或狭窄、肺血流减少的先天性心脏病及肺动脉大分支栓塞所致 | 肺门影像消失,肺野透明度增大,肺纹理稀疏、变细,当支气管动脉参与侧支循环时,表现为肺纹理紊乱,肋骨下缘可见切迹。先天性心脏病患者伴有心脏外形、大小改变 |

2. 肺叶、段影像改变　肺不张、肺实变可引起肺叶、段的影像改变,其病理改变及影像学特点详见表 2-1-2。

表 2-1-2 肺叶、段影像学改变与病理改变

| 类型 | | 病理改变 | 影像学改变 |
|---|---|---|---|
| 肺不张 | 一侧性肺不张 | 主要由主支气管阻塞引起 | 患侧肺野均匀致密,纵隔向患侧移位,肋间隙变窄,膈肌升高;健侧有代偿性过度充气影像学表现(图 2-1-6) |
| | 肺叶不张 | 叶支气管阻塞引起 | 肺叶缩小,密度均匀增高,叶间裂呈向心性移位。纵隔及肺门可不同程度向患侧移位,邻近肺叶有代偿性过度充气影像学表现(图 2-1-7) |
| | 肺段不张 | 段支气管阻塞引起,较少见 | 单纯肺段不张,后前位一般呈三角形致密影,基底向外,尖端指向肺门,肺段缩小 |
| | 小叶不张 | 多见于支气管肺炎、黏液等渗出物阻塞终末细支气管所致 | 多数小斑片灶状影,与肺炎不易区分 |

续表

| 类型 | 病理改变 | 影像学改变 |
|---|---|---|
| 肺实变 | 肺泡内的气体被渗出的液体、蛋白、细胞所替代,形成实变 | 实变范围可大可小,连续的实变形成大的片状致密影,密度不高,但均匀。多处不连续的病变形成多个灶性影像,边界模糊。实变中心区密度较高,边缘区较淡。浆液渗出或水肿液为主的实变密度较低,脓性实变密度较高,纤维素性实变密度最高。当实变扩大至肺门时,实变区可见支气管像(图 2-1-8) |

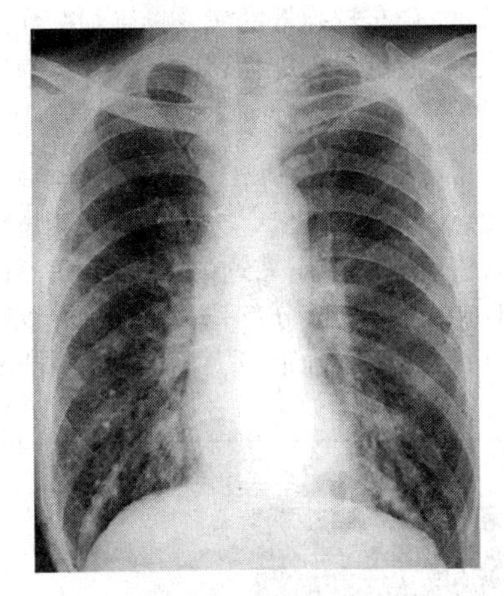

图 2-1-5 慢性支气管炎
(肺透明度增高,肺纹理增多、增粗、呈网状)

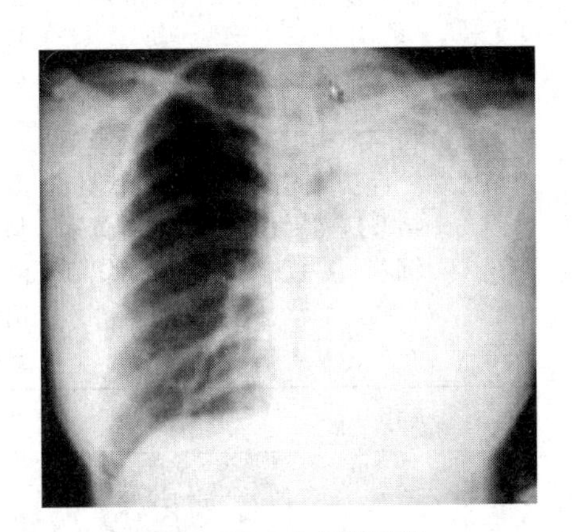

图 2-1-6 左侧肺不张

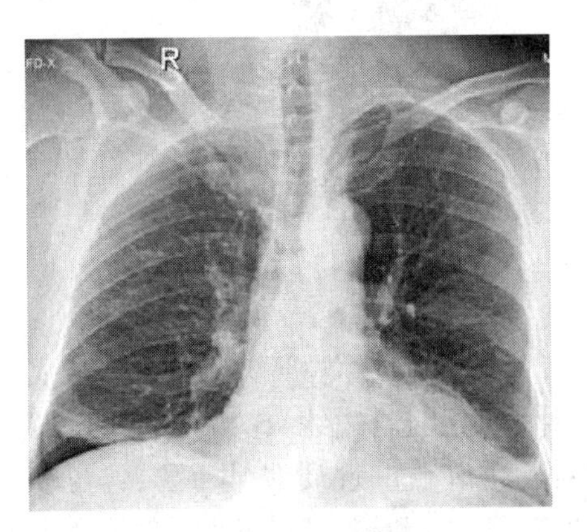


图 2-1-7 右上叶肺不张

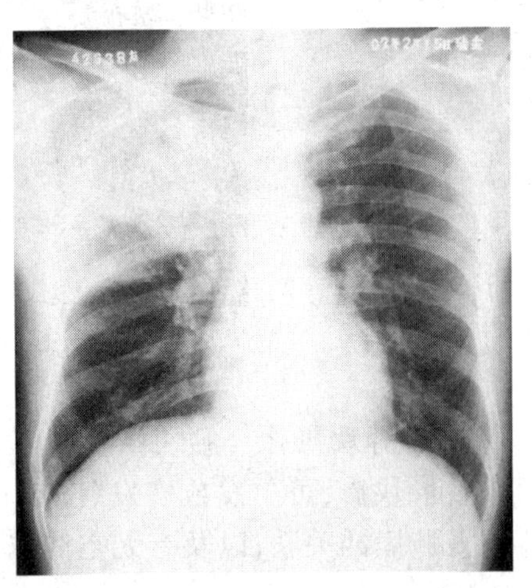

图 2-1-8 大叶性肺炎(肺实变影)

3. 结节状影像　结节多指直径3cm以下的类圆形阴影,对于此类或更小的阴影,X线平片可显示病灶的大致形态、密度、周边情况(表2-1-3),如需更清晰的影像则需借助胸部CT的帮助。

表2-1-3　结节状影像学改变与病理改变

| 类型 | 病理改变 | 影像学改变 |
|---|---|---|
| 腺泡结节状影 | 肉芽肿、肿瘤、血管炎及其周围炎导致的腺泡范围的实变,也可以是渗出、出血或水肿 | 直径多为4~7mm,边缘较清楚,呈梅花瓣状结节。上、中肺野的病变多见于肺结核的增殖性病变及各种慢性炎症;分布较弥散的病变见于细菌性或真菌性肺炎、肺泡蛋白沉积症、支原体肺炎、肺出血、肺水肿 |
| 粟粒状结节影 | 为间质内病变引起,常见于粟粒性肺结核、癌性淋巴管炎、结节病、特发性肺含铁血黄素沉着、急性支气管炎及组织细胞病 | 多为直径<4mm的小点状结节影,呈弥散性分布。粟粒状影像短期内增多、增大多见于癌性;粟粒性肺结核的结节大小一致、分布均匀(图2-1-9);癌性淋巴管炎形成的粟粒结节分布不均匀,多在肺纹理增粗的基础上沿肺纹理分布,常伴有肺门或纵隔淋巴结肿大。 |

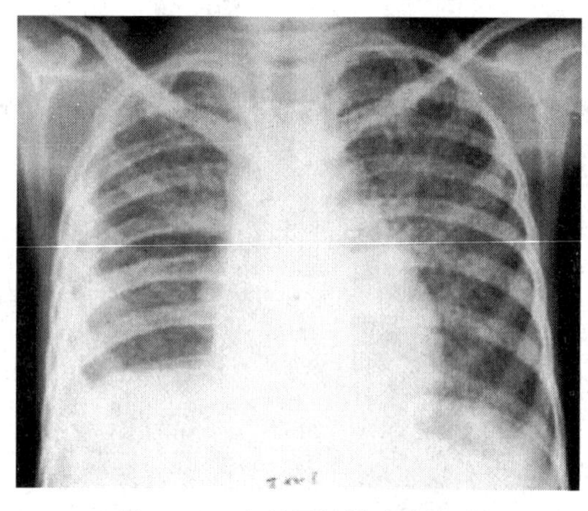

图2-1-9　急性粟粒性肺结核图

4. 肿块影像　肿块指直径在3cm以上,为圆形或类圆形以及分叶状实质性肿块影,可单发或多发(图2-1-10)。肿块的形态、边缘、密度、数目,与肺门及胸膜的关系,以及有无空洞或钙化,对确定肿块的性质非常重要,详见表2-1-4。

表 2-1-4　常见肿块影像学改变

| 肿块类型 | | 影像学改变 |
|---|---|---|
| 肺良性肿瘤 | 腺瘤 | 常单发，球形肿块，有包膜，边缘锐利光滑 |
| | 囊肿 | 单发或多发，与腺瘤相似，密度较淡，透视下囊肿可随深呼吸而有形态的改变 |
| | 错构瘤 | 常单发，肿块中心有“爆米花”样的钙化 |
| 肺恶性肿瘤 | 肺癌 | 常单发，多无包膜，常呈分叶状或有脐样切迹，边缘不锐利，常有短细毛刺向周围伸出，靠近胸膜时可有线状、幕状或星状影像与胸膜相连形成胸膜凹陷，较大的肿瘤中心易发生坏死，形成厚壁空洞 |
| | 肺转移瘤 | 常多发，大小不一，以中下野较多，密度均匀，边缘整齐。短期复查可有明显增大 |
| 非肿瘤病变 | 结核球 | 常单发，为圆形，偶见分叶，中心可有点状钙化，有时有小透光区，周围有卫星病灶 |
| | 炎性假瘤 | 常单发，多为 5cm 以下的类圆形肿块，有 45% 的病例肿块在上方或侧方有尖角状突起，病变近叶间胸膜或外围时可见胸膜的粘连、增厚 |
| | 肺脓肿 | 单发或多发，为圆形块影，常在 1～2 日内出现空洞 |

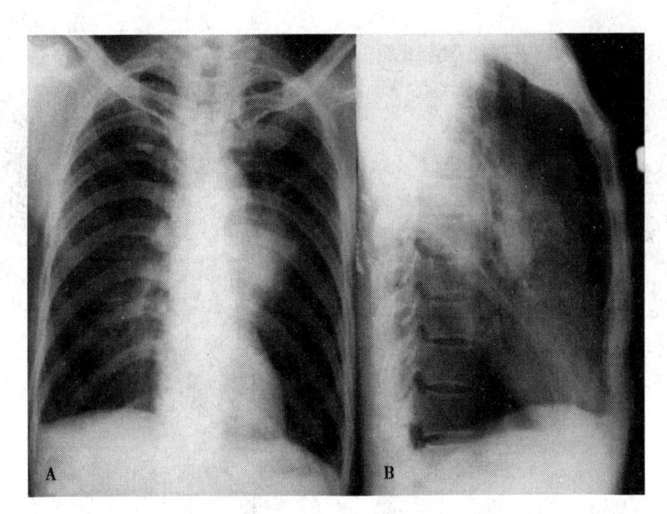


图 2-1-10　肺肿块正（A）、侧位胸片（B）（左侧肺门区肿块）

5. 空洞与空腔影像　空洞为肺内病变组织发生坏死、液化，坏死组织经引流支气管排出，继而空气进入形成的异常含气的影像。空洞壁可由坏死组织、肉芽组织、纤维组织、肿瘤组织以及洞壁周围的薄层肺不张所形成，病变区的缺血、感染、坏死、周围肺组织的弹性回缩及引流支气管的畅通是空洞形成的因素。常见于肺结核、肺脓肿、支气管肺癌、真菌性肺病等疾病。空洞在 X 线上表现为大小、形态不同,有完整洞壁的透明区。洞壁的形态及厚度是空洞性质的直接反映,详见表 2-1-5。

表 2-1-5 空洞的影像学分类与特点

| 类型 | 病理改变 | 位置 | 相关疾病 | 影像学改变 |
|---|---|---|---|---|
| 厚壁空洞 | 洞壁超过 3mm,外缘与周围病变融合,只能看到内壁 | 在肺叶、段影像内 | 急性肺脓肿 | 洞腔较大,内壁光滑或略不光整,内有液平(图 2-1-11 和图 2-1-12) |
| | | | 干酪性肺炎 | 多发,腔径较小,少有液平,内壁不整齐 |
| | | 存在于肿块内 | 癌性空洞 | 内壁不规则,可有壁结节,一般无液平,伴化脓性感染时可出现液平 |
| | | | 结核性空洞 | 空洞较小,常位于结核球的近心侧 |
| | | | 坏死性肉芽肿 | 肺内多发,空洞在中心,洞壁不规则,可有或无液平,激素治疗后可明显好转 |
| | | | 血源性肺脓肿 | 肺内多发,空洞在中心,内多有小液平 |
| 薄壁空洞 | 洞壁厚 < 3mm | | 肺结核的慢性阶段 | 边界清晰,内壁光整的透明区,空洞内多无液平 |

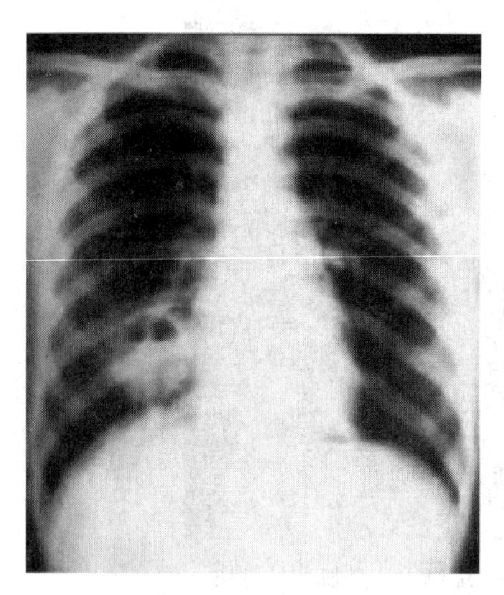

图 2-1-11 肺脓肿
(右下肺见空洞形成)

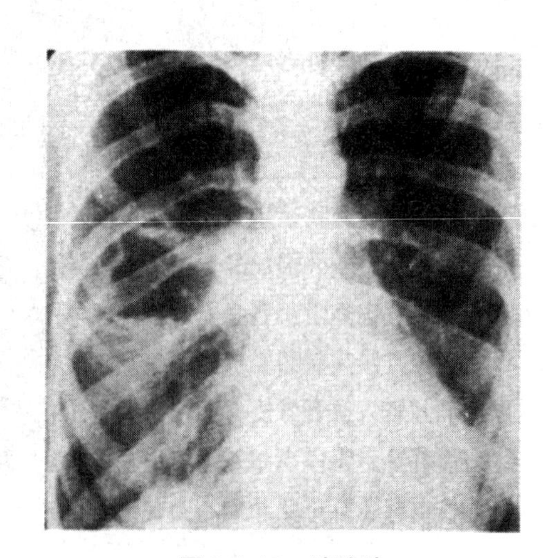

图 2-1-12 肺脓肿
(右肺门旁空洞,内有液平)

空腔则是肺部原有腔隙的病理性扩大所形成的含气囊腔,如肺大疱、含气的肺囊肿及囊状支气管扩张。空腔的 X 线表现类似于薄壁空洞,但较空洞壁薄,腔内无液面,周围无实变。囊状支气管扩张并发感染时可见液面,周围有炎性病变。

6. 网状、线状及条索状影 肺部的网状、线状及条索状影在病理上是肺间质病变的反映，是肺间质内异常积聚的渗出液或漏出液、炎性细胞浸润、纤维结缔组织增生、肉芽组织增生以及肿瘤细胞淋巴管浸润等。

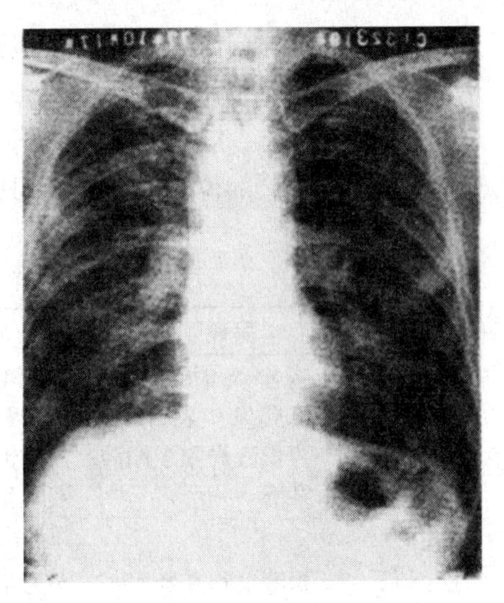

图 2-1-13 肺间质病变

大的支气管、血管周围间质性病变在X线片上表现为肺纹理增粗、边缘模糊、支气管断面管壁增厚；小的支气管、血管周围间质间隙及小叶间隔、肺泡间隔内的病变表现为条索状、网状及蜂窝状影像（图 2-1-13）。特发性肺纤维化、老年慢支、癌性淋巴炎、结节病、结缔组织病等表现为弥漫性网、线、条状影像；当肺内病变沿肺间质向外扩散时，可表现为肿块与肺门或胸膜之间的局限性细条状影；肺炎、肺脓肿、肺结核愈合后，如局部纤维化，则表现为不规则的索条状影，粗细不一、排列紊乱。

7. 钙化阴影 钙化通常发生于退变或坏死的组织内，多见于肺或淋巴结干酪性结核灶的愈合阶段。X线片上表现为高密度影像，边缘锐利，大小、形状不一，可为斑点状、块状或球状，呈局限或弥散分布。肺错构瘤中心可有“爆玉米花”样的钙化（图 2-1-14）；肺内愈合的结核灶钙化多位于两肺上野，常伴有肺门淋巴结钙化（图 2-1-15）；肺组织胞浆菌病常在两肺野发生散在的小点状钙化；肺

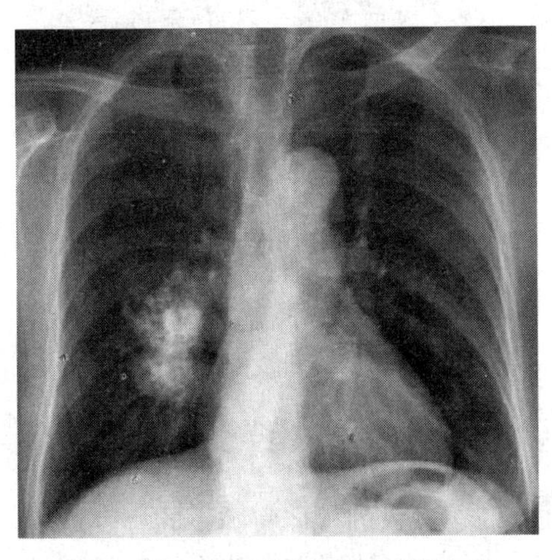

图 2-1-14 肺错构瘤内爆米花样钙化

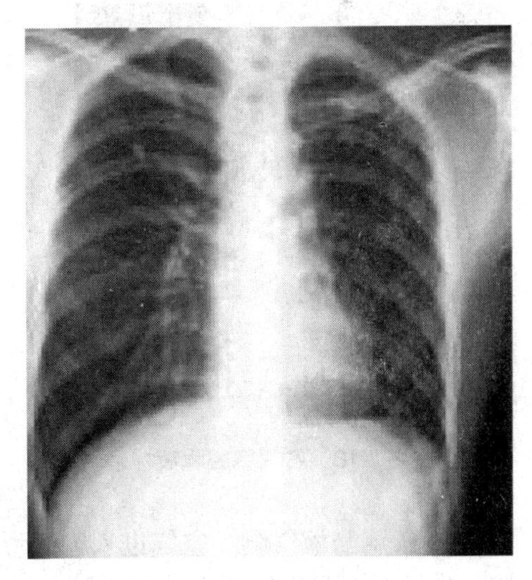

图 2-1-15 肺结核钙化

尘埃沉着症时，肺门淋巴结可发生蛋壳样钙化；肺囊肿或寄生虫囊肿可以发生弧形钙化或沿囊肿壁分布的连续不断的色线样钙化。

8. 胸腔积液　X线检查能明确胸腔积液的存在，但不能区分积液的性质。胸腔积液的性质、部位、量的多少使其X线表现不同，详见表2-1-6。

**表2-1-6　胸腔积液的X线影像学特点**

| 类型 | | 病理改变 | 影像学改变 |
|---|---|---|---|
| 局限性积液 | 包裹性积液 | 胸膜炎时，脏、壁胸膜发生粘连，胸腔积液局限于胸腔某部 | 好发于侧后胸壁，表现为自胸壁向肺野突出的半圆形或梭状致密影，边缘光滑，密度均匀，其上下缘与胸壁的夹角呈钝角；发生于纵隔旁者可局限于上或下部，少量积液时呈纵隔旁三角形致密影，基底在下，量多时外缘呈弧形突出，侧位片表现为纵隔密度增高，无清楚边界 |
| | 肺下积液 | 积液聚积在肺底与膈肌之间 | 多为单侧，右侧多见。积液将肺下缘向上推移，上缘呈圆顶形，可换取卧位检查，液体可流至胸腔上部，膈肌位置正常（图2–1–16） |
| | 叶间积液 | 积液局限在叶间裂 | 表现为叶间裂位置的梭形致密影，密度均匀，梭形影的两尖端与叶间裂相连。游离积液进入斜裂时，表现为斜裂下部尖端向内上的三角形致密影 |
| 游离性积液 | | 少量积液聚积于后肋膈角；中量积液在重力作用下积聚于胸腔下部肺四周 | 液体量 > 300ml 时，表现为外侧肋膈角变钝，液体随呼吸上下移动；中量积液表现为下肺野呈均匀致密影，肋膈角完全消失，影像的上缘呈外高内低的斜形弧线；大量积液时，患侧呈均匀致密影，有时仅肺尖部透明（图2–1–17） |

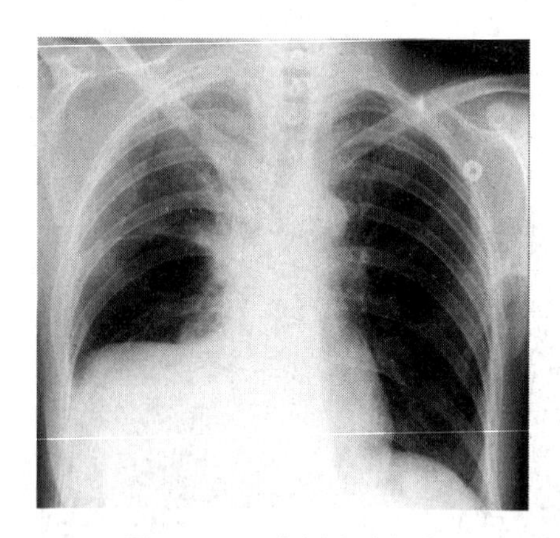

图2-1-16　右侧胸腔积液

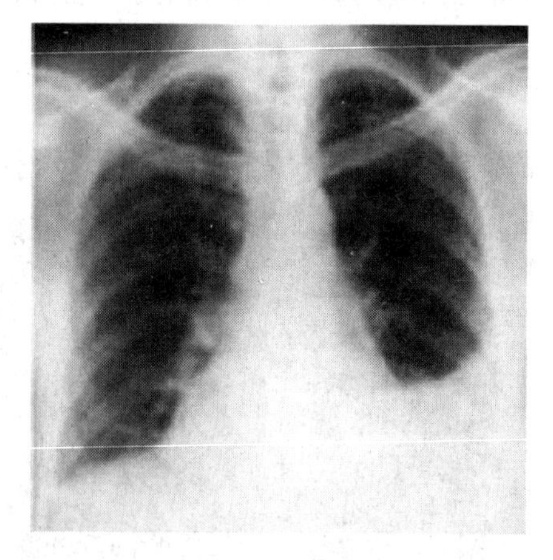

图2-1-17　左侧胸腔积液

9. 气胸与液气胸　空气进入胸腔形成气胸，进入的气体将肺不同程度地压缩。X线上表现为气体自外围将肺向肺门方向压缩，被压缩的肺边缘呈纤细的线状影,压缩的肺与胸壁之间出现透明的含气区,内无肺纹理的存在。大量气胸可将肺完全压缩在肺门区呈均匀的软组织影,纵隔向健侧移位,患侧膈肌下降,肋间隙增宽(图 2-1-18)。

胸腔内液体与气体并存形成液气胸。X 线表现为横贯一侧胸腔的液面,上方为空气及被压缩的肺(图 2-1-19)。

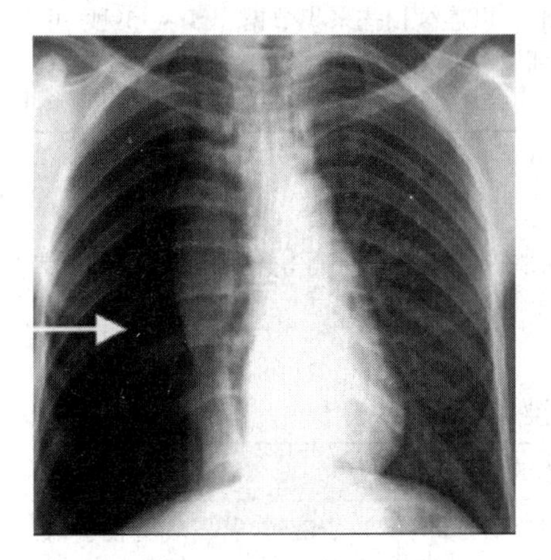

图 2-1-18　右侧气胸

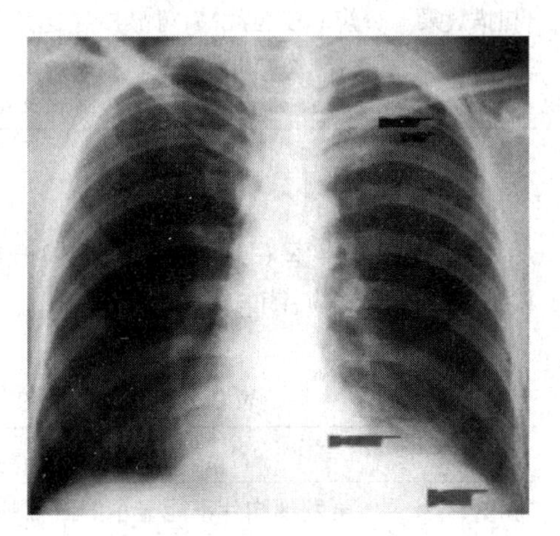

图 2-1-19　左侧液气胸

## 二、胸部断层扫描摄影

### (一) 概述

X 线计算机体层扫描(computed tomography,CT)是利用计算机技术对被测物体断层扫描图像进行重建获得三维断层图像的扫描方式。CT 除用于扫描外,还可行三维重建,注射造影剂进行血管造影可得 CT 血管造影(ctangiography,CTA)。增强扫描是将造影剂静脉注射入人体再行扫描,目的是增强对比度,有利于血管与非血管组织或病变的鉴别诊断,同时还可以了解病灶的血供情况。目前 CT 已由最初的常规 CT 扫描发展到高分辨率 CT(HRCT)、螺旋 CT、超高速 CT,各种技术参数对比详见表 2-1-7。

表 2-1-7　各种 CT 检查的技术参数比较

| | 常规 CT | HRCT | 螺旋 CT | 超高速 CT |
|---|---|---|---|---|
| 层厚 | 10mm,肺内 2mm,纵隔 3mm 的病灶可显示 | 1.5~2mm 薄层扫描 | 单层扫描 1 周获 1 个层面图像;多层旋转 1 周的扫描时间可短至 0.5 秒,可获得多层图像(4~16 层) | 每秒最多可扫 34 片 |

续表

| | 常规 CT | HRCT | 螺旋 CT | 超高速 CT |
|---|---|---|---|---|
| 层距 | 10mm，较大的病灶可适当加大至 12～15mm | 根据疾病情况 3～10mm 调节 | 螺距为 10mm | |
| 扫描时间 | 2～5 秒 | ＜3 秒 | 0.3 秒 / 周 | 50～100 毫秒 |
| 扫描效果 | 分辨率较 X 线高，可显示三维横断面影像 | 对比度增加，可显示肺内细微病变轮廓 | 可连续扫描采集数据 | 10～15 秒可扫完心、胸或脊柱 |

### （二）应用

随着高分辨率 CT 的应用，CT 检查成为胸部疾病诊断有价值的重要影像学检查手段，具体应用详见表 2-1-8。

表 2-1-8　CT 检查在胸部疾病诊断中的应用

| 检查部位 | 临床意义 |
|---|---|
| 胸壁 | 可发现胸片不能显示的石棉肺伴发胸膜增厚；胸腔积液时，若发现胸膜小结节或肿块，用于转移瘤和间皮瘤的诊断；根据胸膜肿块的 CT 值可鉴别包裹性积液、局限性间皮瘤及胸膜外脂肪瘤；增强 CT 还可诊断胸壁血管瘤和肋骨肿瘤 |
| 肺 | 可对周围型肺癌作出早期诊断；发现主支气管、肺叶支气管及肺段支气管狭窄或截断时，对诊断中心型肺癌有帮助；高分辨率 CT 扫描可显示弥漫性间质性病变的征象；发现胸片上不能显示的肺大疱、支气管扩张及较小的结核空洞 |
| 纵隔 | 可发现胸片不能发现的增大淋巴结，并根据其 CT 值和部位对纵隔肿块作出定性诊断；可鉴别脂肪性、囊性及实性肿块；增强扫描可诊断肺动脉瘤及主动脉瘤 |
| CT 血管成像（CTA） | CTA 可显示扫描区域内动、静脉及软组织或病灶变化，从不同角度显示血管，不受吞咽、呼吸、蠕动、搏动等影响，可识别钙化斑块。可用于全身各部位的动、静脉血管造影检查，对手术前后患者的血管解剖结构作出快速诊断及评价；特别适合创伤、急诊和不能接受常规血管造影的患者 |
| CT 仿真内镜（CTVE） | 通过数据扫描与计算机图像重建结合模拟支气管内镜检查的全过程，是获取人体腔道内三维或动态三维解剖结构图像的新方法 |

### （三）CT 胸部影像分析

对于胸部 CT 影像需全面分析各层面（肺窗、纵隔窗）影像，将各层面影像结合患者病史、病情进行综合分析，作出定性、定位诊断。常见的 CT 征象见表 2-1-9。

表 2-1-9 常见的 CT 征象

| CT 征象 | 表现 | 常见疾病 |
|---|---|---|
| 树芽征 | 为小叶中心边缘模糊结节与小叶内分枝影像相连接征象 | 常见于活动性肺结核、支气管肺曲霉病、吸入性肺炎等感染 |
| 血管显影征 | 为肺实质内均匀实变区清楚可见的血管影像 | 见于大叶性支气管肺泡癌、大叶性肺炎、肺淋巴瘤、肺梗死等 |
| 铺路石征 | 磨玻璃密度影内可见小叶间隔增厚 | 见于急性呼吸窘迫综合征、心源性肺水肿、间质性肺炎等 |
| 支气管充气征 | 肺部肿块或大叶实变影响内可见的支气管充气像 | 见于支气管肺泡癌、淋巴瘤、机化肺炎、支气管内膜结核等 |
| 磨玻璃样阴影 | 病变影像内可见的血管影 | 见于早期间质性病变、肺泡炎、肺水肿等 |
| 蜂窝样改变 | 病变影像呈集合的小囊腔 | 见于间质性肺炎、结节病、硅沉着病等 |
| 胸膜下线 | 胸膜下 1cm 以内平行于壁胸膜、长 5～10cm 的线状影像 | 见于特发性肺间质纤维化、类风湿关节炎肺、系统性播散性红斑狼疮、系统性硬皮病等 |
| 磨玻璃密度结节 | — | 见于周围型肺癌、腺瘤样增生 |
| 边缘征象 | 表现为分叶、放射冠、光滑、凹陷等征象 | 见于各种良、恶性肺肿块 |
| 肿块增强 | 平扫与增强后测定 CT 值，有研究报道炎症净增强值 > 60HU，肺癌净增强值为 20～60HU，结核净增强值≤60HU | |

上述征象可见于多种疾病，无绝对特异性，不同疾病又有其独特的 CT 表现。呼吸系统疾病常见的基本 CT 表现如下。

1. 浸润性肺实变　肺实变是指任何原因导致肺泡腔内积聚浆液、纤维蛋白和细胞成分等，使肺泡含气量减少、肺质地致密化的一种病变。常见病理改变为炎性渗出、水肿液、血液、肉芽组织或肿瘤组织，病变可累及腺泡、小叶、肺段或肺叶。多见于各种急性肺炎、肺出血、肺水肿、浸润性肺结核和肺泡癌。肺实变的病理性改变与 CT 影像学特征详见表 2-1-10。

表 2-1-10 引起肺实变的相关疾病与 CT 影像学特征

| 相关疾病 | CT 表现 | 鉴别诊断 |
|---|---|---|
| 感染性肺实变 | 腺泡结节影、片状边缘模糊影，肺段、叶的形态均匀致密影，蝴蝶翼状分布的大片状影像、磨玻璃样影像及实变中出现的空气支气管影 | |

续表

| 相关疾病 | CT 表现 | 鉴别诊断 |
| --- | --- | --- |
| 急性大叶性肺炎 | 多为 1 个或数个相邻肺段的渗出性改变，病变中心密度较高，外围略不均匀，如以叶间裂为界则边缘清晰，如非全叶实变则边缘模糊，近肺门侧可见实变区内含气支气管影（图 2-1-20） | 肺结核的大叶性干酪性肺炎可呈大叶性实变，但其密度高而不均匀，常见到小的不规则空洞，肺也可有支气管播散灶 |
| 支气管肺炎 | 以小叶实变为特征，表现为大小不等的 1～2cm 的小片状影或 0.6～0.8cm 的小结节影，多分布在两肺下叶（图 2-1-21） | |
| 肺结核 | 多表现为腺泡结节、小叶中心或小叶范围的实变。多发生在两肺上叶的后部，单发或多发、边缘比较清楚的结节影，0.6～0.8cm 或 1～2.5cm 的小片状影，也可表现为多处小片状影的融合 | 肺结核的大叶性干酪性肺炎与急性大叶性肺炎相鉴别 |
| 肺水肿 | 表现为多数小叶性实变融合为较大的片状模糊影像，可呈中心性分布，围绕两侧肺门呈蝶翼状影像，也可呈两肺弥漫性分布，中心区明显 | 肺水肿纠正后 24 小时内可发生明显吸收 |
| 肺出血 | 与肺水肿相似 | CT 值多 > 40HU，也可在 24 小时内有明显吸收，常伴咯血 |
| 肺泡癌 | 少数肺泡癌表现为肺段或叶的实变。图像上多为大片状致密影像，呈肺叶、段或跨叶段分布，近肺门处可见空气支气管征 | 增强扫描可见实变区有血管影 |

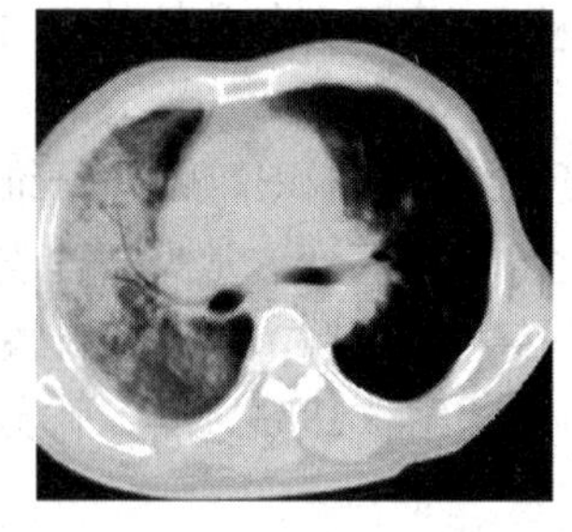

图 2-1-20　急性大叶性肺炎
（肺实变与空气支气管征）

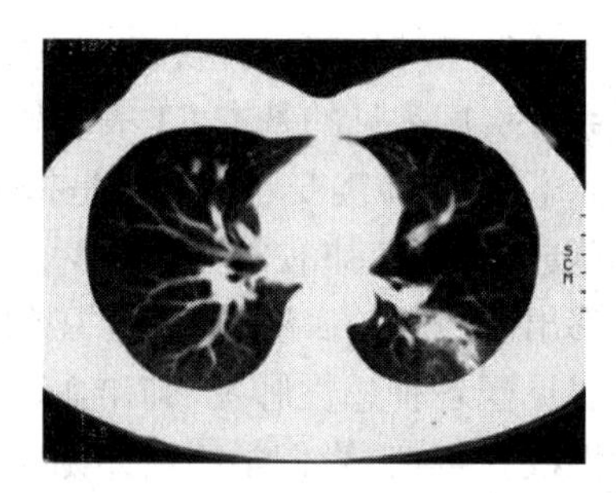

图 2-1-21　双肺支气管肺炎

2. 肺不张　肺不张系各种原因引起的肺泡内含气量减少或完全无气，导致肺体积缩小，多由支气管完全阻塞、肺外压迫及肺内瘢痕组织收缩引起。引起肺不张相关性疾病的 CT 影像学表现特点详见表 2-1-11。

表 2-1-11　各种原因引起的肺不张的 CT 影像学表现

| 疾病类型 | 形成原因 | 影像学表现 |
| --- | --- | --- |
| 阻塞性肺不张 | 腔内肿瘤、黏液栓、支气管狭窄或腔外压迫 | 不张的肺组织密度增高，体积缩小，边缘清楚锐利。增强扫描时明显强化，邻近肺组织代偿性膨胀，纵隔可出现向患侧移位，若范围较大，可出现膈肌上升、肋间隙变窄 |
| 压迫性肺不张 | 大量胸腔积液或气胸、液气胸可将一侧肺完全压缩（图 2–1–22） | 肺门部的均匀软组织影。中量胸腔积液可产生部分压迫性肺不张，表现为在积液前缘胸膜下，有弧形带状软组织密度影 |
| 圆形肺不张 | 常并发于渗出性胸膜炎后、胸膜下压迫性肺不张及胸膜粘连后，外围肺组织因粘连、皱褶不能膨胀 | 表现为圆球形软组织密度影，类似于肿块，紧贴胸膜，多发生于外后方，均伴有胸膜增厚，但与胸膜的夹角为锐角，在圆形肿块的肺门侧常可见支气管血管束与之相牵拉 |

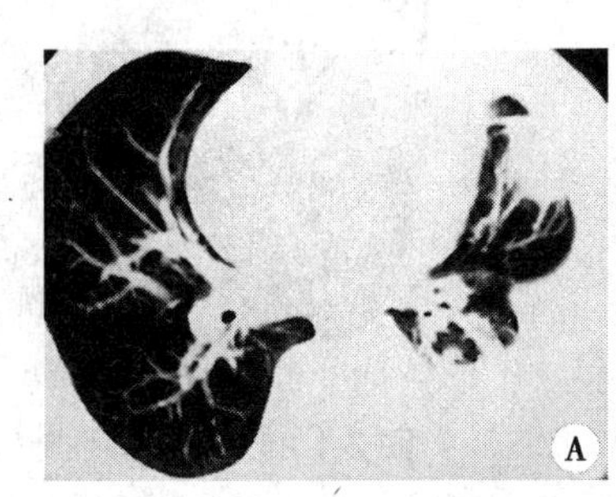

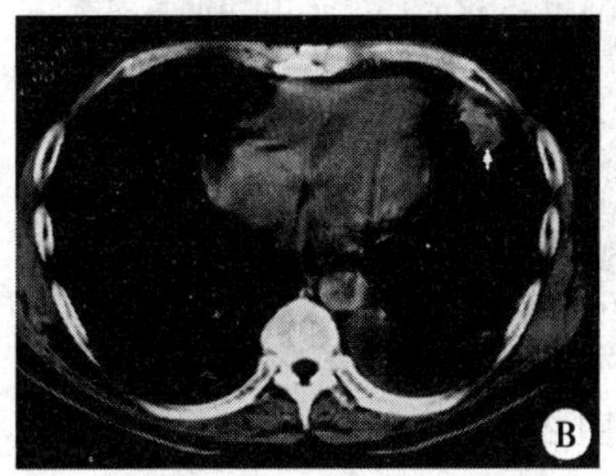


图 2-1-22　左胸腔积液左上肺不张 CT 表现

3. 肺气肿与肺过度充气　肺气肿是指终末细支气管以远的含气腔隙过度充气，异常扩大同时伴有不可逆肺泡壁的破坏，常见于弥漫性阻塞性肺气肿或慢性阻塞性肺疾病。肺过度充气是指终末细支气管以远的含气腔隙过度充气，扩大但不伴有肺泡壁的破坏，常见于代偿性肺气肿及局限性阻塞性肺气肿。

肺气肿与肺过度充气的影像学的共同点为肺叶透亮度增加，前者呈两肺广泛分布，后者多为一侧或某一肺叶的过度充气。高分辨率 CT 可显示肺小叶的结构及异常改变，关于肺气肿的 CT 影像学特点见表 2-1-12。

表 2-1-12　各种类型的肺气肿的病理特点与 CT 影像学改变

| 类型 | 病理特点 | 影像学改变 |
| --- | --- | --- |
| 小叶中心型肺气肿 | 小叶中心部分呼吸细支气管及壁上的肺泡扩张，而小叶周围的肺泡无扩张，早期多见于肺上部 | HPCT 可见小叶中心部呈 0.5 ~ 1cm 的无壁透亮区。病情进展透亮区可增多，范围扩大 |

续表

| 类型 | 病理特点 | 影像学改变 |
|---|---|---|
| 全小叶型肺气肿 | 病变累及整个肺小叶 | HPCT可见在两肺形成较大范围的无壁低密度区，好发于中下叶，呈弥漫性分布。肺气肿区血管纹理明显减少，多合并肺大疱形成（图2-1-23） |
| 间隔旁型肺气肿 | 病变累及小叶边缘部分，多在胸膜下，沿胸膜、叶间裂及纵隔分布 | HPCT可见胸膜下的小气泡，同时伴有较大的胸膜下肺大疱（图2-1-24） |
| 瘢痕旁型肺气肿 | 病变多发生在肺内慢性炎症、结核或肺尘埃沉着症纤维化病变周围 | CT表现为局限的低密度区或伴有较小的肺大疱 |

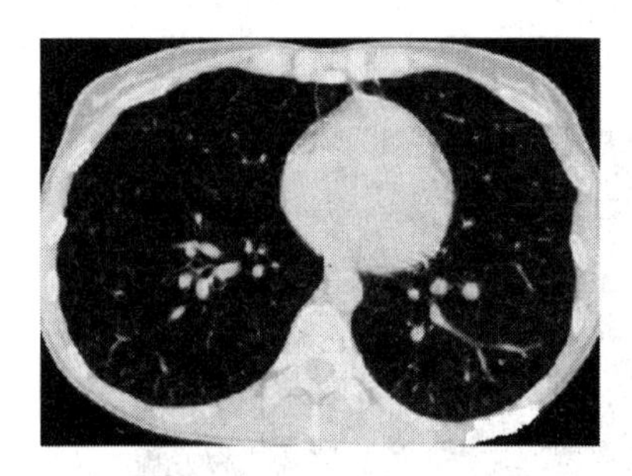

图 2-1-23　全小叶肺气肿

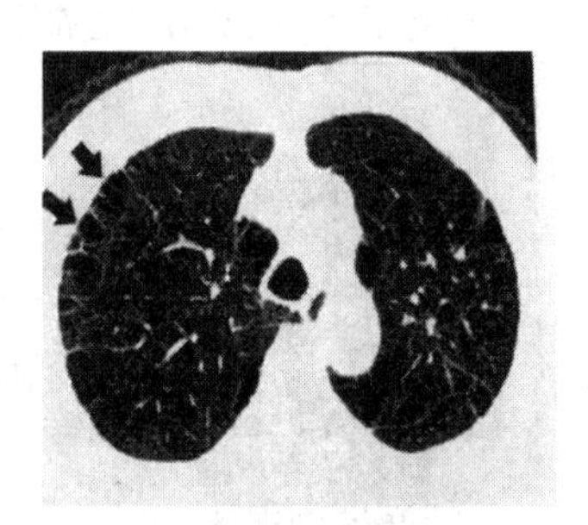

图 2-1-24　间隔旁性肺气肿

4. 肺肿块与结节　肺内单发的类圆形阴影，直径 < 1cm 的称为肺微小结节，< 3cm 的称为肺结节，> 3cm 的称为肺肿块。大多数肺结节与肺肿块正侧位X线胸片可显示，但肺微小结节只能CT扫描发现。结节与肿块的诊断比较困难，鉴别诊断尤为重要。各种肺肿块和结节的病理改变与CT影像学表现详见表2-1-13、表2-1-14和表2-1-15。

表 2-1-13　常见肺内微小结节的分类与CT影像学表现

| 类型 | 常见疾病 | 影像学表现 | |
|---|---|---|---|
| 良性 | 常见于肉芽肿性结节、纤维瘢痕、肺错构瘤、良性淋巴结 | 类圆形阴影，边缘光滑 | 直径<5mm的无钙化微小肺结节定性诊断困难，间隔3个月复查HRCT，若无变化，随诊间隔可为半年 |
| 恶性 | 支气管肺癌最常见，其次为类癌、转移癌，多发的肺微小结节常见于转移癌 | 类圆形阴影，边缘不光滑，离胸膜一般小于2cm | |

表 2-1-14　肺内结节的不同 CT 影像学表现

| 影像学特征 | 影像学表现 | |
|---|---|---|
| | 良性 | 恶性 |
| 结节密度 | 密度中等偏高,CT 值一般在 164Hu 以上,均匀一致,不均匀结节内可见脂肪样低密度(如错构瘤) | 密度均匀或不均匀,可有数个微小结节堆积而成,CT 值一般在 164Hu 以下 |
| 钙化 | 层状、斑点状或斑块状钙化,弥漫分布或中心分布。错构瘤钙化呈爆米花状 | 1%~14% 的肺结节出现,多呈偏心分布的细点状或沙粒状,少数呈不规则斑片状或结节状 |
| 空洞 | 新月形或裂隙性小空洞 | 洞壁薄厚不均,内壁形态不规则,可见壁内结节 |
| 边缘 | 边缘清楚,光滑锐利,少数可见切迹 | 结节边缘可有细小深分叶,呈棘状凹凸不平或锯齿状,还可见浓密的细短毛刺,“放射冠”为恶性结节征象 |
| 卫星病灶 | 肺野周围清楚,有卫星病灶 | 肺野周围清晰,无卫星病灶,部分结节的胸壁侧可见小片状浸润 |
| 其他 | 近胸膜处有粘连及胸膜增厚 | 结节内有小泡征、支气管充气征,结节周围有 Halo 晕征、小血管集束征,结节与胸膜间有致密影与胸膜皱缩征 |
| 增强 CT 表现 | 一般只有轻度强化,多数结核瘤不强化,少数呈内缘规则的环形强化 | 呈中度均匀或不均匀强化,部分呈内缘不规则的环形强化 |

表 2-1-15　肺内肿块的 CT 影像区别

| 类型 | 影像学表现 | |
|---|---|---|
| | 良性 | 恶性 |
| 形态 | 多在 3cm 以下,为圆形或椭圆形,少数可有分叶,边缘锐利,密度均匀 | 大小不定,多数肿块边缘有分叶或切迹,周围可有放射状、短而细的毛刺,密度均匀或不均匀 |
| 内部 | 肿块内出现爆米花状钙化或脂肪组织,为错构瘤;肿块内有细斑状钙化为结核球 | 肿块内可以发生偏心空洞,内壁不整齐并有壁结节,多见于鳞癌;肿块内有 1~2mm 的小泡征及支气管含气征,对诊断肺腺癌有重要意义 |
| 周围 | 肿块周围有卫星病灶,近胸膜处有胸膜粘连及胸膜增厚,密度高而不均匀 | 肿块边缘直达支气管,支气管呈截断或管壁增厚、变窄;近胸膜处可见脏胸膜向肿块凹陷,近肺门侧可见紊乱聚拢的血管纹理影。近胸壁者可侵犯胸壁软组织或破坏肋骨 |
| 周围淋巴结 | 纵隔淋巴结不肿大 | 可有明显的纵隔淋巴结肿大,通常超过 10~15mm(图 2-1-25) |
| 增强 CT 表现 | 一般只有轻度强化,CT 值增加多在 20Hu 以下 | 呈中度均匀或不均匀强化 |

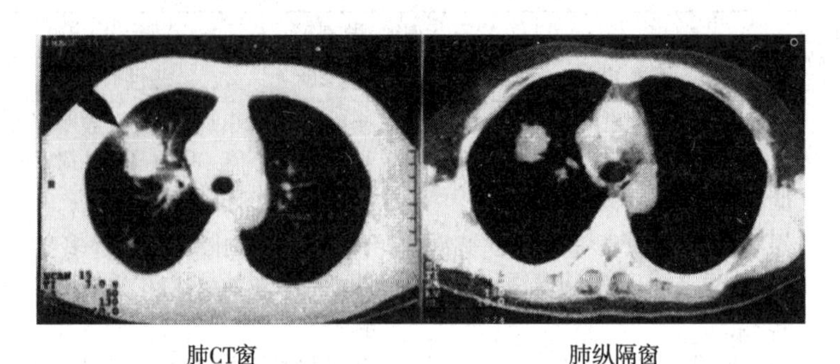

肺CT窗　　　　肺纵隔窗

图 2-1-25　右上肺结节，纵隔淋巴结肿大

5. 空腔与空洞　肺空洞为肺内病变组织坏死液化经支气管引流排出，继而空气进入形成的异常含气的影像；空腔则是肺内腔隙的病理性扩张所致。CT 扫描可以观察空洞与空腔的部位、数目、洞壁厚度、洞内容物，还可以清晰显示空洞壁的状况及洞周、洞内的情况。空洞内并发曲霉菌感染、脓液浓缩、出血、癌组织增生可形成空洞内的团块影，曲霉菌形成的团块影称“曲菌球”，其位置可随体位的改变而改变，可作鉴别诊断。有关空洞与空腔的病理学分类、肺内常见空洞空腔、CT 影像学表现详见表 2-1-16 和表 2-1-17。

表 2-1-16　空洞与空腔的 CT 影像学表现

| 分类 | | 壁厚 | 影像学表现及形成基础 | 相关疾病 |
|---|---|---|---|---|
| 空洞 | 蚕食样空洞 | | 大片坏死组织内形成较小的形态各异的透光区，呈裂隙状，洞壁为坏死组织，常为多发 | 干酪性肺炎、奴卡菌病 |
| | 薄壁空洞 | 2～3mm | 纤维与肉芽组织为主者为纤维空洞，一般为圆形、椭圆形或不规则的环形，洞壁内外光整清楚，周围有斑片状浸润 | 多见于结核空洞（图 2-1-26） |
| | 厚壁空洞 | 3mm 以上 | 可呈偏心性，球形灶内有新月形透光区者为结核瘤；空洞面积较大且有气液平考虑肺脓肿；壁厚且不均匀，病变内有透光区，有多发壁内结节考虑癌性空洞 | 见于结核瘤、肺脓肿（图 2-1-27）及周围型肺癌 |
| 空腔 | | 1mm | 为局限性透光区，一般较薄，囊性支气管扩张者壁较厚，有继发腔内感染者可出现气液平面 | 囊状支气管扩张（图 2-1-28）、肺囊肿、肺大疱 |

表 2-1-17　肺内常见空洞与空腔病变

| 常见疾病 | 数目 | 薄壁 | 厚壁 | 内壁 | 外壁 |
|---|---|---|---|---|---|
| 肺结核 | 单或多 | + | + | 光滑 | 光滑 |
| 肺脓肿 | 单发 | + | + | 光滑 | 模糊 |
| 肺癌 | 单发 | — | + | 不光滑 | 分叶毛刺 |
| 肺大疱 | 单或多 | + | — | 光滑 | 光滑 |
| 囊状支扩 | 多发 | + | — | 光滑 | 光滑 |
| 肺转移瘤 | 单或多 | + | + | 光滑 | 光滑 |
| 支气管囊肿 | 单发 | + | — | 光滑 | 光滑 |
| 蜂窝肺 | 多发 | + | — | 光滑 | 光滑 |

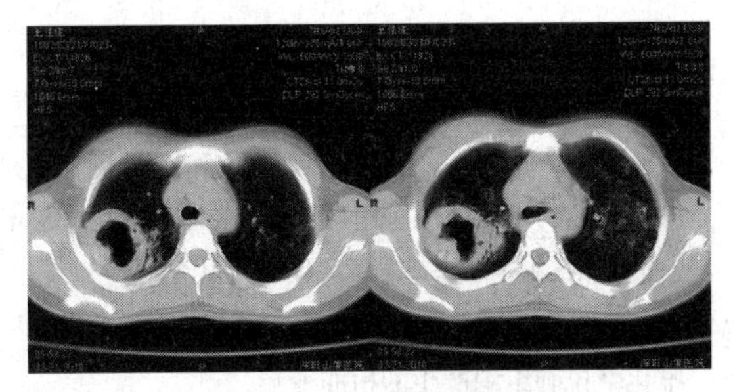

图 2-1-26　右肺结核空洞

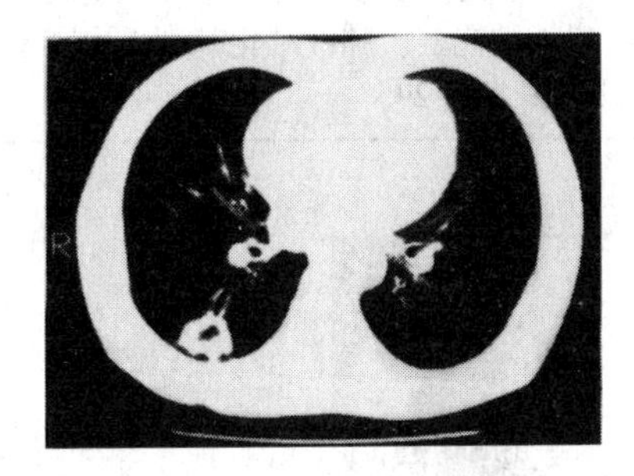

图 2-1-27　右下肺厚壁空洞

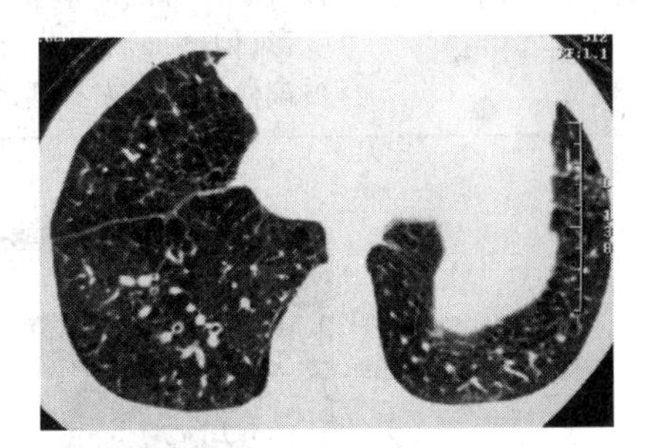

图 2-1-28　囊状支气管扩张

6. 肺间质病变　肺间质病变是以侵犯肺间质为主的病变，指肺泡壁、肺小叶间隔、肺血管和支气管周围出现水肿、细胞浸润和纤维组织增生，同时可出现呼吸性支气管扩张及边缘的肺泡萎陷，常见于慢性间质性肺炎、弥漫性间质纤维化、结节病、结缔组织病、肺尘埃沉着症等。但不同疾病侵犯肺间质的部位不同，肺间质病变在 HRCT 中有多种征象，详见表 2-1-18。

表 2-1-18　肺间质病变的常见 CT 影像学征象

| 影像学征象 | 影像学表现 |
|---|---|
| 界面征 | 不同的病理性组织在肺间质内聚集，导致间质增厚，与含气肺组织对比的界面表现称为界面征。支气管血管束增粗、支气管壁增厚及血管断面增粗为支气管血管周围间质病变。间质内病理组织为液体时，界面边缘光滑；为肿瘤或肉芽组织时表现为结节状界面 |
| 小叶间隔及小叶中心结构增厚 | 胸膜下近膈肌处表现为通向胸膜的 1～2cm 的线状影或呈多角形相连的线状影，明显病变表现为多角形的网状影。小叶中心结节增厚表现为中心血管影增大，直径 > 2～3mm |
| 胸膜下线 | 近胸膜面 1cm 以内呈 2～5cm 长纤细的弧形线影，与胸壁平行 |
| 长瘢痕线 | 长 2～5cm 的线状影，无逐渐变细及分支，不同于血管，走行方向不定，向胸膜下延伸 |
| 蜂窝样改变 | 表现为多个聚集的 6～10mm 囊腔，壁厚 0.8～1mm，多分布于胸膜下 3～4cm 范围内或近叶裂胸膜处，为纤维化的后期表现 |
| 结节影 | 通常指 2～5mm 大小的结节，HRCT 可识别间质结节及实质结节。间质结节常分布于肺门周围支气管血管束、小叶间隔、胸膜下以及叶间裂处；实质结节多在小叶实质内，边界较模糊 |
| 肺结构扭曲变形及牵拉性支气管扩张 | 病变区内不规则的管状影像，代表牵拉性支气管扩张，为较广泛的纤维化牵拉肺组织产生的扭曲变形 |
| 磨玻璃样阴影 | 肺实质及肺间质病变均可发生。表现为肺实质内存在的片状略高密度影，似磨玻璃密度，肺血管纹理不被掩盖。肺纤维化基础上出现磨玻璃样改变代表有活动性肺泡炎（图 2-1-29） |

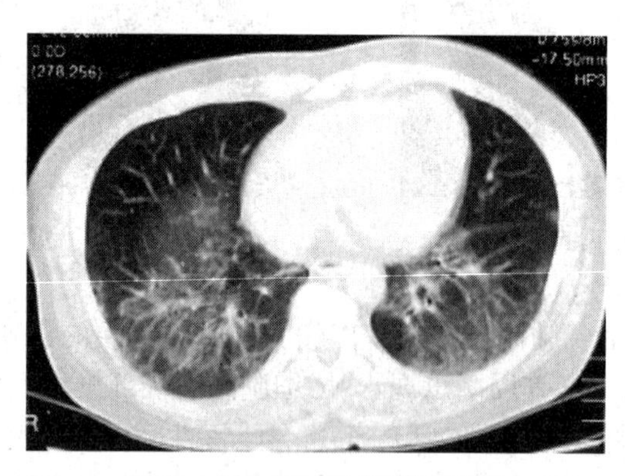

图 2-1-29　双下肺磨玻璃样影

7. 纵隔肿块　纵隔位于胸腔中部,含有非常重要的组织器官,影像学上常使用侧位胸片上的三分区法(图 2-1-30)将纵隔分为:前纵隔区,心脏大血管前缘至胸骨的狭长三角区,内含胸腺与淋巴组织;中纵隔区,是气管、心脏大血管及肺门所占区域,内含丰富的淋巴组织;后纵隔区,气管后壁至心后缘连线以后的区域,内含食管、降主动脉、神经及少量淋巴组织。

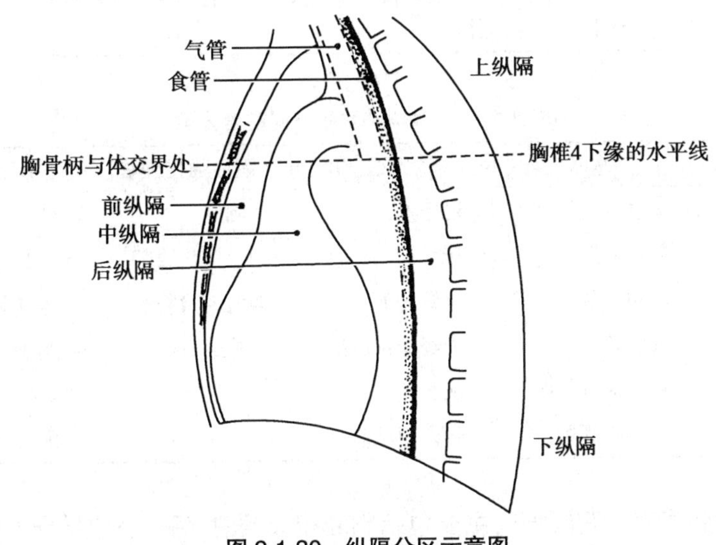


图 2-1-30　纵隔分区示意图

纵隔肿块的 CT 检查可清楚显示纵隔肿块的部位及其与心脏大血管的关系,并可分辨肿块内部结构成分,发现肿块是否坏死、出血及钙化。但对肿块的定性还需联合磁共振成像方法,进行综合影像学诊断。

纵隔肿块与肺内肿块位置需进行鉴别,通常肿块最大径位于纵隔者提示纵隔肿块,反之为肺内肿块。此外还根据肿块与纵隔形成的夹角判断,钝角者为纵隔肿块,锐角者为肺内肿块。但肿块体积巨大或发生于后纵隔的肿块难以鉴别。纵隔肿块良、恶性较难区别,一般情况下良性肿瘤有完整的包膜,无周围软组织浸润,不伴有周围淋巴结肿大;恶性肿瘤常无完整包膜,与邻近脏器无清晰间隔,同时可向周围脏器或软组织浸润性生长,并伴有肺门淋巴结肿大,胸内甲状腺癌可伴有颈部淋巴结肿大。良性肿瘤发生恶变时常因增长过快而与肺的界面不清,向周围浸润出现胸腔积液或心包、胸膜的结节。纵隔肿块可因其构成成分的不同而有不同的 CT 密度。临床纵隔常见肿块及肿块的密度区分具体详见表 2-1-19 和表 2-1-20。

表 2-1-19 纵隔各区的肿块与相关疾病

| 纵隔分区 | 相关疾病 |
| --- | --- |
| 前纵隔区 | 胸腺瘤、畸胎瘤、皮样囊肿、心包囊肿、升主动脉瘤、胸内甲状腺肿（瘤、癌）、纵隔转移瘤、支气管囊肿 |
| 中纵隔区 | 淋巴结转移、气管肿瘤、动脉瘤、支气管囊肿、大网膜膈疝、结节病 |
| 后纵隔区 | 畸胎瘤、皮样囊肿、椎旁脓肿、降主动脉瘤、肠源性囊肿、胸腹膜裂孔疝、食管肿瘤、淋巴瘤、假胰腺囊肿 |

表 2-1-20 纵隔肿块的不同密度分类

| 脂肪密度 | 水密度 | 软组织密度 | 明显强化肿块 | 钙化肿块 |
| --- | --- | --- | --- | --- |
| 脂肪瘤 | 支气管囊肿 | 淋巴瘤 | 动脉瘤 | 动脉瘤 |
| 囊性畸胎瘤 | 皮样囊肿 | 转移瘤 | 胸内甲状腺肿 | 支气管囊肿 |
| 网膜疝 | 心包囊肿 | 食管肿瘤 | 胸内甲状腺瘤 | 皮样囊肿 |
|  | 淋巴管囊肿 | 神经源性肿瘤 | 副神经节瘤 | 畸胎瘤 |
|  | 食管极度扩张 | 胸腺瘤 |  | 血管瘤 |
|  | 假胰腺囊肿 | 胸内甲状腺 |  | 胸内甲状腺瘤 |

8. 胸膜病变　胸膜病变主要包括胸腔积液及液气胸、胸膜结节与肿块、气胸几种基本改变。CT 检查对病变的诊断与鉴别诊断有重要意义，详见表 2-1-21。

表 2-1-21 各种胸膜病变的影像学特征

| 胸膜病变 | 影像学改变 |
| --- | --- |
| 胸腔积液 | 100ml 以下的积液表现为胸腔下后部沿胸廓内缘走行的低密度区；中量及大量积液时表现为侧后胸壁局限性梭形液性暗区，密度均匀；液体进入叶间裂表现为叶间裂走行区的梭形软组织密度影。增强扫描可见胸膜强化，炎性病变多呈均匀一致的强化，恶性病变表现为胸膜厚薄不均或多结节。见图 2-1-31 和图 2-1-32 |
| 液气胸 | 胸腔内出现液气平面。包裹性液气胸多为梭形，与胸壁的夹角为钝角；肺脓肿多为圆形，与胸壁的夹角为锐角，且周围肺内常有渗出性炎症 |
| 气胸 | 根据气体量的多少，CT 图像上可见肺外围宽窄不同的含气带，其中无肺纹理，内缘可见压缩的肺边缘。有胸膜粘连时，可见肺边缘有粘连带与胸壁相连。大量气胸或张力性气胸时可致纵隔向健侧移位 |
| 胸膜肿块 | 局限性肿块表现为胸腔周边孤立性实性肿块，多呈扁圆形或丘陵状，与胸壁钝角相交，边缘清楚，多见于胸膜原发或转移性肿瘤。弥漫性肿块多伴有弥漫性胸膜增厚，以脏层为主，表面高低不平，呈结节状或波浪状，范围广者可累及整个一侧胸膜腔。机化性脓胸或石棉肺斑块多同时伴有钙化。强化扫描时肿块强化明显 |

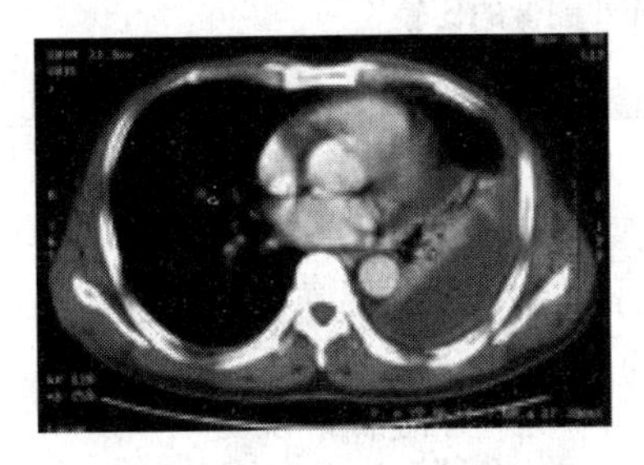

图 2-1-31　左侧大量胸腔积液

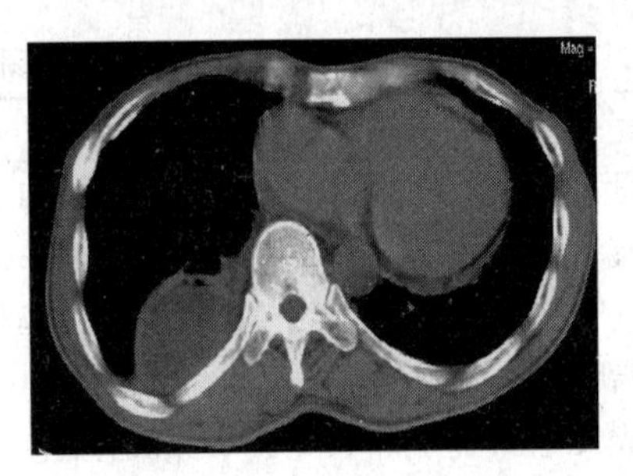

图 2-1-32　右侧胸腔积液与胸膜炎

## 三、胸部磁共振成像

### （一）概述

磁共振成像(magnetic resonance imaging,MRI)是利用磁共振现象产生的信号,经计算机系统处理、转换成灰阶图像。MRI 扫描中不同组织的信号强度不同,以脂肪组织信号最强,流动的血液无信号(表 2-1-22)。因此 MRI 具有良好的组织特性和病变特性的分辨率,并可多方位成像,如横断轴位、冠位、矢位和斜位。MRI 扫描通常使用自旋回波(SE)技术,扫描时间参数有回波时间(TE)和脉冲重复间隔时间(TR),使用短 TE 和短 TR 可获得 T1 加权像,使用长 TE 和长 TR 可获得 T2 加权像。经典的 SE 序列平扫,软组织层次丰富、清晰,信号区别明显。

表 2-1-22　胸部 MRI 信号强度特征

| 组织类别 | T1 加权像 | T2 加权像 | 质子像 |
|---|---|---|---|
| 脂肪组织 | 白 | 灰白 | 灰白 |
| 肺、气道、流动的血液 | 黑 | 黑 | 黑 |
| 成人胸腺 | 白 | 灰白 | 灰白 |
| 纤维、肌肉 | 灰 | 灰黑 | 灰 |
| 骨骼、钙化 | 黑 | 黑 | 黑 |

### （二）应用

MRI 检查对于胸部疾病的诊断价值优于 CT 检查,尤其是胸(图 2-1-33)、颈、臂交界处的病变可从冠状、矢状和横断轴位 3 个方面进行观察。纵隔占位病变、肺门肿块、肺尖肿瘤侵犯纵隔、心包、大血管情况及远端淋巴结情况 MRI 显像有更多的优点,胸腔积液也可通过 T1、T2 加权像信号长短的改变而进行分辨。关于 MRI 检查技术的优势详见表 2-1-23 和表 2-1-24。

表 2-1-23　胸部 CT 与 MRI 图像的比较

| 正常或异常组织 | CT | MRI |
|---|---|---|
| 骨化、钙化 | 致密的白色 | 黑色无信号 |
| 流动的血液 | 致密的白色 | 黑色无信号 |
| 气管、支气管、肺 | 很低的黑色 | 黑色无信号 |
| 脂肪组织、脂肪瘤 | 低的黑色 | 白色高信号 |
| 成人胸腺区 | 低的黑色 | 白色高信号 |
| 成人胸腺瘤 | 灰色软组织影 | 灰色中等信号 |
| 液体囊肿 | 较低密度影 | T1 长低信号，T2 长高信号 |
| 多种组织成分 | 密度不均匀 | 信号不均匀 |

表 2-1-24　CT 与 MRI 在胸部诊断中价值的比较

| 部位和组织器官 | CT | MRI |
|---|---|---|
| 颈、胸、臂界区 | 良好 | 优良 |
| 纵隔、肺门胸壁 | 良好 | 优良 |
| 肺内孤立性病变 | 优良 | 一般 |
| 肺内弥漫性病变 | 优良 | 差 |
| 肺气肿 | 优良 | 差 |
| 心脏、大血管 | 尚好 | 优良 |

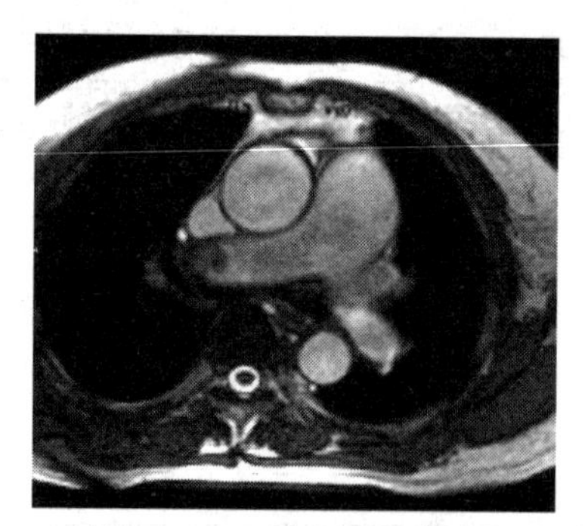

图 2-1-33　胸部 MRI 成像

MR 血管成像（MR angiography，MRA）是使用静脉注射对比剂，通过图像后处理来直接显示肺动脉瘤栓信号的无损伤性检查方法，可清晰地显示亚段的肺门和肺内动静脉。在肺癌患者中，MRA 可显示血管的狭窄、变形、压迫和肿瘤造成的远端灌注缺损。与 MRI 联用可评价肺及肺血管形态和功能的改变，在胸外科手术方案的选择上具有使用价值。

## 四、呼吸系统疾病的超声检查

### （一）概述

超声医学是利用超声波的物理特性进行诊断和治疗的一门影像学科，利用超声波在两种不同人体组织界面处产生反射、折射、散射、绕射、衰减以及声源与接收器相对运动产生多普勒频移等物理特性。目前临床应用的超声诊断仪有A型、B型、M型、扇形和多普勒超声型等，其中B型是临床上应用最广泛的一种。B超经过了3个发展阶段，即普通B超、彩色B超、三维B超。

B超可清晰地显示各脏器及周围器官的各种断面像，由于图像富于实体感，接近于解剖的真实结构，所以超声检查可早期明确诊断。B超检查在呼吸系统主要用于胸腔探测有无液性暗区，肺、胸膜、纵隔有无异常超声回声，其临床意义详见表2-1-25。

表2-1-25　B超在呼吸系统的临床应用

| B超检查的特点 | 临床意义 |
| --- | --- |
| 胸膜腔出现液性暗区或局限性半圆或扁平状液性暗区 | 考虑胸腔积液、积血、脓胸或包裹。估计积液量、确定积液部位和协助对胸水、脓胸、肺癌的定位穿刺引流置管，或注入抗菌药、抗癌药物治疗 |
| 肺组织表面出现周围强回声、内部低回声 | 考虑支气管囊肿、肺脓肿、肺包虫囊肿的可能 |
| 胸壁、胸膜后方与肺组织出现不规则状低回声，边界不等，内部回声不均匀 | 考虑肺肿瘤、肺结核球、肺实变的可能 |
| 胸骨旁探查时发现低至中等回声实性肿块，呈圆球状或分叶状，内部回声均匀或不均 | 考虑胸内甲状腺瘤、畸胎瘤、胸腺瘤、恶性淋巴瘤等的可能 |

### （二）经胸壁超声

普通二维B超可观测胸壁各层结构，判断有无软组织病变及骨肿瘤，彩色多普勒超声可探查胸壁血管的分布及占位性病变内部的血流情况，从而协助诊断。经胸壁超声的临床应用及特点详见表2-1-26。

表2-1-26　经胸壁超声的特点

| 部位 | 探头 | 正常声像图 | 相关疾病 | 异常声像图 |
| --- | --- | --- | --- | --- |
| 胸壁疾病 | 5～7.5MHz的高频线阵探头 | 可探及由皮肤、皮下脂肪、胸壁肌层等结构形成 | 胸壁良性肿瘤 | 多表现为边界清晰、范围局限的囊性占位；神经来源肿瘤多成均匀的结节状低回声，脂肪瘤呈较均匀的强回声，纤维瘤多呈形态不规则的不均匀强回声 |

续表

| 部位 | 探头 | 正常声像图 | 相关疾病 | 异常声像图 |
|---|---|---|---|---|
| 胸壁疾病 | 5～7.5MHz的高频线阵探头 | 之强－弱－等－弱－强的肌层回声 | 胸壁恶性肿瘤 | 范围较广泛，形态极不规则；原发性肿瘤多呈不均匀的强或低回声，转移性肿瘤多呈局限性单或多发不均匀结节样低回声 |
| | | | 胸部结核 | 胸壁破坏明显，侵犯肋骨时强回声线破坏不连续；较大病灶一般呈形态不规则的低回声，内部欠均匀；局限性可呈结节状低回声，内部较均匀；干酪样坏死时，病灶内可见无回声的液化区，伴有强回声钙化区 |
| 胸膜腔疾病 | 3～10MHz的凸阵或线阵探头 | 一般不能探及明确的液性无回声、气体回声及其他的异常回声；胸膜与通气肺交界面处可见“彗星尾”征，随呼吸运动而上下滑动 | 胸膜增厚 | 胸壁与肺组织之间见等回声或回声稍增强，肺及胸壁下方呈包膜样回声；伴有胸膜腔积液时，胸膜与肺间显示液性无回声区 |
| | | | 胸膜斑块 | 低位肋骨边缘的后侧部呈局限性强回声 |
| | | | 胸膜钙化 | 胸膜内部强回声区，后方伴有声影，可呈圆形、椭圆形、条状或斑片状 |
| | | | 局限性胸膜间皮瘤 | 与胸壁邻接的圆形或椭圆形中等回声区，边界清晰，似有包膜，内部回声均匀 |
| | | | 胸膜纤维瘤 | 呈软组织样强回声，边界较清晰，一般内部无钙化 |
| | | | 弥漫性间皮瘤 | 胸膜内部为不均匀的低或等回声，大多数合并胸腔积液，并多为透声欠佳的血性或脓性 |
| | | | 胸膜渗出 | 详见表2-1-27 |
| 肺部 | 5～10MHz的高频线阵探头 | 含气的肺呈现强回声，随呼吸移动，脏层胸膜与壁层胸膜临界处呼吸时可见“彗星尾”样伪像，肺深部结构无法显示 | 周围型肺肿瘤 | 胸膜后方与强回声肺组织之间的类圆形低回声区，形态不规则，有时边缘可呈虫蚀样改变。可对肿瘤是否浸润胸膜作出评价 |
| | | | 中心型肺肿瘤 | 当肿瘤压迫使肺局限性不张或阻塞性肺炎时，可形成较好的超声透声窗。瘤体位于呈楔形的实变肺尖部，较小瘤体显示均匀的低回声区，>5cm的瘤体内部回声不均匀，常有出血所致的斑点状、片状强回声，亦可有液状无回声 |
| | | | 肺脓肿 | 早期可见肺组织局部回声增强、不匀，周边呈较弱低回声；脓肿完全液化时，呈类圆形低回声区，周边回声稍强；之后脓肿内可呈现液性暗区，平面上方可见气体强回声 |
| | | | 支气管囊肿 | 多位于肋下区，显示为无回声或弱强回声区，周围有规则包膜回声，远端回声增强 |

### （三）经皮介入性超声

对于一侧或双侧有胸腔积液的患者，需行穿刺抽液或引流时，可在超声引导下抽液并行细胞学检查；恶性肿瘤引起的胸腔积液还可超声引导下抽液后直接注入化学药物治疗，具体应用详见表 2-1-27。

表 2-1-27　经皮介入超声特点

| 胸腔积液分类 | | 声像图特征 |
|---|---|---|
| 形态学 | 游离性 | 少量时多位于肋膈角处，为细条样暗区；量较大时肋间扫查纵切呈上宽下窄的倒三角形，横切呈片状无回声区；大量时整个胸腔呈大片无回声区，膈肌回声向下位移 |
| | 包裹性 | 肺脏强回声与胸膜之间形态较规则的类圆形无回声区，无流动性，多伴局部胸膜增厚，内部回声欠均匀的局限型小包裹积液 |
| 化学组成 | 渗出液 | 清亮无回声区 |
| | 漏出液 | 情况复杂，无回声区内可见散在或弥漫的点状回声或有分隔，常伴胸膜增厚 |
| 性质 | 血性 | 液性无回声内部均匀地布满中等偏强的回声光点，并可有胸膜增厚 |
| | 脓性 | |
| | 乳糜性 | |

经皮介入性超声可以探查胸腔积液的量、范围、流动性、包裹情况。操作要点为明确穿刺部位，穿刺点选在积液区的下部或液量最深处上方，皮肤与积液区中点距离为进针深度，探头垂直于皮肤确定入针方向；消毒并局麻后，垂直入针有突破感后缓慢前进并回吸，置管引流，超声监测下确定导管前端侧孔位于胸腔积液中，固定导管于胸部皮肤上。超声引导下穿刺可清楚地显示穿刺针尖位置，降低了并发症；抽吸积液及时送检，为临床提供诊断线索；恶性积液抽吸后行胸腔内注药治疗，安全便捷、效果好；外周型肺部肿瘤行超声引导下穿刺活检，可提高组织学确诊率。

### （四）内镜超声

1. 支气管内镜超声　将 12.5 或 20MHz 的小型高频超声探头置于直径 2.8～3.2cm 的纤维支气管镜的操作通道内，连接纤支镜，扫查范围为 20mm，可用于病灶直径 < 2cm 或腔外性生长的周围肿瘤及淋巴结的活检，提高组织学诊断率。支气管内镜超声可较好地显示支气管壁深层结构，发现 CT 或胸片不易观察到的支气管小型占位性病变，了解病变是否浸润支气管壁及与周围血管的关系。

2. 胸腔镜术中超声　胸腔镜主要应用于肺周围型病变，具有损伤小、术后恢复快等优点。但其手术视野小，术中肺组织萎陷致病变位置变化，使术前定位较难准确，限制了临床使用。术中将尖端带有弹性的5.0～7.5MHz特殊彩色多普勒超声探头从切口放置于疑有病变的萎陷的肺表面进行扫查，可方便、快速地明确病变的大小、部位、数目、形态、轮廓等，可发现胸腔镜直视下难以发现的深部病变，还可观察病变内部的血流分布及其与周围血管的关系，保证手术的顺利进行。

## 五、放射性核素显像在呼吸系统的应用

放射性核素显像是以脏器对某一放射性显像剂的摄取功能不同而显示其功能和结构异常的技术，又称功能性显像或单电子发射型断层显像（SPECT或ECT imaging）。肺部放射性核素显像分肺灌注静态显像与肺通气动态显像。

### （一）肺灌注静态显像

肺部具有丰富的毛细血管（直径＞10μm），将含直径＞10μm的大分子放射性颗粒物质的显像剂 $^{113m}$In、$^{99m}$Tc标记的大颗粒聚合蛋白及白蛋白微球灌注入静脉后，随血流灌注到肺毛细血管，使肺中小动脉和毛细血管床暂时阻塞，然后利用SPECT或γ照相机显像装置将肺门形态与血流分布显示出来。

### （二）肺通气动态显像

放射性气体如 $^{133}$Xe或 $^{99m}$Tc溶于生理盐水，快速静脉注入后经右肺动脉通过肺组织到达肺毛细血管后，约95%进入肺泡，经气道呼出，用γ照相机连续动脉摄影可获得 $^{133}$Xe或 $^{99m}$Tc的肺毛细血管床、肺泡及气道通过的多幅变化影像。$^{99m}$Tc MDP全身骨显像已是肺癌术前的常规检查，是判断有无骨转移和术后早期发现骨转移灶及疗效检测的重要方法。

### （三）正电子发射断层显像术

正电子发射断层显像术/CT（PET/CT）是将功能显像与解剖显像结合在一起，利用正常组织与肿瘤组织代谢上的差异对肿瘤作出判断。显像剂18氟-脱氧葡萄糖（18F-FDG）的PET图像现已广泛用于肿瘤诊断，对胸片或CT无法确定的良、恶性病灶，诊断的敏感性与特异性均较高，已应用于临床无创性TNM分期及疗效评价；还可对原发灶的定性、远期转移作出相应的判断，弥补了CT的不足，已成为胸部病变诊断的重要方法之一。但18F-FDG是非特异性肿瘤显影剂，肺部良性病变因对其高摄取呈假阳性，对低级别、分化好的肿瘤呈假阴性。因此对于直径＜2cm的肺小结节，若FDG的标准摄取值（SUV）不高或不摄取，则观察肺小结节的CT形态比结节代谢更为重要。若SUV＞2.5为高代谢时，CT的MPR矢状、冠状面重组观察比横断面观察重要。

随着影像学技术的飞速发展，各种影像技术可综合应用于胸部疾病的诊治（图2-1-34）。应全面系统地分析所有影像学检查结果，并对异常影像进行分类、

分析与推理,结合有关临床资料,对疾病进行科学诊断。

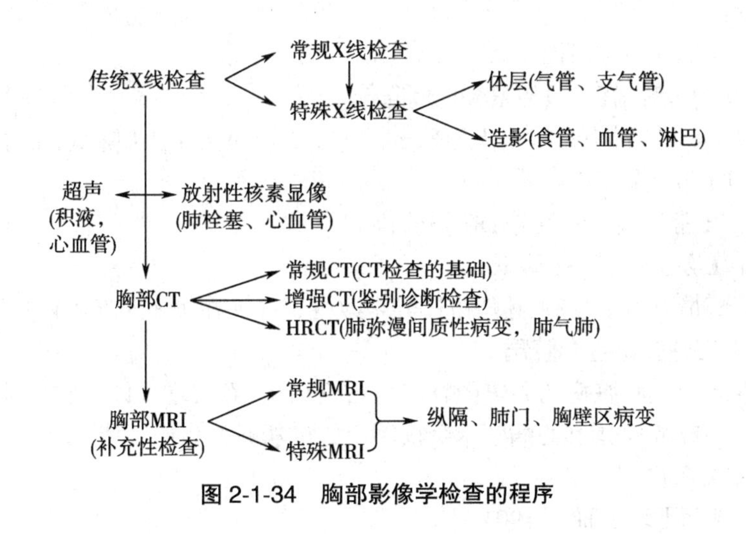


图 2-1-34　胸部影像学检查的程序

（李　军　王　静）

# 第二节　心电图与心电向量在呼吸系统疾病的应用

## 一、概述

心电图(electrocardiogram,ECG)是利用心电图机从体表记录心脏每一心动周期所产生的电活动变化图形的技术。心电图是心脏兴奋的发生、传播及恢复过程的客观指标,用于各种心律失常、心室心房肥大、心肌梗死、心肌缺血等疾病的检查和诊断。

在呼吸系统疾病中,急性肺栓塞、肺动脉高压症、慢性阻塞性肺疾病等均可增加血管阻力而使右心压力负荷加重,如果右心室功能失代偿,则发展为肺源性心脏病;而肺心病可引起右心房扩大,急性阶段右心室扩张,慢性阶段右心室肥厚明显,此时心电图和心电向量在诊断此类疾病时有较高的敏感性和特异性。本节简单介绍心电图及心电向量在呼吸系统疾病的应用。

## 二、心电图在呼吸系统疾病中的应用

### (一) 急性肺源性心脏病

急性肺源性心脏病发生于严重肺栓塞之后,心电图呈现肺循环压力急剧上升、右心室扩张的各种表现。

1. $V_1$ ~ $V_3$ 的“室壁激动时间”增长，甚至可以引起不完全性右束支传导阻滞的图形。

2. $V_1$ ~ $V_3$ 的 T 波倒置。

3. $V_5$ 的 S 波增深，致使 R/S 比例降低。

4. 在标准导联中常呈现Ⅰ导联 S 波增深，Ⅰ、Ⅱ导联 ST 降低，Ⅲ导联中出现 Q 波和 T 波倒置。

5. aVR 常呈显著的 R 波；ST 段升高。

6. aVL 及 aVF 中 ST 降低。

假若病情可以恢复，上述心电图异常改变也往往在较短时期内恢复正常。

### （二）慢性肺源性心脏病

慢性肺源性心脏病的心电图特点为右室增大、右房增大以及肺气肿的心电图表现。1977 年全国肺心病学术会议制定的诊断标准为：

1. 主要条件

（1）额面平均电轴 $\geq +90°$。

（2）$V_1R/S \geq 1$。

（3）重度顺钟向转位（$V_5R/S \leq 1$）。

（4）$RV_1+SV_5>1.05mV$。

（5）aVR R/S 或 R/Q ≥ 1。

（6）$V_1$ ~ $V_3$ 呈 Qs、Qr、qr（需除外心肌梗死）。

（7）肺型 P 波：① P 电压 ≥ 0.22mV，或②电压 ≥ 0.2mV，呈尖峰型，结合 P 电轴 < +80，或③当低电压 P<1/2 R，呈尖峰型，结合电轴 <+80°。

2. 次要条件

（1）肢导联低电压。

（2）右束支传导阻滞（不完全性或完全性）。

具有 1 项主要条件即可诊断，两项次要条件为可疑肺心病的心电图表现。但应注意有的肺心病患者其心电图可酷似心肌梗死心电图，应注意结合病史、体征、心肌酶谱动态变化等进行鉴别和诊断。典型慢性肺心病的心电图表型见图 2-2-1。

### （三）肺栓塞

肺栓塞的大多数病例表现为非特异性的心电图异常，最常见的改变为窦性心动过速。当肺动脉及右心压力升高时，可出现 $V_1$ ~ $V_4$ 的 T 波倒置和 ST 段异常、完全或不完全性右束支传导阻滞、$S_{Ⅰ}Q_{Ⅲ}T_{Ⅲ}$征（即Ⅰ导联 S 波加深，Ⅲ导联出现 Q/q 波及 T 波倒置）、肺性 P 波等。典型肺栓塞的心电图见图 2-2-2。

### （四）慢性阻塞性肺气肿

慢性阻塞性肺疾病由于肺泡过度充气而导致肺气肿，这种解剖改变使心电

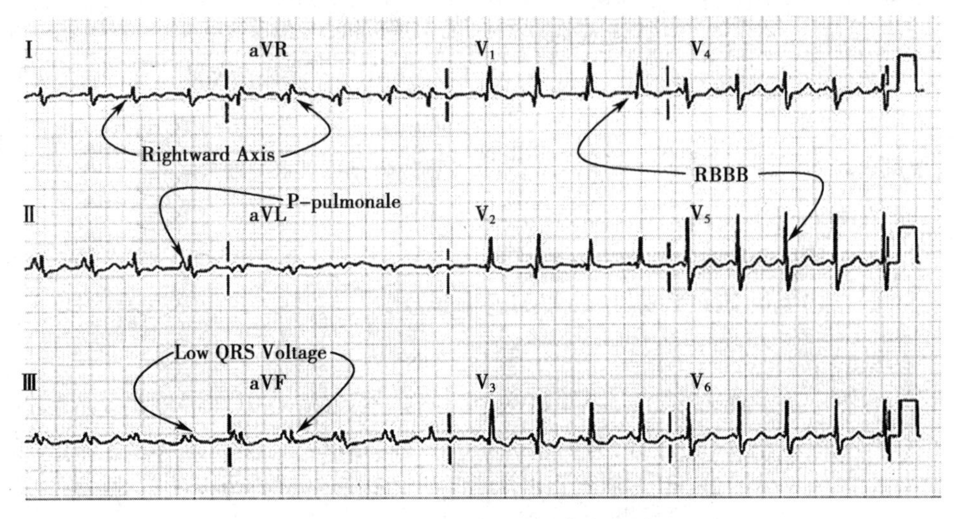


图 2-2-1　慢性肺心病心电图表现

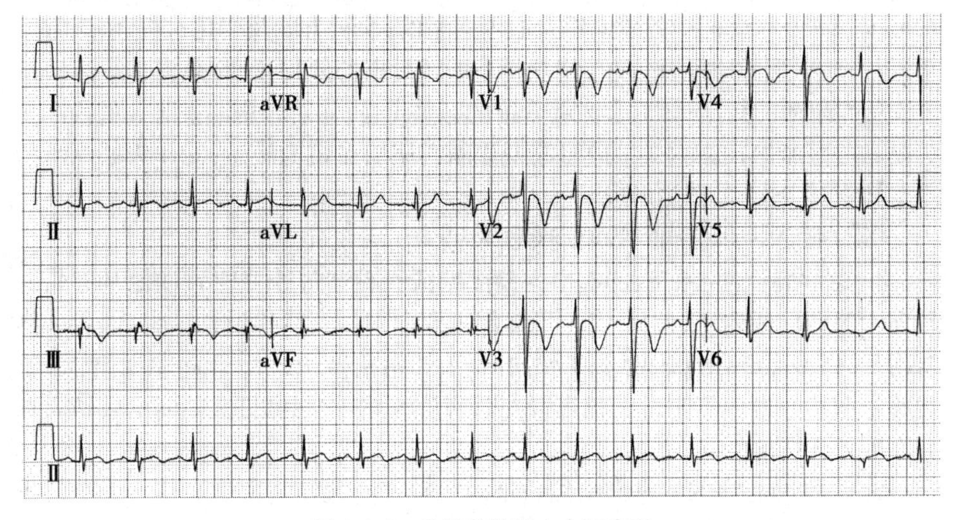


图 2-2-2　急性肺栓塞心电图表现

图变化较为独特，其心电图变化如下：

1. Ⅱ、Ⅲ、aVF 导联 P 波显著。
2. 心房复极加强使Ⅱ、Ⅲ、aVF 导联 ST 段下移 >0.1mV。
3. 额面导联 QRS 波群电轴右偏。
4. 胸前导联 R 波逐渐降低。
5. QRS 波群呈低电压，尤其在左胸导联。

慢性阻塞性肺气肿的心脏解剖和心电图改变特征见表 2-2-1。

表 2-2-1 慢性阻塞性肺气肿的心脏解剖和心电图改变特征

| 解剖改变 | 心电图改变 |
| --- | --- |
| 心脏更加悬垂位 | P 波高耸 |
| 膈肌下移 | 额面导联 QRS 波群电轴右偏 |
| 胸腔容量增加 | 低电压 |

## 三、心电向量在呼吸系统疾病中的应用

### （一）概述

心脏电激动的方向与大小在每一个瞬间是不同的，心电向量是记录心脏各瞬间产生的电激动在立体的方向及大小的一种特殊检查，能较真实地记录心脏动作电流的立体图像，用来阐明心电图产生的原理和解释心电图波形，提高临床诊断。

心电向量图和心电图一样是观察、记录心脏电活动波的一种方法，它能精细地记录到心动周期中各瞬间综合心电向量的大小、方向及变化过程，临床常用于：①心肌梗死的诊断及定位，特别是下壁及后壁心肌梗死；②束支传导阻滞及分支传导阻滞的判定；③对预激综合征的旁路定位；④对心房心室肥大的诊断尤其是右心室肥厚；⑤对 ST-T 向量改变诊断心肌缺血较为敏感；⑥作为心电学的基本知识，解释心电图的形成。

### （二）肺源性心脏病的心电向量图特征

1. 急性肺源性心脏病的心电向量图特征　心电向量图显示 QRS 环起始电轴向左略向前倾向上，此后 QRS 主体部主要向上、右、后移位，有明显向右的终末附环，但多无传导延迟表现；T 环向后、上并向左移；P 环更垂直，振幅增大，上述心电图和心电向量图的变化可以在起病后 5 ~ 24 小时出现，随病情好转大部分在数天后恢复。

2. 慢性肺心病的心电向量图特征　1980 年全国第 3 次肺心病专业会议指定的慢性肺源性心脏病心电向量图诊断标准为在胸肺疾病基础上，心电向量图具有右心室及（或）右心房增大指征者均符合诊断。

（1）右心室肥厚

1）轻度右心室肥厚：①横面 QRS 环呈狭长形，逆钟向运行，自左前转向右后方，其 S/R>1.2 或 X 轴上（额面或横面）左 / 右向量比值 >0.58 或 S 向量角 < -110° ，伴 S 向量电压 > 0.6mV；②横面 QRS 环呈逆钟向运行，其右后面积占总面积的 20% 以上，伴额面 QRS 环呈顺钟向运行，最大向量方位 > +60° ；或右下或右上面积占总面积的 20% 以上。

上述两条中具有 1 条即可诊断。

2）中度右心室肥厚：①横面 QRS 环呈逆钟向运行，其向前 + 右后面积 > 总面积的 70% 以上，且右后向量 > 0.6mV；②横面 QRS 环呈 8 字形，主体及终末部均向右后方位。

以上两条具有 1 条即可诊断。

3）重度右心室肥厚：横面 QRS 环呈顺钟向运行，向右向前，T 环向左后。

（2）右心房增大：①额面或侧面最大 P 向量电压 > 0.18mV ②横向 P 环呈顺钟向运行；③横面向前 P 向量 > 0.06mV。

以上 3 条符合 1 条即可诊断，额面最大 P 向量 > +75° 作为参考条件。

（3）可疑肺心病：横面 QRS 环呈肺气肿图形（环体向后，最大 QRS 向量沿 +270° 轴后伸，环体幅度减低和变窄），其额面最大 QRS 向量方位 > +60°，或肺气肿图形其右后面积占总面积的 15% 以上。合并右束支传导阻滞或终末性传导延缓作为参考条件。

（杨　明）

## 第三节　肺功能测定

肺功能测定是呼吸系统疾病必要检查项目之一，可了解肺的功能性变化，对肺、气道病变的早期确诊、疾病严重程度及预后评估、治疗方案的评估、呼吸困难原因的鉴别、肺功能对手术的耐受力或劳动强度耐受力及对危重患者的监护等方面有重要的指导意义。包括肺容积、通气、换气、血流和呼吸动力项目的检查。

### 一、肺通气功能检查

肺通气功能检查是呼吸功能检查中最主要、最基本的检查项目，包括肺泡含气量（即肺容积）、气流在气道中的流速及其影响因素的检查。

#### （一）肺容积

肺容积是指安静状态下，测定一次呼吸所出现的容积变化，不受时间限制，具有静态解剖学意义。肺容积的变化可反映肺和胸廓扩张和回缩的程度，与年龄、性别和体表面积有关，其大小对气体交换有一定影响。包括深吸气量、功能残气量、肺活量、肺总量、潮气量、补吸气量、补呼气量、残气量等（图 2-3-1）。

1. 基础肺容积　包括潮气容积、补吸气容积、补呼气容积和残气量。4 种基础肺容积彼此之间互不重叠，其组成、定义与临床意义见表 2-3-1。

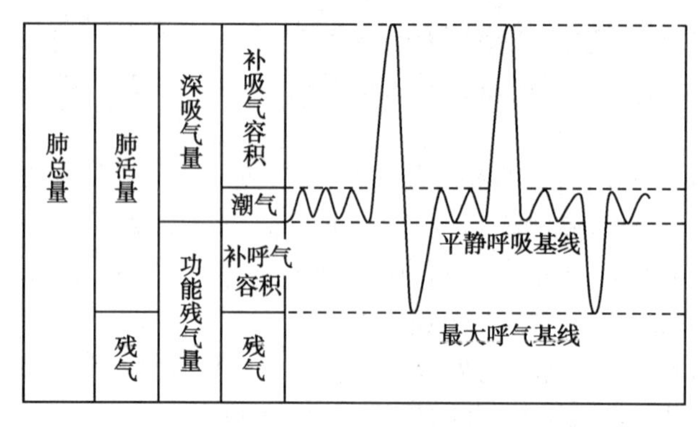


图 2-3-1 肺容积及其组成

表 2-3-1 肺容积的定义与临床意义

| 名称 | 定义 | 参考值(ml) | 临床意义 |
| --- | --- | --- | --- |
| 潮气容积(VT) | 平静呼吸时,一次吸入和呼出的气体量 | 500 | 受吸气肌功能的影响,尤其是膈肌运动,呼吸肌功能不全时降低 |
| 补吸气容积(IRV) | 平静吸气末再尽最大力量吸气所吸入的气量 | 男性:2160<br>女性:1400 | 受吸气肌功能的影响,功能不全时降低 |
| 补呼气容积(ERV) | 平静吸气末再尽最大力量呼气所呼出的气量 | 男性:1609±492<br>女性:1126±338 | 随呼吸肌功能的改变而变化 |
| 残气量(RV) | 补呼气后,肺内不能被呼出的残留气量 | 男性:1615±397<br>女性:1245±336 | 受胸廓弹性回缩和弹性回缩力的影响。正常情况下,RV/TLC≤35%;>40%提示肺气肿;结节病、石棉沉着病、特发性肺间质纤维化可减少,与肺容量的减少不成比例 |

2. 基础肺容量　包括深吸气量(潮气容积+补吸气容积)、功能残气量(残气容积+补呼气容积)、肺活量(深吸气量+补呼气容积)、肺总量(肺活量+残气容积),其定义与临床意义见表 2-3-2。

表 2-3-2 肺容积的定义与临床意义

| 名称 | 定义 | 参考值(ml) | 临床意义 |
| --- | --- | --- | --- |
| 深吸气量(IC) | 平静呼气后所能吸入的最大气量 | 男性:2617±548<br>女性:1970±381 | 正常约占肺总量的60%。呼吸功能不全时,尤其是呼吸肌力障碍以及胸廓、肺活动度减弱和气道阻塞时 IC 均降低 |
| 功能残气量(FRC) | 平静呼气后,肺脏所含的气量 | 男性:3112±611<br>女性:2348±479 | 正常约为肺总量的40%。肺弹性回缩力下降,FRC 升高,如阻塞性肺气肿、气道部分阻塞;反之 FRC 下降,如肺间质纤维化、ARDS、胸廓畸形致肺泡扩张受限、肥胖伴腹压增高 |

续表

| 名称 | 定义 | 参考值(ml) | 临床意义 |
|---|---|---|---|
| 肺活量(VC) | 深吸气后做最大呼气所能呼出的气体量 | 男性:4217±690<br>女性:3105±452 | 正常约占肺总量的75%。减低提示有限制性通气功能障碍,如胸廓畸形、广泛的胸膜增厚、大量胸腔积液、气胸、COPD、支气管哮喘等。实测值占预计值的百分比<80%为减低,其中60%~79%为轻度,40%~59%为中度,<40%为重度 |
| 肺总量(TLC) | 深吸气后肺内所含的气体量 | 男性:5020<br>女性:3460 | 减少见于广泛的肺部疾病,如肺水肿、肺不张、肺间质疾病、胸腔积液、气胸等;增高可见于肺气肿 |

### (二)肺容积的测定

肺容积的测定方法有肺量计测定法、肺功能残气(FRC)和残气量(RV)测定法,具体的测定方法详见表2-3-3。

表2-3-3 肺容积的测定方法

| 测定方法 | 用途 | 具体操作 |
|---|---|---|
| 肺量计测定法 | 直接测定潮气容积、深吸气量、补呼气容积和肺活量 | 首先以体温、大气压、饱和水蒸气压校正肺量计。校正后受检者取坐位,上鼻夹,含口器与肺量计相连,平静呼吸5次后测定肺活量 |
| 肺功能残气和残气量测定法 | 肺功能残气、残气量 | **惰性气体测定法**(多用密闭式重复呼吸法):①氮稀释法:首先在冲洗后的肺量筒内充入纯氧500ml,受检者坐位,重复呼吸7分钟,使肺量计内的氧与肺内氮充分混合达到平衡,取肺量计中气体测定氮浓度,计算FRC;②氦稀释法:首先在冲洗后的肺量筒内充入定量(10%)氦与空气混合气,受检者坐位,平静呼吸至功能残气位时重复呼吸7–10分钟,使肺内与肺量计内的气体充分混合,达到平衡后再持续1分钟,于平静呼吸末达到测定终点。休息20分钟后重复1次,要求2次容积差<5%,然后计算FRC<br>**人体体积描记仪测定法**:受试者被置于人体体积描记仪密封舱内,口含口器,对着关闭的遮断器进行吸气和呼气,引起密封舱内体积改变,表现为密封舱内压力的变化,并加以测定计算可得FRC |

### (三)呼吸系统疾病时肺容量的变化

呼吸系统发生结构改变或疾病时,可引起肺容量的改变,通过肺功能检查,根据肺功能指标的变化诊断、评估病情,具体见表2-3-4。

表 2-3-4 呼吸系统疾病与肺容量的变化

| 呼吸系统疾病 | | 肺容量变化 |
|---|---|---|
| 肺外科手术 | 全肺切除 | VC 下降：右全肺 55%，左全肺 45%；RV、FRC、TLC 下降与 VC 相似 |
| | 肺叶切除 | VC 下降因肺叶体积大小而异，RV、FRC、TLC 下降与 VC 相似 |
| | 肺段切除 | VC 下降仅 5.3%，RV、FRC、TLC 下降与 VC 相似 |
| 肺炎、肺内占位性病变、胸腔积液 | | RV、FRC、TLC 与 VC 均下降 |
| 肢端肥大症 | | 肺体积增大，肺容量可达预计值的 145% |
| COPD | | RV 增加幅度大于 TLC，RV/TLC 比例增大，VC 出现不同程度的下降 |
| 肥胖、肺水肿、肺间质性病变 | | FRC 下降 |

## 二、通气功能测定

通气功能又称为动态肺容积，指单位时间内随呼吸运动进出肺的气量和流速，主要反映气道的状态，不反映肺的弹性。肺通气功能是衡量空气进入肺泡及废气从肺泡排出过程的动态指标，含有时间概念。常用的分析指标有静息通气量、肺泡通气量、最大通气量、时间肺活量及一些流速指标。临床可用于某些疾病诊断参考及严重程度的评估，判断通气功能障碍类型及程度，进行劳动能力鉴定和评价疾病治疗效果。

### （一）通气功能与相应指标

有关肺通气功能的相应指标、测定方法及临床意义详见表 2-3-5。

表 2-3-5 肺通气功能相关指标的测定方法及临床意义

| 指标 | | 定义 | 测定方法 | 正常范围 | 临床意义 |
|---|---|---|---|---|---|
| 肺通气量 | 每分钟静息通气量（VE） | 指静息状态下每分钟呼出气的量，等于潮气容积（VT）× 每分钟呼吸频率（RR/min） | 受检者安静卧床休息 15 分钟后，平静呼吸，用已调试好的肺量计测定，重复呼吸 2 分钟，同时记录呼吸曲线与自动氧耗量。选择呼吸曲线平稳、基线呈水平状态、氧摄取曲线均匀的 1 分钟计算 VE，并校正 | 男性：6663ml ± 200ml<br>女性：4217ml ± 160ml | VE > 10L/min 提示通气过度，可造成呼吸性碱中毒；VE < 3L/min 提示通气不足，可造成呼吸性酸中毒 |

续表

| 指标 | 定义 | 测定方法 | 正常范围 | 临床意义 |
| --- | --- | --- | --- | --- |
| 肺通气量 最大自主通气量(MVV) | 指在1分钟内以最大呼吸幅度和最快呼吸频率呼吸所得的通气量 | 取立位，与肺量计连接，平静呼吸4~5次后尽最大力量、以最快速度持续重复呼吸12或15秒，呼吸频率达10~15次/分，休息10分钟后重复1次，2次测定结果得差异<8%。选择呼吸速度均匀、幅度一致连续达到12或15秒的一段最大曲线，取呼吸所得气量乘5或4即得 | 男性：104L±2.71L<br>女性：82.5L±2.17L | 无论阻塞性或限制性通气障碍MVV均降低。常见于阻塞性肺气肿、呼吸肌功能障碍、弥漫性肺间质疾病和大面积肺实变等 |
| 用力肺活量(FVC) | 指深吸气至肺总量位后以最大力量、最快速度所能呼出的全部气量 | 受检者立位，与肺量计连接后做最大吸气至肺总量位，屏气1秒后以最大力量、最快速度呼出至残气量位，持续、均匀、快速地呼尽，重复2次。按最佳曲线进行计算 | 男性：3179ml±117ml<br>女性：2314ml±48ml<br>$FEV_1$/FVC>80% | 测定呼吸道阻力的重要指标。阻塞性通气障碍$FEV_1$与$FEV_1$/FVC均降低可逆性气道阻塞应用支气管扩张剂后，值可改善 |
| 用力肺活量(FVC) 第1秒用力呼气容积($FEV_1$) | 最大吸气至肺总量位后，开始第1秒内呼出的气量 | | | |
| 最大呼气中段流量(MMF) | 根据用力肺活量曲线计算用力呼出25%~75%的平均流量 | 将用力肺活量曲线起、止两点间平均分四等份，取中间50%的肺容量与所用呼气时间比的所得值 | 男性：3452ml/s±1160ml/s<br>女性：2836ml/s±946ml/s | 评价小气道早期阻塞的情况，MMF取决于FVC非用力依赖部分 |
| 肺泡通气量(VA) | 静息状态下单位时间内进入肺泡的新鲜空气量。通气量=(潮气量-无效腔气量)×呼吸频率 | 休息15分钟后取坐位，夹鼻夹，含咬口器，呼吸平稳后，收集呼出气，测呼出气$CO_2$分压($PECO_2$)，并在收集呼出气之末取动脉血或动脉化耳血测$PaCO_2$，根据Bohr公式：$VD/VT=(PaCO_2-PECO_2)/PaCO_2$，计算无效腔通气比值，VA=VE×(100-VD/VT)% | 生理死腔量基本等于解剖死腔量，主要反映肺泡死腔量的变化 | 能确切反映有效通气的增加或减少；比值小VA增加；反之则减少。浅速呼吸的通气效率逊于深缓呼吸 |

## （二）临床应用

1. 通气功能的判断　根据肺功能检查的各项指标，可对通气功能作出初步判断，并可判断肺功能状况和通气功能障碍类型。

（1）肺功能不全分级：见表2-3-6。

表2-3-6　肺功能不全分级

| 状态 | VC或MVV实测/预计% | $FEV_1/FVC\%$ |
|---|---|---|
| 基本正常 | >80 | >70 |
| 轻度减退 | 80～71 | 70～61 |
| 显著减退 | 70～51 | 60～41 |
| 严重减退 | 50～21 | ≤40 |
| 呼吸衰竭 | ≤20 | |

（2）通气功能障碍分型：通气功能主要反映大气道（内径>2mm）的通气状况，阻塞性通气功能障碍的特点以流速（$FEV_1/FVC$）降低为主，限制性通气障碍则以肺容量（VC）减少为主，其分型见表2-3-7。

表2-3-7　通气功能障碍分型

| 分型 | $FEV_1/FVC\%$ | MVV | VC | 气速指数 | RV | TLC |
|---|---|---|---|---|---|---|
| 阻塞性 | ↓↓ | ↓↓ | 正常或↓ | <1.0 | ↑ | 正常或↑ |
| 限制性 | 正常或↑ | ↓或正常 | ↓↓ | >1.0 | 正常或↓ | ↓ |
| 混合性 | ↓ | ↓ | ↓ | 1.0 | 不定 | 不定 |

注：气速指数=（MVV实测值/预计值%）/（VC实测值/预计值%）

2. 阻塞性肺气肿的判断　可根据RV/TLC%结合肺泡氮浓度的测定，对阻塞性肺气肿的程度作出判断，见表2-3-8。

表2-3-8　肺功能不全分级

| 状态 | RV/TLC% | 平均肺泡氮浓度% |
|---|---|---|
| 无肺气肿 | ≤35 | 2.47 |
| 轻度肺气肿 | 36～45 | 4.43 |
| 中度肺气肿 | 46～55 | 6.15 |
| 重度肺气肿 | ≥56 | 8.40 |

3. 气道阻塞的可逆性及药物疗效的判断　通过支气管舒张试验来判断有无可逆性及药物疗效。

测定方法：测定前24小时患者停用支气管舒张药物，再行常规肺功能测定。当结果提示 $FEV_1$ 或 $FEV_1/FVC$ 降低时，给患者吸入沙丁胺醇0.2mg后15～20分钟重复测定 $FEV_1$ 与 $FEV_1/FVC$，然后按下列公式计算通气改善率来判断：

$$\text{通气改善率}=\frac{\text{用药后测定值}-\text{用药前测定值}}{\text{用药前测定值}}\times 100\%$$

结果判断：改善率>15%，判定为阳性；15%～24%为轻度可逆；25%～40%为中度可逆；>40%为高度可逆。

4. 最大呼气流量（PEF）　指用力肺活量测定过程中，呼气流速最快时的瞬间流速，亦称峰值呼气流速，主要反映呼吸肌的力量及气道有无阻塞。正常人一日内不同时间点的PEF值可有差异，称为日变异率或昼夜波动率。

$$\text{PEF日变异率}=\frac{\text{日内最高PEF}-\text{日内最低PEF}}{1/2(\text{同日内最高PEF}+\text{最低PEF})}\times 100\%$$

PEF日变异率一般<20%。≥20%对支气管哮喘有意义。若PEF日变异率明显增大，提示病情加重。

5. 支气管激发试验　详见本章第四节内容。

## 三、小气道功能测定

### （一）概述

小气道（small airway）指吸气状态下直径≤2mm的气道，包括全部细支气管和终末细支气管，是许多慢性阻塞性肺疾病早期容易受累的部位。呼吸道阻力与气管的横截面积成反比，小气道阻力仅占气道总阻力的20%以下，因此当发生病变时临床可无任何症状和体征，其异常变化亦不易被常规肺功能检测方法检出。小气道功能检查对发现小气道早期病变具有重要的临床意义。

### （二）检测指标

检查方法有闭合容积测定法、频率依赖性顺应性测定方法、最大呼气流量-容积曲线测定法、用力呼气中、后期瞬间流量测定法等，后两者是目前最常用的小气道功能测定方法。

1. 闭合容积（CV）　指平静呼气至残气位时，肺下部小气道开始闭合时所能继续呼出的气体量；而小气道开始闭合时肺内留存的气体量则称为闭合总量（CC），CC = CV+RV（残气量）。

正常成人的参考值及临床意义：判定指标有闭合容积与肺活量的比

值（CV/VC%）、闭合总量与肺总量的比值（CC/TLC%）。CV/VC% 因性别而异，随年龄增加而增加，正常值为男：0.3856 × 年龄 –2.3081，女：0.3569 × 年龄 –0.688。CV/VC、CC/TLC 高于正常预计值可见于吸烟者、大气污染环境中受试者、哮喘缓解期、早期肺气肿、早期尘肺和慢性阻塞性肺病患者。可用于早期阻塞性肺部疾病的诊断、吸烟或大气污染等环境因素对呼吸道危害的研究。

2. 最大呼气流量 - 容积曲线（MEFV） 是深吸气至肺总量后，用力快速呼气至残气位，用 X-Y 记录仪所描绘出肺容积与相应气流速度的相关曲线。测定时受试者立位平静呼吸数次后深吸气至肺总量位，以最快速度用力呼气至残气量位，总呼气时间应达 4 秒以上，用 X-Y 函数记录仪描绘出呼气量与相应气流速度的相关曲线。间隔 5 ~ 10 分钟后重复 1 次，至少测 3 次。两次测定的 FVC 值差应 < 5% 或者 100ml，选择最大值曲线测算（图 2-3-2）。

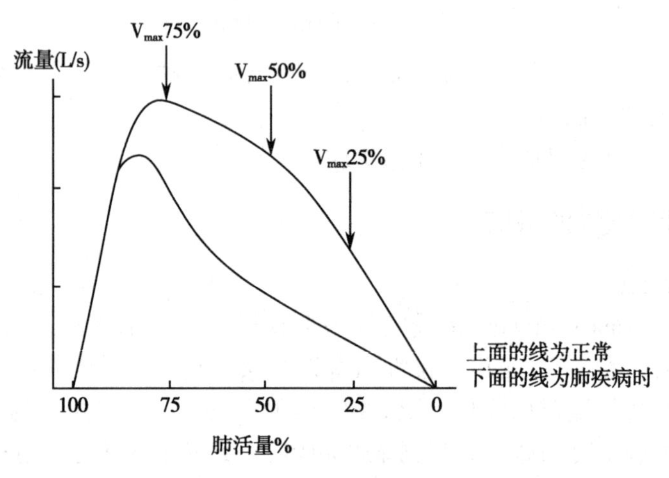


图 2-3-2 肺阻塞性疾病的流量 - 容积曲线

判定指标及临床意义：常用 VC 50% 和 VC 25% 时的呼气瞬时流量（$V_{max\ 50}$ 和 $V_{max\ 25}$）作为检测小气道阻塞的指标，两指标的实测值 / 预计值 < 70%，且 $V_{50}/V_{25}$ < 2.5 即认为有小气道功能障碍。通过观察 MEFV 曲线的下降斜率的形状可判断阻塞的部位，特别是上气道阻塞，更有特征性，见图 2-3-3。

3. 频率依赖性肺顺应性 也称动态肺顺应性，平静呼吸时小气道病变者肺的顺应性正常，随呼吸频率增加，当小气道狭窄或阻塞时，气体进出发生困难，肺容积变化减少，肺顺应性逐渐下降；当呼吸频率增加到 60 次 / 分时，其肺顺应性显著下降。该法是最敏感的小气道功能测定方法。

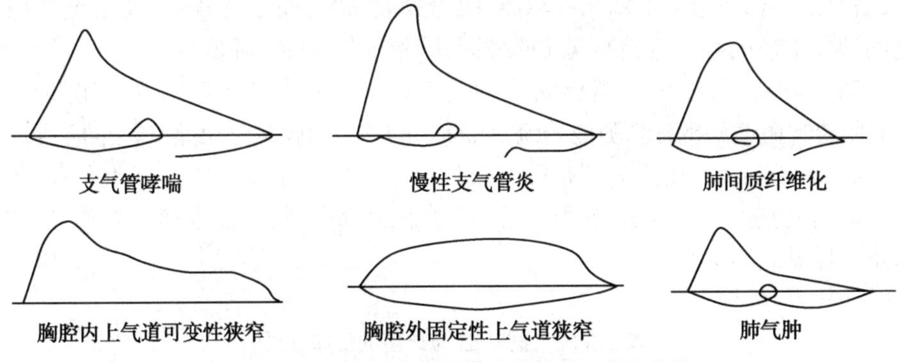


图 2-3-3 不同呼吸系统疾病的流量 - 容积曲线

## 四、肺换气功能测定

### （一）概述

外呼吸进入肺泡的氧通过肺泡毛细血管进入血液循环，血中二氧化碳通过弥散排到肺泡，这个过程称为“换气”，也称为“内呼吸”。肺有效的气体交换不仅要求有足够的通气量与血流量，而且吸入气体在肺内分布状况、血流状态、两者的比例关系以及弥散膜对气体通过的影响均对肺的气体交换效率产生影响。

### （二）检测指标

1. 气体分布 肺泡是气体交换的基本单位，只有吸入气体均匀地分布于每个肺泡，才能发挥最大的气体交换效率。

测定方法：采用测定氮浓度法，分为单次呼吸法和重复呼吸法，一般采用单次呼吸法。受试者深呼气到残气位后吸入纯氧到肺总量位，然后缓慢呼气至残气位。操作者将呼出气持续引入快速氮分析仪，连续测定呼出气中氮浓度，并描记肺泡氮浓度，得出 4 相曲线。Ⅰ相为先排出无效腔纯氧，此时氮浓度为零；Ⅱ相为肺泡与气道混合气，氮浓度上升；Ⅲ相为肺泡持续排气，各部肺泡氮浓度相对稳定；Ⅳ相为下肺区小气道关闭，含氮较高的上肺区肺泡继续呼出时，氮浓度明显上升。

正常参考值与临床意义：以呼气至 750 ~ 1250ml 的瞬间氮浓度差为准，正常者 $<1.5\%$。吸入气体分布不均匀主要是由于不均匀的气流阻力和肺顺应性造成的。支气管痉挛、受压可出现不均匀的气道阻力；间质肺炎、肺纤维化、肺气肿、肺淤血、肺水肿等可降低肺顺应性；阻塞性气道病变时，由于气道阻力不一致，吸入气体容易进入气道阻力低的肺内。

2. 通气 / 血流比值（V/Q） 静息状态下，健康成人每分钟肺泡通气量（V）约 4L，血流量（Q）约 5L，则 V/Q 为 0.8 换气效率最佳。该值受重力、体位和肺容积的影响，所以肺内不同区域的 V/Q 值存在很大差异。病理状态下，局部血流障碍时，进入肺泡的气体由于未能充分进行血流交换，$V/Q>0.8$，出现无效腔气增加；反之，局部气道阻塞，V/Q＜0.8，成为无效灌注，而导致静-动脉分流效应。这两种异常情况都可造成换气功能障碍，导致缺氧（$PaO_2$ 降低）。

测定方法：通过生理指标间接判定 V/Q。常用公式计算无效腔比率（$V_D/V_T$）、用动脉血气分析计算肺内分流（$Q_S/Q_T$）、肺泡-动脉氧分压差 [$P_{(A-a)}O_2$] 等。

临床意义：V/Q 比值失调是肺部疾病产生缺氧的主要原因。临床上常见于肺实质、肺血管疾病，如肺炎、肺不张、呼吸窘迫综合征、肺栓塞和肺水肿等。临床意义详见表 2-3-9。

表 2-3-9　通气/血流比值的临床意义

| 比值 | 正常参考值 | 改变 | 相关疾病 |
|---|---|---|---|
| $V_D/V_T$ | 29.67%±7.11% | ↑ | 年龄增加；各种原因导致的肺血管床减少，如肺气肿、肺血流量减少、肺栓塞等 |
| $Q_S/Q_T$ | 0.0505×年龄+1.6235 | ↑ | 先天性心脏病、右至左分流、肺不张、肺萎陷、肺水肿、肺部感染等 |
| $P_{(A-a)}O_2$ | 吸空气：0.67～2.0kPa<br>吸纯氧：5.33～13.33kPa | | 综合了解肺的换气功能 |

3. 肺泡弥散功能　肺泡弥散是指气体分子通过肺泡膜（肺泡-毛细血管膜）进行交换的过程，以弥散量（diffusing capacity，$D_L$）为衡量指标，是指肺泡膜两侧气体分压差为 1.0mmHg 时，每分钟所能透过（或转移）的气体量（ml）。影响弥散的因素有肺泡膜的面积、厚度（距离）、膜两侧气体分压差、气体分子量、气体在介质中的溶解度、肺泡毛细血管血流以及气体与血红蛋白的结合能力等。$CO_2$ 的弥散速率为 $O_2$ 的 21 倍，所以临床上弥散障碍是指氧而言，其后果是缺氧。

测定方法有 3 种，临床常用单次呼吸法。

正常成人参考值：男性为 18.23～38.41ml/（mmHg·min）；女性为 20.85～23.9ml/（mmHg·min）。

临床意义：$D_L$ 值与年龄、性别、体位、身材等有关。弥散量＜正常预计值的 80%，提示有弥散功能障碍。$D_L$ 的临床意义详见表 2-3-10。

表 2-3-10　弥散功能障碍的临床意义

| 弥散功能 | 原因 | 相关疾病 |
|---|---|---|
| 降低 | 弥散面积减少 | 肺气肿、肺叶切除、肺部感染、肺水肿，肺出血、气胸等 |
| | 肺泡毛细血管膜增厚 | 肺间质纤维化、结节病、石棉肺、硬皮病等 |
| | 血红蛋白携氧能力下降 | 贫血、碳氧血红蛋白症 |
| 增加 | 血红蛋白携氧能力增加 | 红细胞增多症、肺出血等 |

## 五、肺顺应性测定

### （一）概述

肺顺应性（C）是单位压力改变时所引起的肺容积的改变，其单位为 L/kPa，代表了胸腔压力改变对肺容积的影响，是呼吸力学的重要内容之一。肺顺应性、胸壁顺应性和总顺应性合称呼吸顺应性。

肺顺应性又分为静态肺顺应性（$C_{stat}$）和动态肺顺应性（$C_{dyn}$）两种。静态肺顺应性是指在呼吸周期中，气流暂时阻断时所测得的肺顺应性，相当于肺组织的弹性；动态肺顺应性是指在呼吸周期中，气流未阻断时所测得的肺顺应性，受肺组织的弹性和气道阻力的双重影响。

相关顺应性可以表示为如下公式：

顺应性（C）= $\Delta V/\Delta P$（L/kPa）

肺顺应性（$C_L$）= $\Delta V/$ 经肺压

胸廓顺应性（$C_{CW}$）= $\Delta V/$ 经胸廓压

总顺应性（$C_{RS}$）= $\Delta V/$ 经胸廓压

其中 $\Delta V$ 为肺容积的变化，$\Delta P$ 为经肺压的变化，经肺压为肺内压与胸膜腔内压之差，经胸廓压为经肺压与经胸壁压之和。

肺顺应性越大表示肺部在外力作用下越容易变形，反之表示肺部越不易变形。肺部还有一个参数为肺的弹性阻力（R），C 与 R 成反比关系。肺弹性阻力是吸气的阻力但也是肺呼气的动力。

### （二）测定方法

1. 肺顺应性

（1）静态顺应性：将带气囊的食管测压导管放置到受试者食管内，坐于人体体积描记仪密闭室内，夹鼻夹，含口器进行平静呼吸。呼吸基线稳定后，令受试者缓慢吸气至肺总量位，然后呼气至平静呼气基线。在呼气过程中，每一定间隔关闭连接于管道上的阻断器，每次持续 1～2 秒。受试者每次呼出气量约 500ml，直至接近残气量位，同步测定肺体积和肺内压力改变。胸腔压可通过食管测压导管测定，由此可计算出特定肺容积时静态肺顺应压，一般测定 FRC 位时静态肺顺应性。

（2）动态顺应性：准备工作与静态顺应性相同，差别为吸气至肺总量位，再呼气至平静呼气基线，然后用潮气量以 15 次 / 分的频率呼吸。在呼吸周期中，肺内压与肺容积改变的相关曲线可在示波器上显示出来，连接呼气末与吸气末三点直径的斜率，即动态肺顺应性。然后以 30 和 60 次 / 分的呼吸频率重复测定，可计算出不同呼吸频率的动态肺顺应性。如图 2-3-4 所示。

2. 总顺应性　由肺量计进行测定，受试者对着被遮断的口器，闭合口、鼻腔，将声门放开，放松呼吸肌，由口腔测得的压力可代表胸腔压。在呼吸过程的不同肺容积位重复测定,可测出静态-压力容积曲线。

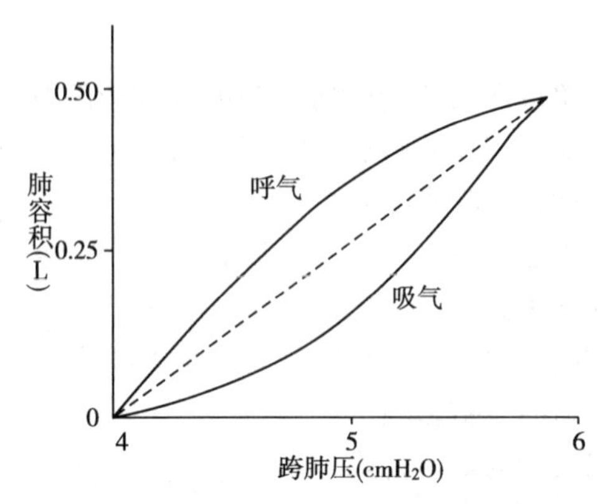


**图 2-3-4 肺的静态顺应性曲线**

### (三) 正常参考范围

正常成人参考值:$C_{stat}$ 为 2.0L/kPa,$C_{dyn}$ 为 1.5~3.5L/kPa。

### (四) 临床应用

1. 肺顺应性降低 见于:①限制性肺疾病,包括各种类型的肺纤维化、胸膜纤维化等;②肺泡充填性疾病,如肺水肿、肺充血、肺泡出血、肺泡蛋白沉着症等;③急性呼吸窘迫综合征。

2. 小气道疾患的频率依赖动态顺应性改变 肺泡根据其吸气时充盈的快慢可分为"快速肺泡"和"慢速肺泡"。"快速"肺泡为低阻力低顺应性,而"慢速"肺泡系高阻力高顺应性。在慢速呼吸时,各肺单位有充分时间吸入或呼出气体,因此虽然各肺单位时间常数不一,但对肺泡扩张程度不均所起的影响较小;而当快速呼吸时,由于吸气时间短,有病变的肺单位不能及时充盈,因此肺泡扩张受限制。所以在小气道疾患,肺顺应性受到呼吸频率的影响,呼吸频率增快时顺应性减低,称为频率依赖性顺应性。

3. 肺气肿 由于肺泡壁破坏,弹力组织减少,故静态顺应性增加。但肺气肿时由于肺弹性减弱,对支气管环状牵引力也减弱,病变部位支气管常易塌陷甚而闭锁,以至肺单位充气不均,出现动态肺顺应性减低。

4. 机械通气和呼吸衰竭监护 产生最大肺顺应性的 PEEP 压力为最佳 PEEP 压力,并与心肺功能一致,可产生最大的氧转运和最小死腔。

## 六、气道阻力测定

### (一) 概述

气道阻力(Raw)为单位流量所需要的压力差,通常指呼吸过程中气流通过呼吸道时产生的黏性阻力。一般以每秒内通气量为 1L 时的压力差表示。可用公式表示:气道阻力(Raw)=(气道通口压－肺泡压)/ 流量 [kPa/(L·s)]。测定方法有通气阻断法和人体体积描述仪法。正常成人参考值:呼气阻力为 1.27kPa/(L·s) ± 0.24kPa/(L·s);吸气阻力为 1.23kPa/(L·s) ± 0.22kPa/(L·s)。

### (二)临床意义

可引起气道阻力增高的疾病见表 2-3-11。肺通气功能障碍时 FVC、MVV 等通气功能参数降低,若测出气道阻力增加,可有助于气道病变的诊断。

表 2-3-11 气道阻力增高的相关疾病

| 疾病 | 原因 | 结果 | 支气管扩张剂效果 |
|---|---|---|---|
| 支气管哮喘 | 支气管痉挛,气道变窄;炎症介质分泌,气道阻塞 | 缓解期仍为正常人的 2~3 倍,且呼气相阻力高 | 可逆转 |
| 肺气肿 | 肺弹性对支气管环状牵引力减弱,弹性下降 | 呼气时气道狭窄,阻力高 | 不可逆转 |
| 气道阻塞性疾病 | 气道器质性阻塞 | 吸气相、呼气相均增高 | 不可逆转 |
| 人工气道阻塞 | 套管过细过长;或分泌物阻塞 | 吸气相、呼气相均增高 | 不可逆转 |

(王 静 孙治国)

## 第四节 气道反应性测定

气道反应性(airway responsiveness)是指气道受到各种物理、化学、变应原等刺激而发生缩窄的程度。自然界存在着各种各样的刺激物,包括尘螨、动物皮毛、花粉等生物性刺激,冷空气等物理刺激,甲苯、二氧化硫等化学气体的刺激。含量较低的情况下,正常人气道对上述刺激反应程度较轻或无反应,而某些高敏人群其气管、支气管敏感状态异常增高,可发生过度的收缩反应,引起气道缩窄和气道阻力明显增高,从而引发咳嗽、胸闷和喘息等症状,称为气道高反应性(airway-hyperresponsiveness,AHR)。

AHR 是支气管哮喘主要的病理生理特征和诊断依据,同时 COPD、慢性支气管炎、呼吸道感染或长期吸烟等患者也存在 AHR。AHR 可通过支气管激发试验和舒张试验进行测定,并借助肺功能指标的改变来判定支气管缩窄的程度。目前临床上使用较多的是支气管激发试验。

## 一、支气管激发试验

支气管激发试验(bronchial provocation test,BPT)是检测支气管平滑肌对吸入抗原或非特异性刺激物发生收缩反应的方法,系用某些刺激使支气管平滑肌收缩,再用肺功能参数做指标,判定支气管狭窄的程度,从而测定其反应性。

### (一) 支气管激发试验的分类

根据诱发剂和激发方式的不同,支气管激发试验分为以下几种(表 2-4-1)。

表 2-4-1 支气管激发试验的分类

| 分类依据 | | 具体分类 |
|---|---|---|
| 诱发剂不同 | 特异性诱发剂 | 变应原:乙酰甲胆碱、组胺、白三烯 |
| | 非特异性诱发剂 | 药物、物理刺激(运动、干冷空气、过度通气)等 |
| 激发方式 | 直接激发试验 | 乙酰甲胆碱激发试验、白三烯激发试验、组胺激发试验等 |
| | 间接激发试验 | 通过活化细胞(尤其是炎症细胞及神经细胞),使其释放细胞介质或细胞因子而引起继发性的气道平滑肌收缩。包括运动激发试验、等 $CO_2$ 过度通气激发试验、高渗 / 低渗溶液激发试验等 |

各种具 AHR 状态的患者与正常人对诱发剂及激发方式的反应见表 2-4-2。

表 2-4-2 哮喘持续状态、COPD、过敏症及正常人气道反应性比较

| | 检测物质 | 哮喘持续状态 | COPD | 过敏症(无症状) | 正常人 |
|---|---|---|---|---|---|
| 直接刺激 | 乙酰甲胆碱 | ++++ | ++ | +/ — | + |
| | 组胺 | ++++ | +++ | +/ — | + |
| | 白三烯 | +++++ | NI | NI | + |
| 间接刺激 | 高渗盐水 | ++++ | — | NI | — |
| | 过度通气 | ++++ | — | NI | — |
| | 运动 | ++++ | NI | NI | — |
| | 二氧化硫 | ++++ | NI | NI | 有些 +++ |
| | 肾上腺素 | ++++ | NI | NI | — |
| | 普萘洛尔 | ++++ | — | — | — |
| | 变应原 | $Ear^+/Lar^-$ | | $Ear^+/Lar^-$ | |

注:+ ~ ++++:阳性并表示程度;—:阴性;NI:目前尚无资料可提供;Ear:early airway response,早期气道反应;Lar:late airway response,迟发气道反应

## (二)激发试验原理与临床应用

支气管激发试验主要用于支气管哮喘的诊断,亦用于AHR严重程度的判断和治疗效果的分析,以及对气道疾病发病机制的研究。中华医学会呼吸学分会2008年《支气管哮喘预防与治疗指南》指出:激发试验阳性的判断标准为实验过程中$FEV_1$、PEF较基础值下降≥20%,或sGaw下降≥45%,可判定为激发试验阳性,即气道反应性增高。实验原理及临床应用详见表2-4-3。

表2-4-3 各种支气管激发试验的原理与特点

| | 试验 | 实验原理 | 临床应用 | 判定标准 | 优缺点 |
|---|---|---|---|---|---|
| 直接激发试验 | 乙酰甲胆碱激发试验 | 吸入后直接与平滑肌细胞上的乙酰胆碱受体结合,使平滑肌收缩 | 可协助诊断哮喘 | 阳性:$FEV_1$下降≥20%的基础值 | 安全,特异性差,非哮喘所特有 |
| | 白三烯激发试验 | 吸入后即可直接引起平滑肌收缩 | 可评价白三烯受体拮抗剂的治疗疗效 | | 特异性、安全性高,易引起全身反应 |
| | 组胺激发试验 | 吸入后即可直接引起平滑肌收缩,同时也刺激胆碱能神经末梢,反射性地引起平滑肌收缩 | 可协助哮喘诊断 | | 重复性差,易引起全身反应 |
| 间接激发试验 | 运动激发试验 | 运动后由于通气量增大,呼吸道表面水分蒸发而使呼吸道表面温度、渗透压改变,引起一系列复杂的细胞生化变化,刺激细胞介质的释放,引起呼吸道收缩 | 运动性哮喘的首选方法;用于哮喘的流行病学调查;抗感染治疗的长期疗效评估 | 运动停止后1、5、10、15和20分钟测定$FEV_1$,下降≥10%为阳性,≥15%有诊断意义 | 特异性高、仪器昂贵且体积大;敏感性低;运动量高,参与人群受限 |
| | 等$CO_2$过度通气激发试验 | 过度通气可使气道黏膜降温、水分丢失,从而刺激气道平滑肌收缩,哮喘患者对此刺激更敏感 | 患者深吸气引起的通气障碍与哮喘严重程度有关 | 阳性:通气后$FEV_1$下降≥10%的基础值 | 特异性、敏感性均高;费用高、设备复杂 |
| | 高渗/低渗溶液激发试验 | 气道内黏膜表面液体渗透压的改变会引起血管通透性增加、炎症介质释放、神经-体液相互作用而导致气管收缩 | 适用实验研究及儿童哮喘的流行病学调查 | 吸入后$FEV_1$下降≥20%的基础值为阳性 | 简单、安全、有效;敏感性差 |

续表

| | 试验 | 实验原理 | 临床应用 | 判定标准 | 优缺点 |
|---|---|---|---|---|---|
| 间接激发试验 | 甘露醇干粉激发试验 | 吸入甘露醇干粉后可引起呼吸道细胞炎症介质释放，导致平滑肌收缩 | 阳性：哮喘发作或潜在性运动性哮喘<br>阴性：哮喘控制良好指导激素剂量的调整 | 依据累计量分度：轻度 >155mg；中度≤155mg；重度≤35mg | 方法简单方便，敏感性好并可以标准化，易绘制量效曲线 |
| | 一磷酸腺苷吸入激发试验 | 一磷酸腺苷吸入后脱磷酸成为腺苷，使肥大细胞脱颗粒并释放组胺和白三烯，引起支气管收缩 | 用于哮喘的诊断与鉴别诊断；评估严重程度与控制情况 | 吸入后 $FEV_1$ 下降≥20% 的基础值为阳性 | 敏感性、特异性、准确度高，安全性良好 |

### (三) 注意事项

1. 测试前受试者休息至少 15 分钟，详细了解病史，排除禁忌证。

禁忌证：心肺功能不全、高血压、甲状腺功能亢进、妊娠患者；处于缓解期的哮喘患者或哮喘患者听诊无哮鸣音。

2. 测试前需停用的药物　吸入短效 $\beta_2$ 受体激动剂或抗胆碱能药物需在测试前 4~6 小时停用；口服短效 $\beta_2$ 受体激动剂或茶碱类药物测试 8 小时前停用；长效或缓释制剂、口服糖皮质激素停用 24 小时后测试；吸入糖皮质激素测试前 12 小时停用；抗组胺药、β 受体阻断药、巴比妥类药物、苯二氮䓬类药物等测定前 48 小时停用。

3. 测定前 6 小时避免饮用咖啡、浓茶以及含乙醇的饮料，测定前 2 小时避免剧烈运动和冷空气吸入。

4. 重复测定应选择每天相同的时间段进行，若同一天需重复测定，则两次间隔至少 6 小时。

5. 支气管激发试验具有一定的危险性。试验时吸入激发物浓度应从小剂量开始，逐渐增加剂量。应备有急救器械和药物，并需有经验的临床医师在场，及时发现并处理可能出现的危险。

## 二、支气管舒张试验

支气管舒张试验（bronchial dilation test，BDT）系使用扩张支气管的药物使狭窄的支气管扩张，以测定其舒张程度的肺功能试验，故又称之气道阻塞可逆性测定。特别适用于 $FEV_1$ 实 / 测 < 70% 的患者。

### (一) 支气管舒张剂分类

1. 吸入性支气管舒张剂　一般为短效制剂，可使用定量气雾剂、干粉剂或混悬雾化吸入的舒张剂，如 $\beta_2$ 受体兴奋剂（沙丁胺醇、特布他林）、M 受体拮抗剂（异丙托溴铵）。

2. 非吸入性支气管舒张剂　一般为可口服、皮下和静脉注射等方式给予的茶碱类、激素类药物，但因起效慢，需观察数小时甚至数天，目前基本不用。

### （二）测试方法

临床应用的是吸入支气管扩张剂后测定肺功能的方法，详见表2-4-4。

表2-4-4　常用支气管舒张试验的测定方法

| 吸入方法 | 药物剂量 | 测试方法 | 判定标准 |
|---|---|---|---|
| 定量吸入剂（MDI）单剂量吸入法 | 沙丁胺醇或特布他林：200~400mg<br>异丙托溴铵：40~80mg | 受试者先测定最大呼气流量－容积（MEFV）曲线（测$FEV_1$），或Raw、sGaw作为基础值，吸入药物后5、10和15分钟，必要时30分钟重复肺功能检测 | 用药后$FEV_1$变化率较用药前增加15%或以上，并且$FEV_1$绝对值增加≥200ml为阳性 |

### （三）临床意义

1. 诊断和鉴别诊断　用药后$FEV_1$变化率较用药前增加15%或以上，并且$FEV_1$绝对值增加≥200ml，可建立支气管哮喘的诊断。COPD气流受阻可逆性不大，舒张试验一般为阴性，借此与哮喘鉴别。

2. 指导用药　支气管舒张试验可用于评价支气管舒张药物的疗效，比较支气管扩张剂的药效，根据试验结果及时调整吸入剂的使用，筛选最佳药物。

3. 气道阻塞可逆性的判断　吸入支气管扩张剂后肺功能可逆性越大，疗效越好，支气管哮喘的改善率均在25%以上。根据试验结果对气道阻塞可逆性的判断详见表2-4-5。

表2-4-5　气道阻塞可逆性判断

| 肺功能指标 | 结果 | 气道阻塞可逆程度 |
|---|---|---|
| FVC、$FEV_1$、MMEF增加 | 15%~24% | 轻度 |
| | 24%~40% | 中度 |
| | >40% | 高度 |

### （四）注意事项

试验前需详细了解受试者病史，尤其是过敏史。对严重心脏病史、体格检查心率>120次/分者为试验禁忌；测定前停用支气管扩张剂，口服$\beta_2$受体激动剂或氨茶碱者需停用12小时以上，短效$\beta_2$受体激动剂气雾吸入需停用4~6

小时,长效或缓释制剂则应停用 24~48 小时。

（王　静）

## 第五节　纤维支气管镜检查

支气管镜检查是将细长的支气管镜经口或鼻置入患者的下呼吸道,即经过声门进入气管和支气管以及更远端,直接观察气管和支气管的病变,并根据病变进行相应的检查和治疗。检查所用内镜分为硬质支气管镜(rigid bronchoscopy)和软性支气管镜(可弯曲支气管镜,flexible bronchoscopy)。可弯曲支气管镜又分为纤维支气管镜和电子支气管镜。

无论是纤维支气管镜还是电子支气管镜检查,统称支气管镜检查。广义上包括经支气管镜病灶活检、支气管黏膜活检、经支气管镜透壁肺活检(transbronchial lung biopsy,TBLB)及经支气管镜针吸活检(transbronchial needle aspiration,TBNA)。大多数肺部及气道疾病,如肿瘤、间质性肺病、肉芽肿性疾病以及某些感染性疾病需要通过经支气管镜活检术来确定诊断,是临床常用的检查项目之一。除了常规的检查外,也可配合其他技术进行治疗。如经纤支镜注射药物进行肺部肿瘤的局部化疗,气管肺泡灌洗治疗弥漫性肺部疾病,配合激光、微波、氩气刀、高频电刀等装置切除支气管内肿瘤或肉芽组织,气管、支气管狭窄患者可施行扩张术或放置气管内支架,替代胸腔镜对胸膜腔疾病进行诊断和治疗等。

### 一、常规纤维支气管镜检查

#### (一) 适应证

纤维支气管镜的临床适应证见表 2-5-1。

表 2-5-1　纤维支气管镜的临床适应证

| 临床意义 | 临床适应证 |
|---|---|
| 明确诊断 | 原因不明的咯血或痰中带血 |
| | 原因不明或久治不愈的咳嗽,或原有的咳嗽性质发生变化,特别是中年以上患者 |
| | 支气管阻塞,表现为局限性肺气肿、局限性干啰音或哮鸣音,以及阻塞性肺炎或肺不张 |
| | 临床表现或 X 线检查疑为肺癌者;痰细胞学检查阳性而肺 X 线检查未查到病变者 |
| | 不明原因的胸腔积液 |

续表

| 临床意义 | 临床适应证 |
|---|---|
| 明确诊断 | 诊断不明的支气管、肺部疾病或弥漫性肺部疾病诊断困难,需进行肺活检、刷检或支气管肺泡灌洗,进行组织学、细胞学或细菌学检查者 |
| | 胸科手术前明确病灶的部位和大小,以决定手术方式和范围 |
| | 协助作选择性支气管造影 |
| | 气管、支气管瘘的确诊 |
| 治疗 | 用于钳取气道异物;清除气道分泌物 |
| | 支气管冲洗治疗肺部感染性疾病;治疗气管、支气管内膜结核 |
| | 经纤支镜用高频电刀治疗气管及支气管良性及恶性肿瘤 |
| | 通过纤支镜用YAG(钇铝石榴石)激光治疗气道恶性肿瘤 |

### (二)禁忌证

下列患者为纤支镜检查的禁忌对象:①活动性大咯血,不能纠正的出血倾向;②严重心、肺功能障碍,严重心律失常,新近发生心肌梗死或有不稳定型心绞痛;③全身情况极度衰竭;④严重的上腔静脉阻塞综合征;主动脉瘤有破裂危险;⑤气管部分狭窄:估计纤支镜不易通过且导致严重的通气受阻;⑥尿毒症;⑦严重的肺动脉高压;⑧麻醉药物过敏,且无其他药物替代。

### (三)并发症及监护

行纤支镜时常出现许多并发症,应注意预防及治疗。有关纤支镜的并发症、预防及治疗详见表2-5-2。

表2-5-2 纤支镜并发症的预防及治疗

| 并发症 | 预防 | 治疗 |
|---|---|---|
| 药物过敏 | 询问麻醉药物过敏史,首次用药后观察2~3分钟,如无过敏反应再行进一步麻醉,掌握好麻醉药物的浓度及剂量 | 一旦出现过敏反应,立即停药,给予吸氧,保持呼吸道通畅,并给予地塞米松、肾上腺素或异丙嗪等药物治疗 |
| 出血 | 最常见的并发症。术前查看凝血系列、血小板计数等,如有出血倾向可应用维生素K或卡巴克络等。术中操作要轻柔,减少患者剧烈咳嗽。对于估计活检部位易出血部位,可先注入1∶10 000肾上腺素2ml或血凝酶 | 轻度出血可不行治疗,安静休息出血即可停止。如继续出血可给予酚磺乙胺、氨甲苯酸等药物。出现大咯血时保持呼吸道通畅,迅速建立输液通道,补充血容量,镇静,应用止血药(首选垂体后叶素)。内科处理无效则及早手术 |

续表

| 并发症 | 预防 | 治疗 |
| --- | --- | --- |
| 低氧血症 | 术前检测,患者 $PaO_2$<70mmHg,$PaCO_2$>50mmHg 时应慎重,术中应给予吸氧。肺功能差者应尽量避免使用镇静剂 | 操作时要持续氧气吸入,如 $PaO_2$ 下降明显(>20mmHg)时,根据情况可停止检查 |
| 感染 | 检查前后应严格消毒,对已有肺部感染的患者应术前、术后应用抗菌药治疗 | 如检查后出现发热,T>38℃,应立即行血常规、X 线检查,排除反应热及其他情况后抗感染治疗 |
| 心律失常 | 有轻度心脏病或>60 岁的患者,术中进行心电监护。操作时动作要轻柔,避免强烈刺激。术前给予镇静药物,避免患者因紧张而出现不适 | 如出现心律失常,可停止操作,观察 2~3 分钟。如出现恶性心律失常或心脏骤停,应立即结束操作,立即抢救治疗 |
| 支气管痉挛 | 对于哮喘患者,要在哮喘控制 2~3 周后再行检查,术中给予氧气吸入 | 如出现支气管痉挛,应平喘、镇静治疗;如出现严重呼吸困难,必要时立即行气管插管或气管切开 |

## 二、支气管肺泡灌洗

支气管肺泡灌洗术(bronchoalveolar lavage,BAL)是通过纤维支气管镜对支气管以下肺段或亚肺段水平,反复以无菌生理盐水灌洗、回收,对其进行一系列检测和分析,从而获得下呼吸道病变的性质特点和活动程度,有助于确立诊断。

### (一)适应证

BAL 主要用于肺部感染性、非感染性、免疫性和肿瘤等原因引起的弥漫性实质性肺疾病(diffuse parenchyma lung disease,DPLD)或间质性肺疾病(interstitial lung disease,ILD)的诊断和鉴别诊断。临床应用指征详见表 2-5-3。

表 2-5-3 BAL 检查临床应用指征

| BAL 检查方法 | 临床应用指征 |
| --- | --- |
| 全肺灌洗 | 用于肺泡蛋白沉着症、硅沉着病、肺泡微石症、哮喘持续状态等的治疗 |
| 肺段灌洗 | 主要用于肺部感染特别是免疫受损、免疫缺陷肺部感染的病原学诊断,肺部肿瘤的细胞、组织学诊断,弥漫性间质性肺纤维化、石棉肺和卡氏肺囊虫肺炎的诊断,对弥漫性肺泡癌的诊断也有重要价值 |

### (二)注意事项

1. BAL 的部位 通常选择影像学表现最显著的部位;对于病灶局限者选择病变肺段 BAL;对于弥漫性病变,右中叶(B4 或 B5)和左舌叶是最佳的部位。

2. 用于做支气管肺泡灌洗的纤支镜顶端直径应在5.5~6.0mm，适紧密楔入段或亚段支气管管口，防止大气道分泌物混入和灌洗液外溢，保证BALF回收量。

3. BAL与支气管冲洗和全肺灌洗的不同 支气管冲洗的冲洗液主要来自于大气道，通常要求注入盐水量为10~30ml，目的是对病灶肺段进行细菌学或脱落细胞等检查。全肺灌洗是用于治疗肺泡蛋白沉积症的一种独特的治疗方法，需要在全身麻醉下，通过双腔气管内导管注入大量(30~50L)的无菌盐水，用于清洗肺泡蛋白沉积症患者的一侧全肺。

4. 合格的BALF标本 BALF中没有大气道分泌物混入；回收率>40%；存活细胞占95%以上；红细胞<10%(除外创伤/出血因素)，上皮细胞<3%~5%；涂片细胞形态完整，无变形，分布均匀。灌洗液通常使用预热至37℃或室温的无菌生理盐水进行灌洗。

### (三)并发症

发热是BAL最常见的并发症，其他副作用包括一过性肺泡渗出和肺功能降低，以及偶尔出现于气道高反应患者的喘鸣和支气管痉挛。24小时后这些副作用大多消失，严重而持续的并发症极其罕见。BAL临床常见的并发症详见表2-5-4。

表2-5-4 BAL临床常见的并发症

| 并发症 | 发病时间 |
|---|---|
| 发热 | BAL几小时后出现，发生率<30%，与灌洗总量有关 |
| 肺泡渗出 | 表现为段或亚段渗出，多于48小时内吸收消散 |
| 肺功能损害 | $FEV_1$、VC、PEF、$PaO_2$的暂时性降低 |
| 爆裂音 | 24小时内于灌洗相关肺野出现 |
| 喘息、支气管痉挛 | <1%，多见于高敏患者，采用预热的生理盐水灌洗可以减少其发生 |
| 肺水肿 | 罕见，见于有心脏衰竭患者 |
| 出血 | 偶有报道，见于凝血功能异常或血小板低下患者 |
| 局部炎症反应 | BALF的中性粒细胞计数增加，72小时内恢复 |

### (四)临床意义

以肺泡充盈为特征的疾病，因积聚在肺泡的异常物质容易被灌洗出来，可通过细胞学和组织学检验，依据特征性的BAL结果，帮助建立特定的疾病诊断(表2-5-5)。

表 2-5-5　支气管肺泡灌洗(BAL)的临床意义

| BAL 检验结果 | 临床诊断 |
| --- | --- |
| 卡氏肺孢子虫 | 卡氏肺孢子虫肺炎 |
| CMV 包涵体 | 巨细胞病毒性肺炎 |
| BALF 牛奶样外观,显微镜下脏乱,无形细胞残体,泡沫样巨噬细胞,PAS 染色阳性 | 肺泡蛋白沉积症 |
| 含铁血黄素沉着的巨噬细胞,吞噬红细胞片段的巨噬细胞,游离红细胞 | 肺泡出血综合征 |
| 肿瘤细胞 | 恶性肿瘤 |
| 巨噬细胞内尘埃颗粒 | 硅沉着病 |
| 石棉小体 | 石棉沉着病 |
| 嗜酸性粒细胞 > 25% | 嗜酸性粒细胞肺疾病 |
| 铍淋巴细胞转化试验阳性 | 慢性铍病 |
| $CD1^+$ 细胞增加超过 BALF 细胞总数的 4% | 朗格汉斯组织细胞增多症 |
| 异形肺泡Ⅱ型上皮增生 | 弥漫性肺泡损伤、药物毒性损伤 |

## 三、经纤维支气管镜肺活检

经支气管镜肺活检术(transbronchial lung biopsy,TBLB)是在 X 线或床旁 CT 的引导下,经纤支镜的活检孔插入活检钳,将其送至预定的外周肺病灶进行活检。该技术克服了常规纤支镜只能对 3～4 级支气管内的组织区活检的缺点,可以在纤支镜视野外的外周肺病变区域进行取材。

### (一) 适应证

目前已成为确诊肺部弥漫性病变的主要检查方法。

### (二) 禁忌证

除了常规纤支镜检查的禁忌证外,还包括病变不能排除的血管畸形及肺部囊性病变、疑似肺包虫囊肿者。

### (三) 常用的活检工具

根据病变性质、范围、部位合理选用活检工具,必要时可联合使用。各种活检工具的特点见表 2-5-6。

表 2-5-6　活检工具的选择

| 活检工具 | 优点 | 缺点 |
| --- | --- | --- |
| 活检钳 | 钳取的组织较大,阳性率最高。适应用于小结节病灶 | 对组织损伤较大,容易出血 |

续表

| 活检工具 | 优点 | 缺点 |
| --- | --- | --- |
| 毛刷 | 能进入活检钳不易进入的支气管开口，与组织接触面积大，操作简单 | 不能取组织块，对结节性组织、非肿瘤、非感染性疾病诊断较差 |
| 刮匙 | 与毛刷的灵活性相同，可刮取大量组织细胞 | 损伤较大，与病理组织的接触面小 |
| 针吸 | 可刺入病变组织，到达其他工具不能到达的部位，出血量较小 | 须在X线或CT照射的条件下进行 |

#### （四）注意事项

1. 麻醉要求比常规纤支镜要高，一般需使用镇静剂。

2. 易出现气胸、出血等并发症，应充分考虑抢救措施并准备好相应的物品。不在右肺中叶或左肺舌叶行活检。

3. 对于肺部弥漫性病变应根据影像学表现挑选病变较密集的部位操作，并避免纤维化严重的区域操作。

### 四、纵隔镜检查

纵隔镜检查常用于纵隔占位的诊断，尤其是纵隔内肿大淋巴结的病理活检。其适应证为纵隔淋巴结肿大、纵隔肿瘤等疾病的诊断和治疗，以及肺癌术前病理分期的检查。

纵隔镜术属微创手术，但需在全身麻醉下进行。手术除了常规手术的并发症外（如麻醉意外、出血、心脑血管意外、伤口感染等），还可出现喉返神经损伤造成的声带麻痹、胸导管损伤引起的乳糜胸，发生率$<1\%$。

（庞　珂　李学芹）

## 第六节　血 气 分 析

### 一、概述

血气分析（blood gas analysis）系指用血气分析仪测定血液中氧和二氧化碳分压以及pH，并进而推算出一系列指标，为临床提供与人体呼吸、气体代谢及酸碱平衡状况等有关的重要资料。血气分析可以了解$O_2$的供应和酸碱平衡情况，是抢救危重患者和手术中监护的重要指标之一。

血气分析的标本有动脉和静脉血两种，临床常用动脉血。身体各处动脉血的气体成分相同，而静脉血受到血液灌注和代谢状况等影响，因此各处成分不尽一致，应取混合静脉血作为代表。动、静脉血气同时测定能更好地反映组织代谢和血液循环的情况。以下简述动脉血气分析的临床意义。动脉血气分析是判断机体是否存在酸碱平衡失调以及缺氧和缺氧程度的可靠指标。

## 二、标本采集要求

血气分析测定标本采集的基本要求详见表 2-6-1。

表 2-6-1　血气分析标本采集要求

| 标本要求 | 具体操作 |
| --- | --- |
| 合理的采血部位 | 应采集桡动脉、肱动脉、股动脉处血标本 |
| 严格隔绝空气 | 海平面大气压（101.325kPa，760mmHg）、安静状态下、肝素抗凝［国际生化联合会（IFCC）推荐血气标本中肝素的最终浓度为 50U/ml］ |
| 及时送检 | 标本采集后立即送检，不能及时送检的，应将血标本保存在 4℃环境中，但不得超过 2 小时 |
| 标记吸氧浓度 | 吸氧患者尽可能停止吸氧 30 分钟后再采集血标本送检，不能停止吸氧的应标记给氧浓度与流量 |

## 三、适应证

1. 临床各科的急危重症一般都伴有程度不等的缺氧和（或）酸碱失衡，原则上均需查血气分析，跟踪病情变化；各种诊断不明的疑难杂症，血气分析可提示氧供和酸碱平衡状态的信息，帮助明确诊断。

2. 各种疾病所致的呼吸功能障碍　对怀疑可能发生呼吸衰竭的患者［呼吸系统疾病、心脏疾病、严重创伤、休克、多脏器功能不全综合征（MODS）、中毒等各种危重患者］均应进行血气分析检测，以利于临床诊断和治疗方案确定。

3. 呼吸衰竭的治疗监护　在治疗呼吸衰竭时应适时根据血气分析结果及时调整治疗方案，特别是应用机械通气治疗时，应定时监测血气分析指标变化，以指导调节各种通气参数。

4. 酸碱平衡紊乱的诊断和监测　血气分析可协助诊断患者是否存在酸碱平衡失调（包括呼吸性和代谢性），并判断酸碱平衡紊乱的类型及其严重程度。

5. 禁忌证　血气分析无绝对禁忌证。

## 四、血气分析指标及其临床意义

血气分析仪直接测定的指标是动脉 pH、动脉 $PaCO_2$、动脉 $PaO_2$，然后根据相关方程式由上述 3 个测定指标计算出其他指标，从而判断肺换气功能及体内酸碱平衡的状况。具体指标、参考值及临床意义详见表 2-6-2。

表 2-6-2　血气分析的指标、参考值及临床意义

| 项目 | 参考值 | 临床意义 |
|---|---|---|
| 动脉血氧分压（$PaO_2$） | 95～100mmHg（12.6～13.3kPa） | 判断机体是否缺氧及程度，低氧血症分：<br>轻度：80～60mmHg（10.7～8.0kPa）；中度：60～40mmHg（8.0～5.3kPa）；重度：<40mmHg（5.3kPa）<br>判断是否呼吸衰竭：海平面大气压下，静息呼吸室内空气，排除其他因素，$PaO_2<60$mmHg 和（或）$PaCO_2>$ 50mmHg |
| 肺泡－动脉血氧分压差［$P_{(A-a)}O_2$］ | 15～20mmHg（2～2.7kPa） | $P_{(A-a)}O_2$ 增大伴有 $PaO_2$ 降低提示肺本身受累所致氧合障碍；<br>$P_{(A-a)}O_2$ 增大无 $PaO_2$ 降低见于肺泡通气量明显增加，而大气压、吸入气氧浓度与机体耗氧量不变时 |
| 动脉血二氧化碳分压（$PaCO_2$） | 35～45mmHg（4.7～6.0kPa）<br>平均值：40mmHg（5.33kPa） | 结合 $PaO_2$ 判断呼吸衰竭的类型和程度：Ⅰ型呼吸衰竭：$PaCO_2$ 可正常或略降低；Ⅱ型呼吸衰竭：$PaCO_2>$ 50mmHg；肺性脑病时：$PaCO_2>70$mmHg<br>判断呼吸性酸碱平衡失调：$PaCO_2>45$mmHg，提示呼吸性酸中毒；$PaCO_2<35$mmHg，提示呼吸性碱中毒<br>判断代谢性酸碱失调的代偿反应：<br>代谢性酸中毒：$PaCO_2$ 可降至 10mmHg<br>代谢性碱中毒：$PaCO_2$ 可升至 55mmHg |
| 动脉血氧饱和度（$SaO_2$） | 95%～98% | 判断是否缺氧的一个指标，不敏感，有掩盖缺氧的潜在危险。 |
| 混合静脉血氧分压（$PvO_2$） | 35～45mmHg（4.7～6.0kPa） | 判断组织缺氧程度和组织摄氧的状况 |
| 动脉血氧含量（$CaO_2$） | 8.55～9.45mmol/L | 反映动脉血携氧量的综合性指标 |
| 血液酸碱度（pH） | 7.35～7.45（平均 7.40） | 判断酸碱失调中机体代偿程度的重要指标：<br>＜7.35：失代偿酸中毒（酸血症）<br>＞7.45：失代偿碱中毒（碱血症） |
| 实际碳酸氢根（AB） | 22～27mmol/L | 反映酸碱平衡中代谢性因素，一定程度上受呼吸因素的影响；AB 与 SB 的差数，反映呼吸因素对血浆 $HCO_3^-$ 影响的程度<br>呼吸性酸中毒：AB＞SB；呼吸性碱中毒：AB＜SB<br>代谢性酸中毒：AB＝SB＜正常值<br>代谢性碱中毒：AB＝SB＞正常值 |

续表

| 项目 | 参考值 | 临床意义 |
| --- | --- | --- |
| 标准碳酸氢根(SB) | 22～27mmol/L | 是准确反映代谢性酸碱平衡的指标，一般不受呼吸的影响 |
| 全血缓冲碱(BB) | 45～55mmol/L（平均 50mmol/L） | 反映机体对酸碱平衡失调时总的缓冲能力，不受呼吸因素、$CO_2$ 的影响；BB↓：代谢性酸中毒；BB↑：代谢性碱中毒 |
| 血浆 $CO_2$ 含量($T-CO_2$) | 25.2mmol/L | $T-CO_2$ 基本可反映 $HCO_3^-$ 的含量，受呼吸影响 |
| 剩余碱(BE) | 0±2.3mmol/L | 只反映代谢性因素，与 SB 的意义大致相同 |
| 阴离子间隙(AG) | 8～16mmol/L | 高 AG 代谢性酸中毒以产生过多酸为特征，常见于乳酸酸中毒、尿毒症、酮症酸中毒；正常 AG 代谢性酸中毒可有 $HCO_3^-$ 减少、酸排泄衰竭或过多使用含氯的酸 |
| | | 判断三重性酸碱失衡中 AG 增大的代谢性酸中毒：>30mmol/L，肯定酸中毒；20～30mmol/L，可能酸中毒；17～19mmol/L，只有 20% 有酸中毒 |

（刘　梅　李云霞）

## 第七节　肺循环血流动力学监测

### 一、概述

血流动力学监测是危重患者循环功能监测的重要组成部分，是临床麻醉、重症监测和治疗的重要手段，分为无创伤性血流动力学监测（noninvasive hemodynamic monitoring）和创伤性血流动力学监测（invasive hemodynamic monitoring）。前者是经皮表或黏膜等途径间接取得有关心血管功能的各项参数，包括心电图、心率、血压、血氧饱和度、尿量等的监测，以及超声心动描记和超声血流等的测定。后者是经体表插入各种导管或监测探头到心脏和(或)血管腔内，利用各种监测仪直接测出各项生理指标，通过对所测数据的分析，可深入全面地了解病情，有利于疾病的诊断和治疗，包括有创动脉压、中心静脉压监测和肺动脉压监测。本节主要介绍有中心静脉压和肺动脉压的监测。

### 二、中心静脉压的测定

#### （一）概述

中心静脉压（central venous pressure，CVP）是上、下腔静脉进入右心房处的压力，通过上、下腔静脉或右心房内置管测得。它反映右房压力，是临床观察血液动力学的主要指标之一，受右心泵血功能、循环血容量及体循环静脉系统血管紧张度3个因素影响。测定CVP对了解有效循环血容量和右心功能有重要意义。

## （二）适应证和临床意义

CVP的测定有利于临床结合其他血流动力学参数综合分析右心室前负荷、血容量及右心功能。正常情况下，CVP相当于右心房压和右心室舒张压，并与肺动脉楔嵌压（pulmonary wedge pressure，PWP）相关，PWP = CVP+6mmHg。CVP监测有助于右心衰竭、右心室梗死、三尖瓣关闭不全和心包填塞等疾病进行定量测定和追踪。适应证为各类大、中手术者，需大量输血、输液者，脱水、失血和血容量不足及各类休克者，心力衰竭者。其测量装置图见图2-7-1。

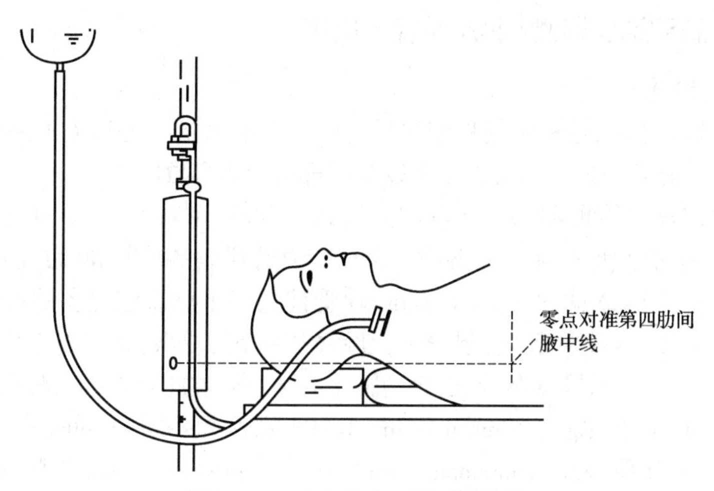


图2-7-1　中心静脉压的测量装置

CVP的正常值为0.49～1.18kPa（5～12$cmH_2O$），若中心静脉压<0.49kPa（5$cmH_2O$），为右心房充盈不足或血容量不足；中心静脉压>1.47kPa（15$cmH_2O$）时，提示心功能不全、静脉血管床过度收缩或肺循环阻力增高；若CVP超过1.96kPa（20$cmH_2O$）时，则表示存在充血性心力衰竭。需要注意的是对CVP测定结果的解释必须谨慎，在有明显的血流动力学不稳定，尤其有心肺疾病存在时，CVP并不反映左心房充盈压。如在10分钟内快速静脉输液50～200ml，CVP上升≥2$cmH_2O$，提示低血容量，可继续补充容量；如果上述快速输液后CVP上升≥5$cmH_2O$，提示心功能不全，心脏不能承受该容量负荷。关于CVP和BP关系的临床意义详见表2-7-1。

表 2-7-1 CVP 和 BP 关系的临床意义

| CVP | BP | 临床意义 | 处理原则 |
| --- | --- | --- | --- |
| 低 | 低 | 血容量不足 | 充分补液 |
| 低 | 正常 | 血容量轻度不足 | 适当补液 |
| 高 | 低 | 心功能不全/容量相对多 | 强心,扩血管 |
| 高 | 正常 | 容量血管收缩 | 适当补液、扩张血管 |
| 正常 | 低 | 心功能不全或血容量不足伴容量血管收缩 | 补液试验 * |

注:* 补液试验:取等渗盐水 250ml 于 5 ~ 10 分钟内静脉注入,如血压升高而中心静脉压不变,提示血容量不足;如血压不变而中心静脉压增高 3 ~ 5cm$H_2O$,则提示心功能不全

CVP 测定的并发症:感染、出血和血肿、气胸和血胸、气栓、神经和淋巴管的损伤。

## 三、肺动脉压监测(漂浮导管的应用)

### (一) 概述

肺动脉压监测是利用气囊漂浮导管经外周静脉插入心脏右心系统和肺动脉系统进行心脏功能及肺血管压力以及心排血量等参数的测定。

气囊漂浮导管也称 Swan-Ganz 导管,1970 年由 Swan 和 Ganz 首先研制成顶端带有气囊的导管,临床用于各种复杂的心血管疾病的诊断和治疗。近年来由于危重症医学的蓬勃发展,Swan-Ganz 导管被应用于危重症患者的血流动力学监测。将 Swan-Ganz 导管经静脉插入上腔静脉或下腔静腔,通过右心房、右心室、肺动脉主干、左或右肺动脉分支,直到肺小动脉。通过此导管可以测定中心静脉压(CVP)、右房压(right atrium pressure,RAP)、右室压(right ventricular pressure,RVP)、肺动脉收缩压(pulmonary artery systolic pressure,PASP)、肺动脉舒张压(pulmonary artery diastolic pressure,PADP)、肺动脉平均压(pulmonary artery pressure,PAP)及肺小动脉楔压(pulmonary capillary wedge pressure,PCWP,又称肺毛细血管楔压)。此外,通过漂浮导管施行温度稀释法(thermodilution)测量心排血量(cardiac output,CO),计算心指数(CI)、每搏量(SV)、每搏指数(SI),还可计算出肺循环血管阻力(PVR)和体循环血管阻力(SVR)。为临床医生提供动态、精确可靠的血流动力学数据及心功能状态,指导临床制订科学合理的治疗方案。

### (二) 肺动脉压监测的适应证和禁忌证

1. 适应证

(1) 急性心肌梗死合并心泵衰竭或疑有心泵衰竭者、心源性休克或低血压疑有血容量不足患者。

(2) 心脏外科手术后及其他大手术后的监测。

（3）其他危重患者需了解血流动力学变化。

（4）观察药物对急、慢性心功能不全治疗的血流动力学效应。

2. 禁忌证　肺动脉压监测没有绝对禁忌证，出现下列情况应慎重考虑。

（1）全身出血性疾病未控制者。

（2）穿刺局部的组织感染或穿刺局部的血管病变严重。

（3）心律失常、肺动脉高压、传导阻滞。

### （三）肺动脉压监测的临床意义

1. 肺动脉压监测的正常值　通过漂浮导管的测定，可得到右心房、右心室、肺动脉（收缩压、舒张压及平均压）、肺毛细血管楔压，各指标的正常值见表2-7-2。

表2-7-2　正常血流动力学监测指标

| 压力(mmHg) | 范围 |
|---|---|
| 右心 | |
| 右心房（平均、a波、V波） | 5、1～7、1～7 |
| 右心室（尖峰收缩、舒张末） | 17～32、1～7 |
| 肺动脉（尖峰收缩、舒张末、平均） | 17～32、4～13、20 |
| 肺毛细血管楔嵌压（平均） | 4～12 |
| 左心 | |
| 左心房（平均、a波、V波） | 4～12、4～15、4～15 |
| 左心室（尖峰收缩、舒张末） | 90～140、5～12 |
| 主动脉（尖峰收缩、舒张末、平均） | 90～140、60～90、70～105 |
| 心排血量和阻力 | |
| 心排血量（L/min） | 4～6 |
| 心脏指数（$L/min \cdot m^2$） | 2.8～4.2 |
| 体循环血管阻力（$dyn \cdot s \cdot cm^{-5}$） | 900～1400 |
| 肺循环血管阻力（$dyn \cdot s \cdot cm^{-5}$） | 40～120 |

2. 监测指标及计算参数的临床意义　一般情况下，肺毛细血管楔压（PCWP）可较好地反映左房平均压及左室舒张末期压（LVEDP），两者相差±2mmHg。PCWP升高可见于左心功能不全、心源性休克、二尖瓣狭窄、二尖瓣关闭不全、左室顺应性下降或血容量过多；PCWP下降见于血容量不足。监测PCWP的目的在于给左室选择最适宜的前负荷，使之维持在低于可能导致肺出血的范围内，但又要最大限度地维持足够的前负荷以维持足够的心排血量。理想状态是维持左室舒张末压（LVEDP）在15～20mmHg。

心排血量（CO）＝心搏出量（SV）× 心率（HR），是反映左心功能的最重要的指标。正常情况下，左、右心排血量是相等的。当心排血量轻度减少时，心排血指数(CI)为 2.8~4.2L/min·m$^2$,血压可能维持正常及没有低灌注的临床表现。当心排血量显著减少,心排血指数(CI)为 1.8~2.2L/min·m$^2$ 时,临床表现出组织的低灌注状态,可能会出现低血压。当心排血量进一步减少时,CI<1.8L/min·m$^2$ 时,会出现心源性休克。高心排血量出现于某些高动力性心力衰竭,如甲状腺功能亢进、贫血等。患者疾病不同,其血流动力学表现各异,因此根据血流动力学的监测结果可对临床疾病作出诊断。血流动力学分型详见表 2-7-3。

**表 2-7-3 临床常见血流动力学分型**

| 临床情况 | 压力(mmHg) | | | | |
|---|---|---|---|---|---|
| | 右心房 | 右心室 | 肺动脉 | 肺毛细血管楔压 | 心脏指数 |
| 正常 | 0~6 | 25/0~6 | 25/0~12 | 6~12 | ≥2.5 |
| 急性心肌梗死无左心衰竭 | 0~6 | 25/0~6 | 30/12~18 | ≤18 | ≥2.5 |
| 急性心肌梗死伴左心衰竭 | 0~6 | 30~40/0~6 | 30~40/18~25 | >18 | >2.0 |
| 双侧心室衰竭 | >6 | 50~60/>6 | 50~60/25 | 18~25 | >2.0 |
| 右心室梗死 | 12~20 | 30/12~20 | 30/12 | ≤12 | <2.0 |
| 肺栓塞 | 12~20 | 50~60/12~20 | 50~60/12 | <12 | <2.0 |

血流动力学监测结果不同的各型患者应分别给予不同的治疗,治疗过程中密切观察各项指标,及时调整给药剂量和治疗方案,以达到或维持各项指标在正常的生理范围内。

(杨 明)

## 第八节 实验室检查

### 一、概述

临床实验室检查在呼吸系统疾病的诊断、治疗中已成为必不可少的检查项目,同时也是疾病确诊与治疗的依据。实验室检查根据送检标本主要分为血液检查、体液与分泌物检查三大类,临床常规的检测项目及临床意义参见表 2-8-1。

表 2-8-1　呼吸系统疾病常规的实验室检查项目及临床意义

| 样本 | 项目 | 临床意义(呼吸系统疾病常用) |
| --- | --- | --- |
| 血液 | 血常规 | 区分感染性疾病与非感染性疾病 |
| | | 初步鉴别细菌感染与非细菌感染 |
| | | 进行血细胞分类,为进一步治疗(如癌症化疗)提供依据 |
| | 血沉 | 非特异性试验;加快见于活动性结核、肺部感染性疾病等 |
| | | 辅助观察病情变化 |
| | C 反应蛋白 | 鉴别炎症感染;细菌性肺部感染时阳性,病毒感染时为阴性或弱阳性,评估治疗疗效 |
| | 冷凝集试验 | 用于支原体肺炎的辅助诊断,凝集价≤1∶32 |
| | 抗“O”或 ASO:抗链球菌溶血素 | ASO 增高见于上呼吸道感染、A 群溶血性链球菌所致的败血症等 |
| | | 溶血性链球菌引起的感染 ASO 常 > 600U,感染后 3 ~ 4 周达高峰,持续数月;类风湿时部分患者 ASO > 400U |
| | 降钙素原 | 特异性较高,作为鉴别诊断细菌性和非细菌性感染的重要参数 |
| | | 判断细菌感染的程度(胶体金比色法) |
| | G 试验 | 用于区分真菌和细菌感染,但无法鉴定具体种属 |
| | GM 试验 | 主要用于曲霉菌感染的早期诊断 |
| | 血液培养 | 用于菌血症、败血症及脓毒败血症等感染性疾病的病因学诊断 |
| 痰 | 涂片 | 使用抗菌药物前留取标本 |
| | | 涂片:可初步分离病原菌,对诊断感染病原菌有临床意义 |
| | 培养 | 使用抗菌药前留取标本,分离病原菌,为疾病治疗提供依据 |
| | | 根据药敏试验结果选择敏感抗菌药物 |
| | 咽拭子培养 | 可分离病原菌,区分病毒和细菌感染,影响培养阳性率的因素较多 |
| 积液 | 胸腔积液 | 明确胸腔积液的性质 |
| | | 对其进行细胞学和组织学分析,有助于疾病的诊断与鉴别 |
| | | 脱落细胞和胸膜病理活检对明确肿瘤或结核有诊断价值 |

## 二、血液检查

血液检查是临床实验室检查中重要的检查项目。除了传统的检查项目(血常规、血沉、血生化等)外,越来越多的新技术得以开展,如 C 反应蛋白、降钙素原、G 试验、GM 试验等,为临床疾病的诊断和鉴别诊断提供了科学依据。血液检查项目不同,需要的血液标本亦不同,而且采血部位、时间对检查结果均有影响。有关血液检查对标本的要求详见表 2-8-2。

表 2-8-2 血液标本的采集及注意事项

| 采血类型 | 采血部位及注意事项 | 检查项目 |
| --- | --- | --- |
| 毛细管采血 | 成人:指端;婴幼儿:拇指或足跟;烧伤患者:皮肤完整处。采血部位应无炎症或水肿,切忌用力挤压 | 床边项目和急诊项目(血糖、血常规) |
| 静脉采血 | 肘部、腕部或手背静脉(空腹血) | 大部分的检查项目(血生化、肝肾功能、血凝指标等) |
| 动脉采血 | 股动脉、肱动脉、桡动脉 | 血气分析 |

## (一) 血常规检查

疾病状态时人血细胞的成分、计数会发生相应的改变。血常规检测主要检测血细胞的数量、比率,可迅速、准确地得出结果,并根据变化对疾病作出诊断。检测项目、参考值及在呼吸系统疾病的临床意义详见表 2-8-3 和表 2-8-4。

表 2-8-3 血细胞的检测和血红蛋白的测定

| 检测项目 | 参考值 | 呼吸系统的临床意义 |
| --- | --- | --- |
| 红细胞(RBC)计数 | 成年男性:(4.0 ~ 5.5) × $10^{12}$/L<br>成年女性:(3.5 ~ 5.0) × $10^{12}$/L<br>新生儿:(6.0 ~ 7.0) × $10^{12}$/L | 红细胞生成素代偿性增加:与缺氧相关常见于慢性心、肺疾病,如阻塞性肺气肿、肺源性心脏病等 |
| 血红蛋白(Hb) | 成年男性:120 ~ 160g/L<br>成年女性:110 ~ 150g/L<br>新生儿:170 ~ 200g/L | |
| 白细胞(WBC)计数 | 成人:(4 ~ 10) × $10^9$/L<br>新生儿:(15 ~ 20) × $10^9$/L<br>6 个月 ~ 2 岁:(11 ~ 12) × $10^{12}$/L | 增多:急性感染<br>减少:感染;药物引起 |
| 血小板(PC)计数 | 成人:(100 ~ 300) × $10^9$/L | 轻度增多:急性感染<br>减少:上呼吸道感染 |

表 2-8-4 白细胞分类、计数及其临床意义

| 分类 | 比例(%) | 绝对计数(× $10^9$/L) | 呼吸系统的临床意义 | 形态变化 |
| --- | --- | --- | --- | --- |
| 中性粒细胞(N) | 50 ~ 75 | 2.04 ~ 7.05 | 增多:急性感染(特别是化脓性球菌)<br>减少:感染(革兰阴性杆菌或某些病毒感染);药物引起 | 核左移:急性化脓性感染;核右移:一过性(可存在炎症的恢复期) |

续表

| 分类 | 比例（%） | 绝对计数（×10⁹/L） | 呼吸系统的临床意义 | 形态变化 |
|---|---|---|---|---|
| 嗜酸性粒细胞 | 0.5～5 | 0.05～0.5 | 增多:支气管哮喘;肺癌<br>减少:长期使用肾上腺皮质激素后 | — |
| 嗜碱性粒细胞 | 0～1 | 0～0.1 | 增多:支气管哮喘 | — |
| 淋巴细胞 | 20～40 | 0.8～4 | 增多:感染（病毒感染;百日咳杆菌、结核分枝杆菌感染） | 异形淋巴细胞 |
| 单核细胞 | 3～8 | 0.12～0.8 | 增多:感染（活动性肺结核） | — |

### （二）红细胞沉降率检测

红细胞沉降率（erythrocyte sedimentation rate,ESR）通常以红细胞在第1小时末下沉的距离表示，简称血沉。它的快慢与血浆黏度，尤其与红细胞间的聚集力有关。聚集力大，血沉快；反之则慢。血浆球蛋白和纤维蛋白原的变化，或有异常蛋白进入血液，也可导致血沉加速。因此，临床上常用血沉作为红细胞间聚集性的指标，用以反映身体内部的某些疾病。但血沉是一种非特异性试验，不能单独用以诊断疾病。有关血沉检测的临床意义详见表2-8-5。

表2-8-5　ESR的临床意义

| 参考值（魏氏法） | 临床意义 | |
|---|---|---|
| <50岁:男性0～15mm/h<br>女性0～20mm/h<br>>50岁:男性0～20mm/h<br>女性0～30mm/h<br>>85岁:男性0～30mm/h<br>女性0～42mm/h<br>儿童:0～10mm/h | 加快 | 生理情况:妇女月经期、妊娠期、>60岁的老年人<br>病理情况:可见于各种急、慢性炎症（如结核、结缔组织病、风湿热等）;组织损伤和坏死也可短期增加;恶性肿瘤中，尤其是恶性程度高、增长迅速的肿瘤更明显;多种高球蛋白血症均可见血沉增快，如系统性红斑狼疮、多发性骨髓病、巨球蛋白血症、肝硬化、慢性肾炎等;贫血、高胆固醇血症时也可出现血沉增快 |
| | 减慢 | 真性红细胞增多症 |

判断血沉结果的正常与否需结合患者的病情、临床症状，同时应考虑性别、年龄等因素。血沉加快的程度常与病情轻重有关，活动期血沉加快，病情好转时血沉速度减缓，非活动期血沉可以恢复到参考范围。血沉的快慢还可辅助观察病情的变化，如风湿病、结核病、红斑狼疮患者的血沉从平稳到加快表明病情进入活动期，长期稳定提示病情得到了控制；血沉还可以用于某些疾病的鉴别诊断，如心肌梗死和心绞痛、胃癌和胃溃疡、盆腔癌性包块和无并发症的卵巢囊肿

等的鉴别，前者均表现为血沉明显增快，后者正常或略有增高。良性肿瘤一般血沉不加快或出现减慢现象，因此可以协助肿瘤性质的初步判断。

### （三）感染免疫检测

C 反应蛋白（C-reactive protein，CRP）是一种由肝脏合成，能与细菌细胞壁 C-多糖起反应的急性时相反应蛋白。当急性炎症、感染、组织创伤和肿瘤发生时，机体内炎性系统被激活，CRP 的浓度将迅速增高；随着病变的消退、炎症的消失，CRP 也逐渐降至正常水平。该反应灵敏度高，但特异性较低，其结果应与患者临床体征相联系。C 反应蛋白监测的临床意义详见表 2-8-6。

表 2-8-6 CRP 的主要临床意义

| 检测项目 | 参考值 | 呼吸系统的临床意义 | |
|---|---|---|---|
| | | 升高 | 不升高 |
| C 反应蛋白（CRP） | <2.87mg/L（速率散射比浊法） | 细菌感染 | 非细菌感染 |
| | | 风湿热活动期 | 风湿热稳定期 |
| | | 器质性疾病 | 功能性疾病 |

### （四）血清抗链球菌溶血素“O”试验

溶血素“O”是 A 群溶血性链球菌的代谢产物，具有溶血活性和抗原性。人感染溶血性链球菌后 2～3 周，体内便产生抗体——抗链球菌溶血素“O”（anti-streptolysin“O”，抗 O 或 ASO）。ASO 测定用于 A 族链球菌感染的诊断，其存在与含量可反映感染的严重程度。A 组链球菌感染后 1 周 ASO 即开始升高，4～6 周可达高峰，并能持续数月；当感染减退时，ASO 值下降并在 6 个月内回到正常值；如果 ASO 滴度不下降，提示可能存在复发性感染或慢性感染，抗体效价逐渐下降说明病情缓解。ASO 的临床意义见表 2-8-7。

表 2-8-7 抗“O”试验的临床意义

| 检测项目 | 正常范围 | 呼吸系统的临床意义 |
|---|---|---|
| 抗链球菌溶血素“O”（抗 O 或 ASO） | <400U | 升高：提示近期有 A 群溶血性链球菌感染，如急性上呼吸道感染、链球菌感染性咽炎、扁桃体炎等 |
| | | 降低：药物性（水杨酸盐、糖皮质激素、抗菌药）因素 |

### （五）IgE 检测

IgE 是介导Ⅰ型变态反应的抗体，检测血清总 IgE 和特异性 IgE 有助于Ⅰ型变态反应的临床诊断和过敏原的确定。正常情况下血清 IgE 仅在 ng/ml 水平，临床采用高度敏感的放射免疫测定法及酶联免疫测定法检测。检测方法及临床意义详见表 2-8-8。

表 2-8-8 IgE 的检测方法及临床意义

| 检测项目 | 检测方法 | 参考值 | 呼吸系统的临床意义 |
|---|---|---|---|
| 总 IgE 检测 | 放射免疫吸附剂试验(IRST)、酶联免疫测定法、间接血凝试验 | 婴儿脐带血 IgE < 0.5IU/ml; > 12 岁血清 IgE 水平在 20 ~ 200IU/ml 之间; > 333IU/ml 为异常升高(1IU = 2.4ng) | IgE 升高见于过敏性哮喘、季节性过敏性鼻炎、特应性皮炎、药物性间质性肺炎、支气管肺曲菌病、麻风、类天疱疮及某些寄生虫感染等 |
| 特异性 IgE 检测 | 放射变应原吸附剂试验(RAST)、酶联免疫测定法 | < 0.35IU/ml (酶标记免疫法) | 协助过敏性哮喘、过敏性鼻炎等过敏性疾病的诊断与鉴别,寻找相关过敏原 |

## (六) 支原体血清学检测

肺炎支原体是急性呼吸道感染的常见病原体。人体感染肺炎支原体后,能产生特异性 IgM 和 IgG 类抗体。IgM 类抗体一般感染后 1 周出现,3 ~ 4 周达高峰,随后逐渐降低。肺炎支原体感染的潜伏期为 2 ~ 3 周,当患者出现症状而就诊时,IgM 抗体已达到相当高的水平,因此 IgM 抗体阳性可作为急性期感染的诊断指标。IgG 较 IgM 出现晚,需动态观察,如显著升高提示近期感染,显著降低说明处于感染后期。因此,IgM 阳性是早期感染的标志,IgG 阳性是既往感染的标志。

支原体实验室诊断方法包括病原体的分离与培养、PCR 诊断技术以及血清学方法。最常用是血清学方法,分为支原体特异性和非特异性血清学检测。特异性血清学检测方法包括补体结合试验、间接免疫荧光染色检查法、生长抑制试验、代谢抑制试验、间接血凝试验、酶免疫法和酶联免疫吸附试验(ELISA)等,最常用的是补体结合试验。非特异血清学方法有肺炎支原体冷凝集试验与 MG 链球菌凝集试验。肺炎支原体血清学检测的临床意义详见表 2-8-9。

表 2-8-9 肺炎支原体的血清学检测方法及临床意义

| 检测项目 | | 判断标准(阳性) | 检测抗原 | 临床意义 |
|---|---|---|---|---|
| 非特异性检测 | 冷凝集试验 | 滴度≥1∶32 | — | 50% 的患者感染第 2 周时可达 1∶32 以上,6 ~ 8 周时消失;其他微生物感染也可升高,敏感性和特异性差 |

续表

| 检测项目 | | 判断标准(阳性) | 检测抗原 | 临床意义 |
|---|---|---|---|---|
| 特异性检测 | 补体结合试验(CFT) | 双份血清效价呈4倍增长可明确诊断;单份血清效价≥1∶32提示感染 | IgM | 感染第1周即可检测到,3~4周达高峰,敏感性为33%~70%,特异性优于冷凝集试验 |
| | 间接血凝试验(PHA) | 效价≥1∶32 | IgM+IgG | 感染发病后7天出现阳性结果,10~30天达高峰。敏感性和特异性均高 |
| | 明胶颗粒凝集试验(PA) | 抗体效价≥1∶160 | IgM+IgA | 间接血凝试验的改进方法,稳定性好,敏感性和特异性进一步提高 |
| | 酶免疫测定(ELISA) | 样本吸光度值/标准品吸光度值≥1.1 | IgM+IgG+IgA | 敏感性与特异性最高 |

分子生物学检测方法有基因探针和聚合酶链反应(PCR)。基因探针的核酸杂交法虽然敏感性和特异性很高,但基因探针常用放射性核素标记,放射性危害大,设备要求高且烦琐,难以推广。PCR技术使支原体检测变得简便、快速、敏感、特异。

**(七)降钙素原**(procalcitonin,PCT)

PCT是诊断和监测细菌炎性感染的一个重要参数。PCT是由甲状腺C细胞分泌产生的,是无激素活性的降钙素(calcitonin,CT)的前体。自身免疫、过敏和病毒感染时PCT不会升高;局部有限的细菌感染、轻微的感染和慢性炎症亦不会导致其升高;当严重细菌、真菌、寄生虫感染以及脓毒症和多脏器功能衰竭时,其血浆水平会异常升高,感染控制后会随之下降。PCT的具体生理特性见表2-8-10。

**表2-8-10 降钙素原的生理特性**

| | |
|---|---|
| 分子量 | 1.3万kD(116AA的糖蛋白) |
| 正常产生部位 | 甲状腺滤泡旁细胞内转录生成 |
| 异位分泌部位 | 肝脏、肾脏、白细胞、肺、肌肉、脂肪等 |
| 降解 | 特异的蛋白水解酶 |
| 半衰期 | 25~30小时 |
| 特点 | 感染2小时后可检测到,6~8小时后浓度快速升高,12~48小时达峰值 |

PCT反映了全身炎症反应的活跃程度，检测的敏感性为90%~92%，特异性为92%~98%，对临床早期诊断具有重要意义（表2-8-11）。影响PCT水平的因素包括被感染器官的大小和类型、细菌的种类、炎症的程度、免疫反应的状况及感染控制情况。动态观察血清PCT水平的变化，能更好地指导临床制订抗感染方案（表2-8-12）。

表2-8-11　PCT检测结果的临床意义

| 参考值（ng/ml） | 临床意义 |
|---|---|
| PCT<0.05 | 正常 |
| 0.05≤PCT≤0.5 | 轻度局部感染或细菌感染早期 |
| 0.5<PCT≤2 | 可能全身细菌感染，但需排除：出生<48小时的新生儿*；严重烧伤、创伤、较大外科手术、重度心源性休克等临床状态 |
| 2<PCT<10 | 全身感染 |
| PCT≥10 | 严重脓毒症或脓毒症休克 |

注：*新生儿出生后2天内PCT生理性增高，最高达21ng/ml；长期血液透析的患者PCT值可达1.5ng/ml

表2-8-12　PCT检测结果的临床建议

| 参考值（ng/ml） | 临床判断 | 抗菌药使用建议 |
|---|---|---|
| PCT<0.1 | 排除细菌感染的诊断 | 强烈不推荐使用抗菌药 |
| 0.1≤PCT<0.25 | 提示细菌感染的可能性小 | 不推荐使用抗菌药 |
| 0.25≤PCT<0.5 | 存在细菌感染的可能 | 建议开始抗菌药治疗 |
| PCT≥0.5 | 细菌感染 | 强烈推荐进行抗菌药治疗 |

### （八）真菌血清学检测

真菌为真核生物，可作为过敏原引起支气管哮喘与变态反应性支气管肺曲霉菌病，还可直接侵袭肺组织或支气管而导致侵袭性肺真菌病。

呼吸系统侵袭性真菌感染常缺乏特征性的临床症状和影像学指征，死亡率较高。实验室检查除痰涂片、痰培养外，还可进行血清1,3-β-D葡聚糖（简称G试验）与半乳甘露聚糖抗原检测（简称GM试验）。有关G试验和GM试验的检测要求、临床意义详见表2-8-13。

表 2-8-13　G 试验与 GM 试验的检测原理及临床意义

| 项目名称 | G 试验 | GM 试验 |
|---|---|---|
| 原理 | 真菌细胞壁的成分是 1,3-β-D-葡聚糖,被吞噬细胞吞噬后,血液及体液中含量增高(浅部真菌感染无类似现象)。该物质可特异性地激活鲎变形细胞裂解物中的 G 因子,引起裂解物凝固 | 曲霉菌特有的细胞壁多糖成分是 β(1-5)呋喃半乳糖残基,可采用小鼠单克隆抗体 EBA-2 检测人血清中的曲霉菌半乳甘露聚糖 |
| 检测标本 | 静脉采血 2ml | 静脉采血 5ml |
| 参考范围 | 正常值 < 20pg/ml | ≥0.5 为阳性 |
| 诊断 | 用于除隐球菌和接合菌(毛霉菌、根霉菌等)外的所有深部真菌感染的早期诊断,尤其是念珠菌和曲霉菌 | 用于曲霉菌感染(IPA)的早期诊断。GM 释放量与菌量成正比,可以反映感染程度。连续检测 GM 可作为治疗疗效的监测 |
| 检测真菌属 | 念珠菌属、镰刀菌属、曲霉菌属、青霉 / 拟青霉 | 隐球菌属、曲霉菌属、青霉 / 拟青霉 |

G 试验易出现假阳性与假阴性结果。下列情况可出现假阳性:①使用纤维素膜进行血透,标本或患者暴露于纱布或其他含有葡聚糖的材料;②静脉输注免疫球蛋白、白蛋白、凝血因子或血液制品;③某些细菌败血症(尤其是链球菌败血症);④操作者处理标本时存在污染;⑤使用多糖类抗癌药物、放疗、化疗造成的黏膜损伤;⑥定植的念珠菌经胃肠道进入血液等也可能造成假阳性,食用菌类如蘑菇等食物可导致假阳性。下列情况可出现假阴性:隐球菌具有厚壁胞膜,在免疫缺陷患者体内生长缓慢,导致试验呈假阴性。

GM 试验在以下情况可出现假阳性:①使用半合成青霉素尤其是哌拉西林 / 他唑巴坦、阿莫西林 / 克拉维酸;②新生儿和儿童;③血液透析;④自身免疫性肝炎等;⑤食用可能含有 GM 的牛奶等高蛋白食物和污染的大米等。以下情况可出现假阴性:①肠道中定植的曲霉释放 GM 进入血液循环;②曾使用抗真菌药物;③病情不严重;④非粒细胞缺乏的患者。

为避免 G 试验与 GM 试验假性结果的产生,应注意:① G 试验与 GM 试验联合可提高阳性率;② 2 次或 2 次以上阳性可降低假阳性率;③高危患者建议每周检测 1～2 次,进行动态监测。

真菌感染的诊断除上述实验室检查外,应注意结合影像学结果、患者的临床体征、痰及血液的培养结果等综合分析。

## 三、痰液检查

痰液检查项目包括一般性状检查、显微镜检查和病原体培养。

### （一）标本采集

痰标本应在使用抗菌药物前留取，并注意以下事项：

1. 留痰前应先漱口，然后用力咳出气管深部痰液。

2. 作 24 小时痰量和分层检查应嘱患者将痰吐在无色广口瓶内，并加少许防腐剂。

3. 作细胞学检测时，每次咳痰 5～6 口，定量约 5ml，或收集上午 9～10 时的新鲜痰液送检。

4. 对无痰或痰少患者，可给予化痰药物或应用高渗盐水（3%～10%）超声雾化吸入诱导排痰；昏迷患者可于清理口腔后，用负压吸引法吸取痰液；幼儿痰液收集困难时，可用消毒棉拭子刺激喉部引起咳嗽反射，用棉拭子刮取标本。

5. 采用纤维支气管镜检查可直接从病灶处采集标本。

6. 痰液收集后在 1～2 小时后送检，延迟将降低检出率。

合格的痰标本是提高检测阳性率及其正确性的前提，能提高培养的敏感性和特异性。合格的痰标本：镜检筛选合格标本 [ 鳞状上皮细胞（SCE）<10 个 / 低倍视野，多核白细胞（WBC）>25 个 / 低倍视野，或两者的比例 <1 ∶ 2.5]（表 2-8-14）。

表 2-8-14　痰液标本细菌培养合格标准

| 分类 | 细胞学（低倍视野） | 结果判断 |
| --- | --- | --- |
| A 类 | SCE＜10，WBC≥25 | 合格 |
| B 类 | SCE＜25，WBC＞25 或 SCE＜25，WBC 10～25 或 SCE≥25，WBC≥10 | 可接受合格 |
| C 类 | SCE ≥ 25，WBC ＜ 10 | 不合格 |

### （二）痰液的一般性状检查

包括痰液的量、颜色、性状及气味的检查。

1. 痰量　一般以 24 小时为准，正常人无痰或仅咳少量泡沫或黏液样痰；呼吸道病变时会引起痰量增多，疾病发展过程中如痰量逐渐减少，常提示病情好转；反之，则提示病情加重。

2. 痰颜色与性状的变化　正常的痰为无色或灰白色的黏液痰，疾病状态下痰液颜色会发生变化，可根据痰液颜色初始判断疾病状态。痰液性状的变化包括黏稠性、脓性、血性等，可用于肺部疾病的初步判断，详见表 1-1-5。

3. 气味　正常痰液无特殊气味，痰中带血时可带有血腥气，痰有恶臭常提示合并有厌氧菌感染，晚期肺癌的痰液也有特殊臭味。

临床应注意联合血象、体征等临床表现及影像学来综合判断病情。

### (三)显微镜检查

痰涂片检测分为直接涂片和染色涂片。涂片检查通过显微镜可观察到痰液有形成分的种类、数量及形态变化(表 2-8-15),为临床提供初步诊断及初始经验抗感染治疗的依据(表 2-8-16)。

表 2-8-15 直接涂片检测分析的临床意义

| 种类 | 正常情况 | 病理情况 | 临床意义 |
|---|---|---|---|
| 白细胞 | 少量 | 中性粒细胞增多 | 呼吸道感染 |
| | | 嗜酸性粒细胞增多 | 支气管哮喘、过敏性支气管炎 |
| | | 淋巴细胞增多 | 肺结核 |
| 红细胞 | 无 | 有 | 呼吸道出血性疾病 |
| 上皮细胞 | 少量鳞状上皮细胞或柱状上皮细胞 | 增多 | 呼吸道炎症或其他疾病 |
| 肺泡巨噬细胞 | 无 | 炭末细胞 | 炭末沉着症及大量吸入烟尘者 |
| | | 含铁血黄素细胞 | 常见于心力衰竭引起的肺淤血、肺梗死及肺出血患者 |
| 硫黄样颗粒 | 无 | 有 | 见于放线菌病患者 |
| 寄生虫及虫卵 | 无 | 有 | 肺吸虫病、阿米巴肺脓肿 |

表 2-8-16 涂片染色的临床意义

| 种类 | 染色方法 | 正常情况 | 病理情况 | 临床意义 |
|---|---|---|---|---|
| 脱落细胞 | 巴氏染色、苏木精-伊红染色 | 以鳞状上皮细胞为主,可有纤毛柱状细胞和尘细胞 | 变形的上皮细胞 | 支气管炎、支气管扩张 |
| | | | 癌细胞 | 肺癌(可筛分鳞癌、腺癌等) |
| 细菌学 | 革兰染色 | | 革兰阳性或阴性 | 检测细菌和真菌 |
| | 抗酸染色 | 阴性 | 阳性 | 结核分枝杆菌感染 |
| | 荧光染色 | 阴性 | 阳性 | 检测真菌和支原体 |

### (四)痰培养和药敏试验

1. 痰培养 为鉴别细菌的种类和性质,可根据需要进行需氧菌和厌氧菌培养、结核分枝杆菌培养或真菌培养,用于呼吸道感染的病因诊断。痰培养的理论依据是致病菌应高于污染菌。实验室方法有定量培养、半定量培养,常与药物敏感试验一起进行。痰标本标准定量培养可提高培养的敏感性与特异性,但方法烦琐。目前实验室常用半定量培养法,三区划线接种方法对标本进行培养,使病原菌生长数逐级下降。详见表 2-8-17。

表 2-8-17 痰半定量培养的结果判定及临床意义

| 分级 | 划线区域菌落数 | | | 相当菌落数 | 临床意义 |
|---|---|---|---|---|---|
| | 第一区 | 第二区 | 第三区 | | |
| 1+(极少量) | <10 | | | $\leq 10^4$cfu/ml | 多为污染菌 |
| 2+(少量) | >10 | <5 | | $10^5$cfu/ml | 污染的可能性大,建议重新培养 |
| 3+(中量) | >10 | >5 | <5 | $10^6$cfu/ml | 感染的可能性大 |
| 4+(多量) | >10 | >5 | >5 | $\geq 10^7$cfu/ml | 多为感染菌 |

不同的致病微生物需要不同的培养基,如血平板适用于大多数细菌,尤其是葡萄球菌、链球菌;巧克力平板适用于流感嗜血杆菌;中国蓝平板适用于肠杆菌科细菌及铜绿假单胞菌等。

痰培养结果要结合痰涂片检查,两者相符则有很强的诊断提示;若两者不符,需考虑增加痰培养的次数,≥2 次痰培养结果相同可提高可信度。综合肺部感染病原学的检测结果分析:①社区获得性肺炎以肺炎链球菌和流感嗜血杆菌为主要病原菌;②在革兰阳性球菌中,耐甲氧西林的细菌明显增加;③医院获得性肺部感染中革兰阴性菌占优势,产超广谱 β-内酰胺酶细菌明显增多;④免疫低下或免疫缺陷者的呼吸系统感染则应重视特殊病原菌如真菌、肺孢子菌及非典型分枝杆菌感染。

2. 药物敏感试验　药物敏感试验是检查病原菌是否对抗菌药物耐药的试验,常用检测方法见表 2-8-18。K-B 纸片法操作简单方便、成本低,是实验室最常用的方法,通过测量抑菌圈的直径来判读结果,抑菌圈越大表示药物越敏感,反之则耐药。仪器测定多使用稀释法,通过测量 MIC 来判定结果,MIC 浓度越低越敏感,反之则耐药。参照临床实验室标准化研究所(clinical and laboratory standards institute,CLSI)的标准,判读药敏试验结果详见表 2-8-19。

表 2-8-18 常见药敏试验的检测方法

| | K-B 纸片琼脂扩散法 | 稀释法 | E 试验 | 折点敏感试验 |
|---|---|---|---|---|
| 实验原理 | 将含有定量抗菌药物的纸片贴在接种有测试菌的 M-H 琼脂平板上,置 35℃孵育 16~18 小时 | 先以水解酪蛋白液体培养基将抗菌药进行不同浓度的稀释,再接种待测菌,置 35℃孵育 24 小时 | 在涂有待测试菌的平板上放置含干化、稳定、浓度由高到低呈指数梯度分布的商品化抗菌药物塑料试条,35℃孵育 16~18 小时 | 仅用特定抗菌药浓度测试细菌对药物的敏感性 |

续表

| | K-B纸片琼脂扩散法 | 稀释法 | E试验 | 折点敏感试验 |
|---|---|---|---|---|
| 结果判定(参照CLSI) | 用游标卡尺量取纸片周围透明抑菌圈的直径 | 以不出现肉眼可见细菌生长的最低药物浓度为该菌的MIC | 抑菌圈和试条横向交汇处的读数刻度即是待测菌的MIC | 两种药物浓度均生长,判定为耐药;均不生长,判定为敏感;仅在较低浓度区生长,判定为中介 |

表 2-8-19　2012年CLSI结果判定标准

| 结果 | 判定标准 |
|---|---|
| 敏感(S) | 被测菌株能被使用推荐剂量在感染部位通常可达到的抗菌药物浓度所抑制 |
| 中介(I) | 抗菌药物最低抑菌浓度(MIC)接近血液和组织中通常可达到的浓度,疗效低于敏感菌;还表示药物在生理浓集的部位具有临床效力(如尿液中的喹诺酮类和β-内酰胺类)或者可用高于正常剂量的药物进行治疗(如β-内酰胺类) |
| 耐药(R) | 被测菌株不能被常用剂量抗菌药物所抑制,和(或)证明MIC或抑菌环直径落在某些特定的微生物耐药机制范围(如β-内酰胺酶),临床疗效不可靠 |
| 非敏感(N/S) | 由于没有耐药菌株或耐药菌发生罕见,此分类特指仅有敏感解释标准的分离菌株。分离菌株MIC值高于或抑菌圈直径低于敏感折点时应报告为非敏感 |

## 四、胸腔积液检查

胸膜脏层和壁层之间为一潜在的胸膜腔,正常情况下胸膜腔内含有微量的润滑液体,其产生与吸收经常处于动态平衡。当病理原因使其产生增加和(或)吸收减少时,就会出现胸腔积液。胸腔积液分为漏出液和渗出液两类,区分积液的性质对疾病的诊断和治疗有重要意义。两者的区别详见表2-8-20。

表 2-8-20　渗出液与漏出液的区别

| 特性 | 渗出液 | 漏出液 |
|---|---|---|
| 外观 | 不定,可为血性、脓性、乳糜性等 | 淡黄色,浆液性 |
| 发生机制 | 炎症、肿瘤、化学或物理性刺激使血管内皮受损,导致血管通透性增加,以致血中成分渗出 | 非炎症所致,血管与组织间渗透压平衡失调,或毛细血管内压增高,或淋巴管阻塞而致血管内液体滤出 |
| 伴随症状 | 无水肿 | 伴有水肿 |

续表

| 特性 | 渗出液 | 漏出液 |
| --- | --- | --- |
| 常见呼吸系统疾病 | 感染、恶性肿瘤等 | 肺静脉栓塞、丝虫病、肿瘤等 |
| 透明度 | 多混浊 | 透明或微混 |
| 凝固性 | 能自凝 | 不自凝 |
| 比重 | ＞1.018 | ＜1.018 |
| 黏蛋白定性试验 | 阳性 | 阴性 |
| 蛋白定量 | ＞30g/L | ＜25g/L |
| 葡萄糖定量 | 常低于血糖水平 | 与血糖相近 |
| 细胞计数 | 常＞$500\times10^6$/L | 常＜$100\times10^6$/L |
| 细胞分类 | 以中性粒细胞或淋巴细胞为主 | 以淋巴细胞、间皮细胞为主 |
| 细菌学检测 | 可找到病原菌 | 阴性 |
| 积液/血清总蛋白比值 | ＞0.5 | ＜0.5 |
| 积液/血清 LDH 比值 | ＞0.6 | ＜0.6 |
| LDH | ＞200IU | ＜200IU |

研究表明，应用积液/血清总蛋白的比值、积液/血清 LDH 的比值和乳酸脱氢酶(LDH)3项检测可作出100%的分类。在解释实验室结果时应结合临床情况，如为渗出液，还要区分是炎症性还是肿瘤性，此时应进行细胞学和细菌学检测。胸腔积液为无菌体液，一旦涂片与培养阳性即可确诊。

## 五、支气管肺泡灌洗液检测

支气管肺泡灌洗液（BALF）检查是利用纤维支气管镜，对肺段和亚肺段进行灌洗后，采集肺泡表面衬液进行炎症与免疫细胞及可溶性物质检查的方法。通过对肺泡灌洗液进行过滤、离心后，上清液做生化和免疫检测，沉淀做细胞检查。

1. 细胞检查　作有核细胞计数和分类计数及淋巴细胞亚群分析，在沉淀物中检查有无癌细胞。

2. 可溶性物质检查　包括各种蛋白质、脂类、酶类等，通过对检测结果进行分析可有助于了解某些肺部疾病的病变特征，对疾病诊断和治疗及研究其发病机制均有重要价值。

3. 其他检查　涂片检测到细菌时临床意义较大；培养适用于细菌、病毒、真菌和支原体等的分离培养，当培养的细菌为$10^5$cfu/ml 时有意义。患者痰中不易查到寄生虫，但 BALF 阳性检出卡氏肺孢子虫的概率较高，并可致严重的间质性肺炎，一般轻型感染卫氏并殖吸虫患者痰中查不到虫卵，但 BALF 沉淀物中可查到。

对支气管肺泡灌洗液内容物的分析检测可有助于肺部感染的病原学诊断、恶性肿瘤的检查及对间质肺疾病进行诊断、疗效评价及预后评估。

## 六、肿瘤标志物检测

肿瘤标志物(tumor marker)是由肿瘤细胞本身合成、释放,或是机体对肿瘤细胞反应而产生或升高的一类物质。肿瘤标志物存在于血液、细胞、组织或体液中,反映肿瘤的存在和生长,可通过化学、免疫学以及基因组学等方法测定,对肿瘤的诊断、化疗效果和复发转移的监测、预后的判断具有一定的价值。肿瘤标志物按化学组成主要包括蛋白质类、糖类和酶类物质,详见表 2-8-21;按照性质及组织来源分为以下 4 类:

1. 肿瘤癌胚抗原标志物　这类物质在胚胎期表达,出生后逐渐停止合成与分泌,但在肿瘤状态时机体可重新产生和分泌这些蛋白,如 AFP、CEA 等。

2. 肿瘤相关糖类抗原标志物　为肿瘤细胞分泌的含糖类抗原物质,能够被单克隆抗体识别,如 CA19-9、CA50、CA15-3、CA125 等。

3. 激素、酶及蛋白类标志物　这类物质在正常组织中表达,但在肿瘤组织中可过量表达,如 HCC、ACTH、NSE、PAP、细胞角蛋白、免疫球蛋白等。

4. 癌基因及其产物类　如 p53、c-mic、k-ras 等。

表 2-8-21　呼吸系统常用肿瘤标志物的临床意义

| 检测项目 | | 简写 | 正常参考值 | 特异性 | 临床意义 |
|---|---|---|---|---|---|
| 蛋白质类 | 癌胚抗原 | CEA | RIA、CLIA、ELISA:0 ~ 5μg/L | 低 | 升高:肺癌患者;肺气肿、支气管哮喘可轻度升高;下降:病情好转 20% ~ 40% 的吸烟者 > 2.5μg/L |
| | 鳞状上皮癌细胞抗原 | SCC | RIA、CLIA:血清 < 1.5μg/L | 较高 | 25% ~ 75% 的肺鳞癌患者升高;上呼吸道感染可致轻度升高。不受性别、年龄、吸烟的影响;采血技术、汗液、唾液污染会引起假阳性 |
| | 胃泌素释放肽前体 | ProGRP | ELISA:0 ~ 46ng/L | 高 | 小细胞肺癌的标志物,用于诊断、疗效的监测和评估 |
| | 细胞角蛋白片段 | Cyfra21-1 | 血清 < 3.5μg/L | 较高 | 鳞癌最强,腺癌次之。敏感性较低,不作为阳性筛选工具。可评估鳞癌治疗的疗效 |
| 糖类 | 癌抗原 125 | CA125 | RIA、CLIA、ELISA:0 ~ 35U/L | 低 | 肺癌中有一定的阳性反应 |
| | 癌抗原 242 | CA242 | ELISA:0 ~ 12U/L | 低 | 肺癌中有一定的阳性反应 |

续表

| 检测项目 | | 简写 | 正常参考值 | 特异性 | 临床意义 |
|---|---|---|---|---|---|
| 糖类 | 癌抗原15-3 | CA15-3 | CLIA、ELISA：0～28U/L | 低 | 对腺癌敏感性高，但对肺腺癌敏感性低，可与其他肺癌肿瘤标志物联合检查，提高阳性率 |
| 酶类 | 神经元特异性烯醇化酶 | NSE | RIA、ELISA：0～13μg/L | 高 | 小细胞肺癌显著升高；肺鳞癌、腺癌等也升高；复发后又升高。标本溶血影响测定结果 |

肿瘤确诊的“金标准”是活组织临床病理学检查。肿瘤标志物的测定存在敏感性与特异性较低的不足，为提高其检测的阳性率，临床上常将几项相关的标志物组成联合标志物组。肺癌标志物组合是CEA、NSE、Cyfra21-1。

肿瘤标志物的检测还可应用于一般人群疾病的筛查；有症状患者的辅助诊断；临床分期的辅助手段；肿瘤体积的指示；选择适宜的治疗；对治疗效果的判断；预后；复发的早期测定。

## 七、呼吸系统临床常用诊断技术

除上述实验室检查外，呼吸系统还涉及一些诊断技术用于帮助准确诊断疾病，具体见表2-8-22、表2-8-23和表2-8-24。

表2-8-22　呼吸系统临床常用的诊断技术

| 常用诊断技术 | 临床应用 |
|---|---|
| 胸膜腔穿刺术 | 用于检查胸腔积液的性质、抽液减压或通过穿刺胸膜腔内给药 |
| 胸膜活体组织检查术 | 又称胸膜活检，常用于病因不能确定的渗出性胸腔积液患者，尤其是怀疑恶性胸腔积液，取得的活体组织通常用于病理鉴定。方法有经皮胸膜活检、经胸腔镜胸膜活检和开胸胸膜活检3种，以经皮胸膜活检常用 |
| 经皮肺穿刺术 | 常用于获取肺部病变病理学和细胞学标本，为胸内肿物提供了直接的病理学诊断方法，阳性率为80%；还可通过经皮穿刺术局部治疗肺部疾病 |
| 结核菌素试验 | 又称PPD（purified protein derivative）皮肤试验。是采用结核菌素纯蛋白衍生物为抗原的皮肤试验，用于诊断结核菌感染所致的Ⅳ型超敏反应，对诊断活动性结核病和测定机体细胞免疫功能有参考意义 |
| 过敏原试验 | 有皮内试验和点刺试验。点刺试验是目前国际特别是欧美国家推崇的过敏原体内检测方法。实验原理：对某种变应原有速发型过敏反应的患者接触到该变应原时，立即特异性地引起皮肤内的肥大细胞脱颗粒，释放组胺等活性物质，导致局部毛细血管扩张（红斑），毛细血管通透性增强，出现水肿或风团等阳性反应（判断指标见表2-8-23和表2-8-24） |

表 2-8-23 过敏原皮内试验的判定标准

| 结果 | 判定标准 |
| --- | --- |
| (–) | 受试部位无反应,与阴性对照一致 |
| ± | 可疑,红斑直径 < 0.5cm(可伴不太明显的红晕) |
| (+) | 出现红斑直径 > 1cm、伴风团 |
| (++) | 出现红斑直径 2cm、伴风团 |
| (+++) | 出现红斑直径 > 2cm、伴风团或伪足 |
| 极强阳性 | 局部反应同强阳性。但同时出现周身反应,如发痒、皮肤潮红、憋气、哮喘发作等,甚至过敏性休克 |
| 迟发型反应 | 6 ~ 48 小时后出现反应并出现浸润性结节 |

表 2-8-24 过敏原点刺试验的判定标准

| 结果 | 判定标准 |
| --- | --- |
| (–) | 变应原风团块反应与阴性对照液相同 |
| (+) | 变应原风团块反应范围为标准组胺风团反应范围的 1/4 |
| (++) | 变应原风团块反应范围为标准组胺风团反应范围的 1/2 |
| (+++) | 变应原风团块反应范围等于标准组胺风团反应范围 |
| (++++) | 变应原风团块反应范围为标准组胺风团反应范围的 2 倍 |

## 八、分子生物学在呼吸系统的临床应用

近年来分子生物学理论与技术在疾病的诊断、治疗和预防等方面发挥了重要的作用,主要有基因诊断、基因治疗、流体细胞术、染色体检测四大类。其中基因诊断已广泛应用于呼吸系统疾病的诊断。

基因诊断是以遗传物质(如 RNA 或 DNA)为检查对象,利用分子生物学技术,通过检查基因的结构或表达量的多少来诊断疾病的方法。临床常用技术有 PCR- 单链构象多态性、限制性片段多态性、等位基因特异性寡核苷酸分析、基因芯片技术、逆转录 PCR、Southern 印迹杂交、Northern 印迹杂交、斑点杂交和原位杂交等。基因诊断主要用于基因突变检测、基因连锁分析、基因表达分析、病原体诊断等,在呼吸系统主要用于感染性疾病与肿瘤的诊断。

呼吸系统感染性疾病的病原体在侵入机体初期就能被该技术检测到,且可对病原体基因进行定量,从而判断该病原体是否处在复制期,还可监测治疗

药物疗效。目前可检出的病原体有结核分枝杆菌、肺炎支原体、白念珠菌等。

（王　静　李云霞）

## 第九节　多导睡眠图

### 一、概述

多导睡眠图（polysomnography，PSG）又称睡眠脑电图，主要用于睡眠和梦境研究以及抑郁症和睡眠呼吸暂停综合征的诊断。是通过记录全夜睡眠过程中的脑电、肌电、呼吸、眼动、血氧等指标，经处理分析后得出有关睡眠结构、呼吸事件、血氧饱和度、鼾声、体位和心电图动态变化的具体数据，精确分析睡眠结构且同时反映呼吸障碍、有无睡眠呼吸暂停发生、轻重程度及分型，为睡眠呼吸障碍疾患的诊断提供客观依据的一种物理检测技术。目前临床使用的多为计算机化的多导睡眠图（computer polysomnography，cPSG）。

### 二、适应证

睡眠呼吸障碍（SDB）的诊断标准主要是依据实验室内完整的 PSG 监测，可对 SDB 的类型及其严重程度进行判断。PSG 的主要适应证如下：

1. 客观评价睡眠质量，包括睡眠潜伏期、进程、睡眠周期、睡眠结构、睡眠维持率及睡眠效率等。
2. 鉴别、评估主观性失眠或客观性失眠。
3. 了解影响睡眠障碍的其他因素，如不安腿综合征、周期性下肢抽动症等。
4. 伴有严重失眠的抑郁症、精神分裂症、强迫症等。
5. 睡眠呼吸暂停综合征的诊断及分型诊断。
6. 梦游或睡眠中伴有异常行为活动。
7. 伴有失眠的内科疾患等。

### 三、cPSG 系统组成与工作原理

cPSG 系统由监测床、传感器、红外摄像系统、前置放大器、计算机辅助系统等组成。其工作原理：不同的传感器将机体信号收集起来，将干扰信号滤过后，经前置放大器将信号放大，再通过转换器将信号转换为数字信号输入计算机，同时用红外摄像系统将受试者的影像资料同步传输至计算机，这些信号通过计算机辅助软件系统实时或事后对记录信息进行初步分析后再经专业人员校正，即

可获得快速而准确的分析结果。

## 四、监测指标及临床意义

1. 监测指标　cPSG 系统可监测睡眠过程中患者的脑电图、眼动电图、肌电图、心电图等，具体的监测指标及其临床意义见表 2-9-1。

表 2-9-1　PSG 检测的主要指标及临床意义

<table>
<tr><th colspan="2">主要指标</th><th>缩写</th><th>检测原理</th><th>检测的目的与意义</th></tr>
<tr><td colspan="2">脑电图</td><td>EEG</td><td>大脑外层的锥体细胞根据极化和去极化响应不同而产生的 EEG 波形</td><td>区分睡眠与醒觉时间、睡眠各个分期及所占比例；了解与上气道阻力有关的觉醒次数；确定睡眠紊乱程度与有无痫性脑波</td></tr>
<tr><td colspan="2">眼动电图</td><td>EOG</td><td>眼球活动时，角膜与视网膜位置的改变可导致电位差的改变</td><td>了解睡眠过程中是否出现眼球快速运动，确定快速眼动睡眠（REM）和非快速眼动睡眠（NREM）的时间</td></tr>
<tr><td colspan="2">肌电图</td><td>EMG</td><td>肌肉收缩产生的动作电位</td><td>记录颌肌电活动，辅助区分 REM 及 NREM；记录肢体肌电活动，确定睡眠中是否有周期性肢体运动；记录面部肌电活动，确定是否有磨牙</td></tr>
<tr><td colspan="2">心电图</td><td>ECG</td><td>心电活动时在体表显示的大约 1mV 的小电压</td><td>检测各种心电活动；分析睡眠中出现的各种心律失常是否与睡眠呼吸暂停有关</td></tr>
<tr><td rowspan="2">血氧监测</td><td>脉搏血氧监测</td><td>$SpO_2$</td><td rowspan="2">根据氧合血红蛋白和脱氧血红蛋白对光吸收特性的不同；$tcPaO_2$ 是加热上皮层温度至 43℃后测量氧合血红蛋白情况</td><td rowspan="2">了解睡眠过程中血氧饱和度的变化，确定缺氧的时间或程度，判断睡眠呼吸暂停综合征病情的轻重，估计治疗效果</td></tr>
<tr><td>经皮测量 $PaO_2$</td><td>$tcPaO_2$</td></tr>
<tr><td colspan="2">气流监测</td><td></td><td>利用热敏电阻感知呼出及吸入气的温差变化</td><td>判断是否有呼吸暂停或低通气的发生</td></tr>
<tr><td rowspan="2">$CO_2$ 的监测</td><td>呼气末 $CO_2$</td><td>$EtCO_2$</td><td rowspan="2">不同浓度的 $CO_2$ 对特定红外光的吸收程度不同；经皮测量 $PaCO_2$ 是加热上皮层温度至 43℃，经皮探头测定 $CO_2$ 浓度</td><td rowspan="2">可定性测量气流变化，监测低通气和呼吸暂停；测定心源性摆动</td></tr>
<tr><td>经皮测量 $PaCO_2$</td><td>—</td></tr>
<tr><td colspan="2">胸部及腹部运动</td><td>—</td><td>通过胸腹带中的电阻或其他导电物质感受胸腹部活动的存在或消失</td><td>区分中枢性或阻塞性睡眠呼吸暂停</td></tr>
<tr><td colspan="2">体位</td><td></td><td>将睡眠姿势传感器置于胸前</td><td>记录患者睡眠过程中体位的变化，了解呼吸暂停与睡觉姿势的关系</td></tr>
<tr><td colspan="2">鼾声</td><td></td><td>将微型扩音器置于甲状软骨上方记录鼾声</td><td>了解鼾声的性质及打鼾时患者的生理状况</td></tr>
</table>

2. PSG检测的临床意义

（1）记录和分析睡眠，正确评估和诊断失眠：经典整夜多导睡眠监测是至今唯一可以客观地、科学地、量化地记录和分析睡眠的仪器，是诊断睡眠障碍疾病的“金标准”，可以正确评估失眠真相，并发现某些失眠的病因，如脑部病变、抑郁症、睡眠呼吸障碍、肢体异常活动等。

（2）发现睡眠呼吸障碍：能够发现包括阻塞性和中枢性睡眠呼吸暂停综合征、良性鼾症、睡眠窒息感、睡眠呼吸急促等临床疾病。临床上以习惯性响鼾伴频繁呼吸中断的阻塞性睡眠呼吸暂停综合征为多见。

（3）确诊某些神经系统病变：对于包括发作性睡病、周期性肢动症、不宁腿综合征以及各种睡眠期行为障碍疾病，如夜游症、夜惊症、夜间惊恐发作、伴随梦境的粗暴动作等神经系统病变进行确诊。

（4）确诊隐匿性抑郁症：当前抑郁症十分普遍，并常以各种躯体症状为主诉。本病在多导睡眠监测上有特殊表现，有助于确诊，并可确诊器质性抑郁症。

### 五、禁忌证

多导睡眠监测风险较小，一些较严重的疾病，如急性呼吸衰竭、心力衰竭、恶性心律失常、急性心肌梗死及急性脑卒中等患者应待病情稳定后再进行睡眠呼吸监测。

（乔　伟）

## 第十节　肺部听诊

### 一、概述

肺部听诊是呼吸系统疾病最基本的检查方法之一。临床上一般通过间接听诊法（听诊器听诊）进行肺部听诊。听诊的内容包括正常呼吸音、异常呼吸音和附加音、异常的听觉语音，可依据呼吸音的强度、音调高低、性质及时间的长短来区分。听诊的顺序由肺尖开始自上而下，左右对比，而后上下对比，从前胸到侧胸，最后听诊背部。听诊前胸部应沿锁骨中线和腋前线，听诊侧胸部应沿腋中线和腋后线，听诊背部应沿肩胛线，自上至下逐一肋间进行听诊。肺部听诊时被检查者一般取坐位或卧位，嘱其微张口，均匀呼吸，必要时需深呼吸或咳嗽数声后立即听诊，每个部位听诊1～2个呼吸周期。

## 二、正常呼吸音

正常呼吸音包括气管呼吸音、支气管呼吸音、支气管肺泡呼吸音、肺泡呼吸音，其中气管呼吸音没有临床意义，一般不予评价，其余 3 种正常呼吸音的特征比较见表 2-10-1。

表 2-10-1　3 种正常呼吸音特征的比较

| 特征 | 支气管呼吸音 | 支气管肺泡呼吸音 | 肺泡呼吸音 |
| --- | --- | --- | --- |
| 强度 | 响亮 | 中等 | 柔和 |
| 音调 | 高 | 中等 | 低 |
| 吸气∶呼气 | 1∶3 | 1∶1 | 3∶1 |
| 性质 | 管样（Ha） | 沙沙声，但管样 | 吹风样的 FuFu 音 |
| 正常听诊区 | 喉部，胸骨上窝，背部第 6、7 颈椎，第 1、2 胸椎附近 | 胸骨两侧第 1、2 肋间隙，肩胛区第 3、4 胸椎水平及右肺尖 | 大部分肺野 |
| 产生机制 | 吸入或呼出气流经声门往返于气管及主支气管时形成湍流所产生的声音 | 兼有支气管呼吸音和肺泡呼吸音特点的混合型呼吸音 | 空气进出细支气管和肺泡时由于肺泡张力、弹性变化和气流振动产生 |

## 三、异常呼吸音

同正常呼吸音分类相同，异常呼吸音包括异常支气管呼吸音、异常支气管肺泡呼吸音、异常肺泡呼吸音。具体分类及产生的原因见表 2-10-2。

表 2-10-2　异常呼吸音的分类及产生的原因

| 分类 | | 机制 | 产生疾病 |
| --- | --- | --- | --- |
| 异常肺泡呼吸音 | 减弱和消失 | 肺泡内空气流量减少、进入肺内的空气流速减慢、呼吸音传导障碍。可在局部、单侧或双肺出现 | 胸廓活动受限、呼吸肌疾病、支气管阻塞、压迫性肺膨胀不全、腹部疾病等 |
| | 呼吸音增强 | 呼吸运动和肺交换增强。双侧增强与呼吸运动及通气功能增强有关。一侧增强见于一侧肺胸病变引起肺泡呼吸音减弱，健侧肺可发生代偿性增强 | 双侧增强见于运动、发热或代谢亢进、贫血、酸中毒等 |
| | 呼吸音延长 | 因下呼吸道部分阻塞、痉挛或狭窄，导致呼气的阻力增强，或由于肺组织弹性减退，使呼气的驱动力减弱 | 支气管炎、支气管哮喘、慢性阻塞性肺气肿等 |

续表

| 分类 | | 机制 | 产生疾病 |
|---|---|---|---|
| 异常肺泡呼吸音 | 断续性呼吸音（齿轮呼吸音） | 肺内局部性炎症或支气管狭窄，使空气不能均匀地进入肺泡，可引起断续性呼吸音，伴短促的不规则间歇 | 常见于肺结核、肺炎 |
| | 粗糙性呼吸音 | 为支气管黏膜轻度水肿或炎症浸润造成不光滑或狭窄，使气流进出不畅所形成的粗糙呼吸音 | 见于支气管或肺部炎症的早期 |
| 异常支气管呼吸音 | 在正常肺泡呼吸音部位听到支气管呼吸音。影响因素：肺组织实变、肺内大空腔、压迫性肺不张等 | | 大叶性肺炎的实变期、肺脓肿或空洞性肺结核、胸腔积液等 |
| 异常支气管肺泡音 | 在正常肺泡呼吸音的区域内听到支气管肺泡呼吸音。小片肺实变与正常肺组织混合存在；肺实变组织较深，被正常肺组织覆盖 | | 常见于支气管肺炎、肺结核、大叶性肺炎初期及胸腔积液的液面上方 |

## 四、啰音

啰音（crackles，rales）是呼吸音以外的附加音，正常情况下不存在，非呼吸音的改变，根据性质不同可分为湿啰音和干啰音。

### （一）湿啰音

湿啰音（moist crackles）是由于吸气时气体通过带有稀薄液体（痰液、血液）的支气管时，引起液体振动或水泡破裂的声音，又称水泡音（bubble sound）；或认为由于小支气管壁因分泌物黏着而陷闭，当吸气时突然张开重新充气产生的爆裂音。分为大、中、小水泡音。

1. 湿啰音的特点　湿啰音为呼吸音外的附加音，断续而短暂；吸气时或吸气终末较为明显，有时也出现于呼气早期；较为固定，易变性小；中、小湿啰音可同时存在，咳嗽后可减轻或消失。

2. 湿啰音的分类　根据湿啰音的音响强度可分为响亮湿啰音和非响亮湿啰音；根据吸道腔径大小和腔内渗出物的多寡分为粗、中、细湿啰音和捻发音。各种湿啰音的听诊区域、伴发疾病详见表2-10-3。

表2-10-3　湿啰音的分类、特点及伴发疾病

| 分类 | 特点 | 伴发疾病 |
|---|---|---|
| 响亮湿啰音 | 啰音响亮，因肺实变，或因空洞共鸣作用的结果 | 见于肺炎、肺脓肿或空洞性肺结核 |
| 非响亮湿啰音 | 声音较低，病变周围有较多的正常肺组织，听诊时感觉遥远 | |

续表

| 分类 | 特点 | 伴发疾病 |
|---|---|---|
| 粗湿啰音 | 大水泡音,发生于气管、主支气管或空洞部位,多出现在吸气早期 | 见于支气管扩张、肺结核或肺脓肿空洞及肺水肿,以及昏迷或濒死的患者(痰鸣) |
| 中湿啰音 | 中水泡音,发生于中等大小的支气管,多出现于吸气中期 | 见于支气管炎、支气管肺炎 |
| 细湿啰音 | 小水泡音,发生于小支气管,多在吸气后期出现 | 常见于细支气管炎、支气管肺炎、肺淤血和肺梗死等 |
| 捻发音 | 一种极细而均匀一致的湿啰音,多在吸气的终末听及 | 常见于细支气管和肺泡炎症或充血,如肺淤血、肺炎早期和肺泡炎等 |
| 局部性湿啰音 | 局限性固定不变 | 提示局部有病灶,如肺部炎症、肺结核、支气管扩张、肺脓疡或肺癌继发肺炎等 |
| 两侧弥漫性 | 两侧肺底部湿啰音 | 见于心功能不全导致的肺淤血 |
|  | 双肺广泛性湿啰音 | 见于急性肺水肿、支气管肺炎、慢性支气管炎等 |
|  | 肺尖湿啰音 | 多见于肺结核 |
|  | 湿啰音的分布部位往往与体位有关,平卧时两肺底为多,侧卧位时靠床朝下的一侧多,随体位变动而异 | 心功能不全 |
| 吸气早期 | 吸气早期湿啰音 | 慢性阻塞性肺疾病 |
| 吸气后期 | 吸气后期湿啰音 | 肺炎和弥漫性肺间质纤维化 |
|  | 吸气早期和后期湿啰音都可闻及 | 充血性心力衰竭 |

### (二)干啰音

干啰音(wheezes,rhonchi)系由于空气通过狭窄的支气管腔(黏膜炎性肿胀、有黏稠的分泌物、支气管痉挛、管腔内肿瘤或异物的阻塞等)而发出的音响。

1. 干啰音的特点　干啰音是一种持续时间较长且带乐性的呼吸附加音,音调较高,基音频率为300~500Hz,吸气及呼气时均可听及,以呼气时为明显。干啰音的强度和性质易改变,部位易改变,在瞬间内数量可明显增减。发生于主支气管以上的干啰音有时不用听诊器亦可听及,称作喘鸣。

2. 干啰音的分类　根据音调可分为高调干啰音和低调干啰音;根据部位可分为弥漫性干啰音和局限性干啰音。干啰音的特点见表2-10-4。

表 2-10-4 干啰音的分类及特点

| 分类 | 特点 |
| --- | --- |
| 高调干啰音 | 音调高，其基音频率可达 500Hz 以上，如同飞箭、鸟鸣或哨笛之声。用力呼气时其音质常呈上升性，多起源于较小的支气管或细支气管 |
| 低调干啰音 | 音调低，其基音频率为 100～200Hz，如熟睡中的鼾声，多发生于气管或主支气管 |
| 弥漫性干啰音 | 见于慢性支气管炎、支气管哮喘、阻塞性肺气肿和心源性哮喘等 |
| 局限性干啰音 | 见于支气管内膜结核、肺癌和支气管异物等 |

## 五、语音共振

嘱被检查者用一般面谈的声音强度重复发“衣”的长音，或重复发“一、二、三”，喉部发声产生的振动经气管、支气管和肺泡传至胸壁，通过听诊器比较有无语音共振增强或减弱。一般在气管和大支气管附近听到的声音最强，肺底较弱。正常情况下听到的语音共振并非响亮清晰，音节含糊难辨；病理情况下语音共振的性质发生变化，其分类及临床意义见表 2-10-5。

表 2-10-5 语音共振的分类及临床意义

| 分类 | 特点 | 临床意义 |
| --- | --- | --- |
| 支气管语音 | 强度和清晰度均有增加，常同时伴有语音震颤增强、叩诊浊音和听到异常支气管呼吸音 | 见于肺实变 |
| 胸语音 | 更强、更响亮的支气管语音，言词清晰可辨 | 见于大范围的肺实变区域 |
| 羊鸣音 | 强度增加，带有鼻音性质，颇似“羊叫声”，嘱患者说“yi-yi-yi”，听到的是“a-a-a” | 见于中等量胸腔积液或肺实变伴有少量胸腔积液 |
| 耳语音增强 | 可提高语音共振检查灵敏度，检出较轻病变 | 对诊断肺实变有一定价值 |

## 六、胸膜摩擦音

正常人胸膜表面光滑，胸膜腔内只有微量液体存在，因此，呼吸时胸膜脏层和壁层之间相互滑动并无音响发生。然而，当胸膜面由于炎症而变得粗糙时，随着呼吸便可出现胸膜摩擦音。

受检者取坐位或卧位，检查者用听诊器在胸部听诊，可听到一种摩擦的声音，声音性质差别很大，有的声音柔软细微，如丝织物的摩擦声，有的声音很粗糙，如搔抓声、沙沙声、踏雪或握雪的声音，摩擦音可在极短时间内出现、消失或再出现，亦可持续数日或更久。呼气与吸气时均可听到，一般在吸气末与呼气开始时较为明显，屏住呼吸则声音消失，深呼吸时则声音增强，可借此与心包摩擦音鉴别。令受检者掩鼻闭口并加强腹式运动,这时尽管无气流进出气道,仍可闻及胸膜摩擦音,可与捻发音区别。胸膜摩擦音最常听到的部位是前下侧胸壁,因该区域的呼吸动度最大;反之,肺尖部的呼吸动度较胸廓下部为小,故胸膜摩擦音很少在肺尖听及。胸膜摩擦音可随体位的变动而消失或复现。当胸腔积液较多时,因两层胸膜被分开,摩擦音可消失;在胸腔积液吸收过程中当两层胸膜接近时,可再出现。纵隔胸膜炎症时,随呼吸及心脏搏动时均可听到摩擦音,称为胸膜心包摩擦音。闻及胸膜摩擦音时应考虑以下疾病:胸膜炎症(如结核性胸膜炎、化脓性胸膜炎以及其他原因引起的胸膜炎症);胸膜原发性或继发性肿瘤;胸膜高度干燥如严重脱水等;肺部病变累及胸膜(肺炎、肺梗死等);其他如尿毒症等。

(杨　明)

## 参考文献

1. 蔡柏蔷,李芸龙.协和呼吸病学.第2版.北京:中国协和医科大学出版社,2010

2. 陈文彬,潘祥林.诊断学.第7版.北京:人民卫生出版社,2008

3. 陈灏珠,林果为.实用内科学.第13版.北京:人民卫生出版社,2009

4. 谭智毅.降钙素原检测的临床应用.实用医技杂志,2009,16(10):795-796

5. 中华医学会呼吸病学分会哮喘学组.支气管哮喘防治指南.中华结核和呼吸杂志,2003,26(3):132-138

6. 欧阳芳,吴豫,龚跃云.被动凝集法和ELISA法检测肺炎支原体抗体及其IgM、IgG分型研究.国际检验医学杂志,2012,33(11):1352-1354

7. Blasi F, Stolz D, Piffer F. Biomarkers in lower respiratory tract infections. Pulm Pharmacol Ther, 2010, 23(6): 501-507

# 第三章　呼吸系统疾病各论

## 第一节　急性上呼吸道感染

### 一、概述

急性上呼吸道感染简称上感，又称普通感冒，是包括鼻腔、咽或喉部急性炎症的总称。广义的上感是一组疾病，包括普通感冒、病毒性咽炎、喉炎、疱疹性咽峡炎、咽结膜热、细菌性咽 - 扁桃体炎。狭义的上感又称普通感冒，是最常见的急性呼吸道感染性疾病，多呈自限性，但发生率较高。成人每年发生 2 ~ 4 次，儿童发生率更高，每年 6 ~ 8 次。全年皆可发病，冬、春季较多。

急性上感中 70% ~ 80% 由病毒引起，主要有流感病毒（甲、乙、丙型）、副流感病毒、呼吸道合胞病毒、腺病毒、鼻病毒、埃可病毒、柯萨奇病毒、麻疹病毒、风疹病毒。细菌感染可直接或继病毒感染之后发生，以溶血性链球菌为多见，其次为流感嗜血杆菌、肺炎链球菌和葡萄球菌等，偶见革兰阴性杆菌。当有受凉、淋雨、过度疲劳等诱发因素，全身或呼吸道局部防御功能降低时，原已存在于上呼吸道或从外界侵入的病毒或细菌可迅速繁殖，引起发病，尤其是老幼体弱或有慢性呼吸道疾病如鼻旁窦炎、扁桃体炎者更易罹病。

上感主要通过患者的喷嚏和含有病毒的飞沫经空气传播，或经污染的手和用具传播。由于病毒的类型较多，人体对各种病毒感染后产生的免疫力较弱且短暂，并无交叉免疫，同时健康人群中有病毒携带者，故可反复发病。

### 二、临床表现

病因不同，上感的临床表现不同，临床常见上感的病因、疾病特点及临床表现详见表 3-1-1。

表 3-1-1　上呼吸道感染的临床特点及表现

| 疾病 | 病原菌 | 临床特点 | 临床表现 | 查体 | 病程 |
| --- | --- | --- | --- | --- | --- |
| 普通感冒 | 病毒 | 起病急 | 咽干、咽痒、咳嗽；喷嚏、鼻塞、流清水样鼻涕 | 鼻黏膜充血、水肿、有分泌物；咽部轻度充血 | 5~7天，伴并发症病程延长 |
| 急性病毒性喉炎 | 流感和副流感病毒、腺病毒 | 起病急 | 咽痛、发热、声嘶、讲话困难 | 喉部充血、水肿，局部淋巴结肿大，可闻及喉部喘息声 | 5~7天 |
| 急性疱疹性咽峡炎 | 柯萨奇病毒A | 夏季多发；儿童好发 | 咽痛、发热 | 咽部充血，软腭、腭垂、咽及扁桃体表面有灰白色疱疹及浅表溃疡，周围伴红晕 | 1周 |
| 急性咽结膜炎 | 腺病毒、柯萨奇病毒 | 夏季多发；儿童好发；游泳传播 | 发热、咽痛、畏光、流泪 | 咽结膜明显充血 | 4~6天 |
| 急性咽扁桃体炎 | 溶血性链球菌、流感嗜血杆菌、肺炎链球菌、葡萄球菌 | 急性起病；通过飞沫、食物或直接接触传染 | 咽痛明显，伴发热、畏寒，体温可至39℃ | 咽部充血，扁桃体肿大、充血，表面有黄色脓性分泌物，有时伴颌下淋巴结肿大 | 3~5天 |

## 三、实验室检查

确诊上感，常规的实验室检查有血常规检查、细菌微生物学检查和培养、咽拭子培养、病毒的血清学检查等，具体项目见表3-1-2。

表 3-1-2　上感的实验室检查项目

| 检查项目 | 细菌感染 | 病毒感染 |
| --- | --- | --- |
| 血常规 | 白细胞总数偏高、中性粒细胞增多，核左移 | 白细胞总数正常或偏低、淋巴细胞比例升高 |
| C反应蛋白 | 阳性 | 阴性或弱阳性 |
| 降钙素原(PCT) | PCT > 0.05ng/ml，即可判断细菌感染 | PCT < 0.05ng/ml |
| 咽拭子培养 | 可培养致病菌 | 分离病毒 |
| 痰涂片及培养 | 可判断感染致病菌，及选择敏感抗菌药物 | — |

## 四、诊断与鉴别诊断

### (一) 诊断

依据临床表现、流行情况,特别是患者的鼻咽部症状和体征可作出诊断。

### (二) 鉴别诊断

本病需与下列疾病鉴别,详见表 3-1-3。

表 3-1-3　上感的鉴别诊断

| 鉴别疾病 | 临床相似症状 | 鉴别点 |
|---|---|---|
| 过敏性鼻炎 | 起病急骤,鼻塞、喷嚏、流清水样鼻涕 | 鼻腔发痒、频繁喷嚏;发作与环境或气温突变有关,可对异常气味敏感,数分钟至 1~2 小时痊愈 |
| | | 检查:鼻黏膜苍白、水肿,鼻分泌物涂片可见嗜酸性粒细胞增多 |
| 流行性感冒 | 起病急,咽干、咽痒、咳嗽、喷嚏、鼻塞 | 常有明显的流行病学史。全身症状较重,高热、全身酸痛、眼结膜炎症状明显,鼻咽部症状较轻。 |
| | | 取鼻洗液中黏膜上皮细胞的涂片标本,用荧光标记的流感病毒免疫血清染色,置荧光显微镜下检查,有助于早期诊断,或病毒分离或血清学诊断可供鉴别 |
| 急性传染病 | 麻疹、脊髓灰质炎、脑炎等在患病初常有上呼吸道症状 | 在传染病流行季节或流行区密切观察,进行必要的实验室检查,以资区别 |
| 急性气管、支气管炎 | 咳嗽、咳痰、鼻塞、流鼻涕 | 鼻部症状较轻;白细胞和中性粒细胞比率升高,X 线胸片可见肺纹理增强 |

## 五、治疗原则

呼吸道病毒目前尚无特效的抗病毒药物,以对症治疗为主。如继发细菌感染,根据病情选择有效的抗菌药物,以口服为主。具体治疗原则参见表 3-1-4。

表 3-1-4　上感的治疗原则

| 治疗方案 | 具体操作 |
|---|---|
| 对症治疗 | 卧床休息,忌烟,多饮水,室内保持空气流通 |
| | 对于急性咳嗽、鼻后滴漏和咽干的患者应给予伪麻黄碱以减轻鼻部充血,亦可局部滴鼻;咽痛可含服消炎喉片、局部雾化治疗 |
| | 如有发热、头痛可适当加用解热镇痛类药物 |

续表

| 治疗方案 | 具体操作 |
| --- | --- |
| 抗病毒治疗 | 如无发热、免疫功能正常,发病超过2天,一般无需用药<br>对于免疫缺陷患者,可早期常规应用奥司他韦,可缩短病程 |
| 抗菌药物治疗 | WBC↑,咽部脓苔、咳黄痰和流鼻涕等细菌感染症状,可根据当地流行病学史经验用药;可口服青霉素、第一代头孢菌素、大环内酯类或喹诺酮类药物 |
| 中药治疗 | 可选用清热解毒和抗病毒作用的中药,有助于改善症状、缩短病程 |
| 预防 | 重在预防,隔离传染源,有助于避免传染;年老体弱易感者应注意防护,避免出入人多的公共场合,上感流行时外出应戴口罩<br>预防上呼吸道感染最好的方法:加强锻炼,增强体质,生活饮食规律,改善营养,避免受凉和过度劳累 |

(李云霞)

## 第二节　肺部感染性疾病

### 一、概述

肺炎(pneumonia)指终末气道、肺泡和肺间质的炎症,以发热、咳嗽、气促、呼吸困难以及肺部固定湿啰音为其共同临床表现,是呼吸系统感染的常见病和多发病。可由病原微生物、理化因素、免疫损伤、过敏及药物所致。肺炎病因以感染最为常见,所以目前凡未表明特定病因的肺炎即指感染性肺炎。

正常呼吸道免疫防御机制(支气管内黏液-纤毛运载系统、肺泡巨噬细胞等细胞防御的完整性等)使气管隆凸以下的呼吸道保持无菌。当患者机体抵抗力降低、免疫力下降时,病原体可通过空气吸入、血行播散、邻近感染部位蔓延、上呼吸道定植菌的误吸、胃肠道的定植菌的误吸(胃食管反流)、通过人工气道吸入环境中的致病菌而引起肺部炎症。

#### (一)病因与发病机制

肺炎的发病决定于病原体和宿主两个因素。

1. 病原体因素　肺炎一般由细菌、病毒、真菌、寄生虫等病原体感染引起,以细菌感染多见。这些病原体分为外源性感染和内源性感染。外源性病原体来自环境、空气、水、器械、医务人员的手等;内源性病原体来自患者自身的正常菌群，因患者自身抵抗力下降、体内菌群失调、菌群异位等因素引起。

2. 宿主因素 患者受到外界环境的影响，如突然受凉、饥饿、疲劳、醉酒、上呼吸道病毒感染等，自身抵抗力会降低，免疫功能下降，容易诱发感染；另外在昏迷、麻醉、镇静剂过量等非正常生理状态下易发生异物吸入，病原菌迁移等引起肺部感染；伴有基础病患如免疫缺陷、糖尿病、肾衰竭、肿瘤的患者为肺炎的易感人群。

### （二）疾病的分类

肺炎可按解剖、病因或患病环境加以分类，详见表3-2-1、表3-2-2和表3-2-3。

表3-2-1 根据解剖分类

| 疾病分类 | 解剖位置 | 主要病原体 | 影像学表现（X线） |
|---|---|---|---|
| 大叶性肺炎 | 部分肺段或整个肺段、肺叶、肺实质 | 肺炎链球菌 | 肺叶或肺段的实变阴影 |
| 小叶性肺炎 | 细支气管、终末细支气管、肺泡 | 肺炎链球菌、葡萄球菌、病毒、支原体、军团菌 | 沿肺纹理分布的不规则斑片状阴影，边缘模糊，肺下叶常受累 |
| 间质性肺炎 | 支气管壁、支气管周围 | 细菌、病毒、支原体、衣原体、肺孢子菌、吸入刺激性气体或粉尘 | 一侧或双侧肺下部不规则条索状阴影，从肺门向外伸展，呈网状，其间可有小片肺不张阴影 |

表3-2-2 根据感染病原体分类

| 疾病分类 | 感染病原体 |
|---|---|
| 细菌性肺炎 | 肺炎链球菌、金黄色葡萄球菌、肺炎克雷伯菌、铜绿假单胞菌等 |
| 非典型病原体所致肺炎 | 军团菌、支原体、衣原体等 |
| 病毒性肺炎 | 冠状病毒、轮状病毒、呼吸道合胞病毒、流感病毒等 |
| 其他病原体所致肺炎 | 立克次体、弓形虫、寄生虫等 |
| 肺真菌病 | 白色念珠菌、曲霉菌、隐球菌、肺孢子菌等 |
| 理化因素所致肺炎 | 放射性损伤、胃液误吸的化学性损伤、类脂性肺炎等 |

因肺炎病原学诊断仍存在诸多困难，如检查阳性率偏低、培养结果的滞后，病因分类在临床上应用相对困难，所以目前临床上主要按患者患病环境分为社区获得性肺炎（community-acquired pneumonia，CAP）和医院获得性肺炎（hospital-acquired pneumonia，HAP）。根据其病原体分布的规律（表3-2-3）以指导经验治疗。

表 3-2-3 CAP 和 HAP 的病原体分布

| CAP | HAP |
| --- | --- |
| 肺炎链球菌(30%~70%)<br>流感嗜血杆菌(8%~20%)<br>金黄色葡萄球菌(非流感期的感染率为 1%~5%,流感期发病率可达 25%)<br>军团菌(2%~6%)<br>革兰阴性菌(约 20%)<br>肺炎克雷伯杆菌属<br>不动杆菌<br>变形杆菌<br>沙雷菌属<br>肺炎衣原体(5%~15%)<br>肺炎支原体(占老年 CAP 患者的 2%~30%) | 早期细菌感染<br>肺炎链球菌(5%~20%)<br>流感嗜血杆菌(<5%~15%)<br>晚期细菌感染(≥20%~60%)<br>需氧革兰阴性杆菌<br>铜绿假单胞菌<br>肠道杆菌<br>不动杆菌<br>肺炎克雷伯菌<br>大肠埃希菌<br>革兰阳性菌(20%~40%)<br>金黄色葡萄球菌<br>厌氧菌(0~35%)<br>军团菌(0~10%) |

## 二、临床表现

肺炎的临床表现有呼吸道症状和全身症状,呼吸道症状主要表现为咳嗽、咳痰、憋喘、胸痛、呼吸加快、呼吸困难;全身症状有发热、急性或重症病容、严重者伴休克。因感染病原菌不同,宿主机体状况不同,临床表现不同。各种病原体肺炎的临床表现详见表 3-2-4。

表 3-2-4 临床常见肺炎的临床表现

| 病原体 | 病史 | 症状 | 体征 | X 线征象 |
| --- | --- | --- | --- | --- |
| 肺炎链球菌 | 上感史 | 起病急,寒战、高热(39~40℃)、铁锈色痰、胸痛 | 肺实变体征,听诊支气管呼吸音、局部湿啰音 | 肺叶或肺段密度均匀阴影,可伴胸腔积液 |
| 金黄色葡萄球菌 | 上感史 | 起病急,寒战、高热(39~40℃)、脓血痰、胸痛、气急、毒血症症状、休克 | 早期无体征,其后两肺可闻及散在性湿啰音。气胸或脓气胸有相应体征 | 四大 X 线征象:肺浸润、肺脓肿、肺气囊、脓胸或脓气胸 |
| 肺炎克雷伯杆菌 | 病前上感症状 | 起病急骤,寒战、高热(39℃左右)、气急、发绀、咳红棕色胶冻状痰、胸痛 | 肺实变体征,或有呼吸音减弱和湿性啰音 | 肺叶或肺段实变、蜂窝状肺脓肿 |
| 铜绿假单胞菌 | 院内感染、支气管扩张患者 | 起病急慢不一,高热、咳绿色脓痰、呼吸困难、发绀;严重时易并发呼吸衰竭、肾功能不全、休克等 | 可闻及散在性湿性啰音,部分出现肺部实变体征 | 弥漫性支气管肺炎、早期肺脓肿 |

续表

| 病原体 | 病史 | 症状 | 体征 | X线征象 |
|---|---|---|---|---|
| 大肠埃希菌 | 慢性病史 | 发热、脓痰、呼吸困难 | 可闻及散在性湿性啰音，肺部实变体征 | 支气管肺炎、脓胸 |
| 流感嗜血杆菌 | 上感史 | 高热、呼吸困难、呼吸衰竭 | 肺部实变体征 | 支气管肺炎、肺叶实变 |
| 厌氧菌 | 吸入病史 | 起病急，高热、腥臭痰、毒血症症状明显 | 患侧可闻及湿啰音，肺实变体征，空瓮音 | 支气管肺炎、脓胸和脓气胸，多发性肺脓肿 |
| 军团菌 | 吸入污染的水 | 亚急性，头痛、全身酸痛、疲乏、高热（39～40℃） | 干咳、胃肠道症状、意识模糊 | 肺下叶斑片状浸润、进展迅速、无空洞 |
| 支原体 | 接触史 | 起病缓，咽痛、头痛、肌肉痛、发热（38℃左右）、少量黏痰、阵发性刺激性咳嗽 | 无明显体征，咽部充血 | 肺部多种形态浸润影；节段分布，肺下野多见 |
| 病毒 | 上感病史 | 起病急，头痛、全身酸痛，倦怠，中、低热，少量白色黏液痰 | 重症表现为呼吸困难甚至休克，发绀、嗜睡、精神萎靡，肺部干湿性啰音 | 双肺弥漫性结节性浸润 |
| 念珠菌 | 慢性病史 | 畏寒、高热，咳白色泡沫黏痰，有酵臭味，或呈胶冻状，有时咯血 | 急性细菌性肺炎的临床体征 | 双下肺纹理增多，支气管肺炎表现；均匀大片浸润影，可有空洞 |
| 曲霉菌 | 免疫力低下 | 发热、干咳或棕黄色痰、胸痛、咯血、喘息 | 气急、呼吸困难，哮喘样发作 | 两肺中下叶纹理增粗，胸膜为基底的多发楔形阴影或空洞，空洞内可有球影并随体位移动；晕轮征、新月体征、戒指征、轨道征 |

肺炎亦有一些肺外表现：恶心、呕吐、腹痛、腹泻、头痛、肌痛等。肺炎的患者通常发热，但有些患者可表现为体温降低，低体温往往预示预后较差。

## 三、实验室和辅助检查

血常规检查、病原微生物学检查和培养、血清学检查等对肺部感染性疾病的诊断具有重要的临床意义。具体检查项目及临床意义详见表3-2-5。

表 3-2-5 肺炎的实验室检查项目及临床意义

| | 血常规 | 标本涂片（痰、呼吸道分泌物及血标本） | 标本培养（痰、呼吸道分泌物及血培养） | 血清学检查 |
|---|---|---|---|---|
| 细菌性肺炎 | WBC（10～20）×10⁹/L，NEU＞80%，核左移 | 革兰染色：可鉴别阳性球菌和阴性杆菌 | 鉴别和分离出致病菌株 | 血沉、降钙素原、内毒素、C反应蛋白等可反映感染程度 |
| 病毒性肺炎 | WBC 总数正常或偏低、淋巴细胞比例升高 | 单核细胞为主，分泌细胞中可见包涵体 | 可分离病毒，包括咽拭子培养 | 特异性 IgM 抗体检测、PCR |
| 特殊病原体肺炎 | WBC 正常或稍增高 | — | 特殊培养基可分离 | 特异性抗体滴度的测定；PCR |
| 真菌性肺炎 | 嗜酸性粒细胞偏高，伴细菌感染时，WBC 和中性粒细胞增高 | 可见真菌孢子和菌丝 | 可分离到病原菌，选择敏感抗真菌药物 | G 试验、GM 试验、PCR |

另外还有组织和病理学检查、PCR 技术、军团菌尿抗原和肺炎链球菌尿抗原检查，这些检查对于分枝杆菌、真菌、病毒、肺孢子菌和特殊病原体等所致感染具有重要的诊断意义，特别是肺病理组织学检查，组织病理学检查是诊断肺真菌病的主要方法之一。肺组织标本可通过经皮肺穿刺活检、经纤支镜肺活检、开胸肺活检、经胸腔镜肺活检等方法获得，标本应至少留取 2 份，分别送组织病理学检查和培养。

其他辅助检查包括 X 线和胸部 CT 检查，其特异性表现详见表 3-2-4。

## 四、诊断与鉴别诊断

### （一）诊断

1. CAP 诊断　对于新近发生咳嗽、咳痰和（或）呼吸困难的患者，尤其是伴有发热、呼吸音改变或出现啰音的患者都应怀疑是否存在 CAP。

2006 年中华医学会呼吸病学分会制定的 CAP 诊断和治疗指南（草案）中，CAP 的诊断标准为：①新近出现的咳嗽、咳痰，或原有呼吸道疾病加重，并出现脓性痰，伴或不伴胸痛；②发热；③肺实变体征和（或）湿性啰音；④ WBC>10×10⁹/L 或 <4×10⁹/L，伴或不伴核左移；⑤胸部 X 线检查显示片状、斑片状浸润阴影或间质性改变，伴或不伴胸腔积液。以上 1～4 项中任何 1 项加第 5 项，并除外肺结核、肺部肿瘤、非感染性肺间质性疾病、肺水肿、肺不张、肺栓塞、肺嗜酸性粒细胞浸润症、肺血管炎等，可建立临床诊断。

2. 非典型肺炎诊断　2006 年日本呼吸协会制定的 CAP 诊治指南提出非典

型肺炎诊断标准为：①年龄<60岁；②没有或仅有轻微的基础疾病；③顽固性咳嗽；④胸部体格检查无明显异常；⑤无痰或快速诊断试验未发现病原体；⑥外周血白细胞计数$<10 \times 10^9/L$。满足上述6条中的至少4条应考虑为非典型肺炎，敏感性为77.0%，特异性为93.0%；满足上述1~5条中的至少3条应考虑为非典型肺炎，敏感性为83.9%，特异性为87.0%。

军团菌感染病情重。我国于1992年4月制定的军团菌肺炎诊断标准（试行）为：①临床表现发热、寒战、咳嗽、胸痛等呼吸道症状；②X线胸片具有炎症性阴影；③呼吸道分泌物、痰、血或胸腔积液在活性酵母浸膏琼脂培养基（BCYE）或其他特殊培养基上培养有该细菌生长；④呼吸道分泌物直接涂片荧光抗体检查阳性；⑤血间接免疫荧光法（IFA）检查前后2次抗体效价呈4倍或以上增高（≥1∶128）；血试管凝集试验（TAT）检测前后2次抗体效价呈4倍或以上增高（≥1∶160）；血微量凝集试验（MAA）检测前后2次抗体效价呈4倍或以上增高（≥1∶64）。凡具有①、②2项，同时具有③、④和⑤3项中的任何1项者，可诊断嗜肺军团菌肺炎。对于间接免疫荧光法（IFA）或试管凝集试验（TAT）效价仅1次升高（前者≥1∶256；后者≥1∶320），同时临床和X线肺部炎症表现的病例可考虑为可疑军团菌肺炎。

3. CAP入院标准　2006年中华医学会呼吸病学分会制定的CAP诊断和治疗指南（草案）指出，满足下列标准之一，尤其是两种或两种以上条件并存时，建议住院治疗。①年龄≥65岁。②存在以下基础疾病或相关因素之一：慢性阻塞性肺疾病；糖尿病；慢性心、肾功能不全；恶性实体肿瘤或血液病；获得性免疫缺陷综合征（AIDS）；吸入性肺炎或存在容易发生吸入的因素；近1年内曾因CAP住院；精神状态异常；脾切除术后；器官移植术后；慢性酗酒或营养不良；长期应用免疫抑制剂。③存在以下异常体征之一：呼吸频率≥30次/分；脉搏≥120次/分；动脉收缩压<90mmHg；体温≥40℃或<36℃，$WBC > 20 \times 10^9/L$或$<4 \times 10^9/L$，或中性粒细胞计数$<1 \times 10^9/L$；呼吸空气时$PaO_2$<60mmHg，$PaO_2/FiO_2$≤250mmHg；血肌酐（SCr）>106μmol/L或血尿素氮（BUN）>7.1mmol/L；血红蛋白<90g/L或血细胞比容（HCT）<30%；血浆白蛋白<25g/L；有败血症或弥散性血管内凝血（DIC）的证据，如血培养阳性、代谢性酸中毒、凝血酶原时间（PT）和部分凝血活酶时间（APTT）延长、血小板减少；X线胸片显示病变累及1个肺叶以上、出现空洞、病灶迅速扩散或出现胸腔积液。

4. 重症肺炎诊断标准　2007年美国感染疾病学会/美国胸科学会（IDSA/ATS）发表了成人CAP处理的共识指南，其重症肺炎标准如下：

（1）主要标准：①需要有创机械通气；②感染性休克需要血管收缩剂治疗。

（2）次要标准：①呼吸频率≥30次/分；②氧合指数（$PaO_2/FiO_2$）≤250；③多肺叶浸润；④意识障碍/定向障碍；⑤氮质血症（BUN≥20mg/dl）；⑥血细胞

减少（WBC＜$4.0\times10^9$/L）；⑦血小板减少（血小板＜$10.0\times10^9$/L）；⑧低体温（T＜36℃）；⑨低血压，需要强力的液体复苏。

符合1项主要标准或3项次要标准以上者可诊断重症肺炎，考虑收入ICU治疗。

### （二）鉴别诊断

肺炎需与以下疾病相鉴别，详见表3-2-6。

表3-2-6　肺炎的主要鉴别诊断

| 疾病 | 临床表现 | 实验室检查 | 胸部影像学 | 抗感染治疗 |
|---|---|---|---|---|
| 肺结核 | 多有全身中毒症状，如午后低热、盗汗、疲乏无力、体重减轻 | 痰中可找到结核分枝杆菌 | X线：肺尖或锁骨上下点片状阴影，病灶有渗出、增殖甚至钙化，密度不均，消散缓慢，可形成空洞或肺内播散 | 一般抗菌药物治疗无效 |
| 肺癌 | 多无急性感染中毒症状，多见痰中带血，伴阻塞性肺炎时可出现急性呼吸道感染症状 | 痰脱落细胞见癌细胞；纤维支气管镜检查发现新生物，病理诊断为金标准 | 胸片或胸部CT发现肺内或肺门块影，有分叶或毛刺，或厚壁偏心空洞，也可出现肺不张、阻塞性肺炎、纵隔淋巴结肿大等间接征象 | 抗感染治疗后肺部炎症不易消散，或消散后于同一部位反复出现炎症 |
| 急性肺脓肿 | 早期临床表现与肺炎类似，随着病程进展，咳大量脓臭痰，黄绿色或带血，可以分层 | WBC（20～30）$\times10^9$/L，NEU＞90%；痰检和纤支镜防污染毛刷涂片和需氧、厌氧菌培养可发现致病菌 | X线可见脓腔和液平，脓腔内壁光滑或略有不规则 | 抗感染治疗恢复慢 |
| 肺血栓栓塞症 | 具深静脉血栓形成的高危因素。若患者突发剧烈胸痛、咯血、呼吸困难、神志不清应高度怀疑 | 动脉血气分析见低氧血症和低碳酸血症；D-二聚体升高 | X线胸片：区域性肺纹理减少，尖端指向肺门的楔形阴影。CT肺动脉造影、放射性核素肺通气/灌注扫描和MRI等检查有助于诊断 | 抗感染治疗无效 |

### （三）肺炎的诊断流程

肺炎的诊断主要分为确定诊断、评价肺炎的严重程度、确定病原菌3个流程。

1. 肺炎的确诊　首先详细地询问病史，结合患者的体征，依据指南推荐的诊断标准，作出临床诊断。

2. 评估严重程度　如果肺炎的诊断成立，评估病情的严重程度对于制订治疗方案至关重要。肺炎的严重性取决于3个方面：局部炎症程度、肺部炎症的播散和全身炎症反应程度，根据病情判断患者是门诊治疗还是收入院或入ICU治疗。

3. 确定病原体　病原学检查可确定病原体，并根据药物敏感试验结果选择敏感的抗菌药物，有利于抗感染治疗方案的制订和调整。病原体的确定将肺炎的经验性抗感染治疗转化为针对病原体的目标治疗，提高了治疗效果，避免了药物的滥用和细菌耐药性的产生。

对于肺部感染性疾病的病原学检查，2006年中华医学会呼吸病学分会制定的CAP诊断和治疗指南（草案）中建议：①门诊治疗的轻、中度患者不必普遍进行病原学检查，只有当初始经验性治疗无效时才需考虑。②住院患者需同时进行常规血培养和呼吸道病原学检查。凡合并胸腔积液并能够进行穿刺抽液时，应行诊断性胸腔穿刺，抽取胸水做常规、生化、病原学检查。③侵袭性诊断技术仅选择性用于以下CAP患者：经验性治疗无效，病情仍进展，特别是已经更换抗菌药治疗1次仍无效时；怀疑特殊病原体感染，而采用常规呼吸道标本无法明确病原时；免疫抑制宿主罹患CAP经验性治疗无效时；需要与非感染肺部浸润性病变鉴别诊断者。

痰标本尽量在抗感染治疗前采集，尽快送检，不超过2小时；血清学标本采集应采集间隔2～4周的急性期和恢复期双份血清标本，主要用于非典型病原体或呼吸道病毒特异性抗体滴度的检测。病原学检测结果诊断意义的判定详见表3-2-7。

表3-2-7　病原学检查检测结果的诊断意义

| 诊断意义 | 检查项目及结果 |
| --- | --- |
| 确定 | 血或胸腔积液培养到病原菌 |
| | 经纤维支气管镜或人工气道吸引的标本培养：病原菌浓度≥$10^5$cfu/ml（半定量培养++），BALF标本≥$10^4$cfu/ml（+～++），防污染毛刷或防污染BALF标本≥$10^3$cfu/ml（+） |
| | 呼吸道标本培养到肺炎衣原体、肺炎支原体、嗜肺军团菌 |
| | 血清肺炎支原体、衣原体、嗜肺军团菌抗体滴度呈4倍或4倍以上变化（升高或降低），同时肺炎支原体抗体滴度（补体结合试验）≥1∶64，肺炎衣原体抗体滴度（微量免疫荧光试验）≥1∶32，嗜肺军团菌抗体滴度（间接荧光抗体法）≥1∶128 |
| | 嗜肺军团菌Ⅰ型尿抗原检测（酶联免疫测定法）阳性 |
| | 血清流感病毒、呼吸道合胞病毒抗体滴度呈4倍或4倍以上变化（升高或降低） |
| | 肺炎链球菌尿抗原检测（免疫层析法）阳性（儿童除外） |

续表

| 诊断意义 | 检查项目及结果 |
| --- | --- |
| 有意义 | 合格痰标本培养优势菌中度以上生长（≥+++） |
| | 合格痰标本培养细菌少量生长，但与镜检结果一致 |
| | 3天内多次培养到相同细菌 |
| | 血清肺炎衣原体IgG抗体滴度≥1∶512或IgM抗体滴度≥1∶16（微量免疫荧光法） |
| | 血清嗜肺军团菌试管凝集试验抗体滴度升高达1∶320或间接免疫荧光试验IgG抗体≥1∶1024 |
| 无意义 | 痰培养为上呼吸道正常菌群（如草绿色链球菌、表皮葡萄球菌、非致病奈瑟菌、类白喉杆菌等）；痰培养为多种病原菌少量（<+++）生长 |

## 五、治疗原则

### （一）抗感染治疗

抗感染治疗是肺炎治疗的主要手段，肺炎一经确诊即应给予抗菌药物治疗。细菌性肺炎的治疗包括经验性治疗和针对性治疗。前者主要根据本地区、本单位肺炎病原体流行病学资料，选择可能覆盖病原体的抗菌药物；后者则根据呼吸道或肺组织标本的培养和药物敏感试验结果，选择体外实验敏感的抗菌药物。此外，还应该根据患者的年龄、有无基础疾病、是否有误吸、住普通病房或是重症监护病房、住院时间长短和肺炎的严重程度等选择抗菌药物和给药途径。

1. 初始抗菌药物选择　为规范用药和减少耐药，各国都制定了CAP和HAP的诊治指南，其中经验性抗菌治疗的基本原则为：①明确诊断和确定抗菌治疗指征，抗菌药物仅适用于细菌性和非典型病原体性肺炎；②根据病情严重度评估进行分级治疗；③尽早开始初始的经验性抗菌治疗；④重视和提高住院CAP患者的病原学诊断水平，以改善后续治疗；⑤参考指南并结合当地病原菌耐药性资料优化治疗策略，以求最佳疗效和最少耐药；⑥运用抗菌药物的药动学/药效学原理指导临床用药；⑦参考药物经济学评价选择药物。按病情分级规范抗菌治疗方案是各国CAP诊治指南的核心。我国中华医学会呼吸病学分会2006年制定的CAP诊断和治疗指南中初始经验性抗感染治疗的建议详见表3-2-8。

表3-2-8　不同人群CAP患者初始经验性抗感染治疗的建议

| 不同人群 | 常见病原体 | 初始经验性治疗的抗菌药物选择 |
| --- | --- | --- |
| 青壮年、无基础疾病患者 | 肺炎链球菌、肺炎支原体、流感嗜血杆菌、肺炎衣原体等 | 青霉素类；多西环素（强力霉素）；大环内酯类；第一代或第二代头孢菌素；呼吸喹诺酮类 |

续表

| 不同人群 | 常见病原体 | 初始经验性治疗的抗菌药物选择 |
| --- | --- | --- |
| 老年人或有基础疾病患者 | 肺炎链球菌、流感嗜血杆菌、需氧革兰阴性杆菌、金黄色葡萄球菌、卡他莫拉菌等 | 第二代头孢菌素单用或联合大环内酯类；β－内酰胺类/β－内酰胺酶抑制剂（如阿莫西林/克拉维酸、氨苄西林/舒巴坦）单用或联合大环内酯类；呼吸喹诺酮类 |
| 需入院治疗但不必收住ICU的患者 | 肺炎链球菌、流感嗜血杆菌、混合感染（包括厌氧菌）、需氧革兰阴性杆菌、金黄色葡萄球菌、肺炎支原体、肺炎衣原体、呼吸道病毒等 | 静脉给药：第二代头孢菌素单用或联合大环内酯类；呼吸喹诺酮类；β－内酰胺类/β－内酰胺酶抑制剂单用或联合大环内酯类；头孢噻肟、头孢曲松单用或联合大环内酯类 |
| 需入住ICU的重症患者（需静脉给药） | | |
| A组：无铜绿假单胞菌感染的危险因素 | 肺炎链球菌、需氧革兰阴性杆菌、嗜肺军团菌、肺炎支原体、流感嗜血杆菌、金黄色葡萄球菌等 | 头孢噻肟或头孢曲松联合大环内酯类；呼吸喹诺酮类联合氨基苷类；β－内酰胺类/β－内酰胺酶抑制剂联合静脉大环内酯类；厄他培南联合大环内酯类 |
| B组：有铜绿假单胞菌感染的危险因素 | A组常见病原体＋铜绿假单胞菌 | 抗假单胞菌的β－内酰胺类抗生素（如头孢他啶、哌拉西林/他唑巴坦、亚胺培南、美罗培南等）联合大环内酯类，必要时还可同时联合氨基苷类；具有抗假单胞菌活性的β－内酰胺类抗生素联合喹诺酮类；环丙沙星或左氧氟沙星联合氨基苷类 |

2. 根据病原学检查结果进行针对性治疗　住院治疗患者入院后应立即采取痰标本，做涂片革兰染色检查及培养；体温高、全身症状严重者应同时送血培养。根据培养结果结合药敏试验，选择敏感抗菌药物进行抗感染治疗，针对病原菌的治疗药物选择见表3-2-9和表3-2-10。

**表3-2-9　社区获得性肺炎的病原治疗**

| 病原菌 | 宜选药物 | 可选药物 | 备注 |
| --- | --- | --- | --- |
| 肺炎链球菌 | 青霉素、氨苄（阿莫）西林 | 第一代或第二代头孢菌素 | |
| 流感嗜血杆菌 | 氨苄西林、阿莫西林、氨苄西林/舒巴坦、阿莫西林/克拉维酸 | 第一代或第二代头孢菌素，氟喹诺酮类 | 10%～40%的菌株产β－内酰胺酶 |
| 肺炎支原体 | 红霉素等大环内酯类 | 氟喹诺酮类、多西环素 | |
| 肺炎衣原体 | 红霉素等大环内酯类 | 氟喹诺酮、多西环素 | |
| 军团菌属 | 红霉素等大环内酯类 | 氟喹诺酮类 | |

续表

| 病原菌 | 宜选药物 | 可选药物 | 备注 |
|---|---|---|---|
| 革兰阴性杆菌 | 第二代或第三代头孢菌素 | 氟喹诺酮类，β－内酰胺类/β－内酰胺酶抑制剂 | |
| 金葡菌 | 苯唑西林、氯唑西林 | 第一代或第二代头孢菌素，克林霉素 | |

表 3-2-10　医院获得性肺炎的病原治疗

| 病原 | 首选药物 | 可选药物 | 备注 |
|---|---|---|---|
| 金葡菌 | | | |
| 甲氧西林敏感 | 苯唑西林、氯唑西林 | 第一代或第二代头孢菌素、林可霉素、克林菌素 | 有青霉素类过敏性休克史者不宜用头孢菌素类 |
| 甲氧西林耐药 | 万古霉素、替考拉宁 | 利奈唑胺 | |
| 肠杆菌科细菌 | 第二代或第三代头孢菌素单用或联合氨基苷类 | 氟喹诺酮类、β－内酰胺酶抑制剂复方、碳青霉烯类 | |
| 铜绿假单胞菌 | 哌拉西林、头孢他啶、头孢哌酮＋环丙沙星或左氧氟沙星或氨基苷类 | 氨基苷类＋(环丙沙星或左氧氟沙星） | 通常需联合用药 |
| 不动杆菌属 | 氨苄西林/舒巴坦、头孢哌酮/舒巴坦 | 碳青霉烯类、氟喹诺酮类 | 重症患者可联合氨基苷类 |
| 真菌 | 氟康唑、两性霉素 B | 氟胞嘧啶（联合用药） | |
| 厌氧菌 | β－内酰胺类/β－内酰胺酶抑制剂复方、克林霉素 | 甲硝唑、碳青霉烯类 | |

3. 抗感染治疗评估　抗菌药物治疗后 48～72 小时应对病情进行评价，治疗有效表现为体温下降、症状改善、临床状态稳定、白细胞逐渐降低或恢复正常，而X线胸片病灶吸收较迟。如 72 小时后症状无改善，应综合考虑以下因素：①药物是否能覆盖致病菌，或细菌耐药；②特殊病原体感染如结核分枝杆菌、真菌、病毒等；③出现并发症或存在影响疗效的宿主因素（如免疫抑制）；④非感染性疾病误诊为肺炎；⑤药物热。需仔细分析，进行必要的检查，再做相应处理。

抗感染治疗一般可于热退和主要呼吸道症状明显改善后 3～5 天停药，但疗程视不同病原体、病情严重程度而异，不宜将肺部阴影完全吸收作为停用抗菌药物的指征。对于普通细菌性感染，如肺炎链球菌，用药至患者热退后 72 小时即可；对于金黄色葡萄球菌、铜绿假单胞菌、克雷伯菌属或厌氧菌等容易导致肺组织坏死的致病菌所致的感染，建议抗菌药物疗程≥2周；对于非典型病原体，疗程应略长，如肺炎支原体、肺炎衣原体感染，建议疗程为10～14天，军团菌属感染的疗程建议为10～21天。

4. 肺炎的出院标准　经有效治疗后，患者病情明显好转，同时满足以下6项标准时可出院（原有基础疾病可影响以下标准判断者除外）：①体温正常超过24小时；②心率≤100次/分；③呼吸频率≤24次/分；④血压：收缩压≥90mmHg；⑤呼吸室内空气条件下动脉血氧饱和度≥90%或$PaO_2$≥60mmHg；⑥可以接受口服药物治疗，无精神障碍等情况。

### （二）一般治疗

对于肺炎的治疗除抗感染治疗外还包括对症治疗、营养支持治疗等，具体治疗详见表3-2-11。

表3-2-11　肺炎的其他治疗措施

| 治疗措施 | 治疗方案 |
|---|---|
| 对症治疗 | 降温：发热患者，特别是儿童（T>39℃）应降温处理。首选物理降温并多饮水，如体温持续不降或增高，可应用降温药物，宜从小剂量开始 |
| | 镇咳、祛痰：①适当补液，必要时可给予雾化；②给予祛痰药物；③体位引流和翻身拍背，如无力咳嗽可给予气道吸引；④如咳嗽影响生活或过于剧烈，可酌情使用镇咳药物 |
| 氧疗 | 由于气道阻塞和通气功能障碍，出现低氧血症，特别是肺炎累及大片肺叶或伴有基础心肺疾病的患者，应立即给予氧疗 |
| 营养支持 | 对重症肺炎患者，一定要保证足够的水、热量及蛋白质的摄入 |

（乔　伟　王　静）

## 第三节　肺真菌病

### 一、概述

肺真菌病（pulmonary mycosis）指由真菌引起的肺部疾病，主要指肺和支气管的真菌性炎症或相关病变，广义地讲包括胸膜甚至纵隔真菌病变。致病菌以念珠菌、曲霉菌最多见，而组织胞浆菌、新型隐球菌、球孢子菌、放线菌、奴卡菌和毛霉菌较少见。

临床上通常把真菌分为致病性真菌与条件致病性真菌。致病性真菌(或称传染性真菌)为原发性病原菌,常致原发性外源性真菌感染,主要有组织胞浆菌、球孢子菌、副球孢子菌和孢子丝菌等。条件致病性真菌(或称机会性真菌)多为腐生菌或植物致病菌,平时寄生或定植于宿主体内,当人体出现易患因素时会导致深部真菌感染,主要包括念珠菌属、曲霉属、隐球菌属、毛霉和肺孢子菌等。

真菌引起病变的决定因素是真菌的毒力、数量与侵入途径。根据真菌致病性的强弱及患者免疫功能的健全与否,感染真菌的方式分为侵袭性(直接侵犯)、散播性(随血液播散至多个器官)和定植(寄生于人体浅表部位,未感染发病)。侵袭性肺部真菌感染(invasive pulmonary fungal infections,IPFI)指真菌直接侵犯(非寄生、过敏或毒素中毒)肺或支气管引起的急、慢性组织病理损害所导致的疾病,多由曲霉属、念珠菌属、隐球菌属、毛霉菌和肺孢子菌引起。

## 二、临床表现

肺真菌病一般无特异性的临床表现,当免疫功能缺陷或感染大量致病菌后可出现发热、咳嗽、咳痰,有时有气促、发绀、呼吸困难等,严重感染时甚至出现呼吸衰竭、大咯血而威胁生命。不同菌属感染不同体质的患者可有各异的临床表现(表 3-3-1)。

表 3-3-1 常见肺真菌感染的临床表现

| 菌属 | 感染类型 | 临床表现 | 影像学表现 |
|---|---|---|---|
| 曲霉 | 侵袭性肺曲霉病 | 常见干咳、胸痛,部分患者有咯血,病变广泛时出现气急和呼吸困难,甚至出现呼吸衰竭 | X 线:以胸膜为基底的多发楔形阴影或空洞;胸部 CT:早期晕轮征,后期新月征 |
| | 曲霉肿 | 刺激性咳嗽,常反复咯血,甚至发生危及生命的大咯血 | X 线:原有慢性空洞内有一团球影,随体位改变在空腔内移动 |
| | 变应性支气管肺曲霉病 | 喘息、畏寒、发热、乏力、刺激性咳嗽、咳棕黄色脓痰,偶带血。哮喘样发作为其突出的临床表现 | 上叶短暂性实变或不张,可发生于双侧。中央支气管扩张征象如“戒指征”和“轨道征” |
| 隐球菌 | 无症状型 | 1/3 ~ 1/2 的患者无任何症状,常于胸部 X 线检查时发现 | 双肺下部纹理增加或孤立的结节状阴影,偶有空洞形成 |
| | 慢性型 | 隐匿起病,咳嗽、咳痰、盗汗、乏力,查体无阳性体征 | |
| | 急性型 | 高热、显著的气促和低氧血症,有肺实变胸腔积液的体征 | 胸膜下结节,也可表现为肺炎、多发结节、空洞、肿块样损害 |

续表

| 菌属 | 感染类型 | 临床表现 | 影像学表现 |
|---|---|---|---|
| 念珠菌 | 念珠菌支气管炎 | 阵发性刺激性咳嗽,痰多时为白色泡沫塑料状稀痰,偶带血丝;病情进展,痰稠如干糨糊状,憋喘、气短,以夜间为甚 | X线:两肺中下野纹理增粗 |
|  | 念珠菌肺炎 | 畏寒、高热、咳白色泡沫样黏痰或呈胶冻样且黏稠易拉长丝,有酵臭味,有时咯血 | X线:双下肺纹理增多,纤维条索影伴散在的大小不等、形状不一的结节状阴影;或融合的均匀大片浸润,自肺门向周边扩展,可形成空洞 |
| 肺孢子菌 | 流行型 | 主要为早产和营养不良儿。初期多有低热、食欲下降、腹泻、体重减轻,渐出现干咳、气促,呈进行性加重,发生呼吸困难、发绀等,有时可发生脾大 | X线:早期为双侧肺门周围弥漫性渗出,呈网状和小结节状影,然后迅速进展成双侧肺门的蝶状影,呈肺实变,可见支气管充气征 |
|  | 散发型 | 多见于免疫缺陷者。初期食欲缺乏、体重减轻,继而出现干咳、发热、发绀、呼吸困难,很快发生呼吸窘迫 |  |
| 毛霉菌 | 一般急性起病 | 开始为急性支气管炎症状,累及肺时引起肺实变及肺脓肿,并伴有血栓形成和梗死的征象。突然发病严重者可出现发热、咳嗽、痰中带血、胸闷、气急、呼吸困难、胸痛等,累及肺动脉可引起致命性大咯血。两肺有广泛湿啰音及胸膜摩擦音,疾病呈进展性,大多在3～30天内死亡 | 大多呈迅速进展的大片肺实变阴影,可形成空洞,或为肺梗死阴影;少数呈小结节状阴影 |

## 三、实验室和辅助检查

肺真菌病的实验室检查包括微生物学和组织病理学检查,目前病理学诊断仍是肺真菌病的金标准。具体的检查项目及临床意义详见表3-3-2。

表3-3-2　肺真菌病的实验室检查项目及临床意义

| 检查项目 | 临床意义 |
|---|---|
| 痰培养 | 合格的深部咳痰标本连续≥2次培养,分离到同种真菌即可确诊;<br>气管内吸引物、支气管肺泡灌洗液(BALF)或胸腔积液分离到真菌 |

续表

| 检查项目 | 临床意义 |
|---|---|
| 抗原检测 | 乳胶凝集法检测隐球菌荚膜多糖抗原、G 试验检测 1,3-β-D-葡聚糖和夹心 ELISA 法检测半乳甘露聚糖(GM),阳性结果即可确诊,具体见表 3-3-3 |
| 组织活检 | 无菌条件下从活检标本(肺组织、胸液、血液等)中发现真菌细胞、菌丝、滋养体、包囊等对肺真菌病的诊断具有重要意义 |
| | 可用荧光显微镜快速检查:隐球菌呈厚荚膜圆形(直径 5~20μm)的酵母菌;念珠菌为发芽的酵母和假菌丝(圆形或卵圆形,直径 2.5~4.0μm);曲霉菌及很多其他真菌呈不相连的菌丝;接合菌的菌丝相连;组织胞浆菌为圆形,厚壁(直径为 20~80μm),球内充满直径为 2~6μm 的内生孢子 |
| 周围血象 | 中性粒细胞多增高,可见中毒颗粒(化疗后患者例外) |
| PCR 法 | 用真菌特异性 DNA 片段为引物进行扩增,特异性为 100%,敏感度高,可扩增出仅含 15 个念珠菌的标本,24 小时得结果。目前除白念珠菌外,尚有组织胞浆菌核基因探针 |

**表 3-3-3 IPFI 常用血清学诊断方法的评价**

| 血清学方法 | | G 试验(1,3-β-D-葡聚糖抗原检测) | GM(半乳甘露聚糖) | M(甘露聚糖) | CCA(隐球菌荚膜多糖抗原) |
|---|---|---|---|---|---|
| 可能病原体 | 念珠菌 | + | — | + | |
| | 曲霉菌 | + | + | — | |
| | 结合菌 | — | — | — | |
| | 隐球菌 | — | — | — | + |
| | 肺孢子菌 | ++ | — | — | — |
| 假阳性因素 | | 内毒素、香菇多糖、白蛋白、免疫球蛋白、纤维膜等 | 青霉菌和隐球菌感染、β-内酰胺类抗生素、饮用牛奶等 | | 类风湿因子 |
| 评价 | | 升高考虑真菌感染;肺孢子菌肺炎升高明显 | 美国 FDA 已批准 GM 为侵袭性曲霉菌感染的诊断指标 | 对念珠菌感染的诊断意义大 | 乳胶凝集试验诊断隐球菌感染最有价值 |

肺真菌病的影像学检查特点详见表 3-3-1 中的影像学表现。

## 四、诊断与鉴别诊断

侵袭性肺真菌病在各类肺真菌病中病情最严重,病死率较高。临床诊断需要充分结合宿主因素、临床表现、微生物学检查和组织病理学检查 4 个方面综合判断,除外其他病原体所致的肺部感染或非感染性疾病。目前侵袭性真菌感染的诊断分为确诊、临床诊断、拟诊,具体见表 3-3-4。

表 3-3-4 IPFI 的诊断标准

| 诊断级别 | 危险因素 * | 临床特征 ** | 微生物学 | 组织病理学 |
|---|---|---|---|---|
| 确诊 | + | + | +△ | + |
| 临床诊断 | + | + | +△△ | - |
| 拟诊 | + | + | - | - |

注:* 有≥1 项危险因素即为 +;** 包括影像学;+ 有,- 无;△肺组织、胸腔积液、血液真菌培养阳性(除肺孢子菌外);△△除确诊标准外,也包括特异性真菌抗原检测阳性及合格的深部痰标本连续≥2 次分离到同种真菌

2007 年中华医学会呼吸病分会肺真菌病诊断和治疗专家共识指出患者患肺真菌病的危险因素包括:

(1) 外周血 WBC $< 0.5 \times 10^9$/L,中性粒细胞减少或缺乏,持续 > 10 天

(2) 体温 > 38℃或 < 36℃,并伴有下列情况之一:①此前 60 天内出现过持续的中性粒细胞减少(≥10 天);②此前 30 天内曾接受或正在接受免疫抑制剂治疗;③有侵袭性真菌感染史;④ AIDS 患者;⑤存在移植物抗宿主病;⑥持续应用糖皮质激素 3 周以上;⑦有慢性基础疾病;⑧创伤、大手术、长期住院、长时间机械通气、体内留置导管、全胃肠外营养和长期使用广谱抗菌药等(任何 1 项)。

## 五、治疗原则

肺真菌病的确诊需要获得病理学和微生物学支持,可临床实际上如果等确诊后再行治疗,大多数患者将会失去早期治疗的机会,从而影响临床治疗效果。因此对于肺真菌病的诊断和治疗方面提倡预防和治疗的系统化有机结合。治疗原则包括一般预防、靶向预防、拟诊治疗、临床诊断治疗和确诊治疗,详见表 3-3-5。

表 3-3-5 肺真菌病的治疗原则

| 治疗原则 | | 治疗方案 |
|---|---|---|
| 预防 | 一般预防 | 积极控制基础疾患和诱发因素,提高机体免疫力:纠正低蛋白血症、改善营养状况、抗贫血、纠正粒细胞减少、停用糖皮质激素或减量、停用抗菌药或改用针对病原菌的窄谱抗菌药 |
| | | 控制医院感染:加强医疗器械的消毒(如雾化器、呼吸机管道)等 |
| | | 药物预防:主要指造血干细胞移植和某些实体器官(如肝、心、肺)移植的围术期预防用药 |

续表

| 治疗原则 | | 治疗方案 |
|---|---|---|
| 预防 | 靶向预防 | 预防高危患者某种特定真菌感染及其所致真菌病：对获得性免疫缺陷综合征患者应用甲氧苄啶－磺胺甲噁唑（TMP–SMZ）预防肺孢子菌肺炎；对异体或自体造血干细胞移植患者口服 SMZ–TMP，2 片 / 天等 |
| 治疗 | 拟诊治疗 | 即经验性治疗，对高危患者临床表现和影像学征象提示真菌性肺炎拟诊时，给予抗真菌药物治疗 |
| | 临床诊断治疗 | 即先发治疗，对已具备微生物学［分泌物或体液真菌培养（和）或血液真菌抗原及其他血清免疫学检测］阳性证据，但尚无组织病理学确诊证据的患者，根据药物敏感试验进行抗真菌治疗 |
| | 确诊治疗 | 即靶向治疗，根据药物的抗菌谱、药理学特点、真菌种类、临床病情和患者耐受性等因素综合制订抗真菌治疗方案，详见表 3–3–6 和表 3–3–7 |
| | 手术治疗 | 部位明确的局限性肺真菌病，经药物治疗无效时可考虑手术。如肺部空洞、脓肿、大咯血、脓胸、胸壁窦道以及与肺癌难以鉴别的肺真菌病 |

**表 3-3-6　肺念珠菌病、肺孢子菌和毛霉菌病的抗真菌治疗**

| 菌属 | 疾病表现 | 推荐治疗 | 备注 |
|---|---|---|---|
| 念珠菌 | 念珠菌支气管炎 | 氟康唑 400mg/d，必要时 ivdrip，症状改善后 200mg/d，至症状消失，或合格痰标本真菌培养连续 2 次阴性；也可选用伊曲康唑 | 耐氟康唑非白念珠菌可选用伏立康唑口服、棘白菌素类或两性霉素 B 静脉给药 |
| | 念珠菌肺炎 | 原发性：<br>病情稳定者：氟康唑 400mg ivdrip qd，病情改善后口服<br>病情不稳定者：氟康唑 400mg ivdrip qd 联合氟胞嘧啶 100～150mg/（kg·d），分 3～4 次 ivdrip；或伊曲康唑静脉给药 | 耐氟康唑肺非白念珠菌病选择两性霉素 B（除外季也蒙念珠菌及葡萄牙念珠菌）、伏立康唑、棘白菌素类 |
| | | 继发性：（有深静脉导管者应拔除）<br>病情稳定者：氟康唑 400mg ivdrip qd；或卡泊芬净 / 米卡芬净 50mg/d（白念）～100mg/d（非白念）ivdrip；或两性霉素 B 0.6mg/kg qd，总剂量为 5～7mg/kg（或含脂质两性霉素 B）<br>病情不稳定者：①两性霉素 B 0.8～1mg/（kg·d）（相当剂量的含脂质制剂）或联合氟胞嘧啶 25～37.5mg/kg q6h，口服或静脉给药；血培养转阴，症状体征改善或消失、中性粒细胞正常后改为氟康唑 400mg po qd × 14 天。②氟康唑 800mg/d+ 两性霉素 B 0.7mg/（kg·d）（相当剂量的含脂质制剂）5～6 天后改为氟康唑 400mg/d po。③给予常规剂量的伏立康唑或棘白菌素类药物 | |
| | | 念珠菌球或局限性肺部病变：药物治疗效果不佳，可耐手术者可行手术治疗；过敏型可对症治疗，可使用激素 | |

续表

| 菌属 | 疾病表现 | 推荐治疗 | 备注 |
|---|---|---|---|
| 肺孢子菌 | | 首选:TMP 15～20mg/(kg·d)+SMZ 75～100mg/(kg·d),分次给药,治疗3周<br>次选:氨苯砜+伯氨喹+克林霉素、阿托伐醌、喷他脒等 | |
| 毛霉菌 | | 两性霉素B迅速增量至0.5～1.5mg/(kg·d),总量为2.5～3g,通常与氟胞嘧啶联用;也可选用两性霉素B+卡泊芬净 | 肺部局限性病变者可行外科手术治疗 |

**表 3-3-7 肺曲霉病和肺隐球菌的抗真菌治疗**

| 菌属 | 疾病表现 | 推荐治疗 | 备注 |
|---|---|---|---|
| 曲霉 | 侵袭性肺曲霉病 | 药物可选择伏立康唑、伊曲康唑、卡泊芬净、米卡芬净和含脂质两性霉素B,具体给药方案见表3-3-8 | 跟踪监测血清半乳甘露聚糖水平 |
| | 肺曲霉球 | 病灶局限,伴咯血,无其他心肺疾患,考虑外科手术切除 | 抗曲霉药物疗效不肯定,不建议用 |
| | | 合并有基础疾病或肺功能损害不能手术者可行支气管动脉栓塞止血 | |
| | 过敏性支气管肺曲霉病 | 首选激素,急性期推荐泼尼松0.5mg/(kg·d),2周后改为隔日给药,疗程为3个月,减量根据症状、胸部X线和总IgE水平酌定,要求总IgE降低35%以上;症状严重者,可提高至40～60mg/d,疗程视病情适当延长 | 可联合伊曲康唑200mg po qd,以减少激素用量 |
| 隐球菌 | 免疫功能正常的肺隐球菌病 | 无症状者:医学观察或氟康唑200～400mg/d po qd,疗程为3～6个月 | |
| | | 轻、中症:氟康唑200～400mg/d po qd,或伊曲康唑200～400mg/d po qd,疗程为6～12个月 | 不能口服者应用两性霉素B 0.5～1mg/(kg·d) |
| | | 重症:两性霉素B 0.5～0.8mg/(kg·d)(或相当剂量的含脂质制剂)+氟胞嘧啶37.5mg/次 q6h po;退热或培养转阴(约6周)后,改为氟康唑200mg/d po,可持续至24个月 | |
| | | 合并隐球菌脑膜炎患者:首选两性霉素B 0.7～1mg/(kg·d)+氟胞嘧啶100mg/(kg·d),连续2周,改用氟康唑400mg/d,维持至少10周<br>次选:两性霉素B 0.7～1mg/(kg·d)+氟胞嘧啶100mg/(kg·d),连续治疗6～10周;或两性霉素B 0.7～1mg/(kg·d)[两性霉素B脂质制剂3～6mg/(kg·d)],连续6～10周 | |

续表

| 菌属 | 疾病表现 | 推荐治疗 | 备注 |
|---|---|---|---|
| 隐球菌 | HIV/AIDS或其他免疫抑制者的肺隐球菌病 | 轻、中症：氟康唑或伊曲康唑，剂量同免疫功能正常者 | 终身服用 |
| | | 重症：诱导期：两性霉素B+氟胞嘧啶，2周；巩固期：氟康唑400mg/d，10周；加强期：氟康唑200～400mg/d，终身服用 | |
| | | 合并隐球菌脑膜炎患者：强化期首选两性霉素B 0.7～1mg/(kg·d)+氟胞嘧啶100mg/(kg·d)，连续2周，然后改用氟康唑400mg/d，维持治疗至少10周。次选两性霉素B 0.7～1mg/(kg·d)+氟胞嘧啶100mg/(kg·d)，连续治疗6～10周；或两性霉素B 0.7～1mg/(kg·d)[两性霉素B脂质制剂3～6mg/(kg·d)]，连续6～10周；或氟康唑400mg/d(伊曲康唑400mg/d)，连续6～10周；或氟康唑400mg/d+氟胞嘧啶100～150mg/(kg·d)，连续6周<br>维持治疗(终身)：氟康唑200～400mg/d po(伊曲康唑400mg/d po)；或两性霉素B 1mg/(kg·次)，1～3次/周，iv | |
| | 手术治疗 | 很少需要手术治疗，对于抗真菌治疗后仍持续存在的局限性病灶或复发性局限性病灶可考虑手术治疗；对于术前未化疗而手术切除的肺隐球菌病，建议氟康唑200～400mg/d po，2～4个月 | |

**表3-3-8　侵袭性肺曲霉病抗真菌药物的选择及用法**

| 治疗阶段 | iv | | po |
|---|---|---|---|
| | 首选 | 可选 | |
| 初始治疗 | VCZ：第1天6mg/kg，q12h；以后4mg/kg，q12h | AmB：1mg/(kg·d)<br>AmB脂质体：3～5mg/(kg·d)<br>ITZ：第1～2天200mg，q12h；以后200mg/d | VCZ：400mg/d<br>ITZ口服液：400mg/d |
| 补救治疗 | CF：第1天70mg，后50mg/d；VCZ：第1天6mg/kg q12h，以后4mg/kg q12h(初始治疗未用者)；AmB脂质体：3～5mg/(kg·d) | | |
| 危及生命或标准治疗失败后的联合治疗 | CF+VCZ：VCZ单药治疗失败时，可用于联合治疗<br>CF+AmB脂质体<br>AmB脂质体+5-FC<br>AmB+5-FC | | |

注：VCZ：伏立康唑；AmB：两性霉素B；CF：卡泊芬净；ITZ：伊曲康唑；5-FC：氟胞嘧啶

（乔　伟　李学芹）

# 第四节　肺　结　核

## 一、概述

肺结核（pulmonary tuberculosis）是结核分枝杆菌（mycobacterium tuberculosis）侵入人体引发的肺部慢性感染性疾病。

结核分枝杆菌包括人型、牛型、非洲型和鼠型4类，人类肺结核的致病菌90%以上为人型结核分枝杆菌。结核分枝杆菌涂片染色具有抗酸性，故称抗酸杆菌，具有多形性、抵抗力强、菌体结构复杂等特点。肺结核的传染源为痰中排菌患者，传染性大小取决于痰内菌量的多少，主要通过咳嗽、喷嚏、大笑、说话等方式把含有结核分枝杆菌的微滴排到空气中而传播，其中飞沫传播是最重要的传播途径。易感人群为糖尿病、硅沉着病、肿瘤、器官移植、长期使用免疫抑制药物或糖皮质激素的人群，另外生活贫困、居住条件差，以及营养不良是经济落后社会人群结核病高发的原因。除病原体、环境和社会经济等因素外，宿主遗传因素在结核病的发生、发展中也扮演着重要角色。

世界卫生组织（WHO）统计表明，全世界每年有800万～1000万结核病发病患者，每年约有300万人死于结核病，是造成死亡人数最多的单一传染病。1993年WHO宣布“全球结核病紧急状态”，认为结核病已成为全世界重要的公共卫生问题，我国是世界上结核疫情最严重的国家之一。

### （一）病因与发病机制

人体感染结核菌后不一定发病，当机体抵抗力降低或细胞介导的变态反应增高时才可能引起临床发病。其发病原因详见表3-4-1。

表3-4-1　肺结核的病因与发病机制

| 肺结核分型 | 病因 |
| --- | --- |
| 原发型 | 人体抵抗力降低，经呼吸道或消化道初次侵入人体的结核菌在肺部或肠壁形成渗出性炎性原发病灶，90%～95%发生在肺部 |
| 血行播散型 | 大量结核菌一次或在极短时间内多次侵入血液循环，机体变态反应增高，致血管通透性增强，结核菌通过血管壁侵入肺间质，进而侵犯肺实质形成粟粒大小的结节 |
| 继发型 | 原发感染遗留下的潜在性病灶重新复燃或结核分枝杆菌再次感染引起的肺结核，多见于成人，又称成人型肺结核病 |

### (二) 结核病的病理学

结核病的基本病理变化是炎性渗出、增生和干酪样坏死,病理过程是破坏与修复同时进行,上述 3 种病理变化多同时存在,也可以某一种变化为主,且可相互转化。基本病理改变详见表 3-4-2。

表 3-4-2 肺结核的病理学基础

| 基本病变类型 | 病理改变 |
| --- | --- |
| 渗出型病变 | 主要出现在结核性炎症初期阶段或病变恶化复发时。表现为组织充血水肿,随之有中性粒细胞、淋巴细胞、单核细胞浸润和纤维蛋白渗出。抗酸染色可以发现结核菌。可有单核细胞性肺泡炎、多核白细胞肺泡炎、纤维素性肺泡炎等不同组织学类型。发展演变取决于机体变态反应与机体免疫力之间的相互平衡 |
| 增生型病变 | 发生在机体抵抗力较强、病变恢复阶段。表现为典型的结核结节和结核性肉芽肿,由淋巴细胞、上皮样细胞、朗格汉斯巨细胞以及成纤维细胞组成。结节可相互融合形成融合型结节 |
| 干酪样坏死 | 多发生在结核分枝杆菌毒力强、感染菌量多、机体超敏反应增强、抵抗力低下的情况,为病变恶化的表现。镜下表现先是组织混浊肿胀,继而细胞质脂肪变性,细胞核碎裂溶解,直至完全坏死,坏死区域周围逐渐变为肉芽组织增生,最后成为纤维包裹的纤维干酪性病灶。坏死病灶含结核菌很少,可多年不变,既不吸收也不液化 |

肺结核的病理变化转归为吸收、纤维化、播散、恶化和钙化。

## 二、临床表现

各型肺结核的临床表现不尽相同,但有共同之处,主要表现为两个方面:一是全身性的结核中毒症状;二是呼吸系统症状。具体表现见表 3-4-3。

表 3-4-3 肺结核的临床表现

<table>
<tr><td rowspan="7">临床症状</td><td rowspan="7">全身症状</td><td>乏力:全身乏力,伴有食欲缺乏、消瘦、体重减轻、失眠</td></tr>
<tr><td>发热:午后低热是结核病最显著的发热特点,多在下午 4~8 时体温升高,一般在 37~38℃之间,多见于轻型结核病。部分患者长期不规则发热,体温 38~39℃,多见于慢性排菌者</td></tr>
<tr><td>盗汗:入睡后出汗,醒后汗止,也是结核病的中毒症状之一</td></tr>
<tr><td>妇女可有月经失调或闭经、自主神经功能紊乱等表现</td></tr>
<tr><td>少数急性起病的肺结核可能出现高热等急性发病症状</td></tr>
<tr><td>结核超敏反应:类风湿关节炎、结节性红斑等</td></tr>
</table>

续表

| | | |
|---|---|---|
| 临床症状 | 呼吸道症状 | 咳嗽:为首诉主诉,以干咳为主。如伴有支气管结核,常有较剧烈的刺激性干咳;如伴纵隔、肺门淋巴结结核压迫气管支气管,可出现痉挛性咳嗽。咳嗽3周或以上伴血痰,要高度怀疑肺结核的可能 |
| | | 咳痰:多为白色黏痰,合并感染、支气管扩张常咳黄脓痰;干酪样液化坏死时也有黄色脓痰,甚至可见坏死物排出 |
| | | 咯血:常见症状,一般痰中带血,当病灶累及大血管或支气管动脉破裂时咯血量大,甚至引起失血性休克或窒息 |
| | | 胸痛:部位较为固定,为持续性胸痛,深呼吸或大声说笑、咳嗽时胸痛加剧,示病灶邻近或侵犯胸膜 |
| | | 呼吸困难:肺部组织受到广泛而严重的破坏,或有广泛的胸膜粘连,可出现气短,尤其在活动后加重 |
| 临床体征 | 取决于病灶的性质、部位、范围和程度 | 病变范围较小时可没有任何体征 |
| | | 渗出性病变范围较大或干酪样坏死时可有肺实变体征,如触觉语颤增强、叩诊浊音、听诊闻及支气管呼吸音和细湿啰音 |
| | | 较大的空洞性病变听诊可闻及支气管呼吸音 |
| | | 当有较大范围的纤维条索形成时,气管向患侧移位,患侧胸廓塌陷,叩诊浊音、听诊呼吸音减弱并闻及湿啰音 |
| | | 结核性胸膜炎时有胸腔积液体征:气管向健侧移位,患侧胸廓望诊饱满,触觉语颤减弱、叩诊实音、听诊呼吸音消失 |
| | | 支气管结核可有局限性哮鸣音 |
| | | 结核性风湿热症:少数患者可有类似于风湿热样表现,多见于青少年女性,常累及四肢大关节,受累关节附近可见结节性红斑或环形红斑,间歇出现 |

## 三、实验室和辅助检查

细菌学检查是肺结核诊断的确切依据,但阳性率较低,仅30%~50%。痰涂片抗酸杆菌阳性需考虑有非结核分枝杆菌的可能,尤其HIV(+)/AIDS患者。血常规、血沉、C反应蛋白检查有助于肺结核的诊断及与其他疾病的鉴别。影像学检查是早期发现肺结核的重要手段,对了解病变部位、范围、性质及其演变有帮助,但缺乏特异性。肺结核主要的实验室和辅助检查项目详见表3-4-4和表3-4-5。

**表3-4-4　肺结核的实验室检查**

| 检查项目 | 检查指标 | 临床意义 |
|---|---|---|
| 病原学检查 | 痰涂片 | 抗酸染色:阳性即可确诊。厚涂片可提高阳性率;初诊患者要送3份痰标本;除痰标本外,脓液、病灶组织、纤维支气管镜刷检物、冲洗或灌洗液均可直接涂片检查。 |

续表

| 检查项目 | 检查指标 | 临床意义 |
| --- | --- | --- |
| 病原学检查 | 痰结核菌培养 | 检出率比涂片法高约2倍,培养物可供进一步菌种鉴定、药物敏感性测定及研究,为结核病诊断的金标准 |
| | 分子生物学检测 | 聚合酶链反应(PCR)技术:可鉴定菌型,但无法区别活菌和死菌,不能用于结核病治疗效果评估、流行病学调查等 |
| | | 核酸探针可检测结核分枝杆菌的特异性DNA片段 |
| | 结核菌抗原和抗体检测 | PPD作为抗原检测结核菌IgG,敏感性和特异性分别为60% ~ 80%和90%。抗体检测主要用于临床和X线影像学疑为肺结核而不易获得痰标本的儿童及痰涂阴性肺结核患者的诊断参考 |
| 穿刺活检术 | | 包括经皮穿刺和胸膜穿刺活检术,可获取活组织进行组织病理学和细菌学检查,是一项提高疑难肺结核诊断率的有效手段 |
| 其他 | 血常规、血沉、C反应蛋白 | 血常规可无变化,或有白细胞轻度增高,个别患者甚至有类白血病反应。血沉和C反应蛋白增高,但无特异性 |

表 3-4-5 肺结核的影像学检查

| 检查项目 | 结核分类 | 临床意义 |
| --- | --- | --- |
| X线胸片 | 原发综合征 | 典型影像显示:哑铃状双极现象,一端为肺内原发灶,另一端为同侧肺门和纵隔肿大的淋巴结,中间为发炎的淋巴管。多见于右肺中叶,有时在右上叶前段发生 |
| | 血行播散型肺结核 | 急性期两肺可见大小、密度、分布均匀的粟粒状阴影(三均匀X线征)。亚急性、慢性肺结核可见双上、中肺野分布不均匀、新旧不等、密度和大小不一的粟粒状阴影(三不均匀X线征) |
| | 继发性肺结核 | 浸润性肺结核:病灶多位于锁骨下或肺尖,可见大小不等的片状、絮状、边缘模糊的阴影 |
| | | 纤维空洞性肺结核:呈多样性表现,一侧或两侧有单个或多个厚壁空洞,周围有广泛的纤维条索及新旧不同的播散病灶,肺门上提,肺纹呈垂柳状样改变,常有胸膜粘连、增厚,气管、纵隔向病侧移位等 |
| | | 干酪样肺炎:可见大片密度均匀磨玻璃状阴影,逐渐出现溶解区,呈蚕蚀样空洞 |
| | | 结核球:干酪样物质脱水凝集成球状,直径不超过3cm称结核球 |
| | | 空洞性肺结核:空洞形态不一,洞壁不明显、多个空腔的虫蚀样空洞 |
| | 结核性胸膜炎 | 早期无X线改变。胸膜纤维素沉着2 ~ 3mm时可见透亮度减低 |
| | | 少量积液:( < 300ml)时前位仅见肋膈角变钝,侧位见后膈角填塞 |

续表

| 检查项目 | 结核分类 | 临床意义 |
| --- | --- | --- |
| X线胸片 | 结核性胸膜炎 | 中等量积液:见密度均匀一致阴影,沿胸壁自上而下呈上窄下宽直至膈面的弧形密度增高阴影,凹面面向肺门 |
| | | 大量积液:患侧为致密阴影,纵隔向健侧移位,有时仅肺尖透亮 |
| 胸部CT | 有助于微小或隐蔽性肺结核病灶的发现和结节性病灶的鉴别诊断,可以较精确地了解病变受累及范围 | |
| 内镜检查 | 支气管镜 | 用于观察病变或可疑病变部位,还可行支气管分泌物刷检、活检及支气管肺泡灌洗液的细菌学、细胞学、免疫学、生化学检查 |
| | 胸腔镜 | 有普通胸腔镜(thoracoscopy)和电视胸腔镜(video assisted thoracic surgery,VATS)之分,主要检查胸膜腔内胸膜或肺表面病变,应用穿刺获取活组织可进行病理诊断 |
| | 纵隔镜 | 对诊断困难且合并纵隔淋巴结肿大者提供了有价值的诊断方法 |

## 四、诊断与鉴别诊断

### (一)诊断

1. 确诊　痰涂片和(或)痰培养阳性,并具有相应的临床和X线表现即可确诊。

2. 对于菌阴肺结核诊断较困难,符合以下4项中的至少3项临床诊断成立。①典型肺结核临床症状和肺部X线表现;②临床可排除其他非结核性肺部疾患;③PPD阳性和血清抗结核抗体阳性;④诊断性抗结核治疗有效。必要时应做纤维支气管镜采集微生物标本和活检标本通过微生物学和(或)组织病理学确诊。

### (二)结核活动性的诊断

判断结核是否为活动性,主要依据痰菌涂片(培养)和X线显像。活动性结核:①痰菌阳性;②X线胸片上渗出性和渗出增生性病灶、干酪性肺炎、干酪灶和空洞(净化空洞除外)一般为活动性结核的征象。非活动性:增生型病灶、纤维包裹的干酪硬结灶和纤维钙化灶一般属非活动性病变。由于肺结核病变多为混合性,未达到完全性增生或纤维钙化时仍属活动性肺结核。初次胸片不能确定活动性的病例可作为"活动性未定"动态观察。

### (三)分类和记录顺序

中华医学会结核病学分会1999年颁布了我国结核病新分类法,分为原发型肺结核、血行播散型肺结核、继发型肺结核、结核性胸膜炎和其他肺外结核5型。在诊断时应按分类书写诊断,并注明范围(左、右、双)、痰菌和初复治情况,如继发型肺结核　右上(纤维空洞)　涂(+)初治。

### (四) 鉴别诊断

肺结核缺乏特征性的临床表现,应与以下疾病相鉴别(表 3-4-6)。

表 3-4-6　肺结核的鉴别诊断

| 鉴别疾病 | 相似症状 | 鉴别点 |
|---|---|---|
| 肺癌 | 咳嗽、咳痰 | 多见于 40 岁以上的嗜烟男性,多有刺激性咳嗽、胸痛及进行性消瘦;中央型肺癌可痰中带血 |
| | | X 线胸片:肺门附近有阴影,与肺门淋巴结结核相似。周围型肺癌可呈团块、分叶状块影,病灶边缘常有切迹、毛刺。CT 扫描对可进一步鉴别,增强扫描后肺癌病灶常有增强 |
| | | 结合痰菌、脱落细胞检查、纤支镜检查及活检等可鉴别 |
| 肺炎 | 咳嗽、咳痰、发热 | 肺炎链球菌性肺炎起病急骤,高热、寒战、胸痛伴气急、咳铁锈色痰。X 线示病变常局限于一叶,白细胞总数及中性粒细胞增多,痰涂片或培养可分离到细菌,抗感染治疗有效 |
| | | 支原体肺炎通常在短时间内(2～3 周)可自行消散 |
| | | 过敏性肺炎的肺内浸润常呈游走性,血中嗜酸性粒细胞增多 |
| 肺脓肿 | 咳嗽、咳痰、发热 | 起病急,高热、大量脓臭痰;胸片:带有液平面的空洞伴周围浓密的炎性阴影;白细胞和中性粒细胞增高;抗感染治疗有效 |
| 支气管扩张 | 咳嗽、咳痰 | 反复咳嗽、咳痰、大量脓痰和咯血;两肺下部可闻及湿啰音 |
| | | 胸部 X 线:两肺下部支气管阴影增深,病变严重者可见卷发状阴影;高分辨 CT 检查有助于诊断 |
| 慢性阻塞性肺疾病 | 咳嗽、咳痰、气短 | 慢性咳嗽、咳痰,稍有咯血;冬季多发;肺功能检查为阻塞性通气功能障碍;胸部 X 线检查可鉴别 |
| 其他发热性疾病 | 发热 | 伤寒:高热(稽留热)、血白细胞计数减少及肝脾大、玫瑰疹 |
| | | 败血症:起病急,寒战及弛张热,白细胞及中性粒细胞增多,有感染史 |
| | | 白血病:有明显出血倾向,骨髓涂片及动态 X 线胸片随访有助于诊断 |

## 五、治疗原则

肺结核的治疗仍然贯彻以化学治疗为主,化学治疗是控制结核病流行的最有效措施。对于肺结核的化学治疗实行全程督导化学治疗,治疗原则为早期、规律、全程,适量、联合(表 3-4-7)。化疗方案的制订与调整应根据患者不同的病变类型选用国际和国内推荐的标准化治疗方案。痰结核菌阳性的肺结核患者是治疗的主要对象,另外痰菌阴性但病灶活动者亦应给予治疗。

表 3-4-7 肺结核的治疗原则

| | |
|---|---|
| 早期 | 肺结核病早期肺内病灶血液供应好,有利于药物的渗透和分布,同时巨噬细胞活跃,可吞噬大量结核菌,有利于促进组织的修复和有效地杀灭结核菌 |
| 规律 | 按照化疗方案,规律服药可保持相对稳定的血药浓度,以达到持续的杀菌作用;反之,血药浓度不稳定,在低浓度时达不到最低抑菌浓度,反而会诱导细菌耐药 |
| 全程 | 肺结核患者服用抗结核药物后,短期内症状会显著改善,2 个月左右大部分敏感菌被消灭,但部分非敏感菌和细胞内的结核菌仍然存活,只有坚持用药才能最终杀灭这部分细菌,达到减少复发的目的 |
| 适量 | 过量使用抗结核药物,增加药物不良反应,用量不足则可诱导耐药产生,因此在化疗过程中必须根据患者的年龄、体重给予适当的药物剂量 |
| 联合 | 联合不同机制的抗结核药物,可以利用多种药物的交叉杀菌作用,不仅提高杀菌灭菌效果,还能防止产生耐药性 |

## (一)初治肺结核的治疗方案

中华医学会结核病学分会 2001 年《肺结核诊断和治疗指南》推荐初治肺结核的化疗方案为强化期 2 个月 / 巩固期 4 个月,具体见表 3-4-8。方案中 S 与 E 可任选 1 种,建议首选 E。

表 3-4-8 初治肺结核的治疗方案

| 适用人群 | 化疗方案 | 痰涂片阳性(月) | 强化期(月) | 巩固期(月) | 总疗程(月) |
|---|---|---|---|---|---|
| ①尚未开始抗结核治疗的患者;②正进行标准化疗方案用药而未满疗程的患者;③不规则化疗未满 1 个月的患者 | 2HRZE(S)/4HR,顿服<br>$2HRZE(S)/4H_3R_3$ | $<2$ | 2 | 4 | 6 |
| | $2H_3R_3Z_3E_3(S_3)/4H_3R_3$<br>2HRZE(S)/4HRE | $\geq 2$ | 3 | 3 | 6 |
| | 2RIFATER(卫非特)/4RIFLNAH(卫非宁) | $5\leq T<6$ | 2 | 6 | 8 |
| | 粟粒性肺结核(无结核性脑膜炎)不采用间歇给药方案 | | 3 | 6~9(HR 方案) | 9~12 |

注:字母为药名缩写,H(异烟肼)、R(利福平)、Z(吡嗪酰胺)、E(乙胺丁醇)、S(链霉素),字母前数字表示月数,字母后的数字表示每周用药次数;无数字者表示每日给药 1 次。菌阴肺结核患者可在上述方案的强化期中删除链霉素或乙胺丁醇

## (二)复治肺结核的治疗方案

复治肺结核包括初治失败的患者;规则用药满疗程后痰菌又复阳的患者;不规则化疗超过 1 个月的患者;慢性排菌患者。

中华医学会结核病学分会 2001 年《肺结核诊断和治疗指南》推荐复治方

案:强化期 3 个月 / 巩固期 5 个月。常用方案:2HRZES/1HRZE/5HRE;2HRZES/1HRZE/$5H_3R_3E_3$;$2H_3R_3Z_3E_3S_3$/$1H_3R_3Z_3E_3$/$5H_3R_3E_3$。

复治患者应做药敏试验,对于上述方案化疗无效的复治排菌病例可参考耐多药肺结核化疗方案并根据药敏试验加以调整,慢性排菌者一般认为用上述方案疗效不理想,具备手术条件时可行手术治疗。对久治不愈的排菌者要警惕非结核分枝杆菌感染的可能性。

### (三)耐药肺结核的治疗方案

耐药结核病是指结核病患者感染的 MTB 被体外实验证实对 1 种或多种抗结核药物耐药的现象。包括单耐药、多耐药、耐多药、广泛耐药,对耐药肺结核的治疗应遵循以下原则:

1. 给药方案个体化　耐药结核病的确定是通过患者痰标本结核菌的培养以及药物敏感试验测定。这种结核病的治疗极为困难,如果治疗方案不够合理,极易引发更多、更严重的耐药。因此必须根据患者的具体病情进行综合治疗,包括化学治疗、免疫治疗、手术和介入治疗。

2. 方案与疗程　中华医学会结核病学分会 2009 年《耐药结核病化学治疗指南》推荐耐药肺结核化疗方案:主张采用每日用药,小剂量开始逐渐增量,顿服或分次服用,全程化疗分为强化期和巩固期两个阶段,耐单药或多耐药疗程要 9 ~ 18 个月,MDR-TB 或 XMDR-TB 要延长至 24 个月或以上。

WHO 推荐一线和二线抗结核药物可以混合用于治疗 MDR-TB。具体治疗方案见表 3-4-9。

表 3-4-9　耐多药肺结核的化学治疗方案

| 耐药类型 | 治疗方案 | 疗程(月) | 备注 |
|---|---|---|---|
| 单耐 H | 3RZSE ± Ofx(Lfx)/6RZE ± Ofx(Lfx) | 9 | 病变广泛或复治者加用氟喹诺酮类药物,至少注射 3 个月 |
| 单耐 R | 3HZSE ± Ofx(Lfx)/9EHZ ± Ofx(Lfx) | 12 | 病变广泛或复治者加用氟喹诺酮类药物,S 过敏者可用 AM 至少注射 3 个月,其余药物全程使用 |
| 耐 2 种药物 | | | |
| 含 H 耐药 | 3ROfx(Lfx)Am(Km)E ± Z/9ROfx(Lfx)E ± Z | 12 | E 敏感给予 E,耐药加 Z,Am 至少注射 3 个月 |
| 含 R 耐药 | 3HOfx(Lfx)Am(Km)E ± Z/9HOfx(Lfx)E ± Z | 12 | E 敏感给予 E,加或不加 Z,耐药加 Z,Am 至少注射 3 个月,其余全程使用 |
| 耐 3 ~ 4 种药 | 6R(H)Ofx(Lfx)Am(Km)Z ± P/12R(H)Ofx(Lfx)Z ± P | 18 | Am 注射 6 个月,除注射剂外,其余药物全程使用 |

续表

| 耐药类型 | 治疗方案 | 疗程(月) | 备注 |
|---|---|---|---|
| MDR-TB | 6Am(KmCm)Ofx(Lfx)P(Cs) Z Pto(E)/18Ofx(Lfx)P(Cs) Pto(E) | 24 | 以Km或Am,Ofx或Lfx为核心,再选用P,加Pto、Z组成方案,E敏感可选E;注射剂6个月,其余药物全程使用。保证敏感药物3种以上 |
| XDR-TB | 遵照MDR-TB的治疗原则,首选莫西沙星,全程应用 | >24 | 可采用综合治疗,病情允许可采用手术、介入等辅助治疗措施。根据患者的耐受程度和药敏试验结果及时调整治疗方案 |

注:H:异烟肼;R:利福平;S:链霉素;E:乙胺丁醇;Z:吡嗪酰胺;Ofx:氧氟沙星;Lfx:左氧氟沙星;Am:阿米卡星;Km:卡那霉素;P:对氨基水杨酸钠;Cm:卷曲霉素;Cs:环丝氨酸;Pto:丙硫异烟胺;在组成耐药结核病化疗方案有困难时可考虑将对氨基水杨酸异烟肼加入治疗方案;在组成方案有困难且对低浓度利福平耐药时,可考虑将利福喷丁(利福布汀)加入治疗方案

#### (四)其他治疗

化学治疗是肺结核主要的治疗手段,除外还包括对症治疗、外科治疗等措施。

1. 对症治疗　主要是止血,咯血是肺结核的常见症状,少量咯血一般不予治疗,中等咯血采用药物止血。药物常用氨基己酸、氨甲苯酸、酚磺乙胺等;大咯血首选垂体后叶素5~10U+25% GS,iv(15~20分钟),然后垂体后叶素+5% GS以0.1U/(kg·h)的速度静脉滴注。对支气管动脉破坏形成的大咯血应采用支气管动脉栓塞术止血。

2. 应用糖皮质激素　对于结核毒性较重的患者,在规范化抗结核治疗的前提下,可依据病情给予糖皮质激素,一般选择泼尼松每日顿服20mg,1~2周,以后每周递减5mg,疗程为4~8周。

3. 外科治疗　对于病变范围较局限,化疗4个月痰菌不阴转,或只对2~3种效果较差药物敏感,对其他抗结核药均已耐药,有手术适应证者可行外科治疗。

(万建建　张　睿)

## 第五节　支气管扩张症

### 一、概述

支气管扩张症(bronchiectasis)是指由多种原因引起的支气管扩张和与之相关的咳嗽、咳痰和咯血等临床表现。支气管扩张是支气管病理解剖的改变,是位

于段和亚段的支气管由于管壁的软骨、肌肉和弹性组织被破坏引起的异常扩张。扩张可以是局限性的，仅涉及局部气道；也可以是弥漫性的，可涉及更广泛的气道。临床上引起支气管扩张的疾病较多，但支气管扩张症通常指的是特发性的，多与早年的反复气管支气管感染有关。随着抗菌药和疫苗的普遍应用，该病的发病率有明显的下降。

特发性支气管扩张是一种永久的病理改变，具有不可逆性。典型的特发性支气管扩张症表现为慢性咳嗽、咳大量痰和反复咯血。部分患者以咯血为主要表现，而不出现大量咳痰，这种支气管扩张叫做“干性支气管扩张症”。

### （一）病因与发病机制

1. 病因　支气管扩张症可与很多疾病相关，相关疾病可分为3组：囊性肺纤维化(cystic fibrosis)、其他肺部疾病和特发性支气管扩张症，具体详见表3-5-1。在与其他肺部疾病相关的支气管扩张的病因中，各种感染、气管支气管先天或获得性的异常改变、气道纤毛功能异常、先天或获得性免疫功能低下等均可导致支气管扩张。

**表3-5-1　支气管扩张及相关疾病**

| 分组 | 相关疾病 |
|---|---|
| 第一组 | 囊性肺纤维化 |
| 第二组：与其他肺部疾病相关的 | 感染后并发症（结核、非典型分枝杆菌、百日咳、细菌、病毒） |
| | 免疫缺陷（低丙种球蛋白、IgG亚型缺乏、HIV感染、移植后） |
| | 黏液纤毛清除障碍（Kartagener综合征、原发性纤毛不动症、Young综合征） |
| | 吸入性肺炎 |
| | 气道吸入性损伤 |
| | 变态反应性支气管肺曲菌病（ABPA） |
| | 机械性支气管阻塞（异物、狭窄、肿瘤、淋巴结） |
| | 风湿病（类风湿关节炎、干燥综合征等） |
| | 胃食管反流症 |
| | 炎症性肠病 |
| | 支气管哮喘和慢性阻塞性肺疾病 |
| | $\alpha_1$麋蛋白缺乏 |
| | 弥漫性泛细支气管炎（DPB） |
| | 结节病 |
| | 特发性肺纤维化（IPF）及其他间质性肺炎 |
| | 气道软骨发育不全 |
| | 黄甲综合征 |
| 第三组 | 特发性支气管扩张症 |

2. 发病机制 支气管扩张症的主要发病因素为支气管-肺组织的感染和支气管阻塞，感染引起管腔黏膜的充血、水肿，使管腔狭小，分泌物阻塞管腔导致引流不畅而加重感染，两者相互影响促使支气管扩张的发生和发展，详见表3-5-2。

表 3-5-2 支气管扩张症的发病机制

| 发病因素 | 破坏机制 | 病变结果 |
| --- | --- | --- |
| 气道的反复感染 | 支气管管腔黏膜的充血、水肿；分泌物的阻塞 | 支气管阻塞，初步扩张 |
| 慢性炎症浸润 | 巨噬细胞与上皮细胞释放细胞因子（IL-8、白三烯 $B_4$）；中性粒细胞释放胶原酶与蛋白酶 | 支气管管壁被破坏 |
| 受损气道被牵张 | 支气管管壁被破坏后，周围组织收缩力的牵张 | 特征性的气道扩张改变 |
| 周围肺组织破坏 | 病程长，周围肺组织被炎症破坏 | 弥漫的支气管周围纤维化 |

### （二）病理

扩张的支气管有3种不同的类型：①柱状扩张：支气管呈均一管形扩张且突然在一处变细，远端的小气道被分泌物阻塞；②囊状扩张：扩张的支气管腔呈囊状改变，支气管末端的盲端也呈无法辨认的囊状结构；③不规则扩张：病变支气管腔呈不规则改变或呈串珠样改变。气管和主支气管有完整的软骨环、呼吸道清除功能较好，且管径较大，肌层及弹力纤维较厚，不易发生阻塞及支气管壁的严重破坏，扩张较少见。肺段和亚段以下的小支气管管壁支架组织薄弱，管径小，易发生痰液潴留和阻塞，导致支气管扩张。常见受累部位与发病因素见表3-5-3。

表 3-5-3 支气管扩张症的主要受累部位及相关因素

| 受累部位 | 累及因素 |
| --- | --- |
| 双肺下叶的后基底段及其他部位 | 气管-支气管为倒置的树状结构，重力引流导致下叶病变 |
| 上叶后段与尖段 | 支气管结核、变态反应性支气管肺曲霉菌病与囊性纤维化的好发部位 |
| 肺内任何部位 | 弥漫性的病变及气道内的反复感染 |

## 二、临床表现

该病可发于任何年龄，以青少年多见，大多数患者幼年时曾有麻疹、百日咳或支气管肺炎迁延不愈病史；一些患者可能伴有慢性鼻窦炎或家族性免疫缺陷病史。疾病的典型症状是慢性咳嗽、咳大量脓痰和反复咯血。临床表现详见表 3-5-4。

**表 3-5-4 支气管扩张症的临床表现**

| | |
|---|---|
| 临床症状 | 慢性咳嗽、大量脓痰:支扩的典型症状,与体位改变有关。常在晨起或夜间卧床转动体位时咳嗽、咳痰量增多。感染急性发作时,黄绿色脓痰明显增多,每日可达数百毫升,如痰有臭味,提示合并有厌氧菌感染。感染时痰液收集于玻璃瓶中静置后出现分层:上层为泡沫,下悬脓性成分,中层为混浊黏液,下层为坏死组织沉淀物 |
| | 反复咯血:50%~70% 的患者有程度不等的咯血,咯血量与病情严重程度、病变范围有时不一致。部分患者以反复咯血为唯一症状,平时无咳嗽、咳脓痰等症状,临床上称为“干性支气管扩张”,其支气管扩张多位于引流良好的部位 |
| | 反复肺部感染:特点是同一肺段反复发生肺炎并迁延不愈。常由上呼吸道感染向下蔓延所致,出现发热、咳嗽加剧、痰量增多、胸闷、胸痛等症状 |
| | 慢性感染中毒症状:反复继发感染可有全身中毒症状,如发热、乏力、食欲减退、消瘦、贫血等,严重者可出现气促与发绀。重症支气管扩张患者由于支气管周围肺组织化脓性炎症和广泛的肺组织纤维化,可并发阻塞性肺气肿、肺心病,继而出现相应症状 |
| | 其他:由于支气管持续的炎症反应,部分患者可出现可逆性的气流阻塞和气道高反应性,表现为喘息、呼吸困难和发绀 |
| 体征 | 早期或干性支气管扩张可无异常肺部体征,病变加重或继发感染时常可闻及下胸部、背部固定而持久的局限性粗湿啰音,有时可闻及哮鸣音,部分慢性患者伴有杵状指(趾)。出现肺气肿、肺心病等并发症时有相应体征 |

疾病严重程度与咳痰量有关,急性感染时,咳嗽、咳痰量明显增多,疾病的分级与咳痰量的关系详见表 3-5-5。

**表 3-5-5 支气管扩张症的严重程度与痰量的关系**

| 严重程度 | 痰液变化 | | | 常见病原体 |
|---|---|---|---|---|
| | 量(ml/d) | 性状 | 气味 | |
| 轻度 | < 10 | 脓性或黏液脓性 | 无 | 黄绿色脓痰提示铜绿假单胞菌感染;有臭味提示厌氧菌感染;其他可为金黄色葡萄球菌、流感嗜血杆菌、肺炎链球菌等 |
| 中度 | 10~150 | | | |
| 重度 | > 150 | | 有/无臭味 | |
| 急性感染 | 明显增多,可达几百毫升 | 黄绿色脓痰 | | |

## 三、实验室和辅助检查

实验室及相关辅助检查有助于支气管扩张的直观或病因诊断,详见表 3-5-6。

表 3-5-6　支气管扩张症的实验室及相关辅助检查

| 检查项目 | | 临床意义 |
|---|---|---|
| 血常规 | | 白细胞计数与分类升高提示急性细菌感染 |
| 痰培养及药敏试验 | | 判断致病微生物并对抗菌药的选择有重要的指导意义 |
| 血气分析 | | 帮助评价患者的肺功能受损程度 |
| 影像学检查 | X 线检查 | 敏感性较差，可见一侧或双侧下肺叶肺纹理明显粗乱增多，边缘模糊，在增多的肺纹理中可有管状透亮区——"轨道征"。严重者肺纹理可呈网状，其间有透亮区，类似蜂窝状 |
| | HRCT 检查 | 可见支气管管壁增厚，支气管由中心向外逐渐变细的特点消失，扩张气管内有液平存在，扩张支气管内径大于伴行动脉内径。囊状支气管扩张更为明显，可见卷发样阴影 |
| 肺功能检查 | | 病变较局限者肺功能影响小。严重者及并发肺纤维化和 COPD 患者肺功能受影响，表现为阻塞性通气功能障碍。$FEV_1$、最大通气量、$FEV_1$/FVC、FEE 均降低，而残气量 / 肺总量升高 |
| 支气管镜检查 | | 可明确阻塞或出血部位 |
| | | 保护性刷检和灌洗液检查对确定病原菌有重要价值 |

## 四、诊断与鉴别诊断

### （一）诊断

根据反复咳脓痰、咯血病史结合既往有诱发支气管扩张的呼吸道的感染病史，HRCT 显示支气管扩张的异常影像学改变，即可明确诊断为支气管扩张。纤支镜检查或局部支气管造影可明确出血、扩张或阻塞的部位，还可经纤支镜进行局部灌洗，采取灌洗液标本进行涂片、细菌学和细胞学检查，进一步协助诊断和指导治疗。具体诊断标准见 3-5-7。

表 3-5-7　支气管扩张症的诊断标准

| 诊断项目 | 诊断标准 |
|---|---|
| 病史<br>症状 | 幼年曾有麻疹、百日咳、支气管肺炎，肺结核等病史；有慢性咳嗽、咳痰，痰量和痰的性质不等；部分有咯血，咯血量和诱因各异；多数有间歇性发热、乏力、纳差、心慌、气急等症状 |
| 体征 | 副鼻窦及口咽部可有慢性感染病灶；早期及轻症者无异常体征，感染后肺部可闻及干湿性啰音和哮鸣音，晚期可有肺气肿、肺动脉高压、杵状指（趾）等 |
| 影像学 | 支气管柱状扩张典型 X 线表现呈"轨道征"，囊状扩张特征性改变为呈蜂窝状、卷发状阴影 |
| | HRCT 显示管壁增厚的柱状扩张或成串成簇的囊样改变 |

续表

| 诊断项目 | 诊断标准 |
| --- | --- |
| 影像学 | 支气管碘油造影：是确诊支气管扩张的主要依据。可确定支气管扩张的部位、性质、范围和病变的程度，为外科决定手术指征和切除范围提供依据。由于这一技术为创伤性检查，现已被 CT 取代 |

### （二）鉴别诊断

支气管扩张症需与下列疾病相鉴别（表 3-5-8）。

表 3-5-8　支气管扩张症的主要鉴别诊断

| 鉴别疾病 | 病史 | 临床表现 | 实验室与体格检查 | 影像学表现 |
| --- | --- | --- | --- | --- |
| 慢性支气管炎 | 多为中年以上患者，冬、春季咳嗽、咳痰明显，无反复咯血史 | 咳嗽、咳痰，多为白色黏液痰，感染急性发作时可出现脓性痰 | 听诊：双肺可闻及散在的干湿啰音 | X 线早期无异常。反复发作表现为肺纹理增粗、紊乱，呈网状或条索状 |
| 肺脓肿 | 起病急，有口腔、咽喉感染灶，或手术、劳累、受凉病史 | 高热、咳嗽、大量脓臭痰及坏死组织 | 血常规白细胞总数急剧升高，伴核左移。听诊患侧可闻及湿啰音，脓腔增大时可闻及空瓮音 | X 线检查可见局部浓密炎症阴影，内有空腔液平 |
| 肺结核 | 原发病史、接触史 | 常有低热、盗汗、乏力、消瘦等结核毒性症状 | 痰中可找到结核分枝杆菌，听诊干湿啰音多位于上肺局部 | X 线：病变多在上叶尖后段和下叶背段，密度不均匀，边缘较清楚，易形成空洞 |
| 先天性肺囊肿 | 肺部先天性畸形 | 咳嗽、咳痰、小量咯血、低热等症状 | 无明显体征；较大液气囊肿常有患侧呼吸音降低，叩诊浊音；继发肺部感染患儿可闻及肺部湿啰音 | X 线：可见多个边界纤细的圆形或椭圆形阴影，壁较薄，周围组织无炎症浸润 |
| 弥漫性泛细支气管炎 | 常伴慢性鼻窦炎 | 有慢性咳嗽、咳痰，活动时呼吸困难 | 听诊双肺断续性啰音 | 胸片和胸部 CT 显示弥漫分布的小结节影 |

## 五、治疗原则

支气管扩张症的内科治疗主要是控制感染和促进痰液引流；必要时应考虑外科手术切除。支气管扩张症是支气管解剖结构的破坏性改变，是不可逆的，因此药物治疗的目标是控制症状以及延缓疾病的进展。对于继发于其他疾病的支气管扩张症，应对原发病及时治疗，对合并的鼻窦炎等应进行彻底治疗。另外应根据病情，加强支持治疗，合理安排休息，避免受凉，戒烟，预防呼吸道感染。具体的治疗措施详见表 3-5-9。

表 3-5-9　支气管扩张的治疗

| | 治疗措施 | 治疗方案 |
|---|---|---|
| 内科治疗 | 抗感染 | 急性感染期：根据病情，参考细菌培养及药敏试验结果选用抗菌药物；痰培养结果出来前或培养阴性时可经验性选用下列方案： |
| | | 轻症：口服氨苄西林或阿莫西林 0.5g，qid，或第一、第二代头孢菌素；存在铜绿假单胞菌感染时可口服呼吸喹诺酮类 |
| | | 重症：常静脉用药，选用头孢他啶、头孢吡肟和亚胺培南等，并通过痰培养检测痰病原学。如有厌氧菌混合感染，加用甲硝唑、替硝唑 |
| | 祛痰 | 包括体位引流和稀释脓性痰，必要时还可经纤维支气管镜吸痰 |
| | | 体位引流：抬高病变部位，利用重力作用将痰引流至肺门处，再行咳出，排出积痰，减少继发感染及中毒症状，2～4 次 / 天，每次 15～30 分钟。体位引流时，间歇做深呼吸后用力咳痰，轻拍患部；痰液黏稠不易引流者可先雾化吸入稀释痰液；痰量较多者要防止痰量过多涌出而发生窒息 |
| | | 稀释脓性痰，以利痰排出：①口服祛痰剂：溴己新 8～16mg，tid；或盐酸氨溴索片 30mg，tid。②生理盐水超声雾化吸入可稀释痰液。③支气管舒张剂：口服氨茶碱 0.1g，3～4 次 / 天；或缓释茶碱制剂；必要时可加用支气管舒张药喷雾吸入 |
| | | 纤维支气管镜吸痰：如体位引流痰液仍难排出，可经纤支镜吸痰，用生理盐水冲洗稀释痰液 |
| | 抗炎治疗 | 吸入长效 $\beta_2$ 激动剂加糖皮质激素的吸入剂 |
| | | 小剂量红霉素、罗红霉素、克拉霉素和阿奇霉素等对支气管扩张均有一定的抗感染治疗效果 |
| | 镇咳 | 口服镇咳药：复方甘草合剂、复方氯化铵合剂、右美沙芬、那可丁或其合剂，以及鲜竹沥、蛇胆川贝液等中成药 |
| 外科 | | 反复大咯血时可采用支气管动脉栓塞术止血 |
| | | 反复发作急性下呼吸道感染或大咯血、病变范围局限于一侧、不超过 2 个肺叶、药物治疗控制欠佳、全身情况良好者，可根据病变范围作肺段或肺叶切除术。对于采取了所有治疗仍致残的病例，合适者可考虑肺移植 |
| 预防 | 预防感染 | 防治麻疹、百日咳、支气管肺炎及肺结核等急、慢性呼吸道感染 |
| | 戒烟 | 避免吸入有害气体 |
| | 增强体质 | 加强锻炼，预防感冒，提高机体抵抗力 |

（孙治国　张　明）

## 第六节　支气管哮喘

### 一、概述

支气管哮喘(bronchial asthma,简称哮喘)是由多种细胞(如嗜酸性粒细胞、肥大细胞、淋巴细胞、中性粒细胞、气道上皮细胞等)和细胞组分参与的气道慢性炎症性疾病。这种慢性炎症导致气道反应性的增加,通常出现广泛多变的可逆性气流受限,并引起反复发作性的喘息、气急、胸闷或咳嗽等症状,常在夜间和(或)清晨发作、加剧,多数患者可自行缓解或经治疗缓解。支气管哮喘如治疗不及时,随着病程的延长可产生气道不可逆性缩窄和气道重构,引发多种并发症。

支气管哮喘是世界性疾病,无种族和地域局限性,无年龄和性别的明显差异。儿童患病率高于青壮年,老年患病率有增高的趋势。世界卫生组织于2002年制定了《全球支气管哮喘防治创议》(GINA),目前已更新到2011版,我国参照2006版GINA和相关的循证医学证据更新了支气管哮喘防治指南(2008版)。本节主要根据这两个指南探讨支气管哮喘的病因与发病机制、临床表现、相应的实验室检查、临床诊断与治疗原则等。

#### (一)病因与发病机制

1. 病因　哮喘的病因还不十分清楚,主要包括宿主因素(遗传因素)和环境因素两个方面(表3-6-1)。宿主因素又称为致病因素,环境因素则是激发因素,两者相互影响。

表3-6-1　支气管哮喘的致病因素

| 分类 | | 具体致病因素 |
|---|---|---|
| 遗传因素 | | 明确的家族遗传病史;患者的过敏体质 |
| 环境因素 | 吸入性变应原 | 尘螨、花粉、真菌、动物毛屑、二氧化硫、氨气等 |
| | 感染 | 病毒、细菌、支原体或衣原体等引起的呼吸系统感染 |
| | 食物 | 鱼、虾、蟹、蛋类、牛奶等 |
| | 药物 | 普萘洛尔、阿司匹林等 |
| | 气候变化 | 气压、气温、冷空气、湿度、降水等 |
| | 运动 | 跑步、登山 |
| | 妊娠 | |

2. 发病机制　哮喘的发病机制不完全清楚。一般认为变态反应、气道慢性炎症、气道高反应性及自主神经功能障碍等因素相互作用,共同参与哮喘的发病

过程。气道慢性炎症被认为是哮喘基本病理改变和反复发作的主要病理生理机制，神经因素被认为是哮喘发病的重要环节，气道高反应性是哮喘发生、发展的重要因素。

### （二）病理

疾病早期，病理是可逆性的，未发生解剖学上的器质性改变。随着疾病的发展，病理学变化逐渐明显，具体病理变化见表3-6-2。

表3-6-2　支气管哮喘的病理改变

| 组织器官的改变 | 病理改变 |
|---|---|
| 平滑肌痉挛 | 变应原、炎症介质的刺激使支气管平滑肌收缩，管腔缩窄 |
| 气道炎症与水肿 | 支气管壁增厚，黏膜肿胀充血；气道上皮下肥大细胞、肺泡巨噬细胞、嗜酸性粒细胞、淋巴细胞和中性粒细胞浸润；黏膜下组织水肿，微血管通透性增加 |
| 支气管管腔的狭窄与阻塞 | 支气管纤毛上皮细胞脱落，基底膜露出，杯状细胞增殖，支气管分泌物增加，气道狭窄；支气管内分泌物贮留，痰液与黏液栓塞局部成肺不张 |
| 气道重构 | 长期反复发作，支气管平滑肌肌层肥厚，气道上皮细胞纤维化，基底膜增厚，致气道重构，周围肺组织对气道的支持作用消失 |

## 二、临床表现

### （一）症状

哮喘临床常见症状是发作性喘息、气急、胸闷或咳嗽，少数表现为胸痛，常为发作性伴哮鸣音的呼气性呼吸困难或发作性胸闷和咳嗽，严重者被迫坐位或呈端坐呼吸、干咳或咳大量白色泡沫痰，甚至出现发绀等。有时咳嗽为唯一的症状（咳嗽变异性哮喘）。哮喘症状可在数分钟内发作，经数小时至数天多数患者可自行缓解或经治疗缓解。有些患者在缓解数小时后可再次发作。夜间及凌晨发作和加重是哮喘的特征之一。有些青少年运动时出现胸闷、咳嗽和呼吸困难，称为运动性哮喘。

### （二）体征

发作时胸部呈过度充气状态，有广泛的哮鸣音，呼气音延长。轻度哮喘或非常严重哮喘发作时哮鸣音可不出现，后者称为静寂胸（silent chest）。严重哮喘患者可出现心率增快、奇脉、胸腹反常运动和发绀。

## 三、实验室和辅助检查

实验室检查与辅助检查有助于支气管哮喘的诊断，也是评估哮喘控制程度的依据。常用的检查有肺功能检查、血气分析和胸部影像学检查（表3-6-3）。

表 3-6-3 支气管哮喘的实验室检查

| 检查项目 | | 临床意义 |
|---|---|---|
| 痰液检查 | | 痰涂片显微镜下可见较多嗜酸性粒细胞 |
| 肺功能检查 | 通气功能 | 呼气阻力与静态肺容量：哮喘发作时呼气阻力增加，$FEV_1$、PEF、FVC 均明显下降；$FEV_1$/FVC < 70% |
| | | 肺动态顺应性下降，肺静态顺应性不变 |
| | | 通气分布不均匀，存在明显的呼气延缓和减低区 |
| | 弥散功能 | 轻症患者不变，重症患者降低 |
| | 气道激发试验 | 特异性试验：吸入特异变应原(如花粉、尘螨等)，$FEV_1$ 或 PEF 下降 20%，可诊断为阳性 |
| | | 非特异性试验：吸入非特异性变应原(如组胺、乙酰甲胆碱等药物、运动等)，$FEV_1$ 或 PEF 下降 20%，且组胺累积量 < 7.8mol，乙酰甲胆碱累积量 < 12.8mol，可诊断为阳性 |
| | 气道舒张试验 | 吸入支气管舒张剂后，$FEV_1$ 较用药前增加 12% 或以上，且其绝对值增加 200ml 或以上；PEF 较治疗前增加 60L/min 或增加≥20%，诊断为阳性 |
| | 呼气峰流速及其变异率 | 24 小时内 PEF 或昼夜 PEF 波动率≥20%，符合气道可逆性改变的特点 |
| 动脉血气分析 | | 哮喘发作时，肺泡 - 动脉血氧分压差增大 |
| | | 严重发作时，可缺氧，$PaCO_2$ 降低，pH 升高，表现为呼吸碱中毒 |
| | | 重症哮喘气道阻塞严重，可缺氧及 $CO_2$ 滞留，$PaCO_2$ 上升，表现为呼吸酸中毒 |
| | | 缺氧明显可合并代谢性酸中毒 |
| 胸部 X 线检查 | | 早期发作时可见两肺透亮度增加，呈过度通气状态；缓解期无明显异常。并发呼吸道感染时，可见肺纹理增加及炎症浸润阴影，同时注意肺不张、气胸或纵隔气肿等并发症的存在 |
| 特异性变应原检测 | | 特异性 IgE 检测：过敏性哮喘患者血清特异性 IgE 明显高 |
| | | 皮肤过敏原测试：皮肤过敏原点刺、斑贴试验阳性 |
| | | 吸入过敏原测试：过敏原吸入后引起哮喘发作 |

## 四、诊断与鉴别诊断

### (一) 诊断

1. 反复发作喘息、气急、胸闷或咳嗽，多与接触变应原、冷空气、物理、化学性刺激以及病毒性上呼吸道感染、运动等有关。

2. 发作时双肺可闻及散在或弥漫性、以呼气相为主的哮鸣音，呼气相延长。

3. 上述症状和体征经治疗可缓解或自行缓解。

4. 除外其他疾病所引起的喘息、气急、胸闷和咳嗽。

5. 临床表现不典型者(如无明显喘息或体征),应至少具备以下1项肺功能试验阳性:①支气管激发试验或运动激发试验阳性;②支气管舒张试验阳性 $FEV_1$ 增加≥12%,且 $FEV_1$ 增加绝对值≥200ml;③呼气流量峰值(PEF)日内(或2周)变异率≥20%。

符合第1~4条或第4、第5条者,可诊断为哮喘。

### (二)支气管哮喘的分期

根据临床表现哮喘可分为急性发作期、慢性持续期和临床缓解期。慢性持续期是指每周均不同频度和(或)不同程度地出现症状(喘息、气急、胸闷、咳嗽等);临床缓解期系指经过治疗或未经治疗症状、体征消失,肺功能恢复到急性发作前水平,并维持3个月以上。

### (三)支气管哮喘的分级

1. 根据病情严重程度分级 适用于治疗前或初始治疗时严重程度的判断,具体分级详见表3-6-4。

表3-6-4 哮喘病情严重程度分级

| 分级 | 临床特点 |
|---|---|
| 间歇状态(第1级) | 症状<1周1次<br>短暂出现<br>夜间哮喘症状≤每个月2次<br>$FEV_1$≥80%预计值或PEF≥80%个人最佳值,PEF或 $FEV_1$ 变异率<20% |
| 轻度持续(第2级) | 症状≥1周1次,但<1日1次<br>可能影响活动和睡眠<br>夜间哮喘症状>每个月2次,但<1周1次<br>$FEV_1$≥80%预计值或PEF≥80%个人最佳值,PEF或 $FEV_1$ 变异率为20%~30% |
| 中度持续(第3级) | 每日有症状<br>影响活动和睡眠<br>夜间哮喘症状≥1周1次<br>$FEV_1$ 60%~79%预计值或PEF 60%~79%个人最佳值,PEF或 $FEV_1$ 变异率>30% |
| 重度持续(第4级) | 每日有症状<br>频繁出现<br>经常出现夜间哮喘症状<br>体力活动受限<br>$FEV_1$<60%预计值或PEF<60%个人最佳值,PEF或 $FEV_1$ 变异率>30% |

2. 控制水平的分级（表 3-6-5） 有助于指导临床治疗，更好地控制哮喘。

**表 3-6-5 治疗期间哮喘病情控制水平分级**

| | 完全控制（满足以下所有条件） | 部分控制（在任何 1 周内出现以下 1 ~ 2 项特征） | 未控制（在任何 1 周内） |
|---|---|---|---|
| 白天症状 | 无（或≤2 次 / 周） | >2 次 / 周 | 出现≥3 项部分控制特征 |
| 活动受限 | 无 | 有 | |
| 夜间症状 / 憋醒 | 无 | 有 | |
| 需要使用急救药的次数 | 无（或≤2 次 / 周） | >2 次 / 周 | |
| 肺功能（PEF 或 $FEV_1$） | 正常或≥正常预计值 / 本人最佳值的 80% | < 正常预计值（或本人最佳值）的 80% | |
| 急性发作 | 无 | 每年 >1 次 | 在任何 1 周内出现 1 次 |

3. 急性发作期的病情分级 急性发作期是指哮喘患者气促、咳嗽、胸闷等症状突然发生，或原有症状急剧加重，常有呼吸困难，以呼气流量降低为特征，常因接触变应原、刺激物或呼吸道感染诱发。其病情程度不一，病情加重，可在数小时或数天内出现，偶尔可在数分钟内即危及生命，故应对病情作出正确评估，以便给予及时有效的紧急治疗。哮喘急性发作时严重程度的分级见表 3-6-6。

**表 3-6-6 哮喘急性发作时病情严重程度的分级**

| 临床特点 | 轻度 | 中度 | 重度 | 危重 |
|---|---|---|---|---|
| 气短 | 步行、上楼时 | 稍事活动 | 休息时 | |
| 体位 | 可平卧 | 喜坐位 | 端坐呼吸 | |
| 讲话方式 | 连续成句 | 单词 | 单字 | 不能讲话 |
| 精神状态 | 可有焦虑，尚安静 | 时有焦虑或烦躁 | 常有焦虑、烦躁 | 嗜睡或意识模糊 |
| 出汗 | 无 | 有 | 大汗淋漓 | |
| 呼吸频率 | 轻度增加 | 增加 | 常 > 30 次 / 分 | |
| 辅助呼吸肌活动及三凹征 | 常无 | 可有 | 常有 | 胸腹矛盾运动 |
| 哮鸣音 | 散在，呼吸末期 | 响亮、弥漫 | 响亮、弥漫 | 减弱、乃至无 |
| 脉率（次 / 分） | < 100 | 100 ~ 120 | > 120 | |

续表

| 临床特点 | 轻度 | 中度 | 重度 | 危重 |
|---|---|---|---|---|
| 奇脉 | 无 | 可有 | 常有 | 脉率变慢或不规则 |
| 深吸气时收缩压下降（mmHg） | <10 | 10~25 | 成人>25<br>儿童：20~40 | 无，提示呼吸肌疲劳 |
| 使用 $\beta_2$ 激动剂后 PEF 预计值或个人最佳值% | >80% | 60%~80% | <60% 或 <100L/min 或作用持续时间 <2 小时 | |
| $PaO_2$（吸空气）（mmHg） | 正常 | ≥60 | <60 | |
| $PaCO_2$（mmHg） | <45 | ≤45 | >45 | |
| $SaO_2$（吸空气，%） | >95 | 91~95 | ≤90 | |
| pH | 正常 | 正常或升高 | 降低 | 降低 |

注：只要符合某一严重程度的某些指标，而不需满足全部指标，即可提示为该级别的急性发作；1mmHg = 0.098kPa

### （四）鉴别诊断

胸闷、喘息、呼吸困难不是支气管哮喘的独特症状，多种呼吸系统疾病、肺心病可出现类似的临床表现，应注意鉴别，以免误诊和误治。支气管哮喘应与以下疾病相鉴别，详见表 3-6-7。

表 3-6-7　支气管哮喘的鉴别诊断

| 疾病 | 病史 | 体征 | 实验室检测 | X 线检查 | 治疗 |
|---|---|---|---|---|---|
| 左心衰竭引起的喘息样呼吸困难 | 有高血压、冠状动脉粥样硬化性心脏病、风湿性心脏病和二尖瓣狭窄等病史 | 发作时与哮喘相似，阵发性咳嗽，常咳粉红色泡沫痰；两肺可闻及广泛的湿啰音和哮鸣音，左心界扩大，心率增快，心尖部可闻及奔马律 | 血常规正常 | 可见心脏增大、肺淤血征 | 雾化吸入 $\beta_2$ 肾上腺素受体激动剂或静脉注射氨茶碱仅初步缓解症状 |
| 慢性阻塞性肺疾病 | 多见于中老年人，有长期吸烟或接触有害气体的病史 | 有慢性咳嗽史，喘息长年存在，有加重期，多有肺气肿体征，两肺可闻及湿啰音 | 吸入支气管舒张剂后，$FEV_1$/FVC<70% | 可见肺气肿与肺大疱 | 雾化吸入 $\beta_2$ 受体激动剂或静脉/口服氨茶碱，急性发作抗感染治疗 |

续表

| 疾病 | 病史 | 体征 | 实验室检测 | X线检查 | 治疗 |
| --- | --- | --- | --- | --- | --- |
| 上气道阻塞 | 中央型支气管肺癌、气管支气管结核、异物气管吸入等 | 可出现喘鸣或类似于哮喘样呼吸困难，肺部听诊可闻及哮鸣音 | 痰液细胞学或细菌学检查可区别 | 有其相应的特殊表现 | 雾化吸入 $\beta_2$ 受体激动剂或给予氨茶碱不能缓解 |
| 变态反应性肺浸润 | 有寄生虫、原虫、花粉、化学药品、职业粉尘等接触史 | 症状较轻，常有发热 | 胸部肺组织活检有助于鉴别 | 多发性、此起彼伏的淡薄斑片浸润阴影，可自行消失或再发 | 雾化吸入 $\beta_2$ 肾上腺素受体激动剂不能缓解 |

## 五、治疗原则

气道炎症存在于哮喘的所有时段。虽然哮喘目前尚不能根治，但以抑制炎症为主的规范治疗能够控制哮喘的临床症状。治疗采取综合治疗，包括避免接触过敏原及其他哮喘触发因素、规范化的药物治疗、特异性免疫治疗及患者教育。

### (一) 脱离变应原

让患者脱离变应原的接触是防治哮喘最有效的方法。

### (二) 药物治疗

治疗哮喘的药物主要分为两类：缓解药物、控制与预防药物，详见表 3-6-8。

表 3-6-8　哮喘治疗药物的分类

| 缓解药物（按需使用） | 控制与预防药物（长期使用） |
| --- | --- |
| 速效 $\beta_2$ 受体激动剂 | 吸入性糖皮质激素 |
| 全身用激素 | 全身用激素 |
| 吸入性抗胆碱能药物 | 白三烯调节剂 |
| 短效茶碱 | 长效 $\beta_2$ 受体激动剂 |
|  | 缓释茶碱 |
|  | 色甘酸钠 |
|  | 抗 IgE 抗体和其他有助于减少全身激素用量的药物 |

1. $\beta_2$ 肾上腺素受体激动剂（简称 $\beta_2$ 激动剂）　$\beta_2$ 激动剂的主要作用是扩张支气管，是控制哮喘急性发作的首选药物。常用药物见表 3-6-9。

表 3-6-9 治疗哮喘常用的 $\beta_2$ 受体激动剂

| 起效时间 | 药物 | 作用时间 | 常用剂量 |
|---|---|---|---|
| 速效 | 沙丁胺醇吸入剂 | 4～6 小时 | 200～500μg/4～6h，1 次或分 2 次吸入，2 次吸入时间隔 1 分钟 |
| | 特布他林吸入剂 | | |
| | 非诺特罗吸入剂 | | 0.2～0.4mg/次，3～4 次/天 |
| | 福莫特罗吸入剂 | 10～12 小时 | 4.5μg，bid，每次 1 喷 |
| 慢效 | 沙丁胺醇口服剂 | 6 小时 | 2～4mg/次，tid |
| | 特布他林口服剂 | 4～8 小时 | 2.5～5mg/次，tid |
| | 沙美特罗吸入剂 | 10～12 小时 | 50μg/次，bid |

长效 $\beta_2$ 激动剂尚有一定的抗气道炎症、增强黏液 - 纤毛运输功能的作用。但不主张长效 $\beta_2$ 受体激动剂单独使用，须与吸入性激素联合应用。

给药途径有吸入、口服和静脉给药。吸入包括定量气雾剂（MDI）吸入、干粉吸入、持续雾化吸入等，首选吸入给药。

2. 抗胆碱能药 吸入性抗胆碱药物如异丙托溴铵（ipratropine bromide）为胆碱能受体（M 受体）拮抗剂，可阻断节后迷走神经通路，降低迷走神经兴奋性而起舒张支气管的作用，并有减少痰液分泌的作用，与 $\beta_2$ 受体激动剂联合吸入有协同作用，尤适用于夜间哮喘及多痰患者。可选用 MDI 吸入给药，25～75μg/次，tid 或 100～150μg/ml 的溶液持续雾化吸入，约 10 分钟起效，维持 4～6 小时。

3. 茶碱类 包括氨茶碱和控（缓）释茶碱。缓控释制剂血药浓度平稳，不良反应较少，可维持较好的治疗浓度，平喘作用可维持 12～24 小时，适用于夜间哮喘症状的控制。氨茶碱口服一般 6～10mg/（kg·d），用于轻、中度哮喘；静脉注射首次剂量为 4～6mg/kg，注射速度不宜超过 0.25mg/（kg·min）；静脉滴注维持量为 0.6～0.8mg/（kg·h）。一般不超过 1.0g/d，主要应用于重、危症哮喘。

4. 糖皮质激素 糖皮质激素是当前控制哮喘发作的最有效的药物。主要作用机制是抑制炎症细胞的迁移和活化，抑制炎症介质的释放；增强平滑肌细胞 $\beta_2$ 受体的反应性。可吸入、口服和静脉用药。

（1）吸入给药：吸入性糖皮质激素是目前推荐长期治疗哮喘最常用的方法。常用吸入药物有倍氯米松（beclomethasone，BDP）、布地奈德（budesonide）、氟替卡松（fluticasone）、莫米松（mometasone）等。通常需规律吸入 1 周以上方能生效。根据哮喘病情，吸入剂量详见表 3-6-10。吸入治疗药物全身性不良反应少，少数患者可引起口咽念珠菌感染、声音嘶哑或呼吸道不适，吸药后用清水漱口可减轻局部反应和胃肠吸收。长期使用较大剂量（>1000μg/d）者应注意预防全身性不良反应。为减少吸入大剂量糖皮质激素的不良反应，可与长效 $\beta_2$ 受体激动剂、控释茶碱或白三烯受体拮抗剂联合使用。

表 3-6-10 常用吸入性糖皮质激素的每日剂量与互换关系

| 药物 | 低剂量（μg） | 中剂量（μg） | 高剂量（μg） |
| --- | --- | --- | --- |
| 二丙酸倍氯米松 | 200～500 | 500～1000 | 1000～2000 |
| 布地奈德 | 200～400 | 400～800 | 800～1600 |
| 丙酸氟替卡松 | 100～250 | 250～500 | 500～1000 |

（2）口服给药：药物有泼尼松（强的松）、泼尼松龙（强的松龙），用于吸入糖皮质激素无效或需要短期加强的患者，起始 30～60mg/d，症状缓解后逐渐减至≤10mg/d，然后停用，或改用吸入剂。

（3）静脉用药：重度或严重哮喘发作时应及早静脉给予糖皮质激素。琥珀酸氢化可的松 100～400mg/d，注射 4～6 小时后起作用；或甲泼尼龙（甲基强的松龙）80～160mg/d，2～4 小时发挥作用；地塞米松半衰期较长、不良反应多，宜慎用，一般 10～30mg/d。症状缓解后逐渐减量，改口服或吸入制剂维持。

5. LT（白三烯）调节剂　通过调节 LT 的生物活性而发挥抗炎作用，同时也具有舒张支气管平滑肌的作用。常用半胱氨酰 LT 受体拮抗剂，如孟鲁司特（montelukast）10mg，qd；扎鲁司特（zafirlukast）20mg，bid。

6. 色甘酸钠及尼多酸钠　是非糖皮质激素抗炎药物，可部分抑制 IgE 介导的肥大细胞释放炎症介质，对其他炎症细胞释放介质亦有选择性抑制作用。

7. 其他药物　酮替芬和新一代组胺 $H_1$ 受体拮抗剂曲尼司特、氯雷他定对轻度哮喘和季节性哮喘有一定效果，也可与 $\beta_2$ 激动剂联合用药。

### （三）急性发作期的治疗

1. 轻度　每日定时吸入糖皮质激素（200～500μg BDP）。发作时吸入短效 $\beta_2$ 受体激动剂，可间断吸入。效果不佳时可口服 $\beta_2$ 受体激动剂控释片或小量茶碱控释片（200mg/d），或加用抗胆碱药如异丙托溴铵气雾剂吸入。

2. 中度　每日定时吸入糖皮质激素（500～1000μg BDP）；规律吸入 $\beta_2$ 受体激动剂联合吸入抗胆碱药或口服长效 $\beta_2$ 受体激动剂，亦可加用口服 LT 拮抗剂。若不能缓解可持续雾化吸入 $\beta_2$ 受体激动剂（或联合抗胆碱药吸入）或口服糖皮质激素（＜60mg/d），必要时可静脉注射氨茶碱。

3. 重度至危重度　持续雾化吸入 $\beta_2$ 受体激动剂，或合并抗胆碱药；或静脉滴注氨茶碱或沙丁胺醇，加用口服 LT 拮抗剂。静脉滴注糖皮质激素如琥珀酸氢化可的松或甲泼尼龙或地塞米松（剂量见前）。待病情控制和缓解后（一般 3～5 天），改口服给药。注意维持水、电解质平衡，纠正酸碱失衡，当 pH＜7.20，合并代谢性酸中毒时,应适当补碱;可给予氧疗,如病情恶化缺氧不能纠正时,进行无创通气或插管机械通气;若并发气胸,在胸腔引流气体下仍可机械通气;应预防下呼吸道感染等。

### (四)哮喘非急性发作期的治疗

哮喘经过急性期的治疗,症状得到控制,但哮喘的慢性炎症病理生理改变仍然存在,因此必须制订哮喘的长期治疗方案。根据哮喘的控制水平选择合适的治疗方案,详见表3-6-11。

表3-6-11　哮喘的控制分级治疗方案

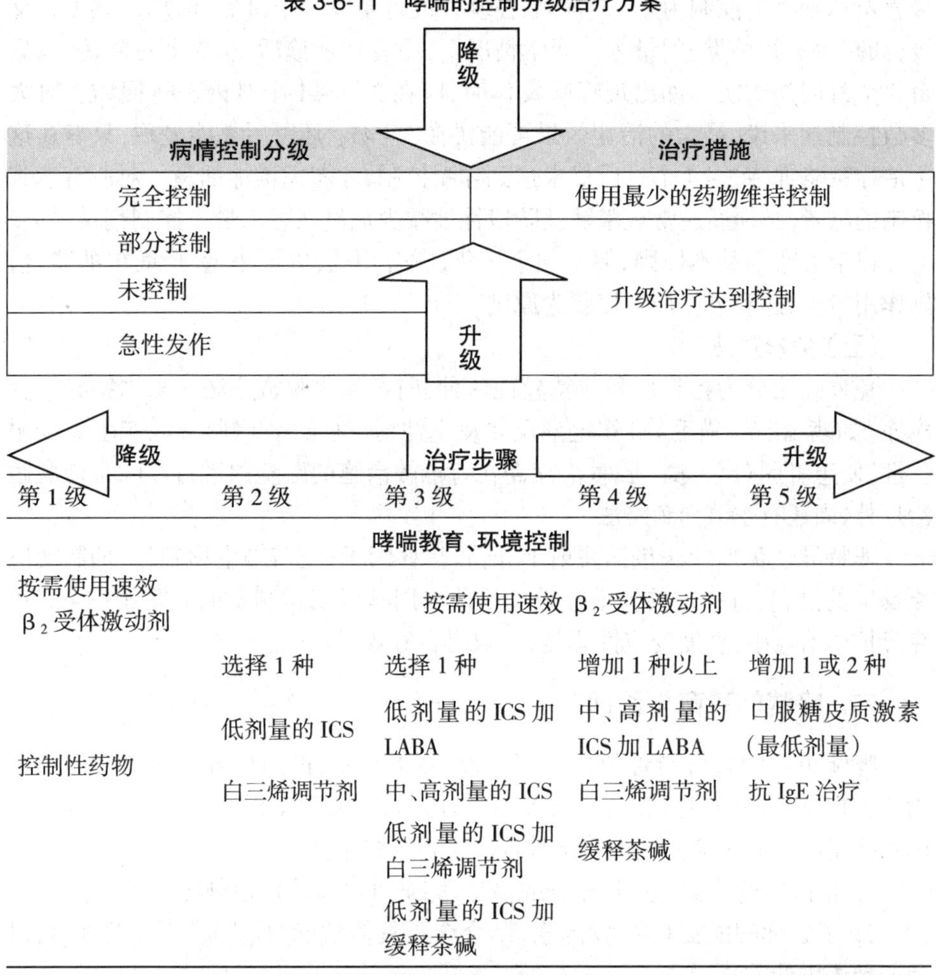


| | 第1级 | 第2级 | 第3级 | 第4级 | 第5级 |
|---|---|---|---|---|---|
| | 哮喘教育、环境控制 | | | | |
| | 按需使用速效 $\beta_2$ 受体激动剂 | 按需使用速效 $\beta_2$ 受体激动剂 | | | |
| 控制性药物 | | 选择1种 | 选择1种 | 增加1种以上 | 增加1或2种 |
| | | 低剂量的ICS | 低剂量的ICS加LABA | 中、高剂量的ICS加LABA | 口服糖皮质激素(最低剂量) |
| | | 白三烯调节剂 | 中、高剂量的ICS | 白三烯调节剂 | 抗IgE治疗 |
| | | | 低剂量的ICS加白三烯调节剂 | 缓释茶碱 | |
| | | | 低剂量的ICS加缓释茶碱 | | |

注:ICS=吸入性糖皮质激素;白三烯调节剂=白三烯受体拮抗剂;LABA=长效 $\beta_2$ 受体激动剂

对哮喘患者进行哮喘知识教育和控制环境、避免诱发因素应贯穿于整个治疗过程。对于大多数未经治疗的持续性哮喘患者,初始治疗应从第2级治疗方案开始，如果初始评估提示哮喘处于严重未控制，治疗应从第 3 级方案开始。从第 2 级到第 5 级的治疗方案中都有不同的哮喘控制药物可供选择。而在每一步中缓解药物都应按需使用，以迅速缓解哮喘症状。

其他可供选择的缓解药物包括吸入性抗胆碱能药物、短效或长效 $\beta_2$ 受体激动剂、短效茶碱等。除非规律的联合使用吸入性糖皮质激素，否则不建议规律使用短效或长效 $\beta_2$ 受体激动剂。

由于哮喘的复发性及多变性，需不断评估哮喘的控制水平，治疗方案则依据控制水平进行调整。如果目前的治疗方案不能够控制哮喘，治疗方案应该升级直至达到哮喘控制为止。当哮喘控制并维持至少 3 个月后，治疗方案可以降级，如减少药物种类、剂量等。通常情况下，患者在初诊后 1～3 个月回访，以后每 3 个月回访 1 次。如出现哮喘发作时，应在 2 周～1 个月内进行回访。对大多数控制剂来说，最大的治疗效果可能要在 3～4 个月以后才能显现，只有在这种治疗策略维持 3～4 个月后仍未达到哮喘控制，才考虑增加剂量。对所有达到控制的患者，必须通过常规跟踪及阶段性地减少剂量来寻求最小控制剂量。

以上方案为基本原则，但必须个体化，联合用药，以最小量、最简单的联合，副作用最少，达到最佳控制症状为原则。

### （五）免疫疗法

免疫疗法分为特异性和非特异性两种，前者又称脱敏疗法。采用特异性变应原（如螨、花粉、猫毛等）作定期反复皮下注射，剂量由低到高，以产生免疫耐受性，使患者脱（减）敏。脱敏治疗需在有抢救措施的医院内进行。除常规脱敏治疗外，尚还有季节前免疫法。

非特异性免疫疗法包括注射卡介苗、转移因子、疫苗等生物制品，抑制变应原反应的过程，有一定的辅助疗效。目前采用基因工程制备的人重组抗 IgE 单克隆抗体治疗中、重度变应性哮喘，已取得良好效果。

## 六、哮喘的教育与管理

哮喘患者的教育与管理是提高疗效、减少复发、提高患者生活质量的重要措施。根据不同的对象和具体情况，采用适当的、灵活多样的、为患者及其家属乐意接受的方式对他们进行系统教育。主要内容包括：

1. 相信通过长期、适当、充分的治疗，完全可以有效地控制哮喘发作。
2. 了解哮喘的促（诱）发因素，结合个人具体情况，找出促（诱）发因素，以及避免诱因的方法。
3. 简单了解哮喘的本质和发病机制。
4. 熟悉哮喘发作的先兆表现及相应的处理办法。
5. 学会在家中自行监测病情变化，并进行评定，重点掌握峰流速仪的使用方法，有条件的记录哮喘日记。

6. 学会哮喘发作时进行简单的紧急自我处理方法。

7. 了解常用平喘药物的作用、正确用量、用法、副作用。

8. 掌握正确的吸入技术（MDI 或 Spacer 用法）。

9. 知道什么情况下应去医院就诊。

10. 与医生共同制订防止复发、保持长期稳定的方案。

在此基础上采取一切必要措施对患者进行长期系统管理，包括：①鼓励哮喘患者与医护人员建立伙伴关系；②通过规律的肺功能监测（PEF）客观地评价哮喘发作的程度；③避免和控制哮喘促（诱）发因素，减少复发；④制订哮喘长期管理的用药计划；⑤制订发作期处理方案；⑥坚持定期随访保健。

哮喘管理成功的目标：①尽可能控制、消除相关症状，包括夜间症状；②预防、控制哮喘发作，最大限度地降低患者去医院就诊的次数；③使肺功能尽可能接近正常水平；④保证患者能参加正常活动，包括体育锻炼，将因病误工、误学的时间减少到最低限度；⑤ $\beta_2$ 受体激动剂用量最少，乃至不用也能控制病情；⑥所有药物副作用减至最低（或无）；⑦预防发展为不可逆性气道阻塞；⑧预防患者发生猝死。

（张 明 李 军）

# 第七节 慢性支气管炎

## 一、概述

慢性支气管炎（chronic bronchitis）简称慢支，是气管、支气管黏膜及其周围组织的慢性非特异性炎症。主要症状为咳嗽、咳痰或伴有气喘，呈反复发作的慢性过程，每年持续发病 3 个月，连续 2 年或 2 年以上。早期症状轻微，多于冬季发作，春夏缓解，晚期因炎症加重，症状可常年存在。其病理学特点为支气管腺体增生和黏膜分泌增多。病情呈缓慢进行性进展，常并发阻塞性肺气肿，严重者常发生肺动脉高压，甚至肺源性心脏病。

### （一）病因

本病病因尚未完全清楚，一般分为外因和内因两个方面。外因包括吸烟、感染因素、理化因素、气候和过敏因素；内因包括患者呼吸道防御及免疫功能降低、自主神经功能失调等。当机体抵抗力减弱时，气道存在不同程度敏感性(易感性)的基础上，有 1 种或多种外因的存在，长期反复作用，诱发慢支的形成。具体的影响因素详见表 3-7-1。

表 3-7-1 慢性支气管炎的影响因素

| 因素 | 影响结果 |
| --- | --- |
| 吸烟 | 是慢支的主要影响因素,患病率为不吸烟者的 2~8 倍,与烟龄和吸烟量呈正相关<br>香烟中的焦油、尼古丁和氰氢酸等可损伤气道上皮细胞,降低气道净化功能<br>吸烟增加气道阻力和腺体分泌,导致支气管黏膜充血水肿,黏液积聚,易诱发感染<br>香烟烟雾诱发毒性氧自由基产生,破坏肺弹力纤维,诱发肺气肿的发生 |
| 大气污染 | 有害气体:$SO_2$、$NO_2$、$Cl_2$ 及臭氧等对气道黏膜上皮均有刺激和细胞毒作用;空气中的粉尘如二氧化硅、煤尘、棉屑等可刺激损伤支气管黏膜,损害肺清除功能,为细菌感染创造条件 |
| 感染 | 是慢性支气管炎发生和发展的重要因素之一 |
| 气候 | 寒冷空气可刺激腺体分泌,黏液增加和纤毛运动减弱,削弱气道的防御功能,还可通过反射引起支气管平滑肌痉挛,黏膜血管收缩,局部血液循环障碍,诱发感染 |
| 过敏 | 变态反应致支气管收缩或痉挛、组织损害和炎症反应,继而发生慢性支气管炎 |
| 机体自身因素(内因) | 自主神经功能失调:副交感神经功能亢进,气道高反应性,是慢支喘息型的内因,也是支气管哮喘的重要发病因素<br>呼吸道防御功能下降:老年人性腺及肾上腺皮质功能衰退,喉头反射减弱,呼吸道防御功能退化,单核吞噬细胞系统功能衰退,增加发病概率<br>营养因素:营养不良可引起机体抵抗力下降;维生素 C 缺乏,血管通透性增加;维生素 A 缺乏,支气管黏膜的柱状上皮细胞及黏膜的修复功能减弱,溶菌酶活力降低,易罹患慢性支气管炎<br>遗传因素:如先天性 IgA 分泌不足、抗胰蛋白酶缺乏等,均是慢支易发原因 |

### (二) 病理

慢性支气管炎常引起支气管组织器官的病理变化,如腺体增生肥大、分泌功能亢进、黏膜上皮细胞及支气管壁的变化,具体详见表 3-7-2。

表 3-7-2 慢性支气管炎的病理变化

| 组织器官的改变 | 病理改变 |
| --- | --- |
| 腺体增生肥大,分泌功能亢进 | 黏液腺泡明显增多,腺管扩张,浆液腺和混合腺体相应减少<br>杯状细胞明显增生,Reid 指数(腺体厚度与支气管壁厚度之比)增至 0.55~0.79 以上(正常 < 0.4),Reid 指数越大,炎症越严重;腺体越肥大而支气管腔越狭小。增生肥大的腺体分泌功能亢进,黏液分泌量增多,致痰量增多 |
| 黏膜上皮细胞的变化 | 炎症反复发作引起上皮局灶性坏死和鳞状上皮化生,纤毛上皮细胞有不等程度损坏,纤毛变短、粘连、倒伏、脱失 |
| 支气管壁的改变 | 支气管壁有各种炎性细胞浸润、充血、水肿和纤维增生,支气管黏膜发生溃疡,肉芽组织增生,严重者支气管平滑肌和弹性纤维遭破坏以致机化,引起管腔狭窄 |

续表

| 组织器官的改变 | 病理改变 |
| --- | --- |
| 支气管壁的改变 | 管腔内可发现黏液栓，因黏膜肿胀或黏液潴留而阻塞，局部管壁易塌陷、扭曲变形或扩张，进而可发生局灶性肺炎、小脓肿、肺泡壁纤维化等，病变可累及周围肺组织和胸膜，引起纤维组织增生和胸膜粘连 |

## 二、临床表现

慢性支气管炎起病多缓慢，病程较长，部分患者发病前有急性支气管炎、流感或肺炎等急性呼吸道感染史，由于迁延不愈而发展为本病。主要症状为慢性咳嗽、咳痰，或伴有喘息。症状初期较轻，随着病情发展，终年咳嗽，咳痰不停，秋、冬加剧。喘息性支气管炎患者在症状加剧或继发感染时常有哮喘样发作，气急不能平卧。呼吸困难一般不明显，但并发肺气肿后，随着肺气肿程度增加，呼吸困难逐渐增剧。具体的临床表现见表 3-7-3。

表 3-7-3 慢性支气管炎的临床症状

| 症状 | 特点 |
| --- | --- |
| 咳嗽 | 晨间咳嗽为主，睡前常有阵咳和咳痰，随着病情发展，咳嗽终年不愈 |
| 咳痰 | 为白色黏液性或浆液泡沫性痰，偶可带血；急性发作伴有细菌感染时，痰量增多，为黏稠或脓性痰；清晨排痰较多，起床后或体位变动可刺激排痰 |
| 喘息或气急 | 随病程进展合并阻塞性肺气肿时则逐渐出现气短和气急，活动后尤甚<br>慢性支气管炎合并哮喘或喘息性慢性支气管炎患者，特别在急性发作时，常出现喘息症状，并伴有哮鸣音 |

本病早期临床体征无异常，急性发作期听诊双肺底有干、湿啰音，咳嗽咳痰后可减少或消失；合并哮喘患者急性发作时可闻及广泛哮鸣音并伴呼气延长，晚期患者因并发肺气肿常有肺气肿的体征。

1979 年全国支气管炎临床专业会议根据临床表现，将慢性支气管炎分为单纯型与喘息型两型。前者主要表现为反复咳嗽，后者除咳嗽、咳痰外尚有喘息症状，并伴有哮鸣音，具体详见表 3-7-4；根据病程经过可分为 3 期，以使治疗有所侧重，具体分期见表 3-7-5。

表 3-7-4 慢性支气管炎的临床分型

| 分型 | 症状 | 体征 |
| --- | --- | --- |
| 单纯型 | 反复咳嗽、咳痰 | 发作时双肺可有散在干、湿啰音 |
| 喘息型 | 除咳嗽、咳痰外，伴喘息 | 发作时双肺可有哮鸣音 |

表 3-7-5　慢性支气管炎的临床分期

| 分期 | 临床表现 | 持续时间 |
|---|---|---|
| 急性发作期 | 气短、脓性或黏液脓性痰，痰量增多，伴发热；或咳嗽、咳痰、喘息中任何 1 项症状明显加剧 | 1 周内 |
| 慢性迁延期 | 不同程度的咳嗽、咳痰、喘息症状 | 1 个月以上 |
| 临床缓解期 | 经治疗或自然缓解，症状基本消失或偶有轻微咳嗽和少量痰液 | 2 个月以上 |

## 三、实验室检查

慢性支气管炎发病初期和缓解期检查结果多正常，急性发作期和反复发作者的血常规、X 线及肺功能检查均具有临床意义，具体检查项目及意义见表 3-7-6。

表 3-7-6　慢性支气管炎的检查项目及意义

| 检查项目 | 临床意义 |
|---|---|
| 白细胞及分类 | 缓解期白细胞总数及区别计数多正常；急性发作期并发细菌感染时白细胞总数和中性粒细胞升高；合并哮喘时嗜酸性粒细胞可增多 |
| 痰 | 急性发作期痰液多呈脓性，涂片可见 $G^+$、$G^-$ 菌，合并哮喘者可见较多的嗜酸性粒细胞；痰培养可见致病菌生长 |
| X 线 | 早期可无明显改变，反复急性发作者可见两肺纹理增粗、紊乱，呈网状或条索状、斑点状阴影，以双下肺野明显 |
| 肺功能 | 气流受阻时，第 1 秒用力呼气容积（$FEV_1$）、$FEV_1$ 与肺活量（VC）或用力肺活量（FVC）的比值减少（<70%） |
|  | 小气道阻塞时，最大呼气流速 – 容量曲线在 75% 和 50% 的肺容量时，流量可明显降低，闭合容积可增大 |
| 电镜 | Ⅰ型肺泡上皮细胞肿胀变厚，Ⅱ型肺泡上皮细胞增生 |
|  | 毛细血管基底膜增厚，内皮细胞损伤，血栓形成和管腔纤维化、闭塞 |
|  | 肺泡壁纤维组织弥漫性增生 |

## 四、诊断与鉴别诊断

### （一）诊断

诊断可根据咳嗽、咳痰或伴喘息，每年发病持续 3 个月，并连续 2 年或以上，排除其他慢性气道疾病。如每年发病持续时间不足 3 个月，但有明确的客观检查依据（如 X 线检查）支持，亦可诊断。

### （二）鉴别诊断

慢性支气管炎需与以下疾病鉴别，见表3-7-7。

表3-7-7　慢性支气管炎的鉴别诊断

| 鉴别疾病 | 临床相似症状 | 鉴别点 |
|---|---|---|
| 咳嗽变异性哮喘 | 咳嗽 | 刺激性咳嗽为特征；灰尘、油烟、冷空气可诱发咳嗽<br>有家庭或个人过敏疾病史<br>抗菌药治疗无效，支气管激发试验阳性 |
| 嗜酸细胞型支气管炎 | 咳嗽、咳痰 | 痰诱导检查：嗜酸细胞比例增加（≥3%） |
| 肺结核 | 咳嗽、咳痰、发热 | 有发热、乏力、盗汗、咯血及消瘦等症状<br>咳嗽和咳痰的程度与肺结核的活动性有关；痰液检查可见嗜酸杆菌<br>X线检查可发现肺部病灶 |
| 支气管肺癌 | 咳嗽、咳痰 | 长期吸烟史，刺激性咳嗽，常有痰中带血<br>X线检查：肺部有块影或阻塞性肺炎<br>痰脱落细胞或纤维支气管镜检查可明确诊断 |
| 肺间质纤维化 | 咳嗽、咳痰、气短 | 听诊胸部下后侧可闻及爆裂音（Velcro啰音）<br>血气分析：动脉血氧分压降低 |
| 支气管扩张 | 咳嗽、咳痰 | 有反复大量脓痰和咯血症状<br>两肺下部可听到湿啰音<br>胸部X线检查：两肺下部支气管阴影增深，病变严重者可见卷发状阴影；高分辨CT检查有助于诊断 |

## 五、治疗原则

治疗目的在于减轻或消除症状，防止肺功能损伤，促进康复。根据临床分型和分期进行不同的治疗，慢性支气管炎的治疗原则见表3-7-8。

表3-7-8　慢性支气管炎的治疗

| 分期 | 治疗措施 | 治疗方案 |
|---|---|---|
| 急性发作期 | 抗感染：（疗程一般为7~10天） | 轻症：口服抗菌药物，重症：治疗前进行痰标本培养，经验性治疗可静脉给药，然后根据药敏试验选用抗菌药物<br>可选用药物：β-内酰胺类、喹诺酮类、大环内酯类 |

续表

| 分期 | 治疗措施 | 治疗方案 |
|---|---|---|
| 急性发作期 | 镇咳祛痰 | 口服镇咳药：复方甘草合剂、复方氯化铵合剂、右美沙芬、那可丁或其合剂，鲜竹沥、蛇胆川贝液等中成药 |
| | | 口服祛痰药：溴己新 8～16mg，tid；盐酸氨溴索 30mg，tid；桃金娘油 0.3g，tid |
| | 平喘 | 有气喘者选用解痉平喘药：氨茶碱 0.1g，tid；氨茶碱控释剂 |
| | | 吸入长效 $\beta_2$ 激动剂加糖皮质激素的吸入剂 |
| 缓解期 | 戒烟 | 避免吸入有害气体 |
| | 增强体质 | 加强锻炼，预防感冒，提高机体抵抗力 |

（张　翔）

# 第八节　慢性阻塞性肺疾病

## 一、概述

慢性阻塞性肺疾病（chronic obstructive pulmonary disease，COPD）是以气流受限为特征的肺部疾病，气流受限不完全可逆，呈进行性发展，伴有气道和肺对有害颗粒或气体所致慢性炎症反应的增加。COPD 主要累及肺部，但也可以引起肺外多器官的损害，是可防可治的常见呼吸系统的慢性疾病。肺功能检查对明确是否存在气流受限有重要意义。在吸入支气管舒张剂后，如果 1 秒用力呼气容积（$FEV_1$）占用力肺活量（FVC）的百分比（$FEV_1/FVC\%$）<70%，则表明存在不完全可逆的气流受限。

### （一）病因

COPD 的确切病因尚不清楚，已经发现的危险因素包括个体易感因素以及环境因素两个方面，两者相互影响，具体详见表 3-8-1。

表 3-8-1　慢性阻塞性肺疾病的影响因素

| 因素 | 影响结果 |
|---|---|
| 吸烟 | 重要的发病因素；吸烟者慢性支气管炎的患病率比不吸烟者高 2～8 倍，烟龄和吸烟量均与 COPD 的患病率呈正相关 |
| 吸入职业粉尘和化学物质 | 吸入高浓度职业性粉尘及化学物质或长时间接触均可导致与吸烟类似的 COPD 发生；刺激性物质、有机粉尘及过敏原均增加气道的高反应性 |

续表

| 因素 | 影响结果 |
| --- | --- |
| 空气污染 | 氯、二氧化氮、二氧化硫等有毒气体对支气管黏膜有刺激和细胞毒性作用，可损害气道黏膜上皮，降低纤毛清除功能，增加黏液分泌和感染概率。生物燃料所产生的室内空气污染可能与吸烟具有协同作用 |
| 感染 | 是导致疾病急性发作的另一个重要因素，可以加剧病情进展 |
| 蛋白酶－抗蛋白酶失衡 | 吸入有害气体、有害物质可导致蛋白酶产生增多或活性增强，抗蛋白酶产生减少或灭活加快；氧化应激、吸烟等危险因素可降低抗蛋白酶的活性 |
| 氧化应激 | 氧化物可直接作用并破坏许多生化大分子物质，导致细胞功能障碍或细胞死亡，引起蛋白酶－抗蛋白酶失衡，促进炎症反应 |
| 炎症机制 | 气道、肺实质及肺血管的慢性炎症是 COPD 的特征性改变，中性粒细胞、巨噬细胞、T 淋巴细胞等炎症细胞均参与了 COPD 的发病过程 |
| 其他 | 如自主神经功能失调、营养不良、气温变化等都有可能参与了 COPD 的发生、发展。先天性 $\alpha_1$ 抗胰蛋白酶缺乏可增加 COPD 的发病危险 |

### （二）发病机制

COPD 发病的关键机制是各种外界致病因素致使易患个体气道、肺实质和肺血管的慢性炎症，具体的发病机制详见表 3-8-2。

**表 3-8-2 慢性阻塞性肺疾病的发病机制**

| 组织器官改变 | 发病机制 |
| --- | --- |
| 小气道慢性炎症 | 细胞浸润、黏膜充血和水肿等使管壁增厚、分泌物增多等因素，可使管腔狭窄，气道阻力增加 |
| 肺气肿 | 组织弹性回缩力降低，使呼气时将肺内气体驱赶到肺外的动力减弱，呼气流速减慢；肺组织弹性回缩力降低后失去对小气道的正常牵拉作用，小气道在呼气期容易闭合，进一步导致气道阻力上升 |

## 二、临床表现

COPD 起病缓慢、病程较长。临床表现为咳嗽、咳痰和呼吸困难。早期体征可无异常，随疾病进展可有明显的体征变化。根据其病情的严重程度分为稳定期和急性加重期。稳定期：患者咳嗽、咳痰、气短等症状稳定或症状较轻；急性加重期：患者病情出现超越日常状况的持续恶化，短期内咳嗽、咳痰、气短和（或）喘息加重，痰量增多，呈脓性或黏脓性，可伴发热等炎症明显加重的表现，需要改变 COPD 的日常基础用药。有关 COPD 的临床症状和体征详见表 3-8-3。

表 3-8-3　COPD 的临床症状和临床体征

| | | |
|---|---|---|
| 临床症状 | 慢性咳嗽 | 首发症状，随病程发展可终身不愈；初为间断性咳嗽，早晨较重，以后早、晚或整日均可有咳嗽，夜间有阵咳或排痰 |
| | 咳痰 | 咳少量黏液性痰，清晨较多；合并感染时痰量增多，可有脓性痰；少数患者咳嗽不伴咳痰 |
| | 气短或呼吸困难 | COPD 的典型表现。早期仅于活动后出现，逐渐加重，严重时日常活动甚至休息时也感气短 |
| | 喘息和胸闷 | 部分患者，特别是重度患者可出现喘息胸闷症状 |
| | 全身症状 | 体重下降、食欲减退、外周肌肉萎缩和功能障碍、精神抑郁和（或）焦虑等 |
| 临床体征 | 一般情况 | 黏膜及皮肤发绀，严重时呈前倾坐位、球结膜水肿、颈静脉充盈或怒张 |
| | 呼吸系统 | 呼吸浅快，辅助呼吸肌参与呼吸运动，严重时可呈胸腹矛盾呼吸；桶状胸，双侧语颤减弱，肺叩诊呈过清音，肺肝界下移；两肺呼吸音减低，呼气相延长，有时可闻及干性啰音和（或）湿性啰音 |
| | 心脏 | 心脏浊音界缩小，心音遥远，剑下心音大于心尖区心音；出现肺动脉高压、肺心病时 $P_2 > A_2$，三尖瓣区可闻收缩期杂音 |
| | 腹部 | 肝界下移，右心功能不全时肝颈静脉反流征阳性，出现腹水移动性浊音阳性 |
| | 其他 | 长期低氧病例可见杵状指/趾，高碳酸血症或右心衰竭病例可出现双下肢凹陷性水肿 |

## 三、实验室和辅助检查

实验室和辅助检查对于慢性阻塞性肺疾病的诊断有一定的辅助作用，常见的检查项目有肺功能检查、胸部影像学检查及血气分析等，具体检查项目及临床意义详见表 3-8-4。

表 3-8-4　慢性阻塞性肺疾病的临床检查项目

| 检查项目 | 检查指标 | 临床意义 |
|---|---|---|
| 肺功能检查 | $FEV_1/FVC$ | $FEV_1/FVC<70\%$，为不完全可逆的气流受限 |
| | $FEV_1\%$ 预计值 | 用于 COPD 病情严重程度的分级评估 |
| | TLC、FRC、RV | 肺总量（TLC）、功能残气量（FRC）、残气量（RV）增高和肺活量（VC）减低，提示肺过度充气 |
| | $DL_{CO}$、$DL_{CO}/VA$ | 一氧化碳弥散量（$DL_{CO}$）及 $DL_{CO}$ 与肺泡通气量（VA）的比值（$DL_{CO}/VA$）下降，表明肺弥散功能受损，提示肺泡间隔的破坏及肺毛细血管床的丧失 |
| | 支气管舒张试验 | 吸入短效支气管舒张剂后 $FEV_1$ 改善率≥12% 且 $FEV_1$ 绝对值增加超过 200ml，可鉴别 COPD 与支气管哮喘 |

续表

| 检查项目 | 检查指标 | 临床意义 |
| --- | --- | --- |
| 胸部影像学检查 | X线胸片 | 发病早期无异常,晚期可出现慢支和肺气肿的影像学改变;对确定是否存在肺部并发症及与其他疾病(如肺大疱、肺炎、肺结核、肺间质纤维化等)的鉴别有重要意义 |
| | 胸部CT | 高分辨CT(HRCT)可辨别小叶中心型或全小叶型肺气肿及确定肺大疱的大小和数量 |
| 血气分析 | $PaO_2$、$PaCO_2$等 | 可帮助诊断低氧血症、高碳酸血症、酸碱平衡失调、呼吸衰竭及其类型 |
| 其他 | 血常规、痰涂片、痰(血)培养及药敏试验 | 白细胞升高,中性粒细胞百分比增加提示感染;痰涂片及痰培养可帮助诊断细菌、真菌、病毒及其他非典型病原微生物感染<br>药物敏感试验有助于合理选择抗感染药物 |

## 四、诊断与鉴别诊断

### (一)诊断与严重程度分级

1. 诊断　COPD的临床诊断应根据吸烟等发病危险因素、临床症状、体征及肺功能检查等综合分析确定,不完全可逆的气流受限是COPD诊断的必备条件。吸入支气管舒张剂后$FEV_1/FVC<70\%$及$FEV_1<80\%$预计值者,可确定为不完全可逆性气流受限。少数患者并无咳嗽、咳痰、明显气促等症状,仅在肺功能检查时发现$FEV_1/FVC<70\%$,而$FEV_1 \geq 80\%$,除外其他疾病后,亦可诊断为COPD。

2. 严重程度分级　2011年版我国《慢性阻塞性肺疾病诊疗规范》根据第1秒用力呼气容积占用力肺活量百分比($FEV_1/FVC$)、第1秒用力呼气容积占预计值百分比($FEV_1\%$预计值)和临床表现,对COPD的严重程度作出临床严重度分级,详见表3-8-5。

表3-8-5　慢性阻塞性肺疾病的严重程度分级

| 分级 | 临床特征 |
| --- | --- |
| Ⅰ级:轻度 | $FEV_1/FVC < 70\%$,$FEV_1 \geq 80\%$预计值,伴或不伴慢性症状(咳嗽、咳痰) |
| Ⅱ级:中度 | $FEV_1/FVC < 70\%$,$50\% \leq FEV_1 < 80\%$预计值,常伴有慢性症状(咳嗽、咳痰、活动后呼吸困难) |
| Ⅲ级:重度 | $FEV_1/FVC < 70\%$,$30\% \leq FEV_1 < 50\%$预计值,多伴有慢性症状(咳嗽、咳痰、呼吸困难),反复出现急性加重 |
| Ⅳ级:极重度 | $FEV_1/FVC < 70\%$,$FEV_1 < 30\%$预计值或$FEV_1 < 50\%$预计值,伴慢性呼吸衰竭,可合并肺心病及右心功能不全或衰竭 |

### (二)鉴别诊断

慢性阻塞性肺疾病需与咳嗽变异性哮喘、肺结核、支气管肺癌、肺间质纤维化和支气管扩张等相鉴别,鉴别内容见第三章第七节的表 3-7-7。

## 五、治疗原则

治疗目的在于减轻或消除症状,改善肺功能,防止疾病的进展和并发症的发生。根据临床分期应进行不同的治疗,COPD 的治疗详见表 3-8-6。

表 3-8-6 慢性阻塞性肺疾病的治疗

| 分期 | 治疗措施 | 治疗方案 |
|---|---|---|
| 稳定期治疗 | 非药物治疗 | 教育与管理:最重要的是劝导吸烟患者戒烟,嘱脱离污染环境 |
| | | 康复治疗:制订锻炼计划,坚持适量的有氧运动,进行呼吸方式训练,增强抵抗力,减少急性发作次数 |
| | | 长期家庭氧疗:一般鼻导管吸氧 1~2L/min,10~15h/d,使 COPD 患者静息状态下 $PaO_2 \geqslant 60mmHg$ 和(或)$SaO_2$ 升至 90% |
| | | 免疫调节治疗:应按时接种流感病毒疫苗、肺炎链球菌疫苗、卡介菌多糖核酸等,可防止 COPD 患者的反复感染 |
| | 药物治疗 | 平喘:常用药物有抗胆碱药、肾上腺素受体激动剂、茶碱类 |
| | | 祛痰:痰液不易咳出者可应用祛痰药物。常用药物有盐酸氨溴索、乙酰半胱氨酸、羧甲司坦等 |
| | | 对中度及重度患者、反复加重患者,应长期吸入糖皮质激素和长效 $\beta_2$ 肾上腺素受体激动剂联合制剂。常用药物有沙美特罗加氟替卡松、福莫特罗加布地奈德 |
| 急性加重期治疗 | 非药物治疗 | 控制性氧疗:低流量氧疗是 COPD 加重期住院患者的基础治疗 |
| | | 机械通气:对于并发症较严重呼吸衰竭的患者可行机械通气治疗 |
| | | 其他治疗措施:合理补充液体和电解质以保持身体水、电解质平衡 |
| | 药物治疗 | 抗感染:抗感染治疗在急性加重期的治疗中非常重要;药物选择应根据当地常见病原菌类型和药敏试验结果 |
| | | 平喘:有严重喘息症状者可给予较大剂量雾化吸入治疗,如沙丁胺醇 500μg 或异丙托溴铵 500μg,或沙丁胺醇 1000μg+异丙托溴铵 250~500μg,通过吸入治疗以缓解症状 |
| | | 糖皮质激素:急性加重期住院患者宜在应用支气管舒张剂基础上口服或静脉使用糖皮质激素,如泼尼松龙 30~40mg/d,静脉给予甲泼尼龙 40~80mg/d,qd |
| | | 祛痰:给予祛痰药物,如盐酸氨溴索、乙酰半胱氨酸、溴己新等 |

续表

| 分期　治疗措施 | 治疗方案 |
| --- | --- |
| 外科治疗 | 如伴有肺大疱、呼吸困难，可行切除术、肺减容术；呼吸衰竭、需长期氧疗者可考虑肺移植 |

（刘　梅）

# 第九节　肺动脉高压与肺源性心脏病

## 一、肺动脉高压

### （一）概述

肺动脉高压（pulmonary hypertension，PH）是各种原因引起的静息状态下右心导管测得的肺动脉平均压（mean pulmonary arterial pressure，mPAP）≥25mmHg的一组临床病理生理综合征。肺动脉高压时因肺循环阻力增加，右心负荷增大，最终导致右心衰竭，从而引起一系列临床表现，病程中PH呈进行性发展。其可作为一种疾病而独立存在，更常见的是很多疾病进展到一定阶段的病理生理表现，是我国临床常见疾病，致残率和致死率颇高，严重危害患者的身心健康。

肺动脉高压曾经被习惯性地分为“原发性”和“继发性”两类，2009年欧洲心脏病学会和欧洲呼吸病学会（ESC/ERS）发布的《肺动脉高压诊治指南》采用2008年在Dana Point制定的肺动脉高压临床分类，将肺动脉高压分为5类，每一大类根据病因及损伤部位的不同又可分为多个亚类，该分类方法对于制订PH患者的治疗方案具有重要的指导意义。PH的具体分类详见表3-9-1。

**表3-9-1　PH的分类**（2009年ESC/ERS发布的《肺动脉高压诊治指南》）

| 分类 | 亚类 | |
| --- | --- | --- |
| 动脉性肺动脉高压（PAH） | 特发性肺动脉高压（IPAH） | |
| | 可遗传性肺动脉高压（FPAH）[BMPR2基因、ALK1（激活素受体样激酶1）、Endoglin基因、未知基因] | |
| | 相关因素所致（APAH） | 结缔组织病、先天性体－肺分流、门静脉高压、HIV感染、药物和毒物 |
| | | 其他（甲状腺病、糖原过多症、Gaucher's病、遗传性出血性毛细血管扩张症、血红蛋白病、骨髓组织增生性疾病、脾切除术） |

续表

| 分类 | 亚类 |
| --- | --- |
| 动脉性肺动脉高压(PAH) | 因严重的肺静脉或毛细血管病变所致的肺静脉闭塞症(PVOD)、肺毛细血管瘤(PCH) |
| | 新生儿持续性肺动脉高压(PPHN) |
| 与左心病变有关的肺循环高压 | 累及左房或左室的心脏病 |
| | 左侧瓣膜性心脏病 |
| 肺部疾病和(或)低氧所致的肺动脉高压 | 慢性阻塞性肺疾病 |
| | 间质性肺病 |
| | 睡眠呼吸紊乱 |
| | 肺泡低通气综合征 |
| | 长期生活于高原环境 |
| | 发育异常 |
| 慢性肺动脉血栓和(或)栓塞所致 | 肺动脉近端血栓栓塞 |
| | 肺动脉远端血栓栓塞 |
| | 非血栓性的肺栓塞(肿瘤、寄生虫、异物) |
| 混合性 | 类肉瘤样病、组织细胞增多症、淋巴管瘤病、肺血管压迫(腺病、肿瘤、纤维性纵隔炎) |

### (二)临床表现

1. 临床症状　肺动脉高压缺乏特异性的临床症状,患者早期可无自觉症状或仅出现原发疾病的临床表现,随肺动脉压力升高出现一些非特异性症状,最常见的初始症状是呼吸困难、疲乏、胸痛、头晕或晕厥、雷诺现象,无种族差别;最常见的死因是进行性右心衰竭。

2. 临床体征　由于肺动脉压升高可出现右房、右室肥厚的体征,如 $P_2$ 亢进、三尖瓣反流造成的全收缩期杂音、肺动脉瓣闭锁不全造成的舒张期杂音和右室第三心音。右心衰竭时可见颈静脉怒张、肝大、下肢水肿。还可发现肺动脉高压病因相关的体征,如毛细血管扩张症和指状溃疡及指端硬化常见于硬皮病患者;吸气相湿啰音提示间质性肺病;如果患者有蜘蛛痣、肝掌、睾丸萎缩提示肝脏疾病。如果在特发性肺动脉高压患者中发现杵状指提示先天性心脏病或周围血管闭塞病。

世界卫生组织(WHO)根据肺动脉高压患者临床表现的严重程度将肺动脉高压分为 4 级,详见表 3-9-2。

表 3-9-2　WHO 肺动脉高压功能分级（摘自 2009 年 ESC 肺动脉高压诊治指南）

| 级别 | 表现 |
| --- | --- |
| Ⅰ级 | 肺动脉高压患者日常体力活动不受限，不引起呼吸困难、疲乏、胸痛或近乎晕厥 |
| Ⅱ级 | 肺动脉高压患者体力活动轻度受限，休息时无不适，但日常体力活动会引起呼吸困难、疲乏、胸痛或近乎晕厥 |
| Ⅲ级 | 肺动脉高压患者体力活动明显受限，静息时没有不适，但低于日常的体力活动就会引起呼吸困难、疲乏、胸痛或近乎晕厥 |
| Ⅳ级 | 肺动脉高压使患者不能承受任何体力活动，有右心衰竭体征，休息时可能有呼吸困难和（或）疲乏，任何体力活动都会使症状加重 |

## （三）实验室和辅助检查

2009 年欧洲心脏病学会和欧洲呼吸病学会（ESC/ERS）发布的《肺动脉高压诊治指南》提到下列实验室和辅助检查有助于提示肺动脉高压的诊断和判断疾病的严重程度，具体检查项目见表 3-9-3。

表 3-9-3　肺动脉高压的相关检查项目

| 检查项目 | 检查指标 | 临床意义 |
| --- | --- | --- |
| 血液检查 | 肝功能 | 排除肝硬化，因为超过 2% 的肝病患者会发生 PAH |
| | HIV 抗体 | HIV 检查是强制性的 |
| | 甲状腺功能 | PAH 患者中有不少患者患有甲状腺疾病，如果病程急剧变化应进行甲状腺功能检查 |
| | 血常规、免疫学检查 | 排除隐匿的结缔组织病 |
| 心电图 | 右心室肥大或增厚、右房扩张 | 作为肺高血压的筛查手段，敏感性为 55%，特异性为 70% |
| 超声心动图 | 右心血流动力学变化 | 可疑：三尖瓣反流速率≤2.8m/s，肺动脉收缩压≤36mmHg，有其他超声心动图参数支持；三尖瓣反流速率为 2.9～3.4m/s，肺动脉收缩压为 37～50mmHg，伴或不伴其他超声心动图参数支持肺动脉高压 |
| | | 可能：三尖瓣反流速率 >3.4m/s，肺动脉收缩压 >50mmHg，伴或不伴其他超声心动图参数支持肺动脉高压 |
| 胸部 X 线 | 肺动脉、肺纹理右心房、右心室 | 肺动脉高压患者可见：右下肺动脉干扩张，横径≥15mm，与气管横径的比值≥1.07，肺动脉段明显突出或高度≥3mm；中央动脉扩张，外周血管纤细，有“残根”征、右心室增大征 |

续表

| 检查项目 | 检查指标 | 临床意义 |
|---|---|---|
| 肺功能检查 | 肺功能指标 | 表现为肺弥散功能障碍（通常是预计值的40%～80%）和轻、中度肺容积减少。COPD导致缺氧性肺高血压，表现为残气量增加、一氧化碳弥散功能降低 |
| 血气分析 | 动脉血气分析 | 呼吸性碱中毒，$PaCO_2$↓，COPD导致缺氧性肺高血压，$PaCO_2$正常或降低 |
| 通气/灌注扫描 | — | 排除慢性栓塞性肺动脉高压的重要手段，IPH患者可呈弥漫性稀疏或基本正常，敏感性高 |
| 心脏（核）磁共振影像 | | 可直接评价右室大小、形态、功能和无创评价血流动力包括心排血量、肺动脉扩张、右室重量等。用于患者预后评估 |
| 右心导管和血管反应性试验（RHC） | 右心血流动力学变化 | IPH的血流动力学诊断标准：静息mPAP>20mmHg，或运动mPAP>30mmHg，PAWP正常（静息时为12～15mmHg）；是确诊肺动脉高压（PAH）、评估血流动力学损伤严重程度及测试血管反应性的标准方法 |

### （四）诊断

临床上无基础心肺疾病的人出现呼吸困难，或患者出现不能单纯用心肺疾病来解释的呼吸困难，都应考虑到PH的可能。肺动脉高压的诊断应包括确诊肺动脉高压和确定肺动脉高压的类型和病因。目前PH的诊断标准为海平面、静息状态下，右心导管测量所得平均肺动脉压（mean pulmonary artery pressure，mPAP）>25mmHg。诊断动脉性肺动脉高压（PAH）除需满足上述标准之外，还应包括肺毛细血管楔压（PCWP）或左心室舒张末压<15mmHg。肺动脉高压的严重程度可根据静息mPAP水平分为“轻”（26～35mmHg）、“中”（36～45mmHg）、“重”（>45mmHg）3度。超声心动图是筛查PH最重要的无创性检查方法，超声心动图拟诊PH的推荐标准为肺动脉收缩压≥40mmHg。2009年欧洲心脏病学会和欧洲呼吸病学会（ESC/ERS）发布的《肺动脉高压诊治指南》指出：目前所发表的临床资料不支持将运动状态下右心导管所获得的肺动脉平均压>30mmHg作为肺动脉高压的诊断标准。

对于怀疑为肺动脉高压的患者，需要行适当的非侵入性检查（包括病史、症状、体征、心电图、胸片、经胸超声心动图、肺功能和高分辨率CT）来明确是否存在第二大类肺动脉高压（左心疾病所致的肺动脉高压）或第三大类肺动脉高压（肺部疾患所致的肺动脉高压）。如果没发现这两大类疾病的证据或如果PH升高与患者病情的严重程度不成比例，则应该找寻PH相对较少见的病因。如果核素通气灌注显像提示多发肺段灌注缺损，则应怀疑存在第四大类肺动脉高压

(肺血栓栓塞性肺动脉高压)的可能。如果核素肺通气灌注扫描正常或者只是显示亚段"斑片状"缺损,则应考虑第一大类肺动脉高压(动脉型肺动脉高压)或相对少见的第五大类肺动脉高压。

### (五)治疗原则

治疗目的主要是缓解患者的临床症状、增加活动耐量、预防疾病进展、延长生存期。PAH的治疗不仅仅局限于单纯的药物治疗,而是一套完整的治疗策略,包括患者病情严重程度的评价、支持治疗和一般治疗、血管反应性的评价、药物有效性评价和不同药物联合治疗干预等的评价。根据PAH不同临床类型制订个体化治疗方案;经规范内科治疗无效者可考虑介入或心肺移植手术治疗。具体治疗原则详见表3-9-4。

表3-9-4 肺动脉高压的治疗原则

| 治疗方案 | 具体治疗措施 |
| --- | --- |
| 一般治疗 | 改善生活方式:适当进行体力活动,应尽量避免过度运动(如登山、举重) |
| | 氧疗:对于 $PaO_2$ 持续低于8kPa(60mmHg)的PAH患者,应坚持长期持续性氧疗 |
| | 预防肺部感染:推荐使用流感和肺炎链球菌疫苗 |
| | 育龄期妇女应采取适宜的方法避孕,若怀孕应及时终止妊娠 |
| | 应该对PAH患者进行社会心理学关怀 |
| 传统药物治疗 | 地高辛:出现右心衰竭的患者使用地高辛后,可使心排血量增加约10% |
| | 利尿剂:对于有右心衰竭和水肿征象的PAH患者,应给予小剂量利尿剂 |
| | 抗凝剂:对于特发性、可遗传性、食欲抑制剂相关性肺动脉高压,应给予口服抗凝剂治疗,对于相关性肺动脉高压的患者也可以抗凝剂治疗;华法林作为首选抗凝药。抗凝的靶目标值多为INR 1.5~2.5 |
| 靶向药物治疗 | 钙通道阻滞剂:用前应进行急性肺血管反应性试验,阳性者方可应用,从小剂量开始,监测血压和心率,逐渐增加剂量。常用药物有硝苯地平和地尔硫䓬;IPAH患者的有效剂量较大,如硝苯地平120~240mg/d,地尔硫䓬240~720mg/d(国外剂量) |
| | 前列环素:不仅能扩张血管、降低肺动脉压,长期应用尚可逆转肺血管重构。常用药物有曲前列尼尔、伊洛前列素、贝前列素 |
| | 内皮素-1受体拮抗剂:可改善肺动脉高压患者的临床症状和血流动力学指标,提高运动耐量,改善生活质量和存活率。常用波生坦62.5~125mg,bid |
| | 磷酸二酯酶-5抑制剂:西地那非20mg po tid,他达那非5mg po bid |
| 其他治疗 | 如房间隔球囊造口术、肺移植等 |

## 二、肺源性心脏病

### （一）概述

肺源性心脏病（cor pulmonale）简称肺心病，主要是由于支气管－肺组织或肺动脉血管病变所致肺动脉高压引起的心脏病。根据起病缓急和病程长短，可分为急性和慢性两类，临床上以后者多见。急性肺源性心脏病多见于肺动脉栓塞和急性呼吸窘迫综合征，本节主要讨论慢性肺源性心脏病。

慢性肺源性心脏病（chronic pulmonary heart disease）简称慢性肺心病（chronic cor pulmonale），是由于支气管、肺、胸廓或肺动脉血管慢性病变引起肺组织结构和（或）功能异常，产生肺循环阻力增加、肺动脉压力升高，进而使右心室扩张或（和）肥厚，伴或不伴右心功能衰竭的心脏病。

慢性肺心病是我国呼吸系统的一种常见疾病。患病年龄多在40岁以上，男、女性别无显著差异，寒冷地区、高原地区、潮湿地区和农村患病率高，随着年龄增长而患病率增高，吸烟者比不吸烟者患病率明显增多。急性发作以冬、春季多见，常见原因是呼吸道感染。急性呼吸道感染常为急性发作的诱因，易导致肺、心功能衰竭，病死率较高。

慢性肺心病的病因复杂，根据原发病的部位不同，可分为3类，详见表3-9-5。

表 3-9-5　慢性肺心病的病因

| 原发病部位 | 原发疾病 |
|---|---|
| 支气管、肺疾病 | COPD多见，占80%～90%，其次为支气管哮喘、支气管扩张、重症肺结核、肺尘埃沉着症、间质性肺炎、结节病、过敏性肺泡炎、嗜酸性肉芽肿、药物相关性肺疾病等 |
| 胸廓运动障碍性疾病 | 较少见，严重脊椎后凸、侧凸、脊椎结核、类风湿关节炎、胸膜广泛粘连及胸廓成形术后造成的严重胸廓或脊椎畸形以及神经肌肉疾患等 |
| 肺血管疾病 | 甚少见。累及肺动脉的过敏性肉芽肿病（allergic granulomatosis）、广泛或反复发生的多发性肺小动脉栓塞及肺小动脉炎，以及原因不明的原发性肺动脉高压症等 |
| 其他 | 原发性肺泡通气不足、睡眠呼吸暂停低通气综合征等 |

### （二）临床表现

本病发展缓慢，临床上除原有肺、胸疾病的各种症状和体征外，主要是逐步出现肺、心功能衰竭以及其他器官损害的征象。按心肺功能的代偿期与失代偿期进行分述，临床表现详见表3-9-6。

表 3-9-6 慢性肺心病的临床表现

| 心肺功能分级 | | 临床症状 | 临床体征 |
|---|---|---|---|
| 肺、心功能代偿期 | | 主要是基础疾病的表现：慢性咳嗽、咳痰、气促，活动后可感心悸、呼吸困难、乏力和劳动耐力下降 | 可有不同程度的发绀和肺气肿体征。呼吸音减弱，偶有干、湿性啰音；心音遥远，肺动脉瓣区可有第二心音亢进；三尖瓣区出现收缩期杂音或剑突下示心脏搏动，提示右心肥厚、扩大。下肢轻微浮肿，下午明显，次晨消失；部分病例可见颈静脉充盈、肝上界及下缘明显下移 |
| 肺、心功能失代偿期 | 呼吸衰竭 | 呼吸困难加重，夜间为著，常有头痛、失眠、食欲下降；白天嗜睡，甚至出现表情淡漠、神志恍惚、谵妄等肺性脑病的表现 | 明显发绀，球结膜充血水肿，严重时可有视网膜血管扩张、视神经乳头水肿等颅内压升高的表现。腱反射减弱或消失，出现病理征。皮肤多汗、潮红 |
| | 右心衰竭 | 气促更明显、心悸、食欲缺乏、腹胀、恶心等 | 发绀，颈静脉怒张，心率增快，可出现心律失常，剑突下可闻及收缩期杂音。肝大且压痛，肝静脉反流征阳性，下肢水肿，严重者可有腹水。少数有肺水肿及全心衰竭的体征 |

## （三）实验室和辅助检查

慢性肺心病的诊断需要实验室和辅助检查，详见表 3-9-7。

表 3-9-7 慢性肺心病的实验室及辅助检查

| 检查项目 | 临床意义 |
|---|---|
| 血常规 | 红细胞计数和血红蛋白常增高，全血黏度及血浆黏度可增加，血小板计数增高，合并感染时白细胞计数和白细胞分类中性粒细胞增加 |
| 血气分析 | $PaO_2$ 降低，伴或不伴动脉血二氧化碳潴留，不同阶段可有不同类型的酸碱失衡；肺心病肺功能失代偿期可出现低氧血症或合并高碳酸血症，当 $PaO_2 < 8.0kPa$（60mmHg）、$PaCO_2 > 6.6kPa$（50mmHg），示有呼吸衰竭 |
| 痰细菌培养 | 用于急性加重期抗菌药物的合理选择 |
| X 线检查 | 除肺、胸基础疾病及急性肺部感染的特征外，尚可有肺动脉高压征，如右下肺动脉干扩张，其横径≥15mm；其横径与气管横径之比值≥1.07；肺动脉段明显突出或其高度≥3mm；中央动脉扩张，外周血管纤细，形成“残根”征；右心室增大 |
| 心电图检查 | 主要表现右心室肥大，如电轴右偏、额面平均电轴≥ +90°、重度顺钟向转位、Rv1+Sv5≥1.05mV 及肺型 P 波，也可见右束支传导阻滞及低电压图形，可作为诊断肺心病的参考条件 |

续表

| 检查项目 | 临床意义 |
| --- | --- |
| 超声心动图 | 通过测定右心室流出道内径（≥30mm），右心室内径（≥20mm），右心室前壁的厚度，左、右心室内径的比值（<2），右肺动脉内径或肺动脉干及右心房增大等指标，可诊断肺心病 |
| 心电向量图检查 | 阳性率可达80%～95%，较心电图敏感，主要表现为右心增大图形 |

### （四）诊断与鉴别诊断

1. 诊断　根据1977年我国修订的《慢性肺心病诊断标准》，患者有慢支、肺气肿、其他肺胸疾病或肺血管病变，并已引起肺动脉高压、右心室增大或右心功能不全表现，如颈静脉怒张、肝大压痛、肝颈反流征阳性、下肢浮肿及体静脉高压等，并有心电图、X线表现，再参考心电向量图、超声心动图、肺功能或其他检查，可以作出诊断。

2. 鉴别诊断　本病须与冠状动脉粥样硬化性心脏病（冠心病）、风湿性心脏病、原发性扩张型心肌病等疾病相鉴别，详见表3-9-8。

表3-9-8　慢性肺心病的鉴别诊断

| 鉴别疾病 | 临床相似症状 | 鉴别点 |
| --- | --- | --- |
| 冠心病 | 多见老年人，常两病共存 | 冠心病有典型的心绞痛、心肌梗死病史或心电图表现，若有左心衰竭发作史、原发性高血压、高脂血症、糖尿病史更有助于鉴别。体检、X线及心电图检查呈左心室肥厚为主的征象，应详细询问病史，体格检查和有关心、肺功能检查加以鉴别 |
| 风湿性心脏病 | 三尖瓣疾患 | 风湿性心脏病往往有风湿性关节炎和肌炎的病史，心脏其他瓣膜如二尖瓣、主动脉瓣常有病变，X线、心电图、超声心动图有特殊表现 |
| 原发性心肌病 | 右心增大 | 全心增大，无慢性呼吸道疾病史，无肺动脉高压的X线表现等 |

### （五）治疗原则

慢性肺心病的治疗目的主要是增强患者的免疫功能、改善呼吸功能、纠正缺氧和$CO_2$潴留、预防心力衰竭、去除疾病诱发因素，减少或避免急性加重期的发生、避免并发症的发生。治疗原则详见表3-9-9。

表 3-9-9　慢性肺心病的治疗原则

| 分期 | 治疗措施 | 治疗方案 |
|---|---|---|
| 急性加重期 | 控制感染、改善呼吸功能、纠正缺氧和 $CO_2$ 潴留、预防心力衰竭、处理并发症 | 控制感染：合理选用抗菌药物，必要时注意继发真菌感染 |
| | | 抗炎：糖皮质激素在有效控制感染的基础上，短时间应用可改善通气，防止呼吸衰竭的发生，但要防止继发真菌感染 |
| | | 氧疗：通畅呼吸道，纠正缺氧和二氧化碳潴留，解除支气管痉挛 |
| | | 控制心力衰竭：患者一般在积极控制感染、改善呼吸功能后心力衰竭能得到改善。但对治疗无效的重症患者，可适当选用利尿药、正性肌力药或扩血管药物 |
| | | 利尿剂：少量、短时间应用，同时补充电解质 |
| | | 正性肌力药：小剂量，常规剂量的 1/2 或 2/3 量。如毒毛花苷 K 0.125～0.25mg 或毛花苷丙 0.2～0.4mg，用药前注意纠正缺氧、低钾 |
| | | 血管扩张药：可选用硝苯地平、川芎嗪等 |
| | | 控制心律失常：慢性肺心病的感染、缺氧经过治疗后，心律失常可自行消失。如持续存在可根据心律失常的类型选用药物 |
| | | 抗凝治疗：应用普通肝素或低分子肝素防止肺微小动脉原位血栓形成 |
| | | 加强护理：监测患者的心、肺功能，帮助患者翻身、拍背、咳痰 |
| 缓解期 | 增强免疫功能、去除诱因、减少或避免急性加重期发生 | 增强免疫功能：可用核酸酪素注射液、免疫核糖核酸、卡介苗提取素转移因子、左旋咪唑等；中药刺五加黄芪片、人参、冬虫夏草胶囊等 |
| | | 呼吸肌功能锻炼：如膈式呼吸和缩唇呼气 |
| | | 镇咳、祛痰、平喘：给予镇咳、祛痰和平喘药，控制呼吸道症状的发生 |
| | | 中医中药、扶正固本、活血化瘀的治疗：可选用党参、黄芪、沙参、麦冬、丹参、红花、川芎嗪等 |
| 疾病预防 | | 戒烟，积极防治原发病，参加适宜的体育锻炼，增强抵抗力 |

（杨　明）

## 第十节　伴发胸膜疾病的呼吸系统疾病

胸膜（pleura）是衬覆于胸壁内面、膈上面和肺表面的一层浆膜，可分为脏胸膜与壁胸膜两部分。覆盖于肺表面的称脏胸膜（visceral pleura），不仅附于肺表面，且伸入肺叶间裂内。壁胸膜（parietal pleura）贴附于胸壁内面、膈上面和纵隔表面。脏胸膜与壁胸膜之间是一个封闭、狭窄、呈负压的腔隙，即胸膜腔（pleural cavity)，间隙内有少量浆液，可减少呼吸摩擦。胸膜腔结构模拟图见图 3-10-1。

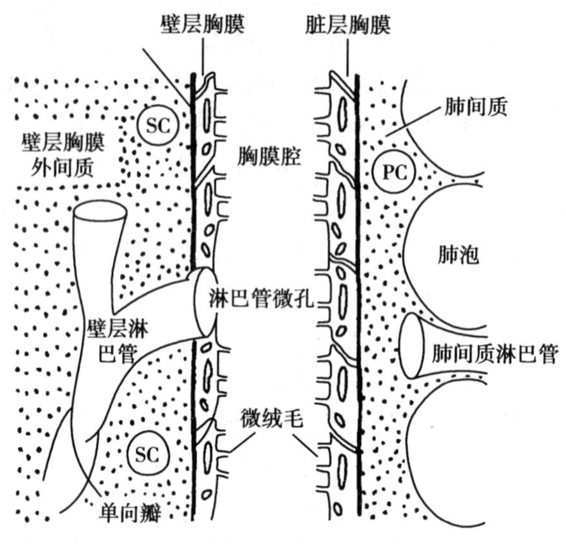


**图 3-10-1 胸膜腔结构模拟图**
（SC：体循环毛细血管；PC：肺毛细血管）

胸膜疾病包括胸腔积液、气胸、胸膜结核、细菌性胸膜炎、脓胸、胸膜间皮瘤、胸膜转移癌、胸膜纤维化、结缔组织病胸膜损害、弥漫性胸膜病等常见疾病，同时兼顾相对少见的胸膜淋巴瘤、胸膜神经源性肿瘤、支气管胸膜瘘、胸膜淋巴管扩张症、肺胸膜寄生虫病等。本节着重介绍胸腔积液和气胸。

## 一、胸腔积液

### （一）概述

正常情况下，胸膜腔内含有微量的润滑液体（2～15ml，成分见表 3-10-1），其产生与吸收处于动态平衡。当有病理原因使其产生增加和（或）吸收减少时，就会出现胸腔积液。胸腔积液分漏出液和渗出液两类，前者因为微血管压力增高或渗透压减低引起，后者因胸膜炎症引起胸膜表面对蛋白性液体的通透性增加引起。

**表 3-10-1 正常胸膜腔内液体的成分及含量**

| 成分 | 含量 | 成分 | 含量 |
|---|---|---|---|
| 容量 | 0.1～0.2ml/kg | 蛋白质 | 10～20g/L |
| 细胞数 / 升 | （1～5）$\times 10^9$/L | 白蛋白 | 50%～70% |
| 间皮细胞 | 3%～70% | 糖 | 近似于血浆水平 |

续表

| 成分 | 含量 | 成分 | 含量 |
| --- | --- | --- | --- |
| 单核细胞 | 30%～75% | LDH | <血浆水平的一半 |
| 淋巴细胞 | 2%～30% | pH | ≥血浆水平 |
| 粒细胞 | 10% | | |

胸膜腔中的积液量并非固定不变，正常人每24小时有500～1000ml的液体形成与吸收。胸膜腔内液体自毛细血管的静脉端再吸收，其余由淋巴系统回收至血液，滤过与吸收处于动态平衡。若由于全身或局部病变破坏了该动态平衡，致使胸膜腔内液体形成过快或吸收过缓，即产生胸腔积液（pleural effusion，简称胸液）。临床上引起胸腔积液的常见病因与发病机制见表3-10-2。

表3-10-2　胸腔积液的病因与发病机制

| 病因 | 发病机制 |
| --- | --- |
| 胸膜毛细血管内静水压增高 | 充血性心力衰竭、缩窄性心包炎、血容量增加、上腔静脉或奇静脉受阻均使患者体循环静水压增加，壁层胸膜毛细血管的液体大量滤出，导致胸腔积液 |
| 胸膜毛细血管内胶体渗透压降低 | 低蛋白血症、肝硬化、肾病综合征、急性肾小球肾炎、黏液性水肿等使血浆胶体渗透压降低，导致壁层胸膜毛细血管滤过增加，产生胸腔漏出液 |
| 胸膜通透性增加 | 胸膜炎症或邻近胸膜的组织器官感染、肺梗死或全身性疾病累及胸膜均可使胸膜毛细血管通透性增加，毛细血管内细胞、蛋白和液体等大量渗入胸膜腔，胸水中蛋白含量升高，胸水胶体渗透压升高，进一步促进胸腔积液增加，这种胸腔积液为渗出液 |
| 淋巴回流受阻 | 壁层胸膜淋巴引流障碍、癌性淋巴管阻塞、发育性淋巴引流异常等产生胸腔渗出液 |
| 损伤 | 主动脉瘤破裂、食管破裂、胸导管破裂等产生血胸、脓胸和乳糜胸 |
| 医源性 | 药物、放射治疗、消化道内镜检查和治疗、支气管动脉栓塞术、卵巢过度刺激综合征、液体负荷过大、冠状动脉搭桥手术、骨髓移植、中心静脉置管穿破和腹膜透析都可以引起渗出性或漏出性胸腔积液 |

### （二）临床表现

1. 原有基础疾病的相应症状　胸腔积液的病因较多，胸腔积液出现多伴有基础疾病，包括肺、胸膜、心血管、肾脏、肝脏及全身性疾病等，因此多伴有原发疾病的临床症状。

2. 胸腔积液引起的症状　少量胸腔积液可无明显的症状或仅有胸痛，并随呼吸运动疼痛加剧；胸腔积液 300～500ml 以上时可感胸闷或轻度气急；随着胸腔积液增多，胸闷、气急逐渐加剧；大量胸腔积液时可出现呼吸困难和心悸，但胸痛缓解或消失。

3. 胸腔积液的体征　与胸腔积液的多少有关。少量胸腔积液时，可无明显的体征或仅因胸痛所致患侧胸部运动受限，胸式呼吸减弱，患侧可闻及胸膜摩擦音及呼吸音减弱；中至大量积液时，患侧胸廓饱满，触觉语颤减弱，局部叩诊浊音，呼吸音减低或消失。可伴有气管、纵隔向健侧移位。肺外疾病如胰腺炎和类风湿关节炎等引起的胸腔积液多有原发病的体征。

### （三）实验室和辅助检查

引起胸腔积液的疾病很多，明确积液性质，查明病因至关重要。实验室检查有助于诊断积液性质，对疾病的诊断具有重要的临床意义。

1. 外观　抽出胸水后，通过颜色、透明度、气味作出初步判断，详见表 3-10-3。

表 3-10-3　胸腔积液的外观检测

| 外观检测 | | 临床意义 |
|---|---|---|
| 颜色 | 血性胸腔积液：淡红色－鲜红色 | 多为恶性肿瘤或结核所致；创伤、肿瘤、肺栓塞或肺梗死也可引起 |
| | 乳白色 | 乳糜胸 |
| | 巧克力色 | 考虑阿米巴肝脓肿破溃入胸腔的可能 |
| | 黑色 | 曲霉菌感染 |
| | 黄绿色 | 类风湿关节炎 |
| 气味 | 臭味 | 脓胸，有厌氧菌感染可能 |
| 透明度 | 透明清亮的漏出液 | 非炎症所致 |
| | 混浊，离心后仍混浊则做脂类分析： | |
| | 甘油三酯水平增加（＞1.24mmol/L），胆固醇不高 | 胸导管破裂、乳糜胸 |
| | 甘油三酯正常，胆固醇水平增加（＞5.18mmol/L），并伴有胆固醇晶体 | 陈旧性结核性胸膜炎、恶性胸水、肝硬化、类风湿关节炎 |

2. 细胞　胸膜炎症时，胸水中可见各种炎症细胞，细胞的数量对胸水的性质有意义：细胞数 $<100\times10^6$/L 时为漏出液，细胞数 $>500\times10^6$/L 时为渗出液，细胞数 $>10\,000\times10^6$/L 时可能为脓胸。胸腔积液细胞检查的临床意义见表 3-10-4。

表 3-10-4 胸腔积液检测的细胞分类及其意义

| 细胞分类 | | 临床意义 |
|---|---|---|
| 中性粒细胞增多 | | 急性炎症 |
| 淋巴细胞增多 | | 结核性或肿瘤性 |
| 嗜酸性粒细胞增多 | | 寄生虫感染或结缔组织病 |
| 红细胞 | $>5\times10^{9}/L$ | 恶性肿瘤或结核引起 |
| | $>100\times10^{9}/L$ | 创伤、肿瘤、肺梗死引起 |
| 血细胞比容 > 外周血血细胞比容 | | 血胸 |
| 恶性肿瘤细胞 | | 恶性肿瘤并可定性、确诊 |

3. pH 和葡萄糖　正常胸水 pH 接近 7.6，葡萄糖的含量与血浆含量相近。pH 降低和葡萄糖含量的改变对疾病有提示作用，详见表 3-10-5。

表 3-10-5 胸腔积液的 pH 和葡萄糖与疾病的关系

| 检测项目 | | 临床意义 |
|---|---|---|
| pH | < 7.6 | 脓胸、食管破裂、类风湿性、结核性、恶性胸腔积液 |
| | < 7.0 | 仅见于脓胸、食管破裂 |
| 葡萄糖 | < 3.3mmol/L | 脓胸、类风湿性、系统性红斑狼疮、结核、恶性胸腔积液 |
| 两者均降低 | | 恶性胸腔积液且广泛浸润 |

4. 酶　酶具有特异性，对某些疾病引起的胸腔积液有针对性，见表 3-10-6。

表 3-10-6 胸腔积液中酶的检测与疾病的关系

| 酶的名称 | | 临床意义 |
|---|---|---|
| 乳酸脱氢酶（LDH） | > 200U/L 且胸水 / 血清 LDH 比值 > 0.6 | 反映胸膜炎症程度的指标，值越高，炎症越明显 |
| | > 500U/L | 提示恶性肿瘤或胸水并发细菌感染 |
| 腺苷脱氨酶（ADA） | > 45U/L | 提示结核性胸膜炎 |
| | 不升高 | HIV 合并结核性胸膜炎 |
| 淀粉酶升高 | | 急性胰腺炎、恶性肿瘤合并胸腔积液 |
| 淀粉酶同工酶升高 | | 肿瘤 |

5. 其他　其他相关检查见表 3-10-7。

表 3-10-7　胸腔积液的其他相关检查

| 检查项目 | | 临床意义 |
|---|---|---|
| 影像学检查 | X 线检查 | 影像学改变与积液量和是否有包裹或粘连有关。150ml 左右的积液侧位胸片可出现后肋膈角变钝；积液量超过 300ml 时前位胸片示肋膈角变钝、消失；中量积液呈外高内低的圆弧形阴影（图 3-10-2），平卧时积液散开，整个肺野透亮度降低；大量胸腔积液时患侧胸腔全为致密阴影，仅肺尖透亮，纵隔移向健侧。局限性包裹积液可位于肺叶间或肺与纵隔、横膈、胸壁之间，不随体位改变而变动，边缘光滑饱满 |
| | CT 检查 | 可清楚显示肿块、结节、胸膜斑块、钙化和包裹积液的程度和部位；明确纵隔包裹性积液及鉴别包裹性积液与支气管胸膜瘘和肺脓肿；有助于诊断恶性肿瘤胸膜转移；有助于病因诊断 |
| 超声检查 | | 用于估计胸腔积液的深度与积液量，协助胸腔穿刺定位；引导下行胸腔穿刺包裹性和少量胸腔积液 |
| 胸膜活检 | | 经皮闭式胸膜活检，对胸腔积液的病因诊断有重要意义，阳性诊断率为 40%~75% |
| 胸腔镜活检 | | 应用于胸膜恶性肿瘤和结核性胸膜炎的诊断；阳性诊断率为 70% ~ 100% |
| 支气管镜检查 | | 对有咯血或疑有气道阻塞者可行此项检查 |

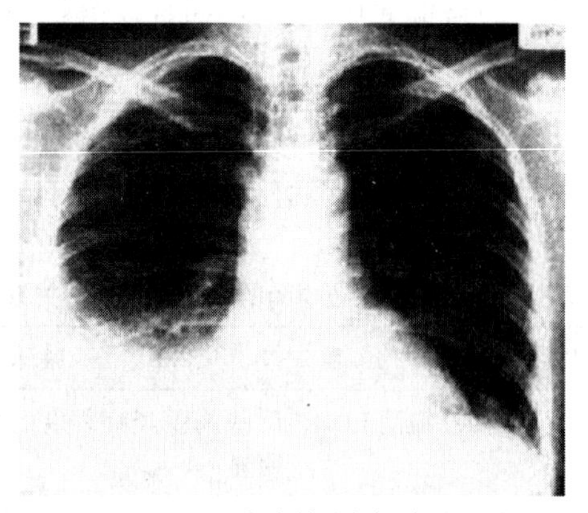

图 3-10-2　X 线胸片（右侧胸腔积液）

## （四）诊断与鉴别诊断

胸腔积液的诊断与鉴别诊断分 3 个步骤。

1. 确定有无胸腔积液　根据患者的临床症状和体征，结合 X 线、B 超、CT 等检查可确定有无胸腔积液。

2. 区分漏出液和渗出液　诊断性胸腔穿刺抽取胸腔积液检查可判定积液的性质(表 2-8-20)。目前根据 Light 标准，尤其对蛋白质浓度在 25～35g/L 者，符合下列任何 1 条可诊断为渗出液：①胸腔积液 / 血清蛋白比例 > 0.5；②胸腔积液 / 血清 LDH 比例 > 0.6；③胸腔积液 LDH 水平 > 血清正常值高限的 2/3。如果胸腔积液胆固醇浓度 > 1.56mmol/L，胸腔积液 / 血清胆红素比例 > 0.6，血清 - 胸腔积液蛋白梯度 < 12g/L 也可诊断为渗出液。

3. 查病因　引起胸腔积液的相关疾病见表 3-10-8；相关疾病胸腔积液的特点见表 3-10-9。

表 3-10-8　漏出性和渗出性胸腔积液的常见病因

| 胸腔积液性质 | 常见疾病 |
|---|---|
| 漏出液 | 充血性心力衰竭、肺不张、肝硬化、肾病综合征、黏液性水肿、肺栓塞、腹膜透析、尿液胸 |
| 渗出液 | 感染：肺炎旁胸腔积液、结核性和真菌性胸腔积液、病毒性胸腔积液、寄生虫性胸腔积液、腹腔脓肿 |
| | 非感染性：胃肠道疾病、胰腺炎、食管破裂、腹部手术、胶原血管疾病、红斑狼疮、类风湿关节炎、Wegener 肉芽肿、Churg-Strauss 综合征、干燥综合征、免疫母细胞淋巴结病 |
| | 其他炎症：肺栓塞、石棉肺、放射治疗、Meigs 综合征、淋巴疾病、乳糜胸、淋巴管肌瘤病、黄指甲综合征 |
| | 药物诱发：药物诱发性狼疮、胺碘酮、博来霉素、丝裂霉素 |

表 3-10-9　胸腔积液的鉴别诊断

| 疾病 | 漏出液 | 渗出液 |
|---|---|---|
| 充血性心力衰竭 | 一般为双侧，积液量右侧多于左侧 | |
| 肝硬化 | 胸腔积液伴腹水 | |
| 肾病综合征 | 多为双侧，表现为肺底积液 | |
| 低蛋白血症 | 胸腔积液伴全身水肿 | |
| 腹膜透析 | 性质类似于腹透液，葡萄糖高，蛋白质< 1.0g/L | |
| 结核性胸膜炎 | | 淋巴细胞为主，间皮细胞 < 5%，蛋白质 > 40g/L，ADA 及 γ 干扰素升高，沉渣找结核分枝杆菌、胸膜活检、PPD 试验可为阳性 |

类肺炎性胸腔积液系指肺炎、肺脓肿和支气管扩张感染引起的胸腔积液，如为脓性，称为脓胸。胸腔积液呈草黄色或脓性，白细胞升高，以中性粒细胞为主，葡萄糖和 pH 降低。此类胸腔积液与细菌感染有关，可做涂片与培养，以明确病原菌并指导抗菌药物使用。常见病原菌为金黄色葡萄球菌、肺炎链球菌、化脓性链球菌及肠杆菌科细菌和铜绿假单胞菌等，可合并厌氧菌感染，少数由结核分枝杆菌、真菌、放线菌等导致。

恶性肿瘤侵犯胸膜可引起恶性胸腔积液，常由肺癌、乳腺癌和淋巴瘤直接侵犯或转移至胸膜所致，其他部位肿瘤包括胃肠道和泌尿生殖系统，胸水多呈血性、量大、增长迅速，CEA > 20μg/L，LDH > 500U/L，胸水脱落细胞学检查、胸膜活检、胸部影像学、纤支镜、胸腔镜等检查有助于进一步诊断和鉴别。

### （五）治疗原则

胸腔积液的病因治疗尤为重要，漏出液常在纠正病因后可吸收，治疗方案应结合患者的病情和生理状况科学制订。

1. 原发病的治疗　原发病的治疗是胸腔积液的病因治疗。如类肺炎性胸腔积液一般量较少，经有效的抗感染治疗后可吸收。

2. 胸腔穿刺抽液　对于中、大量胸腔积液伴有明显症状者，应给予穿刺抽液，一般采用插管闭式引流（图 3-10-3）。

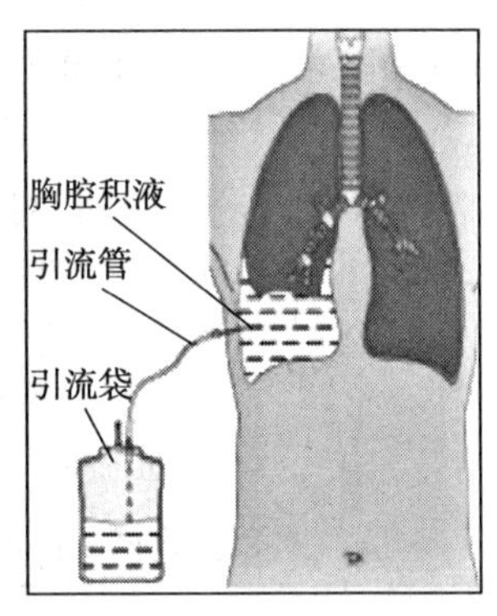


图 3-10-3　胸腔积液闭式引流

3. 胸腔内注药　恶性胸腔积液在抽尽或引流后可注入抗肿瘤药物（博来霉素、顺铂、丝裂霉素等）；结核性胸膜炎可注入链霉素防止胸膜粘连；注入滑石粉等胸膜粘连剂延缓胸水的产生。药物选择根据原发病的不同而不同。

4. 支持治疗　包括休息、营养支持和对症治疗，如系漏出液，可补血浆蛋白及加强利尿。

5. 手术治疗　慢性脓胸、持续性包裹性胸腔积液应以手术治疗为主。

## 二、气胸

### （一）概述

正常情况下胸膜腔内没有气体。气胸（pneumothorax）是指脏层胸膜破裂，气体进入胸膜腔导致胸腔积气而引起的病理生理状况，分为自发性、创伤性和医源性气胸 3 类。自发性气胸是内科最常见的急症之一，是由于肺部疾病使肺组织和脏层胸膜破裂，或靠近肺表面的微小泡和肺大疱破裂，肺和支气管内空气进入胸膜腔所致。自发性气胸分为原发性气胸和继发性气胸，前者发生在无基础肺疾病的健康人，后者常发生在有基础肺疾病的患者。气胸发生后，胸膜腔内负压可变为正压，致使静脉回心血流受阻，产生不同程度的心、肺功能障碍。本节主要介绍自发性气胸。

1. 分类　根据病因及病理生理变化不同，分类也不同，详见表 3-10-10。

表 3-10-10　自发性气胸的分类

| 分类依据 | 分类 | 病理生理变化 |
|---|---|---|
| 有无原发疾病 | 原发性气胸 | 无明显肺疾病，气胸由胸膜下气肿泡破裂形成 |
|  | 继发性气胸 | 继发于慢阻肺、肺结核等胸膜及肺疾病 |
| 脏层胸膜破裂情况及对胸腔压力的影响 | 闭合性气胸（单纯性） | 胸膜裂口较小，随着肺萎缩和浆液性渗出而封闭，不再有空气漏入胸膜腔，胸内压接近或超过大气压，抽气后胸内压下降 |
|  | 开放性气胸（交通性） | 胸膜裂口持续开放，气体随呼吸自由进出胸膜腔，胸内压在大气压上下波动，抽气后压力无改变 |
|  | 张力性气胸（高压性） | 破口成单向活瓣或活塞作用，空气只进不出，致使胸膜腔内空气越积越多，内压持续升高，使肺脏受压，胸膜腔内压常超过 $10cmH_2O$，甚至高达 $20cmH_2O$。抽气后胸膜腔内压下降，但又迅速复升，影响机体呼吸循环功能，必须紧急抢救处理 |

2. 病因与发病机制　气胸的发病原因及导致的病变结果见 3-10-11。

表 3-10-11　气胸的病因与发病机制

<table>
<tr><th colspan="2" rowspan="2">病因</th><th colspan="2">病变机制与结果</th></tr>
<tr><th>肺</th><th>全身</th></tr>
<tr><td>肺泡与胸腔之间产生破口</td><td rowspan="2">气体从肺泡进入胸腔直到压力差消失或破口闭合</td><td rowspan="3">失去了胸膜腔内负压对肺的牵引作用，甚至因正压对肺产生压迫，使肺失去膨胀能力，表现为肺容积缩小、肺活量减低、最大通气量降低的限制性通气功能障碍</td><td rowspan="3">肺容积缩小，通气/血流比例减少，导致动静脉分流，出现低氧血症；大量气胸时失去负压吸引静脉血回心，胸腔内正压压迫血管和心脏，使心脏充盈减少，心搏出量降低，心率加快、血压降低甚至休克。张力性气胸可引起纵隔移位、循环障碍，甚至窒息死亡</td></tr>
<tr><td>胸壁创伤产生与胸腔的交通</td></tr>
<tr><td colspan="2">胸腔内有产气的微生物</td></tr>
</table>

自发性气胸的病因与肺大疱的破裂有关，其病因与发病机制见表 3-10-12。

表 3-10-12 自发性气胸的病因与发病机制

| 疾病 | 人群 | 诱因 | 病因 | 病变结构 |
|---|---|---|---|---|
| 原发性气胸 | 多见于瘦高体型的男性青壮年 | 航空、潜水无适当防护措施,从高压环境突然进入低压环境,机械通气压力过高,抬举重物用力过猛,剧咳,屏气,甚至大笑均可发生气胸 | 可能与吸烟、身高和小气道炎症有关;也可能与非特异性炎症瘢痕或弹性纤维先天性发育不良有关 | 肺部无显著病变,但可见胸膜下肺大疱,多在肺尖部 |
| 继发性气胸 | 多见于肺结核、COPD、肺癌、肺脓肿等肺疾病患者 | | 基础肺病病变使细支气管阻塞,形成肺大疱 | 可见肺大疱,有时有多处 |
| 自发性血气胸 | 可见任何人群 | | 脏层胸膜破裂或胸膜粘连带撕裂,引起血管破裂 | |

### (二)临床表现

气胸症状的轻重与有无肺基础疾病及功能状态、气胸发生的速度、胸膜腔内积气量及压力大小 3 个因素有关。若已存在严重肺功能减退,即使气胸量很小,也可有明显的呼吸困难;年轻人即使肺压缩 80% 以上,症状亦可以很轻。

1. 症状　起病大多急骤,典型症状为突发胸痛,患者突感一侧胸痛、针刺样或刀割样,持续时间短暂,继之胸闷和呼吸困难,可伴有刺激性咳嗽。常有持重物、屏气、剧烈运动等诱发因素,但在正常活动或安静休息甚至睡眠中也有发生。少数患者可发生双侧气胸,以呼吸困难为突出表现。若积气量较大或原来已有严重肺部疾病者,呼吸困难明显,患者常不能平卧,喜健侧卧位。

张力性气胸由于胸腔内压骤然升高,肺被压缩,纵隔移位,迅速出现严重呼吸循环障碍,患者表情紧张、胸闷、挣扎坐起、烦躁不安,有发绀、冷汗、脉快、虚脱、心律失常,甚至发生意识不清、呼吸衰竭。

2. 体征　取决于积气量多少和是否伴有胸腔积液。少量气胸可无明显体征,尤其在肺气肿患者更难确定,听诊呼吸音减弱有意义。大量气胸时,气管向健侧移位,患侧胸部隆起,呼吸运动减弱与触觉语颤减弱,叩诊过清音或鼓音,心或肝浊音界缩小或消失,听诊呼吸音减弱或消失。左侧气胸或纵隔气肿时,可在左心缘处听到与心跳一致气泡破裂音(Hamman 征)。液气胸时,胸内有振水声。血气胸如失血量过多,可使血压下降,甚至发生失血性休克。

根据临床表现自发性气胸分为稳定型和不稳定型。稳定型:呼吸频率 $<24$ 次/分,心率为 60~120 次/分,血压正常;呼吸室内空气 $SaO_2>90\%$,两次呼吸间说话成句为稳定型,否则为不稳定型。

### （三）实验室和辅助检查

1. 影像学检查　X线检查是诊断气胸的重要方法，可显示肺受压程度、肺内病变情况以及有无胸膜粘连、胸腔积液及纵隔移位等，还可估计气胸的容量。气胸的典型X线表现：外凸弧形的细线条形阴影，称为气胸线，线外为无肺纹理的透光区，线内为压缩的肺组织。少量气胸可摄深呼气位胸片或健侧卧位胸片，局限性气胸可摄侧位胸片，或X线透视下转动体位，以免漏诊。如发病不久（数小时）胸片上出现胸腔积液者应考虑出血的可能。大量气胸时肺脏向肺门回缩，呈圆球形阴影。大量气胸或张力性气胸常显示纵隔、心脏向健侧移位。合并纵隔气肿在纵隔旁和心缘旁可见透光带；合并胸腔积液时可见气液面。

气胸的CT表现为胸膜腔内出现极低密度的气体影，伴有肺组织不同程度的压缩萎陷改变。CT对于小量气胸、局限性气胸以及肺大疱与气胸的鉴别比X线胸片敏感和准确。

2. 气胸的容量　气胸的容量可依据X线胸片估计。气胸容量近似肺直径立方与单侧胸腔直径立方的比率[（单侧胸腔直径$^3$ −肺直径$^3$）/单侧胸腔直径$^3$]，肺边缘至侧胸壁的距离为1cm时，气胸约占单侧胸腔容量的25%；2cm时约占50%。故侧胸壁至肺边缘的距离≥2cm为大量气胸，<2cm为小量气胸。如从肺尖气胸线到胸腔顶部估计气胸大小，距离≥3cm为大量气胸，<3cm为小量气胸。如果需要精确估计气胸的容量，CT扫描是最好的方法。

### （四）诊断与鉴别诊断

1. 诊断　胸片作为气胸诊断的常规手段，X线或CT显示气胸线是确诊依据。可通过测定胸内压来明确气胸类型（闭合性、开放性、张力性）。

2. 鉴别诊断　自发性气胸尤其是老年人和原有心、肺慢性疾病基础者，临床表现酷似于其他心、肺急症，应认真鉴别（表3-10-13）。消化性溃疡穿孔、胸膜炎、肺癌、膈疝等偶可有急起的胸痛、上腹痛及气促等，应注意鉴别。

表3-10-13　气胸的主要鉴别诊断

| 疾病 | 病史 | 临床表现 | 影像学表现 |
| --- | --- | --- | --- |
| 支气管哮喘 | 常有反复哮喘阵发性发作史 | 发作性喘息、气急、胸闷、咳嗽等，少数有胸痛表现 | 两肺透亮度增加，呈过度充气状态 |
| 慢性阻塞性肺疾病 | 呼吸困难多呈长期、缓慢进行性加重 | 慢性咳嗽、咳痰、气短或呼吸困难、喘息和胸闷 | 肺过度充气，胸腔前后径增长，肋骨走向低平，肺野透亮度增高，横膈位置低平，有时可见肺大疱 |
| 急性心肌梗死 | 有高血压、冠状动脉粥样硬化性心脏病等病史 | 突然胸痛、胸闷，甚至呼吸困难、休克等 | — |

续表

| 疾病 | 病史 | 临床表现 | 影像学表现 |
|---|---|---|---|
| 肺血栓栓塞症 | 常有下肢或盆腔血栓性静脉炎、骨折、手术后、脑卒中、心房颤动等病史,或长期卧床 | 突发起病,呼吸困难,胸痛,烦躁不安,惊恐或濒死感,酷似自发性气胸。可伴咯血、低热和晕厥 | 基底靠近胸膜,尖端指向肺门的楔形阴影,也可呈带状、球形和不规则形 |
| 肺大疱 | 可存在多年 | 呼吸困难不严重,症状发生较慢 | 肺大疱气腔呈圆形或卵圆形,疱内有细小条纹理,向周围膨胀,将肺压向肺尖区、肋膈角及心膈角,无发丝状气胸线 |

### (五)治疗原则

气胸治疗的目的是促进患侧肺复张、消除病因及减少复发。应根据气胸的不同类型与病因、发生频次、肺压缩程度、病情状态及有无并发症等制订合理的治疗方案。轻症患者可保守治疗,重症患者需胸腔减压以助患肺复张,少数患者需手术治疗。具体治疗措施详见表3-10-14。

表 3-10-14 气胸的治疗措施

| 治疗措施 | 适应证 | 治疗方案 |
|---|---|---|
| 保守治疗 | 稳定型小量气胸<br>闭合性气胸(首次发病的轻症患者) | 严格卧床休息,氧疗;可酌情镇痛、镇静、止咳、通便等以祛除诱因。对有肺基础疾病者,积极治疗原发病。肺结核合并气胸者可抗结核治疗;COPD合并气胸者应积极预防、控制肺部感染,解除气道痉挛等 |
| 排气疗法 | 小量气胸,呼吸困难较轻,心、肺功能尚好的闭合性气胸 | 胸腔穿刺抽气:选择患侧胸部锁骨中线第2肋间为穿刺点,局限性气胸则要选择相应的穿刺部位。皮肤消毒后用气胸针或细导管直接穿刺入胸腔,随后连接于50或100ml注射器或气胸机抽气并测压,直到患者呼吸困难缓解为止。1次抽气量不宜超过1000ml,每日或隔日抽气1次 |
| | 不稳定型气胸,呼吸困难明显、肺压缩程度较重,交通性或张力性气胸,反复发生的气胸 | 胸腔闭式引流:插管部位一般多取锁骨中线外侧第2肋间,或腋前线第4～5肋间;局限性气胸或需引流胸腔积液,则应根据X线胸片或在X线透视下选择适当部位进行插管排气引流 |
| 化学性胸膜固定术 | 适用不宜手术或拒绝手术的持续性或复发性气胸、双侧气胸、气胸合并肺大疱、肺功能不全者 | 通过往胸腔内注入硬化剂,产生无菌性胸膜炎症引起胸膜粘连消灭胸膜腔间隙。常用硬化剂有多西环素、滑石粉等。用生理盐水60～100ml稀释后经胸导管注入,夹管1～2小时后引流;或经胸腔镜喷洒药粉。注入硬化剂前,尽可能使肺完全复张 |

续表

| 治疗措施 | 适应证 | 治疗方案 |
|---|---|---|
| 手术治疗 | 经内科治疗无效的气胸 | 可进行电视辅助胸腔镜手术(VATS);对于继发性气胸推荐开胸手术并进行胸膜修补术,肺内有明显病变者可考虑将肺叶或肺段切除 |
| 并发症的治疗 | 脓气胸 | 由病原菌感染引起的干酪性肺炎、坏死性肺炎及肺脓肿可并发脓气胸,除抗感染治疗外,应插管引流,必要时手术治疗 |
| | 血气胸 | 气胸出血系胸膜粘连带内的血管被撕断所致,肺复张后出血多能自行停止。如持续出血不止,排气、止血、输血等处理无效,应开胸手术止血 |
| | 纵隔气肿和皮下气肿 | 皮下气肿及纵隔气肿多能随胸膜腔内气体排出减压而自行吸收,如纵隔气肿张力过高而影响呼吸和循环时,可作胸骨上窝穿刺或切开排气 |

影响肺复张的因素有年龄、基础肺疾病、气胸类型、肺萎陷时间等。老年人、有基础肺疾病、肺萎陷时间长者肺复张时间长;交通性气胸较闭合性气胸复张时间长;有支气管瘘、脏层胸膜增厚、支气管阻塞者可妨碍肺复张,易导致慢性持续性气胸。

(孙治国　张　明)

## 第十一节　肺血栓栓塞症

### 一、概述

肺血栓栓塞症(pulmonary thromboembolism,PTE)是肺栓塞的一种类型。肺栓塞(pulmonary embolism,PE)是由于内源性或外源性栓子阻塞肺动脉系统为其发病原因的一组疾病或临床综合征的总称,包括 PTE、脂肪栓塞综合征、羊水栓塞、空气栓塞等。PTE 为 PE 最常见的类型,通常所称的 PE 即指 PTE。引起 PTE 的血栓主要来源于深静脉血栓(deep venous thrombosis,DVT)。DVT 与 PTE 实质上为一种疾病过程在不同部位、不同阶段的表现,两者合称静脉血栓栓塞症(venous thromboembolism,VTE)。

#### (一)流行病学

PTE 和 DVT 已成为世界性的医疗保健问题,发病率和病死率较高。据统计，美国 VTE 的年新发病例数超过 60 万，其中 PTE 23.7 万、DVT 37.6 万，因 VTE 死亡者超过 29 万；欧盟国家 VTE 的年新发病例数超过 150 万，死亡病例超过 54 万。我国目前无准确的流行病学资料，随着诊断技术的提高，诊断病例逐年增加。由于 PTE 发病隐匿，缺乏特异性的临床表现，易漏诊和误诊。

### （二）危险因素

PTE 的危险因素包括任何可以导致静脉血液淤滞、静脉系统内皮损伤和血液高凝状态的因素，分为原发性和继发性两类。继发性因素是指后天获得的易发生 DVT 和 PTE 的多种病理和病理生理改变，包括静脉炎、下肢静脉曲张、创伤或骨折（髋骨骨折、脊髓损伤）、制动 / 长期卧床、手术后（胸腹盆腔、下肢骨科手术）、植入人工假体、口服避孕药、血液黏滞度增高、糖尿病、高血压、冠心病、COPD、脑卒中、肾病综合征、中心静脉插管、心力衰竭、Crohn 病、肺间质纤维化、原发肺动脉高压、恶性肿瘤、肥胖等。上述危险因素可单独存在，也可同时存在，相互作用。年龄是独立的危险因素，随着年龄的增长，发病率逐年增高。原发性因素是由遗传变异引起，多见于 40 岁以下，无明显诱因或反复出现静脉血栓栓塞症，有家族倾向，如抗心脂抗体综合征、V 因子 Leiden 突变、蛋白 S 缺乏、蛋白 C 缺乏、抗凝血酶缺乏、先天性异常纤维蛋白原血症等。

## 二、临床表现

肺栓塞的临床表现主要决定于血管堵塞的多少、发生速度和心肺的基础状态，轻者仅累及 2 ~ 3 个肺段，可无任何症状；重者 15 ~ 16 个肺段，可发生休克或猝死。基本有 4 个临床综合征，见表 3-11-1；具体的临床表现详见表 3-11-2。

表 3-11-1　肺栓塞的 4 个临床综合征

| 临床综合征 | 临床表现 |
|---|---|
| 急性肺心病 | 突然呼吸困难、濒死感、发绀、右心衰竭、低血压、肢端湿冷，见于突然栓塞2个肺叶以上的患者 |
| 肺梗死 | 突然呼吸困难、胸痛、咯血及胸膜摩擦音或胸腔积液 |
| 不能解释的呼吸困难 | 栓塞面积相对较小，是提示无效腔增加的唯一症状 |
| 慢性反复性肺血栓栓塞 | 起病缓慢，发现较晚，主要表现为重症肺动脉高压和右心功能不全，是临床进行性的一个类型 |

表 3-11-2　PTE 的临床表现

| 临床症状 | 气短或呼吸困难 | 常见症状，不明原因的呼吸困难及气促，活动后明显，多为突然发作，逐渐加重 |
|---|---|---|
| | 胸痛 | 包括胸膜炎性胸痛和心绞痛样疼痛 |
| | 晕厥 | 为 PTE 的首发症状，提示有大的肺栓塞存在，发作时伴脑供血不足 |
| | 烦躁不安 | 患者表现为烦躁不安、恐惧甚至濒死感 |
| | 咯血 | 提示肺梗死。多在梗死后 24 小时内发生，量不多，鲜红色，数天后可变成暗红色，发生率约占 30% |
| | 其他 | 咳嗽、心悸等表现。临床上有时可出现“肺梗死三联征”，及同时出现呼吸困难、胸痛及咯血，仅见于不足 20% 的患者 |
| 临床体征 | 呼吸系统 | 常见呼吸急促；肺部有时可闻及哮鸣音和（或）细湿啰音，肺野偶可闻及血管杂音；偶有胸膜摩擦音或胸腔积液的相应体征 |
| | 循环系统 | 心动过速、$P_2$ 亢进及收缩期杂音；三尖瓣反流性杂音；心包摩擦音或胸膜心包摩擦音；可有右心衰竭体征：颈静脉怒张，肝大，伴压痛；肝颈回流征（+）等；严重时可出现血压下降甚至休克 |
| | 下肢静脉炎或栓塞体征 | 一侧肢体肿胀（比对侧 >1cm 以上，髌骨上 15cm、下 10cm）、局部压痛及皮温升高 |
| | 其他 | 发绀；可伴发热，多为低热 |

另外也有少见的矛盾性栓塞和非血栓性肺栓塞。前者多系与肺栓塞同时存在的脑卒中，由肺动脉高压卵圆孔开放，静脉栓子达到体循环系统引起；后者可能是由长骨骨折引起的脂肪栓塞综合征，或与中心静脉导管有关的空气栓塞。

## 三、实验室和辅助检查

PTE 的诊断需要借助辅助检查结果，主要的检查项目见表 3-11-3。

表 3-11-3　PTE 的检查项目

| 检查项目 | 临床意义 |
|---|---|
| 血浆 D- 二聚体（D-dimer） | 急性 PTE 的敏感性达 96.4%，特异性低，若其含量 < 500μg/L，可排除 PTE。酶联免疫吸附法（ELISA）是较为可靠的检测方法 |
| 动脉血气分析 | 常表现低氧血症、低碳酸血症，肺泡 - 动脉血氧分压差增大，但大部分患者的血气分析结果表现正常。动脉血气改变对 PE 的诊断仅具有参考价值 |
| 心电图 | 大多数病例表现非特异性的心电图异常，最常见的改变为窦性心动过速。当肺动脉及右心压力升高时，可出现 $V_1 \sim V_4$ 的 T 波倒置和 ST 段异常、完全或不完全性右束支传导阻滞、$S_I Q_{III} T_{III}$ 征（即 I 导联 S 波加深，Ⅲ导联出现 Q/q 波及 T 波倒置）、肺性 P 波等。见图 3-11-1 |

续表

| 检查项目 | 临床意义 |
| --- | --- |
| 超声心电图 | 可见右室壁局部运动幅度降低、右心室和(或)右心房扩大、室间隔左移和运动异常、近端肺动脉扩张、三尖瓣反流速度增快等。这些征象仅说明右心室负荷过重,不能作为 PE 的确诊指标,只有在肺动脉近端发现栓子才能确诊 PE |
| X 线胸片 | 约 1/4 的 PE 患者有胸片异常。常见 Westermark 征,可见局灶性缺血,提示肺动脉大血管的大块阻塞;Hampton 征:横膈上方的外周楔形致密影。见图 3-11-2;肺动脉高压征及右心扩大征:右下肺动脉干增宽或伴截断征、肺动脉段膨隆以及右心室扩大 |
| 下肢深静脉超声检查 | 下肢为 DVT 多发部位,阳性可诊断为 DVT,对 PTE 有重要提示 |
| 螺旋 CT | 最常用的确诊手段之一。①直接征象:肺动脉内的低密度充盈缺损,部分或完全包围在不透光的血流之间(轨道征),或呈完全充盈缺损,远端血管不显影;②间接征象:肺野楔形密度增高影,条带状高密度区或盘状肺不张,中心肺动脉扩张及远端血管分支减少或消失 |
| 肺动脉造影 | 诊断的金标准,为有创检查。直接征象为肺动脉腔内充盈缺损或完全阻断,间接征象为造影剂流动缓慢、局部低灌注、静脉回流延迟等。若缺乏直接征象,不能诊断 PE。敏感性超过 98%,特异性为 90% ~ 98%,但随血管口径的变小,其准确性下降,在段以下血管仅为 66% |
| 磁共振显像(MRI) | 可显示段以上肺动脉内栓子,敏感性和特异性均较高。用于对碘造影剂过敏的患者 |
| 肺通气 / 血流灌注(V/Q)扫面 | 诊断 PTE 的重要方法。V/Q 显像诊断 PE 的标准是肺叶、肺段或多发亚肺段显现灌注缺损,与通气显像不匹配。显像结果分 3 类:①高度可能,即灌注显像表现两处及以上灌注缺损,而通气显像正常,确诊率为 88%;②正常或接近正常,即肺灌注显像无灌注缺损存在,可以除外 PE,此时发生 PE 的概率仅为 0.2%;③非诊断性异常,即 V/Q 显像灌注缺损与通气缺损并存,其征象介于高度可能与正常之间,对该部分患者需作进一步检查 |

## 四、诊断与鉴别诊断

### (一) 诊断

PTE 的临床表现缺乏特异性,确诊需特殊检查。大量研究表明,对疑似 PTE 的患者进行临床可能性预测已经成为 PTE 诊断策略的重要基础,而目前使用最广泛的临床预测方法就是 Wells 评分法,具体评分见表 3-11-4。

检出 PTE 的关键是提高诊断意识,对有疑似表现、特别是高危人群中出现疑似表现者,应及时安排相应检查。诊断程序一般包括疑诊、确诊、求因 3 个步骤,详见表 3-11-5。

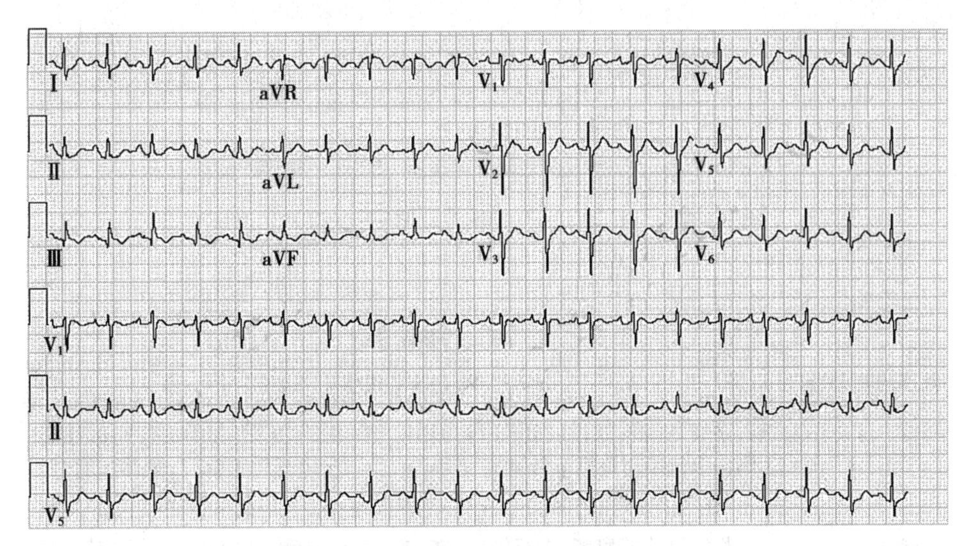


图 3-11-1　PTE 心电图

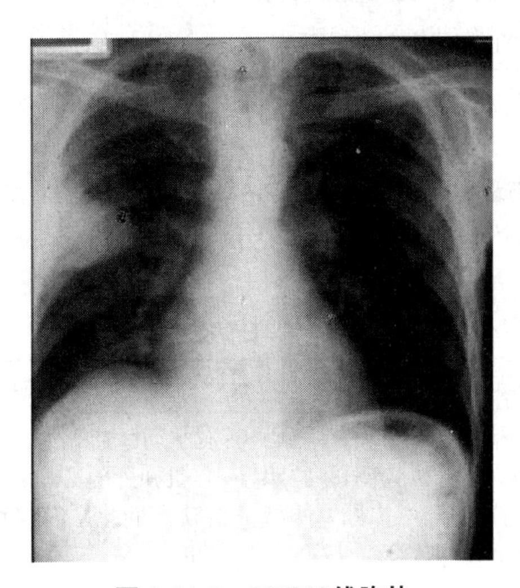

图 3-11-2　PTE X 线胸片

表 3-11-4　用于肺栓塞疑似患者的 Wells 临床床边评分系统

| 参数 | 积分 |
|---|---|
| 深静脉血栓形成的临床症状和体征 | 3.0 |
| 肺栓塞的诊断可能性大于其他诊断 | 3.0 |
| 心率超过 100 次 / 分 | 1.5 |
| 4 周前曾有手术或制动史 | 1.5 |

续表

| 参数 | 积分 |
|---|---|
| 以前曾经发生过深静脉血栓形成或肺栓塞 | 1.5 |
| 咯血 | 1.0 |
| 恶性肿瘤(治疗中,前6个月处于治疗期或缓解期) | 1.0 |

注:高危:积分 >6;中危:2≤积分≤6;低危:积分 <2

表 3-11-5 PTE 的临床诊断

| 临床诊断步骤 | 确立诊断依据 |
|---|---|
| 疑诊 | 患者存在危险因素,且出现不明原因的呼吸困难、胸痛、晕厥、休克,或伴有单侧或双侧不对称性下肢肿胀、疼痛等,进一步进行血浆 D- 二聚体、动脉分析、心电图、X 线胸片、超声心电图、下肢静脉超声等检查结果,确立初步诊断 |
| 确诊 | 对于临床疑诊的患者,进行螺旋 CT、放射性核素肺通气 / 血流灌注扫描、磁共振显像和肺动脉造影等确诊检查 |
| 求因 | 寻找 PTE 的成因与危险因素 |

## (二)鉴别诊断

PTE 临床表现缺乏特异性,临床容易漏诊与误诊,因此应做好 PTE 的鉴别诊断。PTE 常与下列疾病相鉴别,具体见表 3-11-6。

表 3-11-6 PTE 的鉴别诊断

| 鉴别疾病 | 临床相似症状 | 鉴别点 |
|---|---|---|
| 冠状动脉粥样硬化性心脏病 | 冠状动脉供血不足,心肌缺氧,表现为胸闷、心绞痛样胸痛,心电图有心肌缺血样改变 | 冠心病:冠状动脉造影可见冠状动脉粥样硬化、管腔阻塞,心肌梗死时心电图和心肌酶水平有相应的特征性动态变化。需注意,PTE 与冠心病有时可合并存在 |
| 肺炎 | 咳嗽、咯血、呼吸困难、胸膜炎样胸痛,出现肺不张、肺部阴影、发热 | 肺炎有相应肺部和全身感染的表现:咳脓性痰、寒战、高热、外周血白细胞显著增高、中性粒细胞比例增加等。抗菌治疗可获疗效 |
| 特发性肺动脉高压等非血栓栓塞性肺动脉高压 | 右心肥厚和右心衰竭 | 特发性肺动脉高压无肺动脉腔内占位征,放射性核素肺灌注扫描正常或呈普遍放射性稀疏 |
| 主动脉夹层 | 胸痛、休克 | 动脉夹层多有高血压,疼痛剧烈;胸片常显示纵隔增宽,心血管超声和胸部 CT 造影检查可见主动脉夹层征象 |

续表

| 鉴别疾病 | 临床相似症状 | 鉴别点 |
| --- | --- | --- |
| 其他原因所致的胸腔积液 | 胸膜炎样胸痛，合并胸腔积液 | 结核、肺炎、肿瘤、心功能衰竭等原因所致的胸腔积液有各自的临床特点，胸腔积液检查有助于作出鉴别 |
| 其他原因所致的晕厥 | 晕厥 | 与迷走反射性、脑血管性晕厥及心律失常等原因所致的晕厥相鉴别 |
| 其他原因所致的休克 | 休克 | 与心源性、低血容量性、血容量重新分布性休克相鉴别 |

## 五、治疗原则

对高度疑诊和确诊的 PTE 患者的治疗原则包括治疗和预防，见表 3-11-7。

**表 3-11-7　PTE 的治疗原则**

| 治疗原则 | 治疗方案 |
| --- | --- |
| 一般治疗 | 生命体征监护：密切监测呼吸、心率、血压、静脉压、心电图及动脉血气的变化 |
| | 卧床休息，绝对卧床 2～3 周，保持大便通畅，避免用力，以免促进深静脉血栓脱落 |
| | 吸氧：采用经鼻导管或面罩吸氧，以纠正低氧血症 |
| | 镇静、止咳：可适当使用镇静、止痛、镇咳等相应的对症治疗 |
| | 可应用抗菌药控制下肢血栓性静脉炎和预防肺栓塞并发肺感染 |
| 溶栓治疗 | 适应证：主要适用于大面积 PTE 病例（有明显呼吸困难、胸痛、低氧血症等） |
| | 时间窗：一般 14 天内，若近期有新发 PTE 征象可适当延长；应在确诊的前提下进行，有明确指征的应尽早开始溶栓 |
| | 常用药物及方案：①尿激酶(UK)：负荷量 4400IU/kg，iv 10 分钟，后以 2200IU/(kg·h)持续静脉滴注 12 小时；或 20 000IU/kg，持续静脉滴注 2 小时。②链激酶：负荷量 250 000IU，静脉注射 30 分钟，后以 100 000IU/h 持续静脉滴注 24 小时；具有抗原性，6 个月内不宜再次使用。③重组组织型纤溶酶原激活剂(rt-PA)：50mg 持续静脉滴注 2 小时，结束后继续使用肝素 |
| 抗凝治疗 | 抗凝治疗是 PTE 和 VTE 的基本治疗方法，可显著减少栓塞的形成和复发 |
| | 常用药物及方案：①普通肝素(UFH)：3000～5000IU，或 80IU/kg，iv，继之 18IU/(kg·h)持续静脉滴注；或 3000～5000IU iv，后 250IU/kg q12h ih。24 小时内 q4～6h 测 APTT，使其达到并维持正常值的 1.5～2.5 倍。②低分子肝素(LMWH)：根据体重给药，不需检测 APTT 和调整剂量。<br>达肝素钠：200IU/kg ih，qd；单次剂量≤1.8 万 IU<br>依诺肝素钠：1mg/kg ih q12h，或 1.5mg/kg ih qd；单次总量≤180mg<br>那屈肝素钙：86IU/kg ih，q12h*10d，或 171IU/kg ih qd；单次总量≤17 100IU<br>亭扎肝素钠：175IU/kg ih qd |

续表

| 治疗原则 | 治疗方案 |
| --- | --- |
| 抗凝治疗 | ③华法林(warfarin):初始剂量为3.0~5.0mg/d,与肝素重叠应用至少4~5天,当连续2天测定的国际标准化比率(INR)达到2.5(2.0~3.0)时,或PT延长至1.5~2.5倍时,即可停止使用肝素和(或)低分子量肝素,单独口服华法林治疗 |
| | 新型的口服抗凝药物:达比加群、利伐沙班等 |
| 其他治疗 | 外科肺动脉血栓摘除术、肺动脉导管碎解和抽吸血栓、放置腔静脉滤器等 |
| 预防 | 针对肺血栓栓塞的危险因素进行预防,如防治下肢静脉曲张 |
| | 对住院患者认真评估血栓形成风险,鼓励手术后患者早期下床活动 |
| | 对高风险患者行预防性抗凝治疗 |

（杨　明）

# 第十二节　间质性肺疾病

## 一、间质性肺疾病

### （一）概述

间质性肺疾病(interstitial lung disease,ILD)是以弥漫性肺实质、肺泡炎症和间质纤维化为病理基本病变,以活动性呼吸困难、X线胸片弥漫性浸润阴影、限制性通气障碍、弥散功能降低和低氧血症为临床表现的不同种类疾病群构成的临床-病理实体的总称,亦称弥漫性实质性肺疾病(diffuse parenchymal lung disease,DPLD)。ILD的病变不仅仅是解剖学上的肺间质病变,还包括肺泡上皮细胞、血管内皮细胞等肺实质病变,病变部位不仅限于肺泡壁,还波及细支气管,已经成为一种临床常见、诊断较为复杂的肺部疾病。其特点是病变不限于某一肺叶或肺段,而是弥漫分布,是炎症、感染、变态反应、免疫、肉芽肿、肿瘤、增生、阻塞等多种因素所致的肺疾病。

1. 间质性肺疾病的分类　ILD按发病的缓急可分为急性、亚急性和慢性。急性ILD一般由感染引起,发病急骤,变化迅速,病情危重需及时诊断治疗,多数患者可转危为安。亚急性ILD起病隐匿,常反复发作,呈进行性加重,需长期用药,多数患者能带病生存,包括特发性肺间质纤维化及各种结缔组织疾病并发肺间质纤维化。慢性ILD病情迟缓,易反复发作,需长期治疗。

根据病因明确与否分为病因明确和病因未明;根据病理改变分为非肉芽肿性ILD、非炎症性非肿瘤性疾病、非特异性炎症、无机粉尘吸入性疾病、增生及肿瘤性病变和肺间质纤维化及蜂窝肺等。

目前临床采用2002年美国胸科学会(ATS)及欧洲呼吸学会(ERS)发表的专家共识所推荐的分类方法,将ILD分为4类,具体见表3-12-1。

表3-12-1 间质性肺疾病的分类

| 分类依据 | 常见疾病 |
| --- | --- |
| 已知病因的ILD | 职业性肺病(肺尘埃沉着症)、药物性肺病、结缔组织疾病相关性(ILD) |
| 特发性间质性肺炎(idiopathic interstitial pneumonia,IIP) | 特发性肺纤维化(IPF)、非特异性间质性肺炎(NSIP)、隐源性机化性肺炎(COP)、急性间质性肺炎(AIP)、呼吸性细支气管炎间质性肺病(RBILD)、脱屑性间质性肺炎(DIP)、淋巴细胞性间质性肺炎(LIP) |
| 肉芽肿性ILD | 结节病、外源性过敏性肺泡炎、Wegener肉芽肿 |
| 其他少见性ILD | 肺泡蛋白沉积症、肺出血-肾炎综合征、肺淋巴管平滑肌瘤病、朗格汉斯细胞组织细胞增生症 |

2. 间质性肺疾病的分期 ILD具有两个主要的病理过程,一是肺泡壁和肺泡腔的炎症过程,二是肺间质的瘢痕形成和纤维化过程。随特定病因和病程长短不同,其炎症和纤维化的比重有所不同,但两过程在大部分ILD都会相继和(或)同时出现。ILD的病理形态学改变也视病程的急性期、亚急性期和慢性期有所不同,急性期往往以损伤和炎症病变为主,慢性期往往以纤维化病变为主。间质性肺疾病的临床病理分期详见表3-12-2。

表3-12-2 间质性肺疾病的分期

| 分期 | 病理表现 |
| --- | --- |
| Ⅰ期 | 肺实质细胞受损,发生急性肺泡炎 |
| | 炎性和免疫效应细胞呈增生、募集和活化现象 |
| | Ⅰ型上皮细胞受损害;肺实质的损害不明显,若激发因素被消除,病变可以恢复 |
| Ⅱ期 | 肺泡炎演变为慢性,肺泡的非细胞性和细胞性成分进行性地遭受损害,引起肺实质细胞的数目、类型、位置和(或)分化性质发生变化 |
| | Ⅰ型上皮细胞受损害,Ⅱ型上皮细胞增生修补 |
| | 受各种因素影响,肺泡结构的破坏逐渐严重而且不可逆转 |
| Ⅲ期 | 特征:间质胶原紊乱,镜检可见大量纤维组织增生 |
| | 肺泡结构大部分损害和显著紊乱,且已不可能复原 |
| Ⅳ期 | 疾病晚期。肺泡结构完全损害,呈弥漫性无功能的囊性变化 |
| | 不能辨认各种类型间质性纤维化的基本结构和特征 |

### （二）临床表现

由于 IDL 是不同种类疾病群构成的一组疾病总称，因此疾病的病因不同，每一疾病的临床表现不同，但该组疾病都有活动性呼吸困难、肺功能降低等共同的临床表现（表 3-12-3）。

表 3-12-3 间质性肺疾病的临床表现

| 临床表现 | | 特点 |
|---|---|---|
| 主要症状 | 呼吸困难 | 呼吸困难呈进行性加重 |
| | 咳嗽、咳痰 | 早期无咳嗽，随肺纤维化的进展呈发作性干咳，无痰 |
| | | 继发感染易出现黏液脓性痰或脓痰，偶见血痰 |
| | 全身症状 | 早期乏力、衰弱，以后运动或劳累后气短，晚期休息时亦有呼吸困难 |
| | | 急性型或继发感染后可有发热 |
| 查体 | 体征 | 发绀、唇指发绀及杵状指（趾） |
| | | 胸廓扩张和膈肌活动度降低（桶状胸） |
| | | 听诊：两肺底可闻及吸气末期 Velcro 啰音 |
| | | 终末期呼吸衰竭和右心衰竭的相应征象 |

### （三）实验室检查

IDL 常见的检查项目包括胸部影像学、呼吸功能检查、支气管肺泡灌洗、血液检查、肺组织活检等。具体检查项目及临床意义详见表 3-12-4。

表 3-12-4 间质性肺疾病的临床检查项目

| 检查项目 | 临床意义 |
|---|---|
| 胸部影像学 | 早期 X 线胸片可见双肺弥漫性阴影，阴影可以是广泛细小结节状、小斑片状、磨玻璃状，或混合存在。随病变进展，双肺显示弥漫性结节状、网状或网状结节状阴影，严重者出现蜂窝肺 |
| | 高分辨率 CT（HRCT）显示肺组织和间质形态的结构变化和大体分布特点 |
| 呼吸功能检查 | 限制性通气功能障碍，肺顺应性降低，弥散量降低，肺活量和肺总量降低 |
| 支气管肺泡灌洗 | 纤支镜检有利于鉴别诊断，还可行肺活检，有助诊断但难辨病因 |
| | 纤支镜肺泡灌洗检查可根据灌洗液中细胞分类区别肺泡炎类型 |
| | T 淋巴细胞增至 30%～60% 可考虑结节病；中性粒细胞超过 10% 可考虑特发性肺间质纤维化 |
| 血液检查 | 血沉加快、血乳酸脱氢酶增高和免疫球蛋白增高 |
| | 类风湿因子和抗核抗体阳性 |
| 肺组织活检 | 通过纤维支气管镜进行经支气管肺活检和电视胸腔镜肺活检或局部开胸，在直视下有选择地摘取肺组织标本，对组织标本进行病理检查以明确诊断 |

### （四）诊断与鉴别诊断

1. 诊断　详细病史询问（患者的职业接触史和用药史、发病经过和伴随症状、既往病史和治疗经过等）是诊断的重要线索，结合患者的临床表现、胸部影像学检查、肺功能及肺病理活检结果，综合考虑作出诊断。

2. 鉴别诊断　间质性肺疾病需与以下疾病相鉴别，具体见表3-12-5。

表3-12-5　间质性肺疾病的鉴别诊断

| 鉴别疾病 | 相似点 | 鉴别点 |
|---|---|---|
| 支气管哮喘 | 咳嗽、咳痰、呼吸困难 | 青年发病，常有过敏病史；临床表现为反复发作性的胸闷、咳嗽；可闻及呼气相干鸣音 |
| | | 支气管激发或扩张试验阳性，糖皮质激素及 $\beta_2$ 受体激动剂、茶碱类药物治疗有效，或可自行好转 |
| 肺癌 | 咳嗽、胸闷、气短 | 多见于老年患者，可有长期吸烟史；早期无特异性表现，可有刺激性咳嗽、痰中带血、乏力、消瘦等症状 |
| | | 血清肺肿瘤标记物升高，胸部CT检查可见肺内新生物，支气管镜检查及经皮肺组织活检有助于诊断，抗感染治疗无效 |
| 慢性支气管炎急性发作 | 咳嗽、咳痰、胸闷、气短 | 多有长期吸烟史；反复咳嗽、咳痰，以秋、冬季较重，胸闷气短进行性加重 |
| | | 肺功能检查发现有不完全可逆性通气功能受损 |
| 支气管扩张 | 咳嗽、咳痰、气短 | 多有幼年时麻疹、肺炎等病史；反复咳嗽，咳较多黄色黏痰，可间断出现咯血 |
| | | 胸部高分辨CT检查有特异性表现，抗感染治疗有效 |
| 肺结核 | 咳嗽、咳痰 | 起病隐匿，多有低热、盗汗、消瘦等症状 |
| | | 血沉明显加快，胸部CT检查发现病灶多位于两肺上叶尖后端及下叶背段；一般抗感染治疗无效，抗结核治疗有效 |

### （五）治疗原则

ILD所包括的范畴很广，治疗措施应依据疾病类型特征制订个体化的治疗方案。对于原因已明确的ILD，应立即停止接触致病因子，如脱离相关的职业环境、脱离外源性致敏原及相关药物、放射线等因素，必要时应用糖皮质激素，可取得较好的疗效；伴发其他疾病的ILD应积极进行病因治疗；原因未明确的ILD常无理想的治疗方法和疗效，因疾病类型不同其治疗方法和疗效有所差异。

## 二、特发性肺纤维化

### （一）概述

特发性肺纤维化（idiopathic pulmonary fibrosis，IPF）又称隐源性纤维化肺泡炎、弥漫性纤维化肺泡炎，是一种原因不明、以弥漫性肺泡炎和肺泡结构紊乱最终导致肺间质纤维化为特征的疾病，是特发性间质性肺炎（idiopathic interstitial pneumonia，IIP）中病理表现为普通型间质性肺炎的一种，是IIP中最常见的一种，占47%～71%。由于IPF的临床演变规律、对治疗的敏感性和预后与其他类型的IIP不同，目前临床将IPF作为一种独立的疾病。

IPF多为散发，见于各年龄组，隐袭性发病，好发于50～70岁的老年人，男、女发病率相仿，占所有间质性肺病的65%左右，预后不良，早期病例即使对激素治疗有反应，生存期一般也仅有5年。其病因和发病机制不明，风险因素可能包括吸烟、抗忧郁剂、胃食管反流症、职业粉尘接触、病毒感染和遗传因素（家族性肺纤维化）等。致病因素导致肺泡上皮的损伤，这种慢性损伤和纤维增生修复过程导致肺纤维化。

### （二）临床表现

IPF通常隐性起病，主要症状为干咳和劳力性气促，并呈进行性加重，进展的速度有明显的个体差异，临床表现见表3-12-6。

表3-12-6　特发性肺纤维化的临床表现

| 临床表现 | 特点 |
|---|---|
| 呼吸困难 | 劳力性呼吸困难并进行性加重，呼吸浅速，可有鼻翼扇动和辅助肌参与呼吸，大多没有端坐呼吸 |
| 咳嗽、咳痰 | 早期无咳嗽，以后可有干咳或少量黏液痰，后期咳嗽加剧 |
| | 继发感染易出现黏液脓性痰或脓痰，偶见血痰 |
| 全身症状 | 较少见消瘦、乏力、食欲减退、关节酸痛等 |
| | 急性型或继发感染后可有发热 |
| 体征 | 发绀：20%～50%有杵状指（趾），后期发绀加重 |
| | 胸廓扩张和膈肌活动度降低（桶状胸） |
| | 听诊：呼吸浅速，超过80%两肺底可闻及吸气末期Velcro啰音 |
| | 终末期出现呼吸衰竭和肺源性心脏病的表现 |

### （三）实验室检查

IPF常见的检查项目及临床意义详见表3-12-7。

表 3-12-7　特发性肺纤维化的临床检查项目

| 检查项目 | 临床意义 |
|---|---|
| 胸部影像学 | 早期 X 线胸片呈磨玻璃样阴影。随病变发展，双肺显示弥漫性结节状、网状或网状结节状阴影，双下肺和外周明显，严重者出现蜂窝肺 |
| | 高分辨率 CT（HRCT）可见双肺下叶周边部及胸膜下的网格改变，伴有囊性小气腔形成（蜂窝状改变，见图 3-12-1） |
| 呼吸功能检查 | 限制性通气功能障碍和弥散量减少，肺活量和肺总量降低，残气量随病情进展而减低 |
| 支气管肺泡灌洗 | 应用纤维支气管镜对右肺中叶或左肺舌叶用生理盐水进行局部灌洗，收集回收液并对其中细胞成分及有关物质进行病理分析；有助于疾病的诊断、鉴别诊断和治疗 |
| 血液检查 | 血沉加快、血乳酸脱氢酶增高和免疫球蛋白增高 |
| | 类风湿因子和抗核抗体阳性 |
| 肺组织活检 | 通过纤维支气管镜进行经支气管肺活检和电视胸腔镜肺活检或局部开胸，选肺组织标本进行病理检查，有助于诊断 |

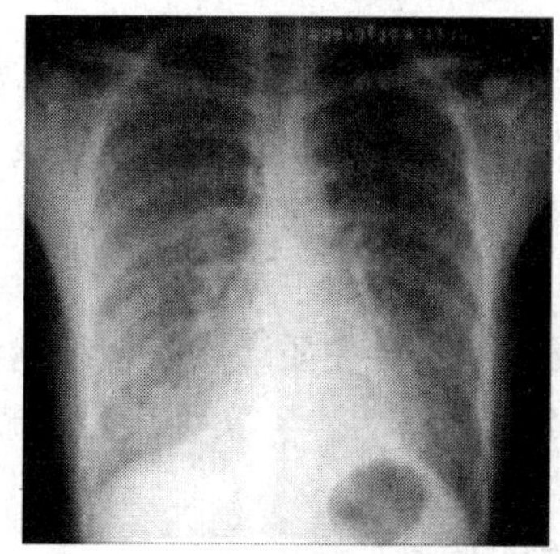
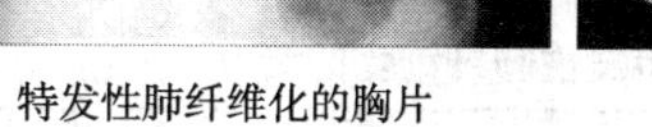
特发性肺纤维化的胸片

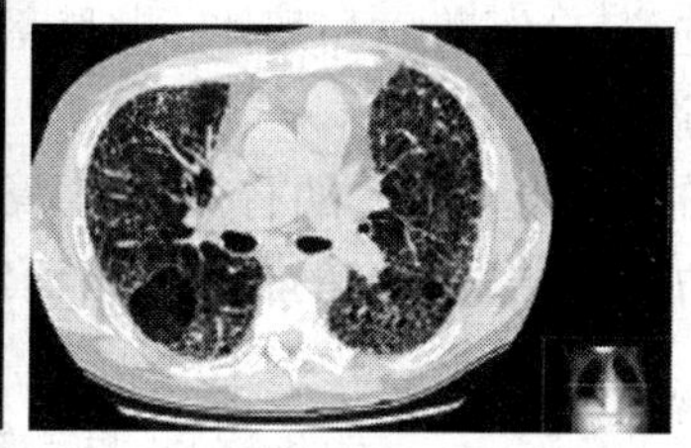
特发性肺纤维化的CT

图 3-12-1　特发性肺纤维化的胸片和 CT 特征

## （四）诊断与鉴别诊断

1. 诊断　根据是否有外科肺活检结果，有 2 种确诊标准，详见表 3-12-8。

表 3-12-8　特发性肺纤维化的诊断

| 诊断条件 | 诊断标准 |
|---|---|
| 无外科性肺活检（应符合 4 条主要指标和 3 条以上的次要指标） | 主要指标： |
| | 排除其他已知病因的间质性肺疾病 |
| | 肺功能呈限制性通气功能障碍和（或）气体交换障碍 |
| | 胸部 HRCT：两肺底和周边部的线状、网格状阴影和蜂窝状改变，可伴有极少量磨玻璃样阴影 |

续表

| 诊断条件 | 诊断标准 |
| --- | --- |
| 无外科性肺活检(应符合4条主要指标和3条以上的次要指标) | 经纤维支气管镜肺活检(TBLB)或支气管肺泡灌洗液(BALF)检查不支持其他疾病的诊断 |
| | 次要条件: |
| | 年龄 > 50岁 |
| | 隐匿起病,原因不明的活动后呼吸困难 |
| | 疾病持续时间≥3个月 |
| | 听诊双肺底可闻及吸气性Velcro啰音 |
| 外科肺活检 | 肺组织病理学符合普通型间质性肺炎;同时应具备: |
| | 除外其他已知病因所致的间质性肺疾病,如药物、环境因素和风湿性疾病等 |
| | 肺功能异常,表现为限制性通气障碍和(或)弥散功能下降 |
| | 胸片和高分辨率肺CT可见典型的异常影 |

2. 鉴别诊断　肺活检和支气管肺泡灌洗液检查是诊断本病的主要依据。X线胸片表现为双侧弥漫性粟粒状、小结节状阴影时应与粟粒性肺结核、弥漫型细支气管肺泡癌、硅沉着病和其他一些肺部弥漫性结节疾病相鉴别。

### (五)治疗原则

目前临床缺乏对IPF的有效治疗,常规给予糖皮质激素联合细胞毒性药物,具体治疗方案应结合患者的实际病情而定。临床推荐方案详见表3-12-9。

**表3-12-9　特发性肺纤维化的治疗**

| 治疗措施 | 治疗方案 |
| --- | --- |
| 糖皮质激素 | 泼尼松或其他等效剂量的糖皮质激素(每日1次口服):①每天0.5mg/kg(理想体重,以下同),口服4周,后每天0.25mg/kg,口服8周;继之减量至每天0.125或0.25mg/kg,隔天1次。②若客观检查有进步或病情稳定,应维持治疗6个月以上。③如无客观确实疗效或病情恶化,可加用免疫抑制剂 |
| 免疫抑制剂 | 常用:硫唑嘌呤、环磷酰胺;一般由25~50mg/d开始口服,每1~2周增加25mg,直至最大量150mg/d |
| 其他对症治疗 | 氧气疗法治疗低氧血症,改善右心功能;控制细菌和真菌性肺部继发感染 |
| 肺移植 | 对终末肺(蜂窝肺)阶段唯一有效的治疗方法是采用肺移植,由于缺乏适当的供体及免疫排斥副作用,其开展受到限制 |

(刘　梅　李学芹)

# 第十三节 肺　　癌

## 一、概述

肺癌(lung cancer)是最常见的肺原发性恶性肿瘤,绝大多数起源于各级支气管黏膜上皮,源于支气管腺体或肺泡上皮细胞的较少,一般所述的肺癌是指原发性支气管肺癌(primary bronchogenic carcinoma)。

肺癌是一种严重威胁人类健康和生命的疾病。半个世纪以来世界各国肺癌的发病率和死亡率逐年上升,为全球首位的癌症,全世界每年新增病例约 138 万例,每年有大约 98.9 万人死于肺癌。

### (一) 病因与发病机制

肺癌的病因与发病机制目前尚未明确,多数学者认为可能与机体内在因素和周围环境因素有关,诱发因素详见表 3-13-1。

表 3-13-1　肺癌的病因与发病机制

| 影响因素 | 致癌因子 |
|---|---|
| 吸烟 | 是肺癌发生的重要危险因素和死亡率增加的首要原因。吸烟量与肺癌之间存在着明显的量效关系;烟雾中的苯并芘、尼古丁、亚硝胺和少量放射性元素钋均为致癌的主要物质 |
| 空气污染 | 小环境:室内被动吸烟、燃料燃烧和烹调过程中均可能产生致癌物质;大环境包括城市中汽车尾气、工业废气、公路沥青都有致癌物质存在 |
| 职业危害 | 目前已被确认的致癌物质主要有石棉、砷、铬、镍、铍、煤焦油、煤烟、芥子气、异丙油、二氯甲醚等,其中石棉是公认的致癌物质 |
| 电离辐射 | 大剂量电离辐射可引起肺癌 |
| 饮食与营养 | 食物中长期缺乏维生素 A 类、β-胡萝卜素和微量元素(锌、硒)等易发生肺癌。很多肺癌患者中有维生素 E、$B_2$ 的缺乏 |
| 遗传因素 | 研究发现肺癌可能是一种外因通过内因发病的疾病,外因可诱发细胞的恶性转化,与肺癌关系密切的癌基因主要有 ras 和 myc 基因家族、c-erbB-2、Bcl-2 等。抑癌基因有 p53、Rb、CDKN2 和 FHIT 等 |
| 其他 | 肺结核、慢性支气管炎、间质性肺纤维化等疾病可能与肺癌的发生有一定关系。免疫功能低下、内分泌功能失调、病毒感染等对肺癌的发生也有一定作用 |

### (二) 临床及病理分型

目前临床上对肺癌的分型主要是从解剖部位和组织病理学两个方面分类,具体见表 3-13-2 和表 3-13-3。

表 3-13-2　肺癌按解剖学部位分类

| 分型 | 解剖位置 | 备注 |
| --- | --- | --- |
| 中央型肺癌 | 发生在段支气管至主支气管 | 约占 3/4，多见鳞状上皮细胞癌和小细胞未分化癌 |
| 周围型肺癌 | 发生在段支气管以下 | 约占 1/4，以腺癌较多见 |

表 3-13-3　肺癌按组织病理学分类

| 分型 | | 病理及细胞学表现 | 备注 |
| --- | --- | --- | --- |
| 小细胞肺癌（SCLC）（燕麦细胞型、中间细胞型、复合燕麦细胞型） | | 肿瘤质地软、灰白，有黏液样变性，多为出血、坏死。有多种细胞形态，如燕麦样、菱形、淋巴样，细胞无基膜，桥粒少或无。胞质内有神经内分泌颗粒，免疫组化及特殊的肿瘤标记认为 SCLC 属神经内分泌源性肿瘤，起源于支气管上皮和黏液腺内的 Kultschitzky 细胞 | 恶性程度最高，多见于年轻男性。早期即可发生血行和淋巴转移。对放、化疗均敏感。为中心型肺癌 |
| 非小细胞肺癌（NSCLC） | 鳞癌 | 肿块易发生中心性坏死和形成空洞。癌细胞呈多形性，胞质丰富，核畸形，染色深，成癌巢，内可见角化现象，有细胞间桥。鳞癌细胞多数分化差或中度分化。分化好的细胞常有角化珠，分化差的无角化现象。癌细胞之间有桥粒连接，张力微丝附着，少数癌细胞含神经内分泌颗粒 | 最常见，约占 30%，多见于 50 岁以上的男性，与抽烟密切相关；血行转移较晚，放、化疗敏感性较 SCLC 低，手术疗效好；多数起源于段或亚段支气管黏膜，易引起阻塞性肺炎 |
| | 腺癌 | 常发生于肺有损伤的区域。癌组织内有明显的纤维化、瘢痕及炭末沉着。癌细胞为立方形或柱状，细胞形态不规则，核大、染色深、核仁明显，常含有黏液，在纤维基质支持下形成腺体状 | 约占 25%，女性多见。起源于支气管腺体，早期即可侵犯血管和淋巴管，引起肝、脑、骨等远处转移，更易累及胸膜出现胸腔积液 |
| | 大细胞癌 | 肿瘤处常见大片出血性坏死。癌细胞大，分化差，形态多样，核大，核仁显著，胞质丰富，有黏液形成。细胞呈双向分化或间变，约 80% 腺样分化、10% 鳞状分化，因此与鳞癌或腺癌难以区分 | 高度恶性的上皮肿瘤，多发生于周边肺实质。大细胞癌较小细胞癌转移晚，手术切除机会较大 |

## 二、临床表现

肺癌的临床表现与发病部位、类型、大小、有无转移及并发症等有关。5%～15% 的患者无症状，仅在常规体检、胸部影像学检查时发现。其余患者可表现与肺癌有关的症状和体征，表现为原发肿瘤、肺外胸内扩展、胸外转移和胸外表现 4 类，具体详述如下。

### （一）原发肿瘤引起的症状

1. 咳嗽、咳痰　早期常见症状，与肿瘤生长的部位、方式和速度有关。肿瘤生长在大气道时易引起支气管狭窄，可有刺激性呛咳，为持续性、高调金属音，无痰或少许泡沫痰。继发感染时痰量增多呈黏液性或脓性，细支气管-肺泡细胞癌时可有大量黏液痰。

2. 咯血　多为痰中带血或间断血痰，以中央型肺癌多见，如果破坏大血管则可发生大咯血。

3. 气短、喘鸣　肿瘤阻塞支气管或转移到肺门淋巴结，肿大的淋巴结压迫主支气管或隆突，可发生局限性喘鸣。

4. 胸闷、气急　肿瘤阻塞造成支气管狭窄，或压迫大气道，或转移至胸膜引起胸腔积液，或转移至心包出现心包积液，或有膈肌麻痹、上腔静脉阻塞以及肺部广泛受累时，均可发生胸闷、气急。

5. 体重下降　消瘦是肿瘤的常见症状之一。肿瘤晚期由于毒素刺激和慢性消耗等原因，并有感染、疼痛所致的食欲减退，可表现为消瘦或恶病质。

6. 发热　肿瘤引起的继发性肺炎是导致患者出现发热症状最主要的原因。另外，还可因肿瘤组织坏死而引起发热。

### （二）肿瘤局部扩展引起的症状

1. 胸痛　约30%的肿瘤可因直接侵犯胸膜、肋骨和胸壁而引起胸痛。肿瘤位于胸膜附近时有不规则的钝痛或隐痛，呼吸、咳嗽时疼痛加重；侵犯肋骨、脊柱时可有压痛点，而与呼吸、咳嗽无关。

2. 呼吸困难　肿瘤压迫大气道而出现吸气性呼吸困难。

3. 咽下困难　由肿瘤侵犯或压迫食管引起，尚可引起支气管-食管瘘，导致肺部感染。

4. 声音嘶哑　肿瘤直接压迫，或纵隔淋巴结肿大后压迫喉返神经（多见左侧），使声带麻痹，发生声音嘶哑。

5. 上腔静脉压迫综合征　肿瘤或纵隔肿大淋巴结压迫上腔静脉时，上腔静脉回流受阻，产生头面部、颈部和上肢水肿，以及胸壁淤血和静脉曲张。严重者皮肤呈暗紫色、眼结膜充血、视力模糊、头晕、头痛。

6. 霍纳（Horner）综合征　位于肺尖部的肺癌称肺上沟癌，可压迫颈部交感神经，引起病侧眼睑下垂、瞳孔缩小、眼球内陷，同侧额部与胸壁无汗或少汗，感觉异常。

7. 臂丛神经压迫征　可出现同侧自腋下向上肢内侧放射性、烧灼样疼痛，夜间尤甚。

### （三）肿瘤远处转移引起的症状

1. 转移至淋巴结　锁骨上淋巴结转移最为常见。淋巴结增大、增多，固定而坚硬，多无痛感。

2. 转移至中枢神经系统　可有头痛、呕吐、眩晕、复视、共济失调、脑神经麻痹、一侧肢体无力甚至半身不遂等神经系统症状,甚至引起颅内高压。

3. 转移至骨骼　表现为局部疼痛和压痛,尤其转移至肋骨、脊柱骨和骨盆。

4. 转移至肝　可有畏食、肝区疼痛、肝大、黄疸和腹水等。

### (四)肺癌的肺外表现

肺癌患者出现胸部以外其他脏器的症状和体征,而非肿瘤直接作用或转移引起,称为肺癌的肺外表现,又称副癌综合征。

1. 抗利尿激素分泌失调综合征　表现为嗜睡、易激动、定向障碍、癫痫样发作或昏迷。

2. 异位促肾上腺皮质激素综合征　有不典型的库欣(Cushing)综合征表现,如色素沉着、水肿、肌萎缩、低钾血症、代谢性碱中毒、高血糖或高血压等。

3. 分泌促性腺激素　可引起男性乳房异常发育,并伴有肥大性骨关节病。

4. 神经肌肉综合征　最常见多发性周围神经炎、重症肌无力和肌病、小脑变性等,多见于小细胞癌。

5. 高钙血症　常见于鳞癌,表现为口渴和多尿,甚则有恶心、呕吐、便秘、嗜睡和昏迷等症状。

6. 肥大性肺性骨关节病　表现为杵状指及肥大性骨关节病变,受累关节肿胀、压痛,长骨远端骨干的X线显示骨膜增厚,有新骨形成。

## 三、实验室和辅助检查

如果通过临床症状及胸部X线片怀疑肺癌后,应做进一步的检查确诊。一是定性检查,包括痰脱落细胞检查、气管镜、纵隔镜、穿刺活检、胸水引流细胞学、开胸活检及探查术等方法,通过取得肿瘤组织或细胞进行病理分析来明确肺癌的诊断;二是定位及分期检查,主要通过CT扫描、核磁、PET-CT及骨扫描显像明确肺癌的位置及是否有转移、转移灶的部位。此外,肿瘤标志物的检查,如CEA、NSE、CA125等对肺癌的诊断也有一定的帮助作用。

1. 胸部X线检查　是发现肺癌的最基本的方法。通过透视、正侧位胸片可发现块影或可疑病灶,配合体层扫描(CT)即可确诊。肺癌的X线表现见表3-13-4。

表3-13-4　肺癌的X线表现

| 类型 | X线表现 |
| --- | --- |
| 中央型肺癌 | 多为一侧肺门类圆形阴影,边缘毛糙,可有分叶或切迹。肿块与肺不张、阻塞性肺炎并存时,可呈现"S"形征象。也有肺癌本身与转移性肺门或纵隔淋巴结融合而呈单侧不规则的肺门部肿块。局限性肺气肿、肺不张、阻塞性肺炎和继发性肺脓肿等则是支气管完全或部分阻塞而形成的间接征象 |

续表

| 类型 | X线表现 |
| --- | --- |
| 周围型肺癌 | 早期常有局限性小斑片状阴影，周边可有毛刺、切迹和分叶，可见偏心性癌性空洞，内壁不规则，凹凸不平 |
| 细支气管-肺泡癌 | 有结节型和弥漫型两种表现。结节型与周围型肺癌的圆形病灶相似。弥漫型为双肺大小不等的结节状播散病灶，边界清，密度高，可融合成肺炎样片状影 |

2. 电子计算机体层扫描（CT）和磁共振（MRI）　CT可发现普通X线难以发现的病变，还能辨认有无肺门和纵隔淋巴结肿大，以及有无侵犯邻近器官。MRI可帮助明确肿瘤与大血管之间的关系，以及分辨肺门淋巴结或血管阴影等，但对肺门病灶的分辨率不如CT高，也不容易发现较小的病灶。

3. 正电子发射计算机体层显像（PET）　PET-CT是目前鉴别肺部实体肿瘤良、恶性最为先进可靠的影像学检查，在确定肺癌的全身TNM分期及判断病灶复发等方面亦有很高的价值。

4. 痰脱落细胞学检查　肺部脱落细胞学检查是肺癌早期诊断的重要方法之一，阳性率为60%～70%。但对肺癌各种病理类型的检测敏感性各异，一般认为痰细胞学检查对中心型肺癌的阳性率比周围型高。小细胞肺癌细胞学诊断与瘤组织学诊断的符合率最高，其次为鳞癌，腺癌的符合率最低。检查阳性率高低还要看标本质量和送检次数，一般送检4～6次为宜。

5. 纤维支气管镜和电子支气管镜检查　是诊断中心型肺癌的主要方法，活检阳性率高。

6. 针吸细胞学检查　在透视、胸部CT或B超的引导下，采用细针经胸壁穿刺进行肺部病灶活检；或经纵隔镜或胸腔镜活检；锁骨上肿大淋巴结和胸膜活检等。取得病变部位组织，进行病理学检查，对肺癌的诊断具有决定性意义。

7. 开胸手术探查　若经上述多项检查仍未能明确诊断，而又高度怀疑肺癌时，可考虑行开胸手术探查。

8. 肿瘤标志物检查　目前应用的检查指标有组织多肽抗原（TPA）、癌胚抗原（CEA）、鳞癌抗原（Scc-Ag）、CY-FRA21-1等，对NSCLC的诊断有一定的意义。神经特异性烯醇化酶（NSE）、铃蟾肽（BN）、肌酸磷酸同工酶BB（CPK-BB）、胃泌肽（GRPC）等对SCLC的诊断有帮助。多个肿瘤标志物的联合检查可提高肿瘤检出率。具体肿瘤标志物的检查及临床意义详见表3-13-5。

表 3-13-5 肺癌肿瘤标志物的检查及临床意义

| 检查项目 | 正常值 | 临床意义 |
|---|---|---|
| 癌胚抗原（CEA） | <5μg/L | 肺癌诊治中最常用的标志物，其升高程度与癌细胞数量直接相关，敏感性≥50% |
| 鳞状上皮癌细胞抗原（scc） | <1.5μg/L | SCC 水平升高可见于 25%～75%的肺鳞状细胞癌，常用于监测肺鳞状细胞癌、食管癌等的治疗效果、复发、转移或评价预后 |
| 癌抗原 125（CAl25） | <3.5 万 U/L | 阳性率：肺癌为 44% |
| 神经元特异性烯醇化酶（NSE） | <15μg/L | 对小细胞肺癌的诊断、鉴别诊断有较高的价值，并可用于监测放、化疗的效果 |
| 非小细胞肺癌相关抗原（cyfra21-1） | <3.3μg/L | 对非小细胞肺癌的诊断有重要价值，阳性率为 70%～85%，血清浓度水平高低与肿瘤临床分期呈正相关，也可作为肺癌手术和放、化疗后追踪早期复发的有效指标 |

## 四、诊断与鉴别诊断

### （一）肺癌的早期排查

肺癌的预后与其早期诊断密切相关，所以对下列情况之一的人群（特别是 40 岁以上的男性，长期或重度吸烟者）应提高警惕，及时进行排癌检查。①刺激性咳嗽 2～3 周而抗感染、镇咳治疗无效者；②原有慢性呼吸道疾病，近来咳嗽性质改变者；③近 2～3 个月持续痰中带血而无其他原因解释者；④同一部位反复发作的肺炎；⑤原因不明的肺脓肿，无毒性症状，无大量脓痰，无异物吸入史，且抗感染治疗效果不佳者；⑥原因不明的四肢关节疼痛及杵状指；⑦ X 线显示局限性肺气肿或段、叶性肺不张；⑧肺部孤立性圆形病灶和单侧性肺门阴影增大者；⑨原有肺结核病灶已稳定，而其他部位又出现新增大的病灶者；⑩无中毒症状的血性、进行性增多的胸腔积液者等。

### （二）诊断标准

一般根据病史、临床症状、体格检查和相关的辅助检查，80%～90% 的肺癌可确诊。发现肺癌最常用检查是影像学检查，尤其是低剂量 CT 扫描是目前普查性发现肺癌有价值的方法。确诊的必要手段则是细胞学、病理学检查。

1. 病理学诊断　下列条件符合 1 项即可诊断：①肺手术标本经病理组织学证实；②开胸探查、针吸细胞学检查、纤维支气管镜检查的组织标本经病理组织学证实；③锁骨上、颈、腋下淋巴结活检符合，且肺或支气管内疑有肺癌存在，且又可排除其他器官的原发癌；④尸检时发现癌灶，且经病理组织学证实。

2. 细胞学诊断　痰液、肺灌洗液、纤支镜毛刷及刮匙所获得的细胞标本符合肺癌细胞学标准，且排除食管、外呼吸道肿瘤的即可诊断。

3. 临床诊断 符合下列标准中的1项即可确立临床诊断：①X线或胸部CT见肺部有孤立性结节或阴影，有分叶、毛刺、切迹表现，且在2～3个月内不断增大，经有效抗感染治疗不见好转，且能排除非特异性炎症及肺结核的患者；②短期内段性肺炎发展为肺叶不张，或肺叶不张发展为全叶不张，或在其相应部位的肺根部出现进行性增大的肿块；③上述肺内病灶伴有远处转移、邻近器官受侵等表现，如邻近骨破坏、臂丛神经压迫征、肺门或纵隔淋巴结增大等。

### （三）肺癌的分期

2002年美国联合癌症分类委员会（AJCC）和国际抗癌联盟（UICC）修订的肺癌分期详见表3-13-6和表3-13-7。

**表3-13-6 肺癌的TNM分期标准**

| | |
|---|---|
| **原发肿瘤（T）** | |
| $T_X$ | 原发肿瘤不能评价；或痰、支气管灌洗液找到瘤细胞但影像学或支气管镜无可视肿瘤 |
| $T_0$ | 没有原发肿瘤的证据 |
| $T_{is}$ | 原位癌 |
| $T_1$ | 原位癌 $T_1$ 肿瘤最大径≤3cm，周围为肺或脏层胸膜所包绕，镜下肿瘤没有累及叶支气管以上（即没有累及主支气管） |
| $T_2$ | 肿瘤大小或范围符合以下任何1点：①肿瘤最大径>3cm；②累及主支气管，但距隆突≥2cm；③累及脏层胸膜；④扩展到肺门的肺不张或阻塞性肺炎，但不累及全肺 |
| $T_3$ | 任何大小的肿瘤已直接侵犯了下述结构之一者：①胸壁（上沟癌）、膈肌、纵隔、胸膜、心包；②肿瘤位于距隆突2cm以内的主支气管，但尚未累及隆突；③全肺的肺不张或阻塞性炎症 |
| $T_4$ | 任何大小的肿瘤已直接侵犯了下述结构之一者：纵隔、心脏、大血管、气管、食管、椎体、隆突；恶性胸水或恶性心包积液；原发肿瘤同一叶内出现单个或多个的卫星结节 |
| **区域淋巴结（N）** | |
| $N_X$ | 区域淋巴结不能评价 |
| $N_0$ | 没有区域淋巴结转移 |
| $N_1$ | 转移至同侧支气管周围淋巴结和（或）同侧肺门淋巴结，以及原发肿瘤直接侵及肺内淋巴结 |
| $N_2$ | 转移至同侧纵隔和（或）隆突下淋巴结 |
| $N_3$ | 转移至对侧纵隔、对侧肺门淋巴结，同侧或对侧斜角肌或锁骨上淋巴结 |
| **远处转移（M）** | |
| $M_X$ | 远处转移不能评价 |
| $M_0$ | 无远处转移 |
| $M_1$ | 有远处转移 |

表 3-13-7 肺癌的临床分期标准

| 分期 | | TNM |
| --- | --- | --- |
| 隐性肺癌 | | $T_XN_0M_0$ |
| 0期 | | Tis 原位癌 |
| Ⅰ期 | Ⅰa | $T_1N_0M_0$ |
| | Ⅰb | $T_2N_0M_0$ |
| Ⅱ期 | Ⅱa | $T_1N_1M0$ |
| | Ⅱb | $T_2N_1M_0$;$T_3N_0M_0$ |
| Ⅲ期 | Ⅲa | $T_3N_1M_0$;$T_1N_2M_0$;$T_3N_2M_0$ |
| | Ⅲb | $T_4$,任何 N,$M_0$;任何 T,$N_3$,$M_0$ |
| Ⅳ期 | | 任何 T,任何 N,$M_1$ |

### (四)鉴别诊断

肺癌常与一些肺部疾病共存,如肺结核、肺炎、肺脓肿等,故要积极进行鉴别(表 3-13-8),以利于早期诊断及治疗。

表 3-13-8 肺癌的鉴别诊断

| 鉴别疾病 | | 发病年龄 | 部位 | 临床表现 | 影像学表现 | 辅助检查 |
| --- | --- | --- | --- | --- | --- | --- |
| 肺结核 | 肺结核球 | 青年 | 多位于上叶后段和下叶背段 | 反复血痰 | 边界清,边缘光滑无毛刺,可有包膜,周围有结核病灶 | 血清抗结核抗体、痰结核分枝杆菌检查、穿刺活检 |
| | 肺门淋巴结结核 | 儿童、青年 | 肺门处 | 长期低热、轻咳、食欲缺乏、消瘦等 | 多为哑铃型阴影 | |
| | 急性粟粒性肺结核 | 婴幼儿和青年 | 双肺中上肺 | 低热、乏力、食欲缺乏、咳嗽和少量咯血。少数急剧发病,肺外症状明显 | 病灶大小相等、分布均匀的粟粒样结节 | |
| 肺脓肿 | | 任何年龄 | 常单发,易发右肺,部位与支气管解剖和体位有关 | 起病急,伴高热,咳大量脓痰,中毒症状明显 | 可见带有含气液平的圆形空洞,内壁光滑或略有不规则 | X线、CT、纤维支气管镜检查 |
| 肺炎 | | 任何年龄 | 双肺任何部位 | 寒战、高热、咳嗽、咳痰、胸痛 | X线为云絮影,不呈段叶分布,无支气管阻塞,少见肺不张 | CT、痰脱落细胞学、纤维支气管镜检查 |

续表

| 鉴别疾病 | 发病年龄 | 部位 | 临床表现 | 影像学表现 | 辅助检查 |
|---|---|---|---|---|---|
| 炎性假瘤 | 任何年龄 | 多为单发病变,少数为多发 | 有呼吸道感染史,也可有痰中带血 | X线呈单发圆形、椭圆形或哑铃形,轮廓不清,密度淡而均匀,边无分叶,有长毛样改变 | CT、痰脱落细胞学、纤维支气管镜检查 |

## 五、治疗原则

肺癌的治疗应根据患者的机体状况、肿瘤的病理类别和分期、侵犯部位等合理、有计划地选择治疗手段,以期最大限度地提高治愈率和患者的生活质量。

### (一)肺癌常用的治疗方案

临床常用的SCLC及NSCLC治疗方案详见表3-13-9。

表3-13-9 SCLC及NSCLC治疗方案

| 治疗方案 | SCLC | NSCLC |
|---|---|---|
| 手术 | 90%以上就诊时已有胸内或远处转移,且有潜在血、淋巴转移。目前主张化疗后手术 | Ⅰa、Ⅰb、Ⅱa、Ⅱb首选手术;Ⅲa如年龄、发病部位、心肺功能耐受也可考虑手术 |
| 放疗 | 效果较好,化疗时同时放疗可减少远处转移,放疗部位包括原发病灶、肺门、纵隔和锁骨上区。另外在预防脑转移、化疗效果不佳、局部复发、上腔静脉梗阻等情况下亦可进行放疗 | Ⅲ期及拒绝或不能耐受手术的Ⅰ、Ⅱ期患者可行根治性放疗;$N_{1\sim2}$手术后患者和Pancoast瘤术前可行辅助放疗;肺癌所致难治性咳嗽、咯血、肺不张、上腔静脉压迫综合征等及脑转移、骨转移者可行姑息性放疗 |
| 化疗 | 对化疗非常敏感,很多药物可提高小细胞肺癌的缓解率,如足叶乙苷、卡铂、顺铂、长春地辛、多柔比星、环磷酰胺及异环磷酰胺等。一般诱导化疗以2~3个周期为宜,较大病灶经化疗后缩小,以利于手术治疗及放疗。手术后应继续化疗 | 主张对Ⅰ、Ⅱ期患者手术后化疗,以防术后局部复发或远处转移;ⅢA期患者应于术前、术后进行全身化疗;ⅢB期及Ⅳ期患者已不宜手术或放疗,可通过化疗延长生存期,主要使用以顺铂为主的联合化疗方案 |

### (二)其他治疗方案

1. 介入性治疗　对失去手术指征、全身化疗无效的晚期肺癌患者可采用支气管动脉灌注化疗(BAI),经纤维支气管镜介导,将抗癌药物直接注入肿瘤组织,还可进行腔内放疗、激光切除,以减轻肿瘤引起的气道阻塞,控制出血。

2. 靶向治疗　主要针对肺癌细胞信号传导的ras、蛋白激酶C、类花生四烯酸类物质生物合成的蛋白、细胞凋亡蛋白、免疫逃逸的细胞表面抗原，以及基因替代等。部分药物已经在晚期NSCLC治疗中产生良好的临床疗效，如以表皮生长因子受体为靶点的靶向药物有吉非替尼（gefitinib）、厄洛替尼（erlotinib）等。

3. 生物缓解调节剂（BRM）　近年来，免疫生物治疗已经成为肿瘤治疗的重要部分，如干扰素、白细胞介素-2（IL-2）、肿瘤坏死因子（TNF）、集落刺激因子（CSF）等在治疗中能增加机体对化疗、放疗的耐受性，提高疗效。

4. 中医治疗　如针对气滞血瘀证、痰湿毒蕴证、阴虚毒热证的血府逐瘀汤、导痰汤、沙参麦冬汤合五味消毒饮等。

### （三）常用的化疗方案

1. SCLC的化疗方案　NCCN小细胞肺癌临床实践指南（2012年版）推荐的SCLC的辅助化疗方案见表3-13-10。

小细胞肺癌恶性程度高，根据不同的分期选择治疗方案，常用一线治疗方案为局限期SCLC选择放、化疗为主的综合治疗方案，方案主要为EP、EC方案；广泛期SCLC选择以化疗为主的治疗方案，主要为EP、EC或IP、IC方案。

表3-13-10　SCLC的化疗方案

| 方案 | 具体治疗方法 | 疗程 |
|---|---|---|
| EP方案 | VP-16 80mg/m$^2$ d1～3；DDP 100mg/m$^2$ d1 | 每21天重复，共4个周期 |
| EC方案 | VP-16 80mg/m$^2$ d1～3；CBP *AUC*=5～6 d1 | 每28天重复，共4个周期 |
| IP方案 | 伊立替康 60mg/m$^2$ d1，8，15；DDP 80mg/m$^2$ d1 | 每28天重复，共4个周期 |
| IC方案 | 伊立替康 60mg/m$^2$ d1，8，15；CBP *AUC*=5～6 d1 | 每28天重复，共4个周期 |

注：VP-16：依托泊苷；DDP：顺铂；CBP：卡铂；*AUC*：药时曲线下面积

2. NSCLC的化疗方案　NCCN非小细胞肺癌临床实践指南（2012年版）推荐的NSCLC的辅助化疗方案见表3-13-11。

表3-13-11　NSCLC的化疗方案

| 方案 | 具体治疗方法 | 疗程 |
|---|---|---|
| 已发表的化疗方案： | | |
| NP方案 | NVB 25mg/m$^2$ d1，8，15，22<br>DDP 50mg/m$^2$ d1+8 | 每28天重复，共4个周期 |

续表

| 方案 | 具体治疗方法 | 疗程 |
|---|---|---|
| NP方案 | NVB 30mg/$m^2$ d1,8,15,22;DDP 100mg/$m^2$ d1 | 每28天重复,共4个周期 |
| | NVB 25～30mg/$m^2$ d1+8;DDP 75～80mg/$m^2$ d1 | 每21天重复,共4个周期 |
| EP方案 | Vp-16 100mg/$m^2$ d1～3;DDP 100mg/$m^2$ d1 | 每28天重复,共4个周期 |
| | 长春碱4mg/$m^2$ d1,8,15,22,d43以后每2周1次;DDP 80mg/$m^2$ d1,22,43,64 | 每21天重复,共化疗4个周期 |
| 其他可接受的含顺铂化疗方案: | | |
| GP方案 | 吉西他滨1250mg/$m^2$ d1,8;DDP 75mg/$m^2$ d1 | 每21天重复 |
| DP方案 | 多西他赛75mg/$m^2$;DDP 75mg/$m^2$ | 每21天重复 |
| PP方案 | 培美曲塞500mg/$m^2$ d1;DDP 75mg/$m^2$,用于腺癌、大细胞癌和NSCLC NOS(组织学类型不明确) | 每21天重复,共化疗4个周期 |
| 存在并发症或不能耐受顺铂患者的化疗方案: | | |
| TC方案 | 紫杉醇135～175mg/$m^2$ d1;CBP $AUC=6$ d1 | 每21天重复 |

注:NVB:长春瑞滨;VP-16:依托泊苷;DDP:顺铂;CBP:卡铂

(庞　珂　李学芹)

## 第十四节　呼吸衰竭

### 一、概述

呼吸衰竭(respiratory failure)是各种原因引起的肺通气和(或)换气功能严重障碍,以致在静息状态下也不能维持有效气体交换,导致缺氧伴(或不伴)$CO_2$潴留,从而引起一系列生理功能和代谢紊乱的临床综合征。即海平面大气压下,静息呼吸室内空气,排除心内解剖分流和原发性心排血量不足,$PaO_2<60mmHg$和(或)$PaCO_2>50mmHg$。呼吸衰竭是一种功能障碍状态而不是一种疾病,可因肺部疾病引起,也可能是各种疾病的并发症。

#### (一)分类

临床上呼吸衰竭通常可按发病急缓、发病机制、血气分析的改变进行分类。具体见表3-14-1。

表 3-14-1 呼吸衰竭的分类

| 分类标准 | 具体分类 | 常见疾病 |
|---|---|---|
| 发病缓急 | 急性呼吸衰竭 | 严重肺疾患、创伤、休克、电击、急性气道阻塞 |
| | 慢性呼吸衰竭（代偿性慢性呼吸衰竭） | 慢性阻塞性肺疾病、重度肺结核、间质性肺疾病、神经肌肉病变 |
| 发病机制 | 泵衰竭（通气功能障碍） | 驱动或制约呼吸运动的中枢和外周神经系统、神经肌肉组织的功能障碍引起的呼吸衰竭、胸廓病变所致的呼吸衰竭 |
| | 肺衰竭（换气功能障碍） | 肺组织、气道阻塞、肺血管病变 |
| 血气分析 | Ⅰ型呼吸衰竭（缺氧性呼吸衰竭） | 见于肺换气障碍疾病，如严重的肺部感染、间质性肺疾病、急性肺栓塞 |
| | Ⅱ型呼吸衰竭（高碳酸性呼吸衰竭） | 慢性阻塞性肺疾病 |

### （二）病因

完整的呼吸过程由相互衔接并同时进行的外呼吸、气体运输和内呼吸 3 个环节来完成，参与外呼吸即肺通气和肺换气的任何一个环节的严重病变都可导致呼吸衰竭。临床上引起呼吸衰竭的病因及影响结果见表 3-14-2。

表 3-14-2 呼吸衰竭的病因

| 病因 | 常见疾病 | 影响结果 |
|---|---|---|
| 呼吸道疾病 | 气道炎症、痉挛<br>气道肿瘤、异物<br>慢性阻塞性肺气肿 | 引起气道阻塞和肺通气不足，气体分布不匀导致通气 / 血流比例失调，发生缺氧和二氧化碳潴留 |
| 肺组织病变 | 肺炎、重度肺结核<br>肺气肿、肺水肿<br>弥散性肺纤维化<br>成人呼吸窘迫综合征（ARDS）<br>硅沉着病 | 可引起肺容量、通气量、有效弥散面积减少，通气 / 血流比例失调导致肺动脉样分流，引起缺氧和（或）二氧化碳潴留 |
| 肺血管疾病 | 肺血管栓塞、肺梗死<br>肺毛细血管瘤、肺血管炎 | 使部分静脉血流入肺静脉，发生缺氧 |
| 胸廓及胸膜病变 | 胸廓创伤<br>胸廓畸形、脊柱畸形<br>手术创伤<br>严重气胸和胸腔积液 | 影响胸廓活动和肺脏扩张，导致通气减少，吸入气体不匀影响换气功能 |

续表

| 病因 | 常见疾病 | 影响结果 |
|---|---|---|
| 神经中枢及其传导系统、呼吸肌疾患 | 脑血管病变、脑炎、颅脑外伤 | 直接或间接抑制呼吸中枢 |
| | 电击脊髓颈段或高位胸段损伤、重症肌无力、脊髓灰质炎、严重的钾代谢紊乱等 | 影响传导功能 |
| | 呼吸中枢抑制剂、有机磷中毒 | 损害呼吸动力引起肺通气不足 |

患有慢性呼吸系统疾病肺功能已有损害或已患慢性呼吸衰竭的患者，往往因某种诱因而导致急性呼吸衰竭或慢性呼吸衰竭急性加重。常见的诱因有：①呼吸道感染、肺栓塞；②应用麻醉药、镇静药、安眠药及止痛药等；③基础代谢增加使呼吸负荷加重，如高热、手术创伤、甲状腺功能亢进症；④静脉输液等。

### （三）呼吸衰竭的发病机制

临床上单一机制引起的呼吸衰竭较少见，一般是多种机制并存或随着病情的发展出现。临床常见呼吸衰竭的发病机制及病理特点详见表 3-14-3。

表 3-14-3 呼吸衰竭的发病机制

| 机制 | 表现 | 具体作用机制 |
|---|---|---|
| 肺换气功能障碍 | 通气/血流比例(V/Q)失调 | V/Q > 0.8，见于肺泡通气功能正常或增加，肺血流量减少，肺泡通气不能被充分利用，造成死腔通气，如肺栓塞时 |
| | | V/Q < 0.8，导致Ⅰ型呼吸衰竭，见于肺泡通气功能障碍，肺泡通气不足而肺血流正常，造成动－静脉样分流效应，如慢性阻塞性肺疾病 |
| | 弥散功能障碍（导致Ⅰ型呼吸衰竭） | 氧和二氧化碳透过肺泡膜的能力相差很大，氧的弥散力仅为二氧化碳的 1/20；弥散障碍主要影响氧交换，产生单纯缺氧 |
| | | 影响弥散的因素：弥散面积、肺泡毛细血管膜厚度、肺泡膜两侧气体分压差、气体弥散能力等 |
| 肺通气功能障碍 | 限制性通气不足 | 吸气时肺泡通气不足，肺功能的特点是肺总量和肺活量下降 |
| | | 主要涉及呼吸肌、胸廓、呼吸中枢和肺的顺应性，前三者可称为呼吸泵衰竭 |
| | 阻塞性通气不足 | 气道狭窄或阻塞引起气道阻力增高导致通气障碍 |
| | | 肺功能的特点：RV/TLC 增加，$FEV_1/FVC$ 下降 |
| 氧耗量增加 | 发热、寒战、抽搐、呼吸困难 | 机体耗氧量增加，缺氧加重 |

## 二、临床表现

呼吸衰竭是肺功能不全的晚期表现，临床表现包括原发疾病的临床表现和缺氧、二氧化碳潴留所致的各个脏器功能损害，详见表 3-14-4。

表 3-14-4 呼吸衰竭的临床表现

| 累及系统 | 临床表现 |
|---|---|
| 呼吸系统 | 呼吸困难为临床最早出现的症状，表现为节律、频率和幅度的改变 |
| | 呼吸费力，早期呼吸频率加快，晚期变慢，呼吸表浅，鼻翼扇动，辅助肌参与呼吸活动 |
| 皮肤 | 发绀是一项可靠的低氧血症体征，但不够敏感；临床上当 $PaO_2 < 50mmHg$、血氧饱和度 < 80% 时，即可出现发绀；舌发绀较口唇、甲床表现得更早一些 |
| 神经系统 | 慢性缺氧可有注意力不集中、定向障碍 |
| | 急性缺氧可出现精神错乱、躁狂、昏迷、抽搐等；伴急性 $CO_2$ 潴留可出现嗜睡、淡漠、扑翼样震颤，以至呼吸骤停 |
| | 慢性呼吸衰竭伴 $CO_2$ 潴留时，随 $PaCO_2$ 升高表现为先兴奋后抑制现象 |
| 心血管系统 | 心悸、心律失常、右心衰竭；肺动脉高压、低血压 |
| 消化系统 | 溃疡病症状、消化道出血 |
| | 肝功能异常（谷丙转氨酶增高） |
| 肾脏系统 | 早期多表现为功能性肾功能不全；晚期可出现肾衰竭 |
| 酸碱失衡和电解质紊乱 | 严重缺氧伴有呼吸性酸中毒（呼酸） |
| | 严重缺氧伴有呼酸并代谢性碱中毒（代碱） |
| | 严重缺氧伴有呼酸并代谢性酸中毒（代酸） |
| | 缺氧伴有呼吸性碱中毒（呼碱） |
| | 缺氧伴有呼碱并代碱 |
| | 缺氧伴有三重酸碱失衡 |

## 三、实验室检查

呼吸衰竭的实验室检查项目及临床意义见表 3-14-5。

表 3-14-5 呼吸衰竭的实验室检查

| 检查项目 | 临床意义 | 具体指标 |
|---|---|---|
| 动脉血气分析 | $PaO_2$ 和 $PaCO_2$：有助于鉴别Ⅰ型和Ⅱ型呼吸衰竭 | $PaO_2 < 60mmHg$ 伴或不伴 $PaCO_2 > 50mmHg$ |
| | pH：有助于鉴别急性或慢性呼吸衰竭 | $PaCO_2$ 升高，pH 正常时为代偿性呼吸性酸中毒；<br>$PaCO_2$ 升高，pH < 7.35 时为失代偿性呼吸性酸中毒 |

续表

| 检查项目 | 临床意义 | 具体指标 |
|---|---|---|
| 肺功能检测 | 有助于判断通气功能障碍的性质 | 肺活量(VC)、用力肺活量(FVC)、第1秒用力呼气量($FEV_1$)、呼气峰流速(PEF) |
| 影像学检查 | 有助于分析呼吸衰竭的原因 | 胸部X线片:两肺透亮度增加<br>CT:估计肺气肿的严重程度,确定肺大疱的大小和数量,了解肺气肿病变分布的均匀程度 |
| 纤维支气管镜 | 有助于分析呼吸衰竭的原因 | 用于做肺叶、支气管病变的观察 |

## 四、诊断与鉴别诊断

### (一)诊断

除原发疾病和低氧血症及$CO_2$潴留导致的临床表现外,呼吸衰竭诊断的主要依据为血气分析,同时肺功能、胸部影像学和纤维支气管镜等检查对于明确呼吸衰竭的原因至为重要。血气分析:$PaO_2 < 60mmHg$,伴或不伴$PaCO_2 > 50mmHg$,并排除心内解剖分流或原发性心排血量降低时,呼吸衰竭的诊断即可成立。

### (二)鉴别诊断

呼吸衰竭需与下列疾病相鉴别。具体见表3-14-6。

表3-14-6　呼吸衰竭的鉴别诊断

| 鉴别疾病 | 相似点 | 鉴别要点 |
|---|---|---|
| 心源性哮喘 | 咳嗽、咳痰、呼吸困难 | 见于左心衰竭,多有高血压、冠心病、风心病等病史和体征<br>咳粉红色泡沫痰,两肺底可闻及湿啰音<br>胸部影像学可见心脏增大、肺淤血 |
| 肺栓塞 | 呼吸困难、胸痛 | D-二聚体升高<br>CT肺血管造影是确诊的重要手段 |
| 特发性肺纤维化 | 咳嗽、咳痰、呼吸困难 | 听诊胸部下后侧可闻及爆裂音(Velcro啰音)<br>血气分析:动脉血氧分压降低<br>胸部CT:两肺下叶为主的磨玻璃样改变,以胸膜下为著 |
| 支气管哮喘 | 吸气性呼吸困难 | 青年发病,常有过敏病史;反复发作性胸闷、咳嗽;可闻及呼气相干鸣<br>支气管激发或扩张试验阳性;激素及$\beta_2$受体激动剂、茶碱类药物治疗有效,或可自行好转 |

## 五、治疗原则

呼吸衰竭治疗的3个基本原则为保持呼吸道通畅，控制或解除引起呼吸衰竭的病因和诱因；纠正缺氧和改善通气，解除$CO_2$潴留，改善肺通气和换气功能（包括应用机械通气治疗）；防止多器官功能损害。详见表3-14-7。

表3-14-7 呼吸衰竭的治疗原则

| 治疗措施 | 治疗方案 |
|---|---|
| 通畅气道、增加通气量 | 预防口咽分泌物及胃内反流物吸入气道；清除气道分泌物或异物，必要时建立人工气道、使用机械通气治疗 |
| | 伴有支气管痉挛者应解除痉挛，积极使用支气管扩张剂：$\beta_2$受体激动剂、抗胆碱药、糖皮质激素、茶碱类药物，急性呼吸衰竭主要采用静脉给药 |
| 抗感染治疗 | 有感染征象时，尽快行痰培养及药物敏感试验，明确致病菌和选用有效的抗菌药物；经验性治疗需选择广谱高效抗菌药物，静脉给药，必要时联合用药 |
| 氧疗 | Ⅰ型呼吸衰竭患者吸氧浓度可适当提高（>35%），尽快使$PaO_2$>60mmHg，但一般不超过50%； |
| | Ⅱ型呼吸衰竭患者宜持续低浓度、低流量给氧，吸氧浓度应使$PaO_2$>60mmHg，或$SaO_2$>90%，$PaCO_2$没有明显加重趋势 |
| 纠正酸碱失衡及电解质紊乱 | 呼吸性酸中毒是最常见的失衡类型，宜改善肺泡通气量，不宜补碱 |
| | 呼酸＋代酸：积极治疗代谢性酸中毒的病因，适量补碱，补充$NaHCO_3$的量＝[正常$HCO_3^-$－测得$HCO_3^-$]（mmol/L）×0.5×体重（kg）；或一次性给予5% $NaHCO_3$ 100～150ml，使pH升至7.25左右 |
| | 呼酸＋代碱：医源性为多见，补氯、补钾、促进肾脏排出$HCO_3^-$ |
| 呼吸兴奋剂的应用 | 通过刺激呼吸中枢或周围化学感受器，增加呼吸频率和潮气量，改善通气 |
| | 剂量不宜偏大，使用时注意保持呼吸道通畅，给予恰当的氧疗；必要时可增加吸氧浓度 |
| | 常用药物：尼可刹米、洛贝林、二甲弗林、多沙普仑 |
| 合理使用利尿、强心剂 | 不需要常规使用利尿剂和强心剂 |
| | 利尿剂使用原则：联合使用排钾和保钾利尿剂，疗程宜短，间歇用药 |
| | 强心剂使用原则：选用小剂量、作用快、排泄快的强心剂，常用药物有毛花苷丙、毒毛花苷K |
| 糖皮质激素 | 短程、大剂量、静脉给药；注意禁忌证和毒副作用 |
| 消化道出血的防治 | 应慎用对消化道有刺激的药物或食物 |
| | 预防性应用抑酸剂：$H_2$受体抑制剂、质子泵抑制剂 |

续表

| 治疗措施 | 治疗方案 |
| --- | --- |
| 消化道出血的防治 | 有消化道出血先兆者及早安置胃管,先抽尽胃内容物,再注入去甲肾上腺素或凝血酶 |
| | 如无DIC并存,消化道出血时可用酚磺乙胺、氨基己酸等;如合并DIC,应用抗凝剂肝素及低分子右旋糖酐等;出血明显、发生严重贫血者应补充血容量,纠正贫血 |
| 营养支持 | 鼻饲高蛋白、高脂肪、低碳水化合物,以及多种维生素和微量元素的饮食 |
| | 必要时给予静脉高营养治疗和免疫增强剂 |
| 其他 | 合并肺性脑病者给予脱水剂,应用糖皮质激素 |

（刘 梅 李学芹）

# 第十五节 睡眠呼吸暂停综合征

## 一、概述

睡眠呼吸暂停综合征又称睡眠呼吸暂停低通气综合征(sleep apnea hypopnea syndrome,SAHS),是指每晚7小时睡眠过程中呼吸暂停反复发作30次以上或睡眠呼吸暂停低通气指数(apnea hypopnea index,AHI)≥5次/小时并伴有嗜睡等临床症状。呼吸暂停是指睡眠过程中口鼻呼吸气流完全停止10秒以上;低通气是指睡眠过程中呼吸气流强度(幅度)较基础水平降低50%以上,并伴有血氧饱和度较基础水平下降≥4%或微醒觉。睡眠呼吸暂停低通气指数是指每小时睡眠时间内呼吸暂停加低通气的次数。

SAHS睡眠状态下反复出现的呼吸暂停和(或)低通气易引起低氧血症、高碳酸血症、睡眠中断,从而导致机体发生一系列的病理生理改变,病情逐渐发展可出现肺动脉高压、肺心病、呼吸衰竭、高血压、心律失常等严重的并发症。

### (一)临床分型

根据睡眠过程中呼吸暂停时胸腹运动情况,临床上将睡眠呼吸暂停综合征分为阻塞性(obstructive sleep apnea hypopnea syndrome,OSAHS)、中枢性(central sleep apnea syndrome,CSAS)和混合型,其中中枢型最常见。具体见表3-15-1。

表 3-15-1 睡眠呼吸暂停综合征的临床分型

| 分型 | 分型标准 |
| --- | --- |
| 阻塞性(OSAS) | 睡眠时,鼻和口腔无呼吸气流,但胸部和腹部的呼吸运动仍然存在 |
| 中枢性(CSAS) | 睡眠时,鼻和口腔无呼吸气流,同时胸腹式呼吸运动同时停止 |
| 混合型(MSAS) | 同一患者在一夜之间交替出阻塞性和中枢性呼吸暂停 |

### (二) 病因

睡眠呼吸暂停综合征的病因详见表 3-15-2。

表 3-15-2 睡眠呼吸暂停综合征的病因

| 分型 | 病因 |
| --- | --- |
| 中枢性睡眠呼吸暂停(CSAS) | 神经系统病变:脊髓前侧切断术、血管栓塞或变性病变引起的双侧后侧脊髓的病变 |
| | 自主神经功能异常:如家族性自主神经异常、胰岛素相关的糖尿病、Shy-Drager 综合征、脑炎 |
| | 肌肉病变:如膈肌病变、肌强直性营养不良、肌病 |
| | 脑脊髓的异常:枕骨大孔发育畸形、脊髓灰白质炎、外侧延髓综合征 |
| | 某些肥胖者、充血性心力衰竭、鼻阻塞等 |
| | 发作性睡眠猝倒和一些阻塞性呼吸暂停综合征患者行气管切开或悬雍垂腭咽成形术后 |
| 阻塞性睡眠呼吸暂停(OSAS) | 肥胖、家庭遗传因素 |
| | 鼻部疾患,如鼻瓣弹性下降、过敏性鼻炎、鼻中隔偏曲、鼻息肉、鼻中隔血肿和鼻咽部肿瘤 |
| | 腺样体增殖、淋巴瘤、咽壁肥厚、扁桃腺肥大 |
| | 内分泌疾病:肢端肥大症、甲状腺功能减退症、巨舌 |
| | 颈部肿瘤的压迫、头和颈部烧伤、Hunter's 综合征、Hurler's 综合征 |
| | 咽部的异常如会厌的水肿及声带麻痹、喉功能不全等 |
| | 颅底发育异常、下颌僵硬、先天性或获得性小颌、咽肌张力减退 |

### (三) 发病机制

睡眠呼吸暂停综合征的发病机制详见表 3-15-3。

表 3-15-3 睡眠呼吸暂停综合征的发病机制

| 分型 | 发病机制 |
| --- | --- |
| 中枢性睡眠呼吸暂停(CSAS) | 醒觉转入睡眠时,呼吸中枢对各种不同呼吸刺激的反应性减低,尤以在快速眼动睡眠期明显 |
| | 中枢神经系统对低氧血症和其他病理状态下引起的呼吸反馈控制的不稳定 |
| | 呼气与吸气转换机制异常 |
| 阻塞性睡眠呼吸暂停(OSAS) | 肌肉因素:当翼状肌、腭帆张肌、颏舌肌、颏舌骨肌和胸骨舌骨肌等肌群病变时,均易发生上气道阻塞 |
| | 神经因素:上气道受自主和随意两个不同神经系统控制,如两者不协调,可发生上气道阻塞 |
| | 体液、内分泌因素:由于 OSAS 多见于男性、绝经期妇女、肥胖、肢端肥大症、甲状腺功能减低症或注射睾酮的患者,因而推测发病可能与体液内分泌紊乱有关 |

## 二、临床表现

临床发病多见于男性,肥胖者较多,随年龄增长其发病率增高。睡眠呼吸暂停综合征患者的临床表现和症状主要来自上呼吸道狭窄、阻塞和由此造成的血氧饱和度下降,具体表现见表 3-15-4。由于 CSAS 和 OSAHS 的原发病、发病机制不同,其临床体征也各具特点,详见表 3-15-5。

表 3-15-4 睡眠呼吸暂停综合征患者的临床表现

| 临床表现 | 表现特点 |
| --- | --- |
| 白天的临床表现 | 嗜睡:是最常见的症状 |
| | 头晕乏力:表现为轻重不同的头晕、疲倦、乏力 |
| | 精神行为异常:注意力不集中,精细操作能力下降、记忆力和判断力下降,老年人可表现为痴呆;患者烦躁、易激动、焦虑 |
| | 头痛:常有清晨或夜间头痛,隐痛多见,不剧烈,可持续 1~2 小时,有时需服用止痛药才缓解 |
| | 性功能减退:约有 10% 的患者可出现性欲减退,甚至阳痿 |
| 夜间的临床表现 | 打鼾:是主要症状;鼾声不规则、高低不等 |
| | 呼吸暂停:OSAHS 患者呼吸暂停时有明显的胸腹矛盾运动 |
| | 憋醒:呼吸暂停后突然憋醒,常伴有翻身、四肢不自主运动甚至抽搐,或突然坐起,感觉心慌、胸闷或心前区不适 |
| | 多动不安:患者夜间翻身、转动较频繁 |
| | 多汗:出汗较多,以颈部、上胸部明显 |
| | 夜尿:患者自诉夜间小便次数增多,部分患者出现遗尿 |
| | 睡眠行为异常:恐惧、惊叫、夜游、幻听 |

续表

| 临床表现 | 表现特点 |
| --- | --- |
| 全身器官损害表现 | 高血压:OSAHS 的患病率为 45%,降压药物治疗效果不佳 |
| | 冠心病:表现为各种类型的心律失常、夜间心绞痛和心肌梗死 |
| | 肺心病和呼吸衰竭 |
| | 缺血性或出血性脑血管病 |
| | 精神异常,如躁狂性精神病或抑郁症 |
| | 糖尿病 |

**表 3-15-5 临床睡眠呼吸暂停综合征患者的临床特征**

| 中枢性睡眠呼吸暂停综合征 | 阻塞性睡眠呼吸暂停综合征 |
| --- | --- |
| 正常体型 | 多数肥胖(BMI > 28),颈围 > 40cm,鼻甲肥大,鼻中隔偏曲,下颌短小,悬雍垂肥大,舌体肥大等 |
| 失眠、嗜睡少见 | 困倦,白天嗜睡 |
| 睡眠时经常觉醒 | 睡眠时很少觉醒 |
| 轻度、间歇性打鼾 | 鼾声很大 |
| 抑郁 | 智力损害、晨起头痛、夜间遗尿 |
| 轻微的性功能障碍 | 性功能障碍 |

## 三、实验室和辅助检查

实验室和辅助检查对睡眠呼吸暂停综合征的诊断有一定的辅助作用,常见的检查项目及临床意义详见表 3-15-6。

**表 3-15-6 睡眠呼吸暂停综合征的临床检查项目**

| 检查项目 | 临床意义 |
| --- | --- |
| 血液检查 | 低氧血症严重者可出现红细胞和血红蛋白增高;部分患者可有血糖增高 |
| 心电图 | 可出现心室肥厚、心律失常、心肌缺血 |
| 肺功能 | 严重有肺心病、呼吸衰竭时可有不同程度的通气功能障碍 |
| 多导睡眠图(确诊的金标准) | 轻度:AHI 5 ~ 14 次 / 小时,夜间最低;$SaO_2$ 85% ~ 89% |
| | 中度:AHI 15 ~ 30 次 / 小时,夜间最低;$SaO_2$ 80% ~ 84% |
| | 重度:AHI > 30 次 / 小时,夜间最低;$SaO_2$ < 80% |
| 动脉血气分析 | 病情严重者可有低氧血症、高碳酸血症和呼吸性酸中毒 |
| 胸部 X 线检查 | 并发肺动脉高压、高血压、冠心病时可有心影增大、肺动脉段突出等表现 |

## 四、诊断与鉴别诊断

### （一）诊断

SAHS的临床诊断应根据患者的临床症状和体征，初始诊断不难，但要明确病情的严重程度和类型则需要根据辅助检查结果进行判断。如何确诊SAHS，并对其分型和判断病情轻重，详见表3-15-7。

表3-15-7　SAHS的临床诊断

| 诊断 | 依据 |
| --- | --- |
| 临床诊断 | 患者睡眠时打鼾伴呼吸暂停、白天嗜睡、身体肥胖、颈围粗等临床症状 |
| 多导睡眠图 | 确诊的金标准，并能确定疾病类型及病情轻重 |
| 病因诊断 | 对确诊患者进行耳鼻喉及口腔检查、X线、CT、MRI检查，了解上气道有无解剖结构异常所致的上气道狭窄、阻塞；对部分患者进行甲状腺功能检测 |

### （二）鉴别诊断

SAHS需与以下疾病相鉴别，具体见表3-15-8。

表3-15-8　睡眠呼吸暂停综合征的鉴别诊断

| 鉴别疾病 | 相似点 | 鉴别点 |
| --- | --- | --- |
| 原发性鼾症 | 有明显的鼾声 | PSG检查无气道阻力增加 |
| | | 无呼吸暂停和低通气，无低氧血症 |
| 上气道阻力综合征 | 有明显的鼾声，有疲倦及白天嗜睡 | 气道阻力增加 |
| | | PSG检查反复出现α醒觉波，夜间微醒觉＞10次/小时，睡眠连续性中断 |
| | | 无呼吸暂停和低氧血症 |
| 发作性睡病 | 白天嗜睡 | 白天过度嗜睡，有发作性猝倒 |
| | | PSG检查睡眠潜伏期＜10分钟 |
| | | 无呼吸暂停和低氧血症 |
| | | 多次小睡潜伏时间检测平均睡眠潜伏期＜8分钟 |
| | | 有家族史 |

## 五、治疗原则

SAHS的治疗包括行为干预、非外科治疗和外科治疗等。由于中枢性睡眠呼吸暂停综合征和阻塞性睡眠呼吸暂停低通气综合征的病因和发病机制不同，因此其临床治疗方案各异。两者的具体治疗分别见表3-15-9和表3-15-10。

表 3-15-9 中枢性睡眠呼吸暂停综合征的治疗

| 治疗方法 | 治疗方案 |
|---|---|
| 原发病的治疗 | 积极治疗原发病,如神经系统疾病、充血性心力衰竭的治疗等 |
| 呼吸兴奋药 | 增加呼吸中枢的呼吸驱动力,改善呼吸暂停和低氧血症。药物有阿米三嗪(50mg/次,2~3次/天)、乙酰唑胺(250mg,睡前服)、茶碱(0.1~0.2g/次,2~3次/天) |
| 氧疗 | 吸氧可以纠正低氧血症 |
| 辅助通气治疗 | 严重患者可选用无创正压通气和有创机械通气增强自主呼吸 |

表 3-15-10 阻塞性睡眠呼吸暂停低通气综合征的治疗

| 治疗方法 | 治疗方案 |
|---|---|
| 一般治疗 | 戒烟酒,避免使用镇静剂<br>睡眠体位改变:侧位睡眠,抬高床头<br>减肥:包括饮食控制、药物或手术 |
| 药物治疗 | 对鼻塞患者睡前使用收缩血管药滴鼻,有利于增加上气道开放<br>抗感染:有上呼吸道感染者则应及时控制上呼吸道感染,以减低上呼吸道阻力及吸气时咽部负压,改善症状<br>可试用甲羟孕酮、乙酰唑胺、普罗替林等,但疗效尚不确定 |
| 器械治疗 | 经鼻持续气道正压(CPAP)通气:治疗中、重度OSAS的首选。用于不适合手术和经手术、减肥等治疗效果不佳患者。nCPAP呼吸机体积小,携带方便,适于在家长期治疗,甚至可以用于出差和旅游中<br>双相气道正压(BiPAP)通气:吸气、呼气正压可分别调节,同步性能好,患者较CPAP治疗易于接受,可用于辅助通气,也可用于控制通气<br>自动调压智能化(auto-CPAP)呼吸机治疗:根据患者睡眠时气道阻塞所致血氧饱和度降低程度不同,呼吸机送气压力自行随时调节。患者耐受性好,但价格昂贵 |
| 外科治疗 | 悬雍垂软腭咽成形术(UPPP):是目前常用的治疗方法。上气道口咽型塌陷、咽腔黏膜肥厚致咽腔狭小、悬雍垂肥大、无心功能不全和其他器质性疾病的患者适应此法治疗<br>气管切开术:对严重OSAHS伴严重低氧血症,致昏迷、肺心病、心力衰竭或心律失常者,行气管切开保留导管术,是防止上气道阻塞、解除窒息最有效的救命措施<br>下颌骨前移或舌骨悬吊术:对阻塞部位在舌根、存在小颌和下颌后缩畸形、咽成形术失败者行此手术可取得明显效果。手术复杂,患者多不接受<br>低温射频消融术:用于单纯性鼾症或轻、中度OSAHS患者,可消除打鼾及减轻气道阻塞<br>激光辅助咽成形术:利用激光进行咽部成形术,疗效和适应证同悬雍垂软腭咽成形术 |
| 其他 | 口腔矫治器治疗:下颌前移器是目前临床应用较多的一种,适用于单纯性鼾症、轻及中度OSAHS患者、不能耐受其他治疗方法者 |

(刘　梅　冯　堃)

# 第十六节　急性呼吸窘迫综合征

## 一、概述

急性呼吸窘迫综合征（acute respiratory distress syndrome，ARDS）是指心源性以外的各种肺内外致病因素所导致的急性进行性缺氧性呼吸衰竭。临床表现为顽固性低氧血征，呼吸频数和呼吸窘迫，胸部X线显示双肺弥漫性浸润影，后期多并发多器官功能障碍。

### （一）ARDS的病因

自1967年首次提出ARDS命名以来，文献报道有关引起ARDS的病因日益增多，具体见表3-16-1。

表3-16-1　ARDS的病因

| 病因 | 常见疾病 |
| --- | --- |
| 休克 | 感染性、出血性、心源性疾病 |
| 创伤 | 肺部与胸外创伤、淹溺 |
| 严重感染与脓毒血症 | 细菌性肺炎、病毒性肺炎、真菌感染和真菌性肺炎、立克次体感染及其他感染 |
| 吸入有害气体 | 高浓度氧，其他包括臭氧、氨气、氯、二氧化氮、醛类、烟雾等 |
| 药物 | 麻醉药物过量、美沙酮、秋水仙碱 |
| 代谢性疾病 | 糖尿病酮症酸中毒、尿毒症 |
| 血液疾病 | 多次大量输血、DIC、肺栓塞（血栓、脂肪、空气栓塞） |
| 妇产科疾病 | 子痫及子痫前期、羊水栓塞 |
| 其他 | 急性胰腺炎、弥漫性结缔组织疾病、体外循环、心律转复后、器官移植； |

### （二）ARDS的发病机制

ARDS的发病机制错综复杂，至今仍未完全阐明。可能是全身炎症反应的肺部表现，也是机体正常炎症反应的过度表达，具体发病机制见表3-16-2。

表3-16-2　ARDS的发病机制

| 发病机制 | 具体机制 |
| --- | --- |
| 发病机制 | 炎症细胞的迁移与聚集：几乎所有肺内细胞都不同程度地参与ARDS的发病，多形核白细胞（PMNs）为ARDS急性炎症最重要的效应细胞之一<br>炎症介质释放：炎症细胞激活和释放介质是同炎症反应伴随存在的，以细菌 |

续表

| 发病机制 | 具体机制 |
| --- | --- |
| 发病机制 | LPS 刺激为例，它与巨噬细胞表面受体结合，引起细胞脱落和细胞小器释放包括花生四烯酸代谢产物、血小板活化因子、超氧阴离子($O^{2-}$)、肽类物质、细胞因子等炎性介质，这些介质可能是启动和推动 ARDS "炎症瀑布"，细胞趋化，跨膜迁移和聚集，炎症反应和次级介质释放的重要介导物质。<br>肺泡毛细血管损伤和通透性增高：由于肺毛细血管内皮细胞和肺泡上皮细胞损伤，肺泡膜通透性增加，引起肺间质和肺泡水肿；肺表面活性物质减少，导致小气道陷闭和肺泡萎陷不张 |
| 病理生理 | 氧耗 - 氧供的病理性依赖和多器官功能衰竭 |
| 病理改变分期 | 渗出期(见发病后第 1 周)：肺呈暗红或暗紫的肝样变，可见水肿、出血，重量明显增加，在急性渗出期 Ⅰ 型细胞受损坏死<br>增生期(损伤后 1～3 周)：肺 Ⅱ 型上皮细胞增生覆盖剥落的基底膜，肺泡囊和肺泡管可见纤维化，肌性小动脉出现纤维细胞性内膜增生，导致血管腔截面积减少<br>纤维化期(生存超过 3～4 周)：肺泡隔和气腔壁广泛增厚，散在分隔的胶原结缔组织增生致弥漫性不规则纤维化，在后期亦不能避免地合并肺部感染，常见有组织坏死和微小脓肿 |

## 二、临床表现

除原发病症状与体征外，有关 ARDS 的临床表现和临床体征见表 3-16-3。

表 3-16-3　ARDS 的临床表现和临床体征

| | | |
| --- | --- | --- |
| 临床症状 | 呼吸增快和窘迫 | 呼吸困难、呼吸频数是呼吸衰竭最早、最客观的表现；一般呼吸频率超过 28 次 / 分 |
| | 咳嗽和咳痰 | 早期咳嗽不明显，可出现不同程度的咳嗽；咳血水样痰是 ARDS 的典型症状之一 |
| | 精神症状 | 可表现为烦躁、神志恍惚或淡漠 |
| | 其他 | 并发肺部感染，可出现寒战和发热等症状 |
| 临床体征 | 发绀 | 因严重缺氧且通过吸氧很难改善，为本病的重要特征之一 |
| | 肺部体征 | 早期体征较少，中、晚期多可闻及水泡音，可有管状呼吸音 |
| | 心率 | 常超过 100 次 / 分 |

## 三、实验室检查

ARDS 的实验室检查见表 3-16-4。

表 3-16-4　ARDS 的实验室检查

| 检查项目 | 具体指标 |
| --- | --- |
| X 线胸片检查 | Ⅰ期（发病 24 小时内）：胸片可无异常，或肺血管纹理呈网状增多，边缘模糊 |
|  | Ⅱ期（发病 1～5 天）：胸片以肺实变为主要特征，两肺散在的斑片状阴影融合成大片呈现致密磨玻璃样影 |
|  | Ⅲ期（发病＞5 天）：两肺野或大部分呈均匀的密度增加，磨玻璃样改变，支气管充气相明显，心影边缘不清或消失，呈“白肺”样改变 |
| 动脉血气分析 | 早期：$PaO_2$ 下降，$PaCO_2$ 正常或下降、pH 升高或正常，表现为Ⅰ型呼吸衰竭 |
|  | 晚期：$PaO_2$ 严重下降的同时伴有 $PaCO_2$ 升高和 pH 下降，表现为Ⅱ型呼吸衰竭 |

## 四、诊断与鉴别诊断

### （一）诊断

ARDS 的诊断标准：①有发病的高危因素；②急性起病，呼吸频数和（或）呼吸窘迫；③低氧血症 ARDS 时 $PaCO_2/FiO_2 \leqslant 300mmHg$；ARDS 时 $PaCO_2/FiO_2 \leqslant 200$；④胸部 X 线检查两肺浸润阴影；⑤肺毛细血管楔压（PCWP）≤18mmHg；或临床上除外心源性肺水肿。

同时符合以上 5 项条件者，可诊断为 ARDS。

### （二）鉴别诊断

ARDS 需与下列疾病相鉴别，见表 3-16-5。

表 3-16-5　ARDS 的鉴别诊断

| 鉴别疾病 | 相似点 | 鉴别要点 |
| --- | --- | --- |
| 大片肺不张 | 呼吸窘迫 | 患者自诉胸痛和心悸，可有高热、脉速及发绀 |
|  |  | 同侧胸廓较扁平，呼吸运动受限制 |
|  |  | X 线特点为均匀致密阴影，占据一侧胸部、一叶或肺段 |
| 自发性气胸 | 呼吸困难 | 突然发生胸痛、呼吸困难、胸闷，严重者烦躁不安、大汗、发绀、呼吸加快、脉搏细速，甚至休克 |
|  |  | 气管向健侧移位，患侧胸部饱满，呼吸运动减弱或消失，叩诊呈鼓音，语颤及呼吸音减弱 |
| 急性肺栓塞 | 呼吸困难、咳嗽 | 呼吸困难及气促、胸痛、咯血、干咳、腹痛等症状 |
|  |  | 肺部可闻及哮鸣音和细湿啰音，偶可闻及血管杂音，可见心律失常 |
| 心源性肺水肿 | 呼吸困难、咳嗽、咳痰 | 突然呼吸困难、端坐呼吸、咳嗽、咳白色或粉红色泡沫痰、口唇及肢端发钳、大汗、烦躁不安、心悸等 |
|  |  | 双肺广泛水泡音和（或）哮鸣音，心率增快，心尖区奔马律及收缩期杂音，心界向左扩大，可有心律失常和交替脉 |

## 五、治疗原则

ARDS的治疗至今尚无特效方法，主要是根据其病理生理改变和临床表现进行针对性多靶点和支持治疗。积极治疗原发病，特别是控制感染，改善通气和组织氧供，防止进一步肺损伤和肺水肿，是目前治疗的主要原则，详见表3-16-6。

表3-16-6 ARDS的治疗原则

| 治疗方法 | 治疗方案 |
|---|---|
| 积极治疗原发病，预防ARDS发生 | 积极控制感染：严格无菌操作，减少院内感染，选择强有力的抗菌药物 |
| | 积极抢救休克；尽量少用库存血 |
| | 静脉输液避免过快、过多：晶体液与胶体液以1∶1为宜，参考中心静脉压 |
| | 及时的骨折复位、固定 |
| | 危重患者抢救应吸氧：一般吸氧浓度为40%～50%，维持 $PaO_2$ 60mmHg |
| 改善通气和组织供氧 | 氧疗是纠正ARDS患者严重、顽固性低氧血症的基本手段 |
| | 机械通气治疗是纠正缺氧的主要措施 |
| 严格控制液体量 | 每天出入液体量一般控制在入量比出量少500ml |
| 多环节减轻肺和全身损伤 | 氧自由基清除剂和抗氧化剂：有乙酰半胱氨酸、维生素E等 |
| | 非甾体消炎药：常用布洛芬、吲哚美辛、氯芬那敏等，及早应用 |
| | 减轻肺水肿：在血流动力学状态稳定的情况下可酌用少量利尿剂 |
| | 肺表面活性物质替代治疗：糖皮质激素、肾上腺能和胆碱能受体激动剂 |
| | 加强营养支持；提倡全胃肠营养 |

（刘　梅）

## 参考文献

1. 王吉耀．内科学．第2版．北京：人民卫生出版社，2010
2. 陈文彬，潘祥林．诊断学．第7版．北京：人民卫生出版社，2010
3. 陆再英，钟南山．内科学．北京：人民卫生出版社，2010
4. 中华医学会结核病分会．肺结核诊断和治疗指南（2001）．中华结核和呼吸杂志，2001，24（2）：70-74
5. 中国防痨协会．耐药结核病化学治疗指南(2009)．中华结核和呼吸杂志，2010，33（7）：485-497

6. 蔡柏蔷,李龙芸.协和呼吸病学.第2版.北京:中国协和医科大学出版社,2010

7. 中华医学会呼吸病学会哮喘学组.支气管哮喘防治指南(2008).中华结核和呼吸杂志,2008,31(3):177-185

8. 林耀广.哮喘诊断和治疗手册.北京:科学出版社,2009

9. Global Initiative for Asthma (GINA) 2011. Global strategy for asthma management and prevention: NHLBI/WHO Workshop report. National Institutes of Health and National Heart, Lung, and Blood Institute, 2011

10. Robert O. Bonow, Douglas L. Mann, Douglas P. Zipes et al. Braunwald's Heart Disease: A Textbook of Cardiovascular Medicine. 9th ed. Amsterdam :Elsevier Medicine, 2011

11. Nazzareno Gali,Marius M. Hoeper, Marc Humbert, et al. 2009 ESC Guidelines for the diagnosis and treatment of pulmonary hypertension

12. 陈灏珠,林果为.实用内科学.第13版.北京:人民卫生出版社,2009

# 下篇

## 呼吸系统疾病的药物治疗

# 第四章　呼吸系统常用抗细菌药物

抗细菌药物是指具有杀菌或抑菌活性的药物，包括各种抗生素和化学合成类抗菌药物。因为抗感染治疗是呼吸系统感染性疾病重要的治疗措施，所以抗菌药物为呼吸科临床常用药物之一。

**（一）药物分类**

抗菌药物品种多，分类不一，根据药物的结构、作用特征、管理可将其归为不同的类别。近几年，较为新的分类方法是根据抗菌药物 PK/PD 作用特点与临床应用管理的分类方法，简介如下。

1. 根据 PK/PD 特征　根据药物的 PK/PD 特征，将抗菌药物分为浓度依赖性抗菌药物与时间依赖性抗菌药物，具体分类见表 4-1。

**表 4-1　常用抗菌药物根据 PK/PD 分类**

| 分类 | PK/PD 参数 | 抗菌药物 |
| --- | --- | --- |
| 浓度依赖 | $C_{max}$/MIC 或 $AUC_{24}$/MIC | 氨基苷类、氟喹诺酮类、甲硝唑、两性霉素 B |
| 时间依赖（短 PAE） | $T$>MIC | 青霉素类、头孢菌素类、氨曲南、碳青霉烯类、大环内酯类、克林霉素、噁唑烷酮类、氟胞嘧啶 |
| 时间依赖（长 PAE） | $AUC_{24}$/MIC | 四环素、万古霉素、替考拉宁、氟康唑、阿奇霉素 |

（1）浓度依赖性抗菌药物（concentration dependent antibacterials）：是指药物的疗效与药物的 $C_{max}$（剂量）有关，即药物的抗菌活性随药物浓度的增大而增大。治疗的关键是在日剂量不变的情况下提高药物的峰浓度。评价参数包括 $C_{max}$/MIC（氨基苷类）与 $AUC_{0\sim24}$/MIC（氟喹诺酮类）。

该类药物在临床应用中除了考虑药物的作用特征外，还要考虑药物的不良反应。如氨基苷类药物药效为浓度依赖性，但副作用为时间依赖性，因此在安全剂量范围内减少给药次数有利于提高峰浓度、降低谷浓度，从而提高疗效，减少不良反应的发生;喹诺酮类药物的药效与副作用均为浓度依赖性,因此在提高日剂量时要注意不良反应的发生,特别是老年人和具有神经疾病的患者。

(2)时间依赖性抗菌药物(time dependent antibacterials):是指药物的疗效与浓度大于 MIC 的时间有关,当药物浓度达到一定程度以后,再增加给药剂量,其抗菌疗效不再增加。如 β-内酰胺类,当其浓度达到 4~5 倍于 MIC 时,杀菌效果最佳,再增加血药浓度,杀菌效果则不再增加。因此,对于时间依赖性抗菌药物,治疗的关键是血药浓度大于 MIC 的时间(T,time above MIC),通常 $T/t$(给药间隔)为 40%~60% 能够获得较好的疗效。对于这类药物,如果 $t_{1/2}$ 短,而又无显著的抗生素后效应(PAE),临床应用中应将日剂量分次给药,确保其在给药间隔内能有 40%~60% 的时间使药物的血药浓度大于 MIC。

2. 根据管理分类　根据国家卫生和计划生育委员会 2004 年出台的《抗菌药物临床应用指导原则》与 2012 年的《抗菌药物临床应用管理办法》,为合理使用抗菌药物,避免药物滥用,将抗菌药物分为非限制使用级、限制性使用级和特殊使用级进行管理。

(1)非限制使用:是指经长期临床应用证明安全、有效,对细菌耐药性影响较小,价格相对较低的抗菌药物。

(2)限制使用:是指经长期临床应用证明安全、有效,对细菌耐药性影响较大,或者价格相对较高的抗菌药物。

(3)特殊使用:是指具有以下 4 种情形之一的抗菌药物,包括具有明显或者严重不良反应,不宜随意使用的抗菌药物,或需要严格控制使用,避免细菌过快产生耐药的抗菌药物,或疗效、安全性方面的临床资料较少的抗菌药物,或价格昂贵的抗菌药物。

抗菌药物的三级管理是针对目前国内抗菌药物滥用的实际情况,为降低细菌耐药性的产生而颁布的,各省、自治区、直辖市卫生行政部门应根据当地实际情况制定相应的抗菌药物使用分级管理目录,且每年修订一次。

3. 根据化学结构、作用机制和方式分类　具体分类及药物品种分布见表4-2。

**表 4-2　抗菌药物的分类**

| 分类依据 | 具体分类 |
| --- | --- |
| 来源 | 抗生素、化学合成抗菌药物 |
| 化学结构 | β-内酰胺类、氨基苷类、大环内酯类、四环素类、糖肽类、磺胺类、喹诺酮类、硝基咪唑类、噁唑烷酮类和其他类 |
| 对微生物的作用方式 | 繁殖期杀菌剂、静止期杀菌剂、速效抑菌剂、慢效抑菌剂 |
| 作用机制 | 抑制细菌细胞壁合成类药物:β-内酰胺类、糖肽类 |

续表

| 分类依据 | 具体分类 |
| --- | --- |
| 作用机制 | 影响细菌蛋白质合成类药物:大环内酯类、氨基苷类、四环素类等<br>抗叶酸代谢类药物:磺胺类<br>影响细胞膜通透性类药物:多黏菌素 B、两性霉素 B、氟康唑等<br>抑制细菌核酸类药物:如喹诺酮类、利福平等 |
| 病原菌 | 抗细菌抗菌药物和抗真菌抗菌药物 |

### (二)抗菌药物的耐药机制

抗菌药物的临床大量、广泛使用,导致细菌出现耐药性。细菌耐药性分为:①天然或固有耐药性,即耐药性为某种细菌固有的特点。如革兰阴性细菌对万古霉素天然耐药,嗜麦芽窄食单胞菌对碳青霉烯类天然耐药;②获得耐药性。由于细菌获得耐药基因,使原来敏感的细菌变为耐药,大多数细菌耐药属于此类。通过耐药质粒传递的耐药现象是自然界发生细菌耐药现象中最为主要的,也是最多见的。

细菌耐药性的产生机制极为复杂,可通过 1 种或多种机制对 1 种或多种不同类的抗菌药物产生耐药性,或 1 种耐药机制可能导致细菌对几种不同类的抗菌药耐药。常见的耐药机制详见表 4-3。

表 4-3 抗菌药物的耐药机制

| 耐药机制 | | | 抗菌药物耐药种类 |
| --- | --- | --- | --- |
| 产生灭活酶或钝化酶 | 质粒介导 | β-内酰胺酶 | 青霉素类、头孢菌素类 |
| | | $ESBL_S$ | 对第三代头孢菌素、氨曲南及第四代头孢菌素耐药 |
| | 染色体介导 | 头孢菌素酶 | 第三代头孢菌素、头霉素、β-内酰胺酶抑制剂 |
| | | 金属酶 | 氨曲南之外的所有 β-内酰胺类及 β-内酰胺酶抑制剂 |
| | 氨基苷类钝化酶 | | 氨基苷类 |
| | 氯霉素乙酰转移酶 | | 氯霉素 |
| | 红霉素酯化酶 | | 大环内酯类、林可霉素类及链阳性菌素类 |
| 抗生素渗透障碍 | 铜绿假单胞菌的膜孔蛋白缺失 | | 对亚胺培南耐药 |
| | 降低外膜的通透性 | | 使四环素类、氯霉素、磺胺药和某些氨基苷类抗生素耐药 |
| | 主动外排系统增强 | | 四环素、氯霉素、红霉素和其他大环内酯类、氟喹诺酮类和 β-内酰胺类等 |
| | 主动外排系统+外膜通透性或其他耐药机制协同 | | 形成细菌的多重耐药 |

续表

| 耐药机制 | | 抗菌药物耐药种类 |
|---|---|---|
| 靶位的改变 | 核糖体 50S 亚单位改变 | 对大环内酯类、林可霉素类、链阳性菌素类耐药 |
| | 耐药基因保护核糖体，使之不能与药物结合 | 四环素耐药 |
| | 核糖体 30S 亚单位突变 | 氨基苷类耐药 |
| | 细胞壁 D- 丙氨酰 -D- 丙氨酸连接酶发生改变 | 万古霉素、替考拉宁耐药 |
| | 青霉素结合蛋白（PBPs）改变 | β - 内酰胺类 |
| | RNA 旋转酶修饰 | 喹诺酮类 |
| 其他 | 高产酶 | 甲氧苄啶 |
| | 还原减少 | 硝基咪唑类 |

抗菌药物在呼吸系统感染性疾病中占有重要地位，系统了解各类抗菌药物的特性及耐药情况，可促进临床合理用药，减少耐药菌产生，缩短疗程。本章主要根据药物化学结构特点，以表格的形式介绍各类抗菌药物的分类、药理学及药动学特征、不良反应、给药方案及注意事项、药物相互作用等。

# 第一节　β - 内酰胺类抗菌药物

β - 内酰胺类抗生素（β -lactam antibiotics）是指化学结构式中含有 β - 内酰胺环的一类抗生素，包括青霉素类、头孢菌素类及非典型 β - 内酰胺类。该类药物通过抑制细菌细胞壁的合成发挥抗菌作用，具有抗菌活性强、抗菌谱广、毒性低等特点，尤其在治疗呼吸系统感染性疾病中发挥着重要的作用。

## 一、分类与品种分布

青霉素是最早应用于临床且目前仍在使用的抗生素，随着对青霉素分子中的母核 6- 氨基青霉烷酸（6-APA）的研究，对其侧链结构进行修饰和改造，开发了一系列耐酸、耐酶和广谱 β - 内酰胺类抗生素，具体品种分布见表 4-1-1。

表 4-1-1　β - 内酰胺类抗生素的分类及代表药物

| 分类 | | | 代表药物 |
|---|---|---|---|
| β - 内酰胺类抗生素 | 青霉素类 | 窄谱青霉素类 | 注射用青霉素、口服用青霉素 V 等 |
| | | 耐酶青霉素类 | 甲氧西林、氯唑西林、氟氯西林等 |
| | | 广谱青霉素类 | 氨苄西林、阿莫西林等 |

续表

<table>
<tr><th colspan="3">分类</th><th>代表药物</th></tr>
<tr><td rowspan="11">β-内酰胺类抗生素</td><td rowspan="2">青霉素类</td><td>抗铜绿假单胞菌的广谱青霉素类</td><td>羧苄西林、哌拉西林、美洛西林、替卡西林、阿洛西林等</td></tr>
<tr><td>抗 $G^-$ 菌青霉素类</td><td>美西林、匹美西林等</td></tr>
<tr><td rowspan="4">头孢菌素类</td><td>第一代</td><td>头孢唑林、头孢拉定、头孢氨苄、头孢硫脒、头孢替唑等</td></tr>
<tr><td>第二代</td><td>头孢呋辛、头孢孟多、头孢克洛、头孢丙烯、头孢替安等</td></tr>
<tr><td>第三代</td><td>头孢噻肟、头孢哌酮、头孢曲松、头孢他啶、头孢唑肟、头孢地嗪、头孢布烯、头孢克肟、头孢泊肟酯、头孢地尼等</td></tr>
<tr><td>第四代</td><td>头孢吡肟、头孢克定、头孢匹罗等</td></tr>
<tr><td rowspan="4">非典型β-内酰胺</td><td>头霉素类</td><td>头孢西丁、头孢美唑、头孢米诺</td></tr>
<tr><td>碳青霉烯类</td><td>亚胺培南、美罗培南、帕尼培南等</td></tr>
<tr><td>氧头孢烯类</td><td>拉氧头孢、氟氧头孢等</td></tr>
<tr><td>单环类</td><td>氨曲南、卡芦莫南等</td></tr>
<tr><td></td><td>β-内酰胺酶抑制剂</td><td>克拉维酸(棒酸)、舒巴坦、他唑巴坦等</td></tr>
</table>

β-内酰胺类抗生素的广泛应用导致细菌产生β-内酰胺酶，这种酶可使β-内酰胺环水解失活，降低了药效，增加了细菌的耐药性。为克服由于产酶而产生的耐药性，开发了β-内酰胺酶抑制剂，这类酶抑制剂与不耐酶的β-内酰胺类抗生素联合应用，充分发挥了原有抗生素的抗菌作用，提高了抗菌强度。临床常用的复方制剂详见表4-1-2。

**表4-1-2 β-内酰胺类抗生素的复方制剂**

| 组合类别 | 代表药物 |
| --- | --- |
| 广谱青霉素+β-内酰胺酶抑制剂 | 氨苄西林舒巴坦、阿莫西林克拉维酸等 |
| 抗铜绿假单胞菌广谱青霉素类+β-内酰胺酶抑制剂 | 哌拉西林他唑巴坦、替卡西林克拉维酸等 |
| 第三代头孢菌素+β-内酰胺酶抑制剂 | 头孢哌酮舒巴坦、头孢噻肟舒巴坦等 |
| 碳青霉烯类与肾脱氢酶抑制剂 | 亚胺培南西司他丁 |
| 碳青霉烯类与氨基酸衍生物 | 帕尼培南倍他米隆 |
| 广谱青霉素+耐酶青霉素 | 氨苄西林氯唑西林、阿莫西林双氯西林、阿莫西林氟氯西林等 |

## 二、药理作用特征

β-内酰胺类抗生素属繁殖期杀菌剂，作用强，起效快，主要作用于细菌菌体内的青霉素结合蛋白（penicillin-binding proteins，PBPs），抑制细菌细胞壁的合成，使菌体失去渗透屏障而膨胀、裂解，同时借助细菌的自溶酶（autolysins）溶解而产生抗菌作用。其抗菌效能与其对β-内酰胺酶的稳定性、对细菌细胞壁及胞质膜的通透能力以及与作用靶位PBPs的亲和力有关。药效特征呈时间依赖性，治疗的关键在于维持血药浓度高于MIC的时间。

### （一）青霉素类药物的药理作用特征

青霉素类（penicillins）抗生素均含6-氨基青霉烷酸（6-APA）母核，包括天然青霉素、口服不耐酶青霉素、耐青霉素酶青霉素、广谱青霉素和抗阴性杆菌青霉素5类，具有高效、低毒、价格便宜等特点，目前仍然是临床上广泛应用的抗生素之一。

天然青霉素类对革兰阳性菌（链球菌、肺炎链球菌、葡萄球菌）及革兰阴性球菌（脑膜炎奈瑟菌、淋病奈瑟菌）的抗菌作用较强，对革兰阴性杆菌（白喉杆菌）、螺旋体（梅毒螺旋体、回归热螺旋体、钩端螺旋体）、梭状芽孢杆菌（破伤风杆菌、气性坏疽杆菌）、放线菌等亦有抗菌作用。耐酶青霉素类其抗菌谱与青霉素相仿，但对青霉素酶稳定，对因产酶而对青霉素耐药的葡萄球菌敏感。广谱青霉素类中氨苄西林与阿莫西林的抗菌谱较青霉素为广，对部分革兰阴性杆菌（如流感嗜血杆菌、大肠埃希菌、奇异变形杆菌）亦具抗菌活性。对革兰阳性球菌的作用与青霉素相仿。哌拉西林、阿洛西林和美洛西林对革兰阴性杆菌的抗菌谱较氨苄西林广，抗菌作用也增强。除对部分肠杆菌科细菌外，对铜绿假单胞菌亦有良好的抗菌作用。青霉素品种较多，其抗菌强度、耐酸、耐酶及抗菌谱各异，具体药物的药理特性见表4-1-3。

表4-1-3 常见青霉素类抗生素的药理作用特征

| 药物 | 耐酸 | 耐酶 | 抗菌谱 | 抗铜绿假单胞菌 | 肠球菌 | 血脑屏障穿透力 |
|---|---|---|---|---|---|---|
| 青霉素 | — | — | 窄 | — | — | 难透过，炎症时可达5%~30% $C_{药}$ |
| 青霉素V | + | — | 窄 | — | — | |
| 甲氧西林 | — | + | 窄 | — | — | 难透过 |
| 苯唑西林 | + | + | 窄 | — | — | 难透过 |
| 双氯西林 | + | + | 窄 | — | — | 难透过 |
| 氨苄西林 | + | — | 广 | — | 首选 | 较低，脑膜炎时C药明显增加 |
| 阿莫西林 | + | — | 广 | — | + | |
| 阿洛西林 | — | — | 广 | + | + | 可透过 |
| 替卡西林 | — | — | 广 | + | + | |

续表

| 药物 | 耐酸 | 耐酶 | 抗菌谱 | 抗铜绿假单胞菌 | 肠球菌 | 血脑屏障穿透力 |
|---|---|---|---|---|---|---|
| 羧苄西林 | — | — | 广 | + | + | 较难透过，炎症时可达到有效抗菌浓度 |
| 哌拉西林 | — | — | 广 | + | + | |
| 美洛西林 | — | — | 广 | + | + | 很少，炎症时可透过 |

### （二）头孢菌素类药物的药理作用特征

头孢菌素类药物的作用机制同青霉素类，具有抗菌作用强、耐青霉素酶、临床疗效高、毒性低、过敏反应较青霉素类少等优点。头孢菌素类和青霉素类都具有相同的 β-内酰胺环，不同的是头孢菌素类的母核是由头孢菌素 C 裂解获得的 7-氨基头孢烷酸（7-ACA），通过在 7-ACA 母核侧链 R1 和 R2 处引入不同功能的基团，从而半合成了一系列头孢菌素类药物。根据抗菌谱、抗菌活性、对 β-内酰胺酶的稳定性以及肾毒性的不同，目前将头孢菌素分为 4 代。头孢菌素类药物的药理学特征比较见表 4-1-4。

表 4-1-4　头孢菌素类药物的药理作用特征

| 药物 | 抗 $G^+$ 球菌 | 抗 $G^-$ 杆菌 | 对酶的稳定性 | 抗厌氧菌 | 肾毒性 |
|---|---|---|---|---|---|
| 第一代 | ++++ | + | 不稳定 | — | ++ |
| 第二代 | +++ | ++ | 稳定 | + | + |
| 第三代 | + | +++ | 稳定 | + | ± |
| 第四代 | ++ | ++++ | 稳定 | + | ± |

### （三）非典型 β-内酰胺类药物的药理作用特征

除了青霉素类和头孢菌素类药物外，β-内酰胺类药物还包括碳青霉烯类、头霉素类、β-内酰胺酶抑制剂、单环 β-内酰胺类抗生素及氧头孢烯类抗生素，上述药物分子结构中均含有 β-内酰胺环，但每类药物均有各自的特点。表 4-1-5、表 4-1-6 和表 4-1-7 等分别对上述类别的常用品种的药理学特征进行比较介绍。

表 4-1-5　碳青霉烯类抗菌药物的药理作用特征

| | 亚胺培南 | 美罗培南 | 帕尼培南 |
|---|---|---|---|
| 抗革兰阳性菌 | ++ | + ~ ++ | ++ ~ +++ |
| 抗肠杆菌科细菌 | +++ | ++++ | +++ ~ ++++ |
| 抗铜绿假单胞菌 | ++ ~ +++ | +++ | ++ |
| 抗厌氧菌 | +++ | +++ | +++ |

续表

| | 亚胺培南 | 美罗培南 | 帕尼培南 |
|---|---|---|---|
| 对去氢肽酶的稳定性 | 不稳定 | 稳定 | 稳定 |
| 中枢毒性发生率 % | 0.3 ~ 1.0 | <0.1 | <0.1 |

**表 4-1-6　头霉素类抗菌药物的药理作用特征**

| | 头孢西丁 | 头孢美唑 |
|---|---|---|
| 抗需氧菌 | ++ | +++ |
| 抗脆弱类杆菌 | +++ | ++ ~ +++ |
| 抗其他厌氧菌 | ++ | +++ |
| 对 β－内酰胺酶的稳定性 | 稳定 | 稳定 |
| 肌内注射 1g 后血药峰浓度 | 22.5mg/L | 90.1mg/L |
| 静脉推注 1g 后血药峰浓度 | 124.8mg/L | 354.5mg/L |
| 血脑屏障 | 可透过 | 难 |

**表 4-1-7　5 种 β- 内酰胺酶复合制剂的药理作用特征**

| 细菌 | 氨苄西林 / 舒巴坦 | 阿莫西林 / 克拉维酸 | 替卡西林 / 克拉维酸 | 头孢哌酮 / 舒巴坦 | 哌拉西林 / 他唑巴坦 |
|---|---|---|---|---|---|
| 肠杆菌科细菌 | ++ | ++ | ++ ~ +++ | +++ | ++ ~ +++ |
| 铜绿假单胞菌等 | — | — | ++ ~ +++ | +++ | ++ ~ +++ |
| 不动杆菌 | ++ | — | + ~ ++ | +++ | + ~ ++ |
| 嗜麦芽食单胞菌 | — | — | ++ | +++ | — |
| 黄杆菌 | — | + | ± | ++ | ++ |
| 肠球菌 | ++ | ++ | ++ | — | ++ ~ +++ |

单环 β- 内酰胺类抗生素临床应用的品种主要有氨曲南。氨曲南对需氧革兰阴性菌具有良好的抗菌活性，是治疗革兰阴性菌感染包括铜绿假单胞菌感染的有效药物，而对需氧革兰阳性菌和厌氧菌无抗菌活性。该药物生物利用度高，组织分布广，在组织体液中的浓度较高，能透过血脑屏障，对 β- 内酰胺酶稳定，不良反应少，与青霉素类、头孢菌素类等其他 β- 内酰胺类药物的交叉过敏反应发生率低。

氧头孢烯类药物的 7-ACA 上的硫原子被氧原子替代，对拟杆菌属等厌氧菌具有良好的抗菌活性。其中氟氧头孢和拉氧头孢对厌氧菌和需氧革兰阴性菌的抗菌作用相似，但氟氧头孢对革兰阳性菌的作用更强；以相同剂量给药后，氟氧头孢的血药浓度是拉氧头孢的1.5倍，且氟氧头孢无凝血功能异常和双硫醒样反应。

## 三、药动学特征

β-内酰胺类抗生素因其自身结构的差异，耐酸和耐酶能力不同，因此决定了药物的给药途径不同。临床常用的给药途径有口服、肌内注射和静脉给药，给药后体内分布各异，各组织的药物浓度不同决定了其不同的临床适应证。该类药物给药后起效快，半衰期较短，在体内大部分以原形经肾排泄。各类药物的药动学特征见表4-1-8、表4-1-9和表4-1-10。

表4-1-8　临床常用青霉素类抗生素的药动学特征

| 药物 | $t_{1/2}$（小时） | 达峰时间（小时） | 血浆蛋白结合率（%） | 消除器官 | 尿排出量（%） |
|---|---|---|---|---|---|
| 青霉素 | 0.5 | 0.5 | 46～67 | 肾 | 60～80 |
| 甲氧西林 | 0.5 | 0.5 | 40 | 肾 | 50～70 |
| 苯唑西林 | 0.4～0.7 | 0.5～1（po） | 90 | 肾、肝 | 40～55 |
| 氯唑西林 | 0.6 | 0.5 | 95 | 肾 | 55～62 |
| 氨苄西林 | 1～1.3 | 0.3～0.55（po） | 20～25 | 肾、肝 | 60～80 |
| 阿莫西林 | 1～1.3 | 1～2 | 20 | 肾、肝 | 45～68 |
| 羧苄西林 | 1～1.5 | 1 | 50 | 肾 | 82（12小时） |
| 替卡西林 | 1.3 | 0.5～1（im） | 45～60 | 肾 | 80 |
| 美洛西林 | 1～1.5 | 0.5～1（im） | 16～42 | 肾 | 55～60 |
| 阿洛西林 | 1.53 | — | 30～46 | 肾 | 60～70 |
| 哌拉西林 | 0.6～1.2 | 0.7（im） | 17～22 | 肾、肝 | 50～70 |

表4-1-9　头孢菌素类抗生素常见品种的药动学特征

| 药物 | $t_{1/2}$（小时） | 达峰时间（小时） | 血浆蛋白结合率（%） | 消除器官 | 尿排出量（%） |
|---|---|---|---|---|---|
| 头孢唑林 | 1.5～2 | 1～2（iv） | 74～86 | 肾 | 80～90 |
| 头孢氨苄 | 0.6～1 | 1（po） | 10～15 | 肾 | 80 |
| 头孢拉定 | 1 | 1（po） | 6～10 | 肾 | 99 |
| 头孢硫脒 | 1.19±0.12 | 0.78±0.08 | 23 | 肾 | 90 |
| 头孢克洛 | 0.6～0.9 | 0.5~1（空腹po） | 22～26 | 肾 | 60～85（8小时） |

续表

| 药物 | $t_{1/2}$(小时) | 达峰时间(小时) | 血浆蛋白结合率(%) | 消除器官 | 尿排出量(%) |
|---|---|---|---|---|---|
| 头孢丙烯 | 1.3 | 1.5(空腹 po) | 36 | 肾 | 60 |
| 头孢呋辛 | 1.2～1.6 | 2.5～3(po) | 31～41 | 肾 | 89(8 小时) |
| 头孢曲松 | 7～8 | 0.5(im) | 85～95 | 肾、肝 | 50～60 |
| 头孢他啶 | 1.5～2.3 | 1～1.2(im) | 5～23 | 肾、肝 | 84～87 |
| 头孢哌酮 | 1.7 | 1.23(im) | 70～93.5 | 肝、肾 | 90 |
| 头孢噻肟 | 1.2 | 0.75(iv) | 30～50 | 肾 | 80 |
| 头孢唑肟 | 1.7～1.9 | 1(im) | 30 | 肾 | 80 |
| 头孢克肟 | 3.3～4 | 3～4(po) | 65 | 肾 | 20～25(6 小时) |
| 头孢吡肟 | 2 | 1～1.6(im) | 20 | 肾 | 85 |
| 头孢匹罗 | 1.8～2.2 | 1.1～1.6(im) | 5～10 | 肾 | 80～90 |

**表 4-1-10　非典型 β-内酰胺类抗生素常见药物的药动学特征**

| 药物 | $t_{1/2}$(小时) | 达峰时间 | 血浆蛋白结合率(%) | 消除器官 | 尿中排出量(%) |
|---|---|---|---|---|---|
| 亚胺培南 | 1 | 20 分钟(iv) | 20 | 肾 | 70～76(10 小时) |
| 美罗培南 | 1 | 0.5(ivgtt)小时 | 2 | 肾 | 70(12 小时) |
| 氨曲南 | 1.4～2.2 | 0.6～1.3 小时(im) | 56～60 | 肾 | 60～75(8 小时) |
| 头孢西丁 | 1 | 30 分钟(im) | 70 | 肾 | 80～90(24 小时) |
| 头孢米诺 | 2.5 | 1.2 小时(im) | — | 肾 | 90(12 小时) |
| 头孢美唑 | 1 | 10 分钟(iv) | 84 | 肾 | 85～90(6 小时) |
| 拉氧头孢 | 1.5～2.5 | 1 小时(im) | 52 | 肾、肝 | 93–99(12 小时) |

## 四、给药方案

β-内酰胺类抗生素是临床应用较为广泛的抗感染药物，其给药方案不仅要考虑患者的症状、体征及血、尿常规等实验室检查结果，还要结合患者的病史、发病场所、原发病灶、基础疾病等推断最可能的病原菌，及当地的细菌耐药状况。最重要的是结合药物的 PK/PD 参数，使 $T$ > MIC 占给药间隔的 40%～50% 才能更好地发挥有效的杀菌作用，该类药物为时间依赖性药物，宜采用一天多次给药的给药方式。青霉素类、头孢菌素类及非典型 β-内酰胺类抗生素临床常用药物的制剂、具体给药方案及注意事项详见表 4-1-11、表 4-1-12、表 4-1-13、表 4-1-14、表 4-1-15、表 4-1-16 和表 4-1-17。

表 4-1-11　青霉素类临床常用品种的给药方案（给药前需要皮试，有过敏史者不可用）

| 药物 | 给药途径 | 成人 | | 儿童 | | 备注 |
|---|---|---|---|---|---|---|
| | | 频次 | 剂量 | 频次 | 剂量 | |
| 青霉素 | im | 分 3～4 次 | 80 万～200 万 U/d | q12h | 2.5 万 U/(kg·次) | 溶媒：NS 100～200ml，滴速≤50 万 U/min |
| | ivgtt | 分 2～4 次 | 200 万～2000 万 U/d | 1 周内 q12h；>1 周 q8h；严重感染 q6h | 新生儿：5 万 U/(kg·次)；早产儿：3 万 U/(kg·次) | |
| 氨苄西林 | po | 3 次 / 天 | 0.5g/ 次 | 3 次 / 天 | <1岁：0.05～0.15g/(kg·d)；2～6 岁：0.17g；6～12 岁：0.25g | 空腹服用 |
| | im | q6h | 0.5～1g/ 次 | 分 4 次 | 50～100mg/(kg·d) | 溶媒：NS、林格注射液，静脉滴注浓度≤ 30mg/ml |
| | ivgtt | 分 2～4 次 | 4–8g/d，重症感染可至 12g/d，最高 14g/d | 分 2～4 次 | 100～200mg/(kg·d)，最高300mg/(kg·d)； | |
| | | | | q6～12h | 新生儿：12.5～25mg/(kg·次) | |
| | | | | q6～12h | 早产儿：12.5～50mg/(kg·次) | |
| 阿莫西林 | po | q6～8h | 0.5g/ 次，<4g/d | 分 3 次 | >3 个月：20～40mg/(kg·d) | 口服需皮试 |
| | | | | 分 2 次 | <3 个月：30mg/(kg·d) | |
| | im ivgtt | q6～8h | 0.5～1g/ 次 | 分 3 次 | 50～100mg/(kg·d) | 溶媒：NS，现配现用 |
| 苯唑西林 | po | 4 次 / 天 | 0.5～1g/ 次 | — | — | 口服应空腹用<br>溶媒：NS、5% GS、10% GS |
| | im | 分 4 次 | 4～6g/d | q6～12h | 体重<40kg：12.5～25mg/(kg·次) | |
| | ivgtt | 分 2～4 次 | 4～6g/d，严重感染可增至 12g/d | | | |

续表

| 药物 | 给药途径 | 成人 | | 儿童 | | 备注 |
|---|---|---|---|---|---|---|
| | | 频次 | 剂量 | 频次 | 剂量 | |
| 氯唑西林 | po | 4次/天 | 0.5g/次 | 分4次 | 25～50mg/(kg·d) | 口服应空腹用<br>溶媒:NS |
| | im | 4次/天 | 0.5g/次 | 分4次 | 25～50mg/(kg·d) | |
| | ivgtt | 分2～4次 | 4～6g/d,可至12g/d | 分2～4次 | 50～100mg/(kg·d)<br>新生儿:25mg/(kg·次) | |
| 美洛西林 | im | q6h | 2～3g/次 | — | — | 溶媒:NS、5% GS、10% GS、5% GNS、乳酸钠林格液 |
| | ivgtt | q6h | 一般:<br>2～3g/次 | 1周内患儿:q12h;1周以上:3～4次/天 | 75mg/(kg·次) | |
| | | q4h | 重症:3g/次 | | | |
| | | q4h | 极重:4g/次 | | | |
| 阿洛西林 | ivgtt | q6h | 2g/次,严重感染:4g/次,7～10天为1个疗程 | 2～4次/天 | 一般:75mg/(kg·次);婴儿及新生儿:100mg/(kg·次) | NS、5%GS、10%GS、5%GNS、乳酸钠林格液作溶媒 |
| 哌拉西林 | iv<br>ivgtt | 分2次<br>q4～6h | 中度感染:8g/d;严重:3～4g/次,q6h,最大<24g/d | q12h<br>q6～12h | 婴幼儿和<12岁儿童:0.1～0.2g/(kg·d);新生儿:50mg/(kg·次) | 溶媒:NS、5% GS、5% GNS |

表 4-1-12 第一代头孢菌素类临床常用品种的给药方案

| 药物 | 给药途径 | 成人 | | 儿童 | | 备注 |
|---|---|---|---|---|---|---|
| | | 频次 | 剂量 | 频次 | 剂量 | |
| 头孢氨苄 | po | q6h | 0.25～0.5g/次，日最高剂量为4g | 分4次给药 | 25～50mg/（kg·d） | 空腹服用 |
| 头孢唑林 | im<br>ivgtt | q6～12h | 0.5～1g/次，日最大剂量为6g | 分2～3次给药 | 50～100mg/（kg·d） | 溶媒：NS、5% GS |
| | 预防手术感染 | 术前0.5～1小时1g；术中0.5～1g（手术时间＞6小时）；术后q6～8h 0.5～1g，至术后24小时止 | | | | |
| 头孢拉定 | po | q6h | 0.25～0.5g/次，日最高剂量为4g | q6h | 6.25～12.5mg/（kg·次） | 溶媒：NS、5% GS |
| | im<br>ivgtt | q6h | 0.5～1g/次，日最大剂量为6g | ＞1周岁：q6h | 12.5～25mg/（kg·次） | |
| 头孢硫脒 | im | 分2～4次 | 2～4g/d | 分2～4次 | 50～150mg/（kg·d） | 溶媒：NS、5% GS |
| | ivgtt | 分2～4次 | 2～4g/d，严重感染可增至8g/d | 分2～4次 | 50～150mg/（kg·d） | |

表 4-1-13 第二代头孢菌素类临床常用品种的给药方案

| 药物 | 给药途径 | 成人 | | 儿童 | | 备注 |
|---|---|---|---|---|---|---|
| | | 频次 | 剂量 | 频次 | 剂量 | |
| 头孢克洛 | po | q8h | 一般感染:0.25g/次;严重感染:0.5g/次,最大2g/d | 分2~3次 | 一般:20mg/(kg·d);严重:40mg/(kg·d);急性中耳炎:60mg/(kg·d);最大剂量:1g/d | 宜空腹给药 |
| 头孢呋辛酯 | po | bid | 一般:0.25g/次;重症:0.5g/次 | bid(头孢呋辛酯干混悬剂) | 一般:>3个月患儿10mg/(kg·次),最大0.25g/d;严重:>2岁15mg/(kg·次),最大0.5g/d | 宜餐后服用 |
| | | | | 分2次服用(片剂或胶囊) | 一般:5~12岁20mg/(kg·d)日剂量<0.5g/d;严重:30mg/(kg·d),日剂量<1g/d | 宜餐后服用 |
| 头孢呋辛 | im ivgtt | q8h | 一般:0.75~1.5g/次,疗程为8~10天 | 分3~4次给药 | 一般:50~100mg/(kg·d);重症:>0.1g/(kg·d);骨和关节感染0.15g/(kg·d),脑膜炎0.2~0.24g/(kg·d)(均不能超成人用最高量) | 溶媒:NS、5% GS、10% GS、5% GNS、林格和乳酸钠注射液 |
| | | q6h | 严重:1.5g/次 | | | |
| | | q8h | 预防手术感染:1.5g/次,术前0.5~1.5小时 | | | |
| 头孢丙烯 | po | 1~2次/天 | 0.5g/次 | 2次/天 | 7.5~15mg/(kg·次) | – |
| 头孢替安 | iv ivgtt | 分2~4次 | 0.5~2g/d | 分3~4次 | 40~80mg/d | 溶媒:NS、5% GS、氨基酸注射液 |
| 头孢孟多酯钠 | iv ivgtt | 分3~4次 | 2~8g/d,日最大剂量为12g | 分3~4次 | ≥1个月患儿:50~100mg/(kg·d) | 溶媒:NS、5% GS |

表 4-1-14 第三代头孢菌素类临床常用品种的给药方案

| 药物 | 给药途径 | 成人 | | 儿童 | | 备注 |
|---|---|---|---|---|---|---|
| | | 频次 | 剂量 | 频次 | 剂量 | |
| 头孢唑肟 | iv<br>ivgtt | q8 ~ 12h | 1 ~ 2g/ 次;重度可增至 3 ~ 4g/ 次,q8h | q6 ~ 8h | ≥6 个月患儿:50mg/(kg·次) | 溶 媒:NS、5% GS、10% GS、5% GNS、林格、乳酸钠林格或氨基酸注射液 |
| 头孢他啶 | im | 分 2 次 | 轻度感染:1g/d | <6 岁幼儿及对利多卡因或酰胺类局麻药过敏者不宜肌内注射 | | 溶 媒:NS、5% GS、10% GS、5% GNS、林格和乳酸钠林格注射液 |
| | | q8 ~ 12h | 中度感染:1g/ 次 | | | |
| | iv<br>ivgtt | q8 ~ 12h | 中度感染:1g/ 次;<br>重度感染:2g/ 次 | 分 2 ~ 3 次 | ≥2 个月:30 ~ 100mg/(kg·d),最高不超过 6g/d | |
| 头孢哌酮 | im | q12h | 一般:1 ~ 2g/ 次 | 选择静脉给药 | | 溶媒:NS、5% GS、10% GS、5% GNS、乳酸钠注射液;用药期间及 1 周后不可饮酒 |
| | iv<br>ivgtt | q8h | 严重:2 ~ 3g/ 次,日剂量 < 9g,伴免疫缺陷 12g/d | 分 2 次或多次给药 | 50 ~ 200mg/(kg·d),日最大剂量不超过 6g | |
| 头孢曲松 | im<br>iv<br>ivgtt | qd | 一般:1 ~ 2g/ 次;<br>中度感染:4g/ 次;疗程通常为 4 ~ 14 天 | qd | 一般感染:< 14 天患儿 20 ~ 50mg/(kg·次);15 日 ~ 12 岁患儿 20 ~ 80mg/(kg·次);> 12 岁(或体重 50kg 以上)用成人量 | 溶媒:NS、5% GS、10% GS,不宜与含钙制剂配伍;用药期间及 1 周后不可饮酒 |
| 头孢噻肟钠 | im | q12h | 一般:0.5 ~ 1g/ 次 | | 婴幼儿不宜肌内注射本药 | 溶 媒:NS、5% GS、10% GS、5% GNS、林格和乳酸钠林格注射液 |
| | | q8 ~ 12h | 中、重度:1 ~ 2g/ 次 | | | |
| | iv<br>ivgtt | 分 2 ~ 3 次 | 2 ~ 8g/d,日最大剂量为 12g | 分 2 ~ 4 次 | ≥28 天婴幼儿:一般 50 ~ 100mg/(kg·d);严重 0.15 ~ 0.2g(kg·d) | |
| | | q12h | 无并发症肺炎链球菌肺炎或急性尿路感染:1g/ 次 | < 7 天:q12h;<br>7 ~ 28 天:q8h | 新生儿 25mg/(kg·次),早产儿日剂量 < 50mg/kg | |
| 头孢克肟 | po | q12h | 一般:50 ~ 100mg/ 次,严重感染增至 200mg/ 次 | q12h | ≥30kg:用成人量;< 30kg 儿童:1.5 ~ 3mg/(kg·次),严重者可 3mg/(kg·次) | 6 个月以下儿童的安全性和有效性尚未确定 |

续表

| 药物 | 给药途径 | 成人 | | 儿童 | | 备注 |
|---|---|---|---|---|---|---|
| | | 频次 | 剂量 | 频次 | 剂量 | |
| 头孢布烯 | po | qd | 200mg/次 | 分1～2次 | ≥45kg儿童：用成人量；<45kg：9mg/(kg·d) | 食物影响混悬剂的吸收 |
| 头孢匹胺钠 | im | 分2次肌内注射 | 轻至中度感染：1～2g/d | <6岁及对利多卡因或酰胺类局麻药过敏者不宜肌内注射 | | 溶　媒：NS、5% GS、10% GS、5% GNS、林格和乳酸钠林格或氨基酸注射液；用药期间及一周后不可饮酒。 |
| | iv<br>ivgtt | 分2次给药 | 轻至中度感染：1～2g/d；重度感染：可增至4g/d，分2～3次给药 | 分2～3次<br>ivgtt | 轻至中度感染：20～80mg/(kg·d)；重度感染：可增至150mg/(kg·d) | |

表 4-1-15　第四代头孢菌素类临床常用品种的给药方案

| 药物 | 给药途径 | 成人 | | 儿童 | | 备注 |
|---|---|---|---|---|---|---|
| | | 频次 | 剂量 | 频次 | 剂量 | |
| 头孢吡肟 | im<br>ivgtt | q12h | 轻、中度泌尿道感染：0.5～1g/次；其他轻、中度感染：1g/次；重度泌尿道感染：2g/次，疗程为10天 | q12h | 2个月～12岁：一般感染40mg/kg，疗程为7～14天；中性粒细胞减少性发热的经验治疗50mg/kg，疗程为7～10天 | 溶 媒：NS、5% GS、10% GS、5% GNS、林格注射液 |
| | ivgtt | q8h | 严重感染并危及生命时：2g/次；中性粒细胞减少性发热的经验治疗：2g/次，疗程7～10天 | q8h | 细菌性脑脊髓膜炎：40mg/kg；<2个月患儿慎用 | |
| 头孢匹罗 | iv<br>ivgtt | q12h | 上下泌尿道合并感染、严重皮肤及软组织感染：1g/次；严重下呼吸道感染：1～2g/次；败血症、中性粒细胞减少患者的感染：2g/次 | 尚未确定<12岁儿童用药的有效性及安全性，不推荐使用本药 | | 溶 媒：NS、5% GS、10% GS、5% GNS、林格和5%果糖注射液 |
| 头孢噻利 | ivgtt | q12h | 0.5～1g/次，日最高剂量4g | 尚未明确本品对儿童用药的安全性 | | 溶媒：NS、5% GS、10% GS |

表 4-1-16 非典型 β- 内酰胺类抗生素临床常用品种的给药方案

| 药物 | 给药途径 | 成人 | | 儿童 | | 备注 |
|---|---|---|---|---|---|---|
| | | 频次 | 剂量 | 频次 | 剂量 | |
| 头孢西丁 | im | q6～8h | 轻度感染:1g/次,日最高剂量为3～4g | 对利多卡因或酰胺类局麻药过敏者及6岁以下小儿不宜采用肌内注射 | | 溶　媒:NS、5% GS、10% GS、5% GNS、复方氨基酸注射液 |
| | iv<br>ivgtt | q6～8h | 轻度:1g/次,总量3～4g/d;中、重度:2g/次,总量6～8g/d或1g/q4h;严重(如气性坏疽):2g/q4h或3g/q6h,总量12g/d | q6h | ＞3个月儿童:13.3～26.7mg/(kg·次),或20～40mg/(kg·次),q8h) | |
| 头孢美唑 | iv<br>ivgtt | q12h | 轻至中度感染:0.5～1g/次 | 分2～4次 | 轻至中度感染:25～100mg/(kg·d) | 溶媒:见备注* |
| | ivgtt | 分2～4次 | 重度感染:可至4g/d | 分2～4次 | 重度感染:可至150mg/(kg·d) | |
| 头孢米诺 | iv<br>ivgtt | q12h | 一般感染:1g/次 | q6～8h | 20mg/(kg·次) | 溶　媒:NS、5%GS、10% GS |
| | | 分3～4次给药 | 败血症、难治性或重症感染:6g/d | | | |
| 拉氧头孢 | im | q12h | 轻至中度感染:0.5～1g/次 | 不宜选择肌内注射 | | 溶　媒:NS、5%GS、10%GS、低分子右旋糖酐 |
| | iv<br>ivgtt | q12h | 轻至中度感染:1g/次;重度感染可增至4g/d | 分2～4次 | 40～80mg/(kg·d),危重病例可至150mg/(kg·d) | |
| 氨曲南 | im<br>iv<br>ivgtt | q8～12h | 中、重度感染:1～2g/次 | 婴幼儿的安全性尚未确立,应慎用 | | 溶　媒:NS、5%GS、10%GS、5% GNS、林格和乳酸钠林格注射液 |
| | | q6～8h | 危重患者或由铜绿假单胞菌所致的严重感染:2g/次;最大剂量不宜超过8g/d | | | |

续表

| 药物 | 给药途径 | 成人 | | 儿童 | | 备注 |
|---|---|---|---|---|---|---|
| | | 频次 | 剂量 | 频次 | 剂量 | |
| 亚胺培南西司他丁 | im | q6～12h | 一般：0.25～1g/次 | q6h | 肌内注射和静脉滴注：体重>40kg 患儿同成人剂量；<40kg 为 15mg/(kg·次)，总剂量不超过 2g/d | 溶 媒：NS、5%GS、10%GS、5% GNS |
| | | q12h | 中度感染：1g/次，最高剂量不超过 4g/d | | | |
| | ivgtt | q6h | 轻度感染：0.25g/次 | | | |
| | | q6～8h | 中度感染：0.5g/次 | | | |
| | | q8h | 严重感染：1g/次，最高剂量不超过 4g/d | | | |
| 美罗培南 | ivgtt | q8h | 脑膜炎：2g/次；中性粒细胞减少伴发热的癌症患者或合并腹内感染或敏感菌引起的腹膜炎：1g/次 | q8h | 一般感染：3 个月～12 岁 10～20mg/(kg·次)；体重>50kg 患儿按成人剂量给药；脑膜炎：40mg/(kg·次) | 溶 媒：NS、5%GS、10%GS、5% GNS |
| 法罗培南 | po | q8h | 150～300mg/次，根据年龄和症状适量增减 | 尚未确立儿童用药的安全性 | | 不受食物影响 |

注：* 溶媒为 NS、5% GS、10% GS、右旋糖酐液、复方氨基酸液或 1/6mol/L 乳酸钠注射液

表 4-1-17　β-内酰胺酶抑制剂复合制剂临床常用品种的给药方案

| 药物 | 给药途径 | 成人 | | 儿童 | | 备注 |
|---|---|---|---|---|---|---|
| | | 频次 | 剂量 | 频次 | 剂量 | |
| 阿莫西林克拉维酸钾 | po | tid | 轻至中度感染:375mg/次,疗程为7~10天;肺炎及其他中度严重感染:625mg/次,疗程为7~10天 | q12h | <3个月:15mg/(kg·次);<40kg:25mg/(kg·次)或20mg/(kg·次),q8h;严重感染:45mg/(kg·次)或40mg/(kg·次),q8h;>40kg:按成人剂量 | 口服也必须作皮试 |
| | ivgtt | q8~12h | 1.2g/次,疗程为7~14天;严重感染者可4次/天 | q12h | <3个月:30mg/(kg·次),随后加至q8h | 溶媒:NS 50~100ml |
| | | | | q8~12h | 3个月~12岁:30mg/(kg·次),疗程为7~14天;严重感者增加至4次/天。>12岁:剂量同成人 | |
| 氨苄西林舒巴坦 | im | q6h | 0.75~1.5g/次,<6g/d | — | | 溶媒:NS、林格乳酸钠溶液 |
| | iv<br>ivgtt | q6h | 1.5~3g/次,<12g/d | 分次给药 | 0.1~0.2g/(kg·d) | |
| 哌拉西林他唑巴坦 | ivgtt | q6h | 一般感染:3.375g/次或4.5g/次,q8h,疗程为7~10天 | 12岁以上儿童的常用剂量同成人;12岁以下儿童的剂量尚未正式确定 | | 溶媒:NS、5% GS |
| | | q4h | HAP:起始量3.375g,疗程为7~14天,可根据病情及细菌学检查结果进行调整 | | | |
| 头孢哌酮舒巴坦 | ivgtt | q12h | 一般感染:1~2g/次(1∶1)或0.75~1.5g/次(2∶1);严重或难治性感染:(1∶1)可增至8g/d,(2∶1)可增至12g/d。若头孢哌酮钠的需要量超过4g/d时,宜采用头孢哌酮钠舒巴坦钠(2∶1),或另行单独加用头孢哌酮钠 | 分2~4次给药 | 一般感染:40~80mg/(kg·d)(1∶1)或30~60mg/(kg·d)(2∶1);严重或难治性感染:(1∶1)可增至160mg/(kg·d)或(2∶1)增至240mg/(kg·d);新生儿第1周内应q12h给药 | 溶媒:NS、5% GS、5% GNS;舒巴坦钠最大剂量不得超过4g/d |

## 五、主要不良反应与药学监护

### （一）主要不良反应

β-内酰胺类抗生素最常见的不良反应为过敏反应，包括皮疹、药物热、血管神经性水肿、血清病型反应、过敏性休克等，其中以过敏性休克最为严重，主要药物是青霉素类和头孢菌素类。过敏反应分速发型和非速发型。速发型变态反应常在用药后1小时内出现，过敏性休克多在注射后数分钟内发生。根据Coomb's和Gell免疫反应分类系统可称之为Ⅰ型变态反应，临床表现为快速进展的荨麻疹、血管性水肿、呼吸道痉挛及严重过敏反应等病症。非速发型变态反应又称为迟发型过敏反应，一般在用药1小时后发生，发病机制可以是Ⅱ型、Ⅲ型或Ⅳ型变态反应，临床可表现为各种类型的皮疹。另外，β-内酰胺类抗生素不良反应的发生常会累及很多器官或系统，有些甚至会同时累及多个器官或系统，常见的不良反应表现见表4-1-18。

表4-1-18 β-内酰胺类抗生素的不良反应

| 不良反应表现 | 具体临床表现 |
| --- | --- |
| 皮肤及其附件 | 皮肤瘙痒、面部潮红、各类型皮疹 |
| 消化系统 | 恶心、呕吐、腹胀、腹泻(抗生素腹泻)、腹部不适、肝功能异常等 |
| 神经系统 | 头晕、头痛、局部麻木、幻觉、失眠、耳鸣、癫痫等发作 |
| 全身性 | 发热、寒战、过敏性休克、全身过敏样反应 |
| 循环系统 | 心慌、胸闷、心悸、面部水肿 |
| 局部血管 | 静脉炎 |
| 泌尿系统 | 血尿、肾功能异常 |
| 肌肉骨骼肌系统 | 关节痛、四肢发抖、抽搐 |
| 血液系统 | 血项异常、粒细胞缺乏 |
| 其他 | 口干、眼部不适 |

### （二）药学监护

β-内酰胺类抗菌药物的应用涉及临床各科，正确合理应用抗菌药物是提高疗效、降低不良反应发生率以及减少或减缓细菌耐药性发生的关键。在临床应用中临床药师一方面要配合临床医师正确合理地选择抗菌药物，另一方面更要做好药学监护，避免药物不良反应的发生。在临床应用β-内酰胺类抗菌药物时，临床药师应做好以下药学监护：

1. 监测过敏反应　用药前须详细询问患者病史，包括用药史、过敏反应史，以及家族变态反应疾病史。有青霉素过敏史者一般不宜进行皮试，应改用其他药物。青霉素类药物用药前一定要做过敏试验，皮试阳性者不能应用。用药过程中注意观察，若患者感觉不适、口内感觉异常、喘鸣、眩晕、排便感、出汗等休克前症状时，应立即停药并采取相应的治疗措施；若患者有皮肤红斑、瘙痒等症状时也应立即停药。

2. 监测体温、血常规、C反应蛋白、PCT　患者初始经验性选择该类药物治疗后，应密切观察患者的体温、血常规、C反应蛋白、PCT的变化，为是否更换药物或继续治疗提供科学的依据。

3. 监测消化道反应　长期应用抗菌药物容易发生假膜性肠炎，特别是第三、第四代头孢菌素和碳青霉烯类等广谱抗菌药物。用药过程中观察患者是否有腹痛、腹泻的表现，如果发生及时停药并对症处理。

4. 监护药物的相互作用　第三代头孢菌素和头霉素等β-内酰胺类等可抑制乙醇在体内的代谢，服药期间饮酒可致双硫仑样反应。因此用药过程中及用药后1周嘱患者不要饮酒，不要使用含乙醇的食品和饮料等。

5. 监护药物的不良反应　第三和第四代头孢菌素、碳青霉烯类和头霉素类药物可引起维生素K、维生素B族缺乏，用药期间应注意维生素K、维生素B族的补充，避免因维生素K缺乏增加出倾向。

6. 定期监测肝、肾功能　用药期间配合医师定期监测患者的肝、肾功能，避免药物引起的肝、肾功能损害。

## 六、药物相互作用

β-内酰胺类抗菌药物因其化学结构、理化性质等特点，可与许多药物产生相互作用，临床上联合使用时应注意该类药物的相互作用，详见表4-1-19。

表4-1-19　β-内酰胺类抗菌药物的药物相互作用

| 药物A | 配伍禁忌 | 合用药物B | 合用结果 |
|---|---|---|---|
| 青霉素类 | 重金属(铜、锌、汞等)、头孢噻吩、林可霉素、四环素、万古霉素、琥乙红霉素、两性霉素B、去甲肾上腺素、间羟胺、苯妥英钠、羟嗪、丙氯拉嗪、异丙嗪、维生素B族、维生素C族等 | 丙磺舒、阿司匹林、吲哚美辛、保泰松、磺胺类 | A半衰期↑ |
| | | 氯霉素、红霉素、四环素、磺胺类 | A活性↓ |
| | | 氨基苷类 | 同瓶输注：A、B活性↓ |
| | | 华法林 | B抗凝作用↑ |
| 头孢菌素类 | 阿米卡星、庆大霉素、卡那霉素、妥布霉素、新霉素、多西环素、盐酸土霉素、盐酸四环素、葡萄糖酸红霉素、硫酸多黏菌素B、黏菌素甲磺酸钠、乳糖酸红霉素、 | 呋塞米等强利尿药 | 肾毒性↑ |

续表

| 药物 A | 配伍禁忌 | 合用药物 B | 合用结果 |
| --- | --- | --- | --- |
| 头孢菌素类 | 林可霉素、磺胺异噁唑、氨茶碱、可溶性巴比妥类、氯化钙、葡萄糖酸钙、盐酸苯海拉明和其他抗组胺药、利多卡因、去甲肾上腺素、间羟胺、哌甲酯、琥珀胆碱等 | 氨基苷类 | 协同作用(不可同瓶输注),但肾毒性↑ |
| | | 伤寒活疫苗 | B 活性↓ |
| 氨曲南 | 萘夫西林、头孢拉定、万古霉素及甲硝唑 | 头孢西丁 | 拮抗 |
| | | 利尿药 | 肾毒性↑ |
| 碳青霉烯类 | 齐多夫定、昂丹司琼、多种维生素、多西环素、地西泮、葡萄糖酸钙和阿昔洛韦 | 氨基苷类 | 协同作用 |
| | | 丙戊酸等抗癫痫药 | B 活性↓ |

(万建建　冯　堃)

## 第二节　氨基苷类抗菌药物

氨基苷类(aminoglycosides)抗生素化学结构中含有氨基环醇和氨基糖分子,由配糖键连接成苷而得名。氨基苷类抗生素自问世以来一直是临床上重要的抗感染药物。近年来,其发展虽不如 β-内酰胺类快,但仍为治疗革兰阴性菌感染和结核病不可缺少的药物。抗菌机制主要是抑制细菌蛋白质合成,并能破坏细菌胞浆膜的完整性,从而起到杀菌作用,为静止期杀菌剂。

### 一、分类与品种分布

氨基苷类药物包括两大类:一类为天然来源的,由链霉素和小单孢菌产生;另一类为半合成药物,具体品种见表 4-2-1。

表 4-2-1　氨基苷类药物的分类及品种分布

| 来源 | | 品种分布 |
| --- | --- | --- |
| 天然 | 由链霉素菌属获得 | 链霉素(streptomycin)、新霉素(neomycin)、卡那霉素(kanamycin)、妥布霉素(tobramycin)、核糖霉素(ribostamycin)等 |
| | 由小单孢菌属获得 | 庆大霉素(gentamycin)、西索米星(sisomicin)、小诺米星(micronomicin)等 |
| 半合成 | | 奈替米星(netilmicin)、依替米星(etimicin)、异帕米星(isepamicin)、卡那霉素 B(bekanamycin)、阿米卡星(amikacin)、地贝卡星(dibekacin)、阿贝卡星(arbekacin)等 |

## 二、药理作用特征

氨基苷类抗生素水溶性好,性质稳定,抗菌谱广,对葡萄球菌属、需氧革兰阴性杆菌具有良好的抗菌活性,某些品种对结核分枝杆菌及其他分枝杆菌属亦有作用;作用机制为抑制细菌蛋白质的合成,作用靶点在细胞30S核糖体亚单位的16S rRNA解码区的A部位,可影响细菌蛋白质合成的全过程,妨碍初始复合物的合成,诱导细菌合成错误蛋白以及阻抑已合成蛋白的释放,从而导致细菌死亡。氨基苷类抗生素在敏感菌体内的积蓄是通过一系列复杂的步骤来完成的,包括需氧条件下的主动转运系统,故此类药物对厌氧菌无作用。其杀菌作用特点:①杀菌速度和杀菌持续时间与浓度呈正相关;②仅对需氧菌有效,对厌氧菌无效;③PAE长,且持续时间与浓度呈正相关,对金葡菌、肺炎克雷伯杆菌、铜绿假单胞菌的PAE达4~8小时;④具有初次接触效应;⑤在碱性环境中抗菌活性增强。

## 三、药动学特征

氨基苷类抗生素胃肠道吸收差,肌内注射吸收良好,与人血清蛋白的结合率低,肌内注射后大部分经肾脏以原形排出。了解该类药物在体内的吸收、分布、代谢、消除等动态规律,对指导临床合理用药至关重要。氨基苷类临床常用药物的药动学参数见表4-2-2。

表4-2-2　氨基苷类抗菌药物的药动学参数

| 药物 | $t_{1/2}$(小时) | | 达峰时间(小时) | 蛋白结合率 | 24小时尿排出率 | 表观分布容积(L/kg) |
|---|---|---|---|---|---|---|
| | 正常 | 少尿 | | | | |
| 链霉素 | 2.4~2.7 | 50~110 | 0.5 | 20%~30% | 80%~98% | 0.26 |
| 卡那霉素 | 2~4 | 27~80 | 1~2 | <10% | 80%~90% | 0.26 |
| 庆大霉素 | 2~3 | 40~50 | 0.5~1 | <10% | 50%~93% | 0.2~0.25 |
| 妥布霉素 | 1.9~2.2 | — | 0.5~1 | <10% | 85%~93% | 0.26 |
| 西索米星 | 2~2.5 | 35~37 | 0.5~1 | — | 75% | 0.23 |
| 阿米卡星 | 2~2.5 | 30 | 0.75~1.5 | 4% | 94%~98% | 0.21 |
| 奈替米星 | 2~2.5 | — | 0.5~1 | <10% | 80% | 0.25 |
| 异帕米星 | 2~2.5 | — | 1 | 5% | ~ | 0.25 |

## 四、给药方案

大量临床研究结果显示,氨基苷类抗菌药物1日1次给药方案的临床疗效优于1日多次给药，并可降低药物毒性反应，但不适用于新生儿、孕妇、感染性心内膜炎、革兰阴性杆菌脑膜炎、骨髓炎、肾功能减退者、大面积烧伤及肺囊性纤维化等患者。因该类药物有耳肾毒性，新生儿、孕妇和儿童应慎用。老人、原有肾脏疾病的患者、低血容量、低血压的患者、肝功能不全的患者肾毒性发生率高。

临床上应用该类药物应尽可能进行血药浓度监测，根据测定结果调整给药剂量，特别是对于肾功能减退的老年患者。常用给药方案见表4-2-3。

**表4-2-3 临床常用氨基苷类抗生素的给药方案（成人）**

| 药物 | 给药途径 | 临床应用 | 频次 | 剂量 | 备注 |
|---|---|---|---|---|---|
| 硫酸链霉素 | im | 结核病 | q12h | 0.5g/次 | 不可静脉注射给药 |
| | | | qd | 0.75g/次 | |
| | | | 2～3次/周 | 1g/次 | |
| | | 草绿色链球菌所致心内膜炎 | q12h | 1g/次 | 联合青霉素1周后改为0.5g，q12h，连用1周 |
| | | 肠球菌致心内膜炎 | q12h | 1g/次 | 联合青霉素2周后改为0.5g，q12h，连用4周 |
| | | 鼠疫 | 分2次给药 | 1～2g/d | 联合四环素，疗程≥3周 |
| | | 其他感染 | q12h | 0.5g/次 | 联合β-内酰胺类、大环内酯类 |
| 硫酸庆大霉素 | po | 肠道感染或术前准备 | 4次/天 | 60～100mg/次 | |
| | im<br>ivgtt | 单纯性尿路感染 | qd | 体重<60kg：3mg/(kg·次)；体重>60kg：160mg/次 | 溶媒：NS或5% GS 50～200ml，药液浓度≤1mg/ml |
| 硫酸卡那霉素 | po | 抗感染 | 3～4次/天 | 0.75～1.25g/次 | |
| | im | | q12h | 0.5g/次 | <1.5g/d，疗程为7～14天 |
| | ivgtt | 用量同肌内注射，每1g药物加入NS或5% GS或其他适当的灭菌稀释液200～400ml，30～60分钟内滴完 | | | |
| 硫酸妥布霉素 | im<br>ivgtt | 抗感染 | q8h | 1～1.7mg/(kg·次) | 疗程为7～14天 |
| 硫酸小诺米星 | po | 一般感染 | tid | 80mg/次 | 连续给药不宜超过14天 |
| | im | | 2～3次/天 | 60～80mg/次 | 必要时可增至120mg/次 |
| | ivgtt | | 2～3次/天 | 60mg/次 | NS 100ml恒速滴注，1小时内滴完 |

续表

| 药物 | 给药途径 | 临床应用 | 频次 | 剂量 | 备注 |
|---|---|---|---|---|---|
| 硫酸阿米卡星 | im ivgtt | 单纯性尿路感染 | q12h | 200mg | |
| | | 其他全身感染 | qd | 15mg/(kg·次) | < 1.5g/d,疗程 < 10天 |
| 硫酸奈替米星 | im ivgtt | 一般感染 | q8h | 1.3~2.2mg/kg | 最高剂量不超过7.5mg/(kg·d),疗程为7~14天 |
| | | | q12h | 2~3.25mg/kg | |
| 硫酸依替米星 | ivgtt | 一般感染 | q12h | 100~150mg/次 | 溶媒:NS、5% GS 100ml,滴注1小时,疗程为5~10天 |
| | | | qd | 200~300mg/次 | |
| 硫酸异帕米星 | im ivgtt | 一般感染 | 分1~2次 | 400mg/d | 在0.5~1小时内滴入 |
| 硫酸西索米星 | ivgtt | 轻度感染 | 分2~3次 | 100mg/d | 疗程不超过7~10天 |
| | | 重度感染 | | 150mg/d | |
| | im | | 分3次给药 | 3mg/(kg·d) | |

氨基苷类抗菌药物主要损害近曲小管,对肾小球的影响较小。临床上可出现蛋白尿、管型尿和红细胞,但尿量一般并不减少。严重者可产生氮质血症、肾功能减退、尿钾排出增多等不良反应,其损害程度与剂量大小及疗程长短成正比。因此肾功能减退者中使用时应注意剂量的调整,见表4-2-4。

**表4-2-4 肾功能减退时氨基苷类1日1次给药方案的调整(剂量mg/kg)**

| 药物 | 肌酐清除率(ml/min) | | | | | | |
|---|---|---|---|---|---|---|---|
| | > 80 | 60~80 | 40~60 | 30~40 | 20~30 | 10~20 | < 10 |
| | 剂量(mg/kg,q24h) | | | | 剂量(mg/kg,q48h) | | |
| 庆大霉素、妥布霉素 | 5.1 | 4 | 3.5 | 2.5 | 4 | 3 | 2 |
| 阿米卡星、卡那霉素、链霉素 | 15 | 12 | 7.5 | 4 | 7.5 | 4 | 3 |
| 异帕米星 | 8 | 8 | 8 | 8(q48h) | 8 | 8(q72h) | 8(q96h) |
| 奈替米星 | 6.5 | 5 | 4 | 2 | 3 | 2.5 | 2 |

## 五、主要不良反应与药学监护

### (一)主要不良反应

氨基苷类药物主要的不良反应为耳肾毒性和神经肌肉阻滞作用,尤其在儿童和老人中更易引起，其毒性的产生与服药剂量和疗程有关。其他不良反应有皮疹、发热、嗜酸性粒细胞增多等变态反应。具体见表 4-2-5。

**表 4-2-5　氨基苷类抗菌药物的不良反应类型及临床表现**

| 不良反应表现 | 具体临床表现 |
|---|---|
| 耳毒性 | 耳蜗神经损害，表现为听力减退、耳鸣或耳部胀满感。多见于卡那霉素、阿米卡星、新霉素、巴龙霉素等 |
| | 前庭损害，表现为眩晕、头痛、恶心、平衡失调。多见于链霉素、卡那霉素、妥布霉素等。耳蜗神经损害和前庭损害并非绝对，或两者同时存在 |
| 肾毒性 | 主要损害肾小管上皮细胞，表现为蛋白尿、管型尿、红细胞尿等。但尿量不减，严重者可导致氮质血症、肾功能减退等。尿液变化一般在用药后 3～6 天发生，多数为可逆性的 |
| 神经肌肉阻滞作用 | 神经肌肉麻痹、肌肉软弱、呼吸麻痹等。作用大小为新霉素 > 链霉素 > 卡那霉素或阿米卡星 > 庆大霉素及妥布霉素 |
| 过敏反应 | 常见皮疹、发热、血管神经性水肿、口周发麻等 |

### （二）药学监护

氨基苷类药物在临床应用时，临床药师应做好以下药学监护：

1. 监测耳毒性　用药中应经常询问患者是否有眩晕、耳鸣等先兆症状。有些患者自觉症状不明显，应定期监测听力。

2. 监测肾脏毒性　避免与其他有肾毒性的药物联合应用，定期检查肾功能。有条件的医院应做血药浓度监测。肾功能减退患者慎用或调整给药方案。

3. 皮肤过敏反应　用药前仔细询问过敏史，对氨基苷类药物过敏者禁用。用药期间如出现过敏反应，应及时停药并进行对症处理。

4. 神经肌肉阻滞作用　与地西泮、麻醉剂、琥珀胆碱、筒箭毒碱等有神经肌肉阻滞作用的药物合用时应注意，一旦出现神经肌肉阻滞现象需及时停用。

## 六、药物相互作用

氨基苷类药物在治疗感染性疾病中常与 β-内酰胺类抗生素联合使用，后者属于破坏细菌细胞壁合成的杀菌药物，并能延长氨基苷类的抗生素后效应，两者作用于不同的靶点，联合应用可产生协同作用，能更好地应对耐药菌。临床上氨基苷类抗生素也被称为“β-内酰胺类抗生素的同盟军”。

氨基苷类药物在临床应用中与其他药物的相互作用详见表 4-2-6。

表 4-2-6　氨基苷类药物与其他药物的相互作用

| 合用药物 B | 合用结果 | 合用药物 B | 合用结果 |
|---|---|---|---|
| 袢利尿剂、万古霉素、铂类抗癌药 | 耳、肾毒性↑ | 碳酸氢钠、氨茶碱 | 本类药物抗菌作用↑ |
| 羟乙基淀粉、环孢素、两性霉素、头孢噻吩、头孢唑林、右旋糖酐 | | | |
| 麻醉药、肌松药 | 神经肌肉阻滞作用↑ | | |

（万建建）

## 第三节　大环内酯类抗菌药物

大环内酯类（macrolides）是由链霉菌产生的弱碱性抗生素，因分子中含有1个内酯结构的14～16元环而得名，这个内酯结构是连接1个或多个脱氧糖（多是红霉糖及去氧糖胺）的内酯环。红霉素是本类药物最典型的代表。该类药物作用于细菌细胞核糖蛋白体50S亚单位，阻碍细菌蛋白质合成，属于生长期抑制剂。

大环内酯类抗菌药物在感染性疾病中的应用非常广泛，主要用于需氧革兰阳性菌和阴性球菌、厌氧菌以及军团菌、胎儿弯曲菌、衣原体和支原体等病原菌引起的感染。除抗菌作用外，药物的非抗菌作用如抑制气道黏液分泌、降低中性粒细胞数量及活性、抑制转录因子活化等抗炎特性，越来越多地应用于慢性呼吸道感染，特别是弥漫性细支气管炎、哮喘、慢性鼻窦炎等疾病的治疗。因此，大环内酯类药物的抗菌及非抗菌作用备受关注，在常见呼吸系统疾病中的应用机制正逐步得到揭示。

### 一、分类与品种分布

大环内酯类抗菌药物根据化学结构可分为14元环、15元环和16元环大环内酯类，具体品种分布见表4-3-1。

表 4-3-1　大环内酯类药物常见品种

| 根据化学结构分类 | 代表药物 |
|---|---|
| 14元大环内酯类 | 红霉素（erythromycin）、竹桃霉素（oleandomycin）、克拉霉素（clarithromycin）、罗红霉素（roxithromycin）、地红霉素（dirithromycin）、泰利霉素（telithromycin，替利霉素）、喹红霉素（cethromycin）等 |
| 15元大环内酯类 | 阿奇霉素（azithromycin） |

续表

| 根据化学结构分类 | 代表药物 |
| --- | --- |
| 16 元大环内酯类 | 麦迪霉素(medecamycin)、乙酰麦迪霉素(acetylmidecamycin)、吉他霉素(kitasamycin)、乙酰吉他霉素(acetylkitasamycin)、交沙霉素(josamycin)、螺旋霉素(spiramycin)、乙酰螺旋霉素(acetylspiramycin)、罗他霉素(rokitamycin)等 |

酮内酯类(ketolides)抗生素是由 14 元环大环内酯类红霉素衍生而来的,其代表药物为泰利霉素和喹红霉素。泰利霉素对肺炎链球菌(包括对红霉素及青霉素耐药的菌株)具抗菌活性,对肠球菌及甲氧西林敏感葡萄球菌具良好的抗菌作用。另外其半衰期长,组织穿透性好,在治疗社区获得性呼吸道感染中获满意疗效。

## 二、药理作用特征

大环内酯类抗菌药物主要用于溶血性链球菌、肺炎链球菌等革兰阳性菌引起的感染,可作为上述病原菌感染青霉素过敏患者的替代选用药品;另外还可用于军团菌、支原体属、衣原体属、百日咳、白喉带菌者的感染,用于对青霉素过敏患者的风湿热和心内膜炎的预防。其作用机制为能不可逆地结合到细菌核糖体 50S 亚基上,通过阻断转肽作用及 mRNA 位移,选择性抑制蛋白质合成。现认为大环内酯类可结合到 50S 亚基 23S rRNA 的特殊靶位,阻止肽酰基 tRNA 从 mRNA 的“A”位移向“P”位,使氨酰基 tRNA 不能结合到“A”位,选择性抑制细菌蛋白质的合成;或与细菌核糖体 50S 亚基的 L22 蛋白质结合,导致核糖体结构破坏,使肽酰 tRNA 在肽键延长阶段较早地从核糖体上解离。

细菌对大环内酯类抗菌药物会产生耐药性,而且各药物之间亦有不完全的交叉耐药,可能的机制是:①进入菌体的药量减少和外排增加,如革兰阴性菌可增强脂多糖外膜屏障作用,药物难以进入菌体;②金黄色葡萄球菌外排泵作用增强,药物排出增加,或细菌产生了灭活大环内酯类的酶,如酯酶、磷酸化酶及葡萄糖酶;细菌改变了与药物结合的核蛋白体结合部位,使其结合能力下降。

临床常用大环内酯类抗菌药物的作用比较见表 4-3-2。

表 4-3-2 4 种常用大环内酯类药物的抗菌作用比较

| | 红霉素 | 阿奇霉素 | 克拉霉素 | 罗红霉素 |
| --- | --- | --- | --- | --- |
| 抗革兰阳性菌 | +++ | +++ | +++ ~ ++++ | ++ |
| 抗革兰阴性球菌 | ++ | ++ ~ +++ | ++ | ++ |
| 抗流感杆菌 | ± | ++ | + | ± |

续表

| | 红霉素 | 阿奇霉素 | 克拉霉素 | 罗红霉素 |
|---|---|---|---|---|
| 抗厌氧菌 | + | + | + ~ ++ | + |
| 抗军团菌 | ++ | + | +++ | ++ |
| 抗衣原体 | +++ ~ ++++ | +++ ~ ++++ | ++++ | +++ |
| 抗肺炎支原体 | +++ ~ ++++ | ++++ | +++ ~ ++++ | +++ |
| 抗溶脲脲原体 | ++ | ++ | ++ ~ +++ | ++ |

## 三、药动学特征

大环内酯类药物大多数可口服给药，吸收后血药峰浓度较低，但在组织和体液中的分布广泛，肝、肾、肺等组织中的浓度可高出血药浓度数倍，在胸水、腹水、脓液、痰、尿、胆汁等均可达到有效浓度，但不透过血脑屏障。在碱性环境中抗菌活性较强，治疗尿路感染时常需碱化尿液。药物主要经肝脏代谢，经胆汁排泄，进行肠肝循环，血和腹膜透析后极少被清除。除上述共同特点外，由于结构修饰的不同，使得各药物在抗菌活性和药动学方面也不尽相同。临床常用大环内酯类药物的药动学特征见表 4-3-3。

"特洛伊木马"现象即抗生素后促白细胞效应（postantibiotic leukocyte enhancement，PALE），指细菌与高浓度抗生素接触后，菌体发生变形，更容易被吞噬细胞识别与杀伤。吞噬细胞能摄取高浓度阿奇霉素，并转运至感染部位，在感染靶组织释放药物，从而产生了抗生素与吞噬细胞的协同杀菌作用，并极大提高了感染部位的药物浓度。高组织浓度以及吞噬细胞在感染组织持续释放药物等特性，使得阿奇霉素在药代动力学上有别于其他传统抗菌药，从而在有效保证抗菌疗效的同时缩短抗菌药物的暴露时间。

表 4-3-3 临床常见大环内酯类药物的药动学特征

| 药物 | $t_{1/2}$（小时） | 生物利用度（口服） | 达峰时间（小时） | 蛋白结合率 | 代谢 | 表观分布容积（L/kg） |
|---|---|---|---|---|---|---|
| 红霉素 | 1.4 ~ 2 | 30% ~ 65% | 2 ~ 3 | 70% ~ 90% | 肝代谢，胆汁排泄 | 0.9 |
| 阿奇霉素 | 35 ~ 48 | 37% | 2.5 ~ 2.6 | — | >50% 的药物原形经胆管排出 | 23 |
| 克拉霉素 | 4.4 | 55% | 2.7 | 65% ~ 75% | 肝代谢，以原形及代谢物形式经粪、尿两个途径排出 | 分布广泛 |

续表

| 药物 | $t_{1/2}$（小时） | 生物利用度（口服） | 达峰时间（小时） | 蛋白结合率 | 代谢 | 表观分布容积（L/kg） |
| --- | --- | --- | --- | --- | --- | --- |
| 罗红霉素 | 8.4～15.5 | 受进食影响 | 2 | 96% | 肝代谢，主要以原形随粪便排泄，约7.4%经尿液排出 | 分布比红霉素广泛 |
| 泰利霉素 | 10 | 57% | 1～3 | 60%～70% | 70%经肝代谢，经肾、粪便和肝脏排泄 | 分布广泛 |

## 四、给药方案

大环内酯类抗生素属生长期抑菌剂，有良好的抗生素后效应。其最佳治疗方案应保持组织中药物浓度高于MIC或MBC。大环内酯类抗菌药物常用品种的给药方案见表4-3-4。

**表4-3-4　大环内酯类抗菌药物常用品种的给药方案**

| 药物 | 给药途径 | 成人 | | 儿童 | | 备注 |
| --- | --- | --- | --- | --- | --- | --- |
| | | 频次 | 剂量 | 频次 | 剂量 | |
| 红霉素 | po | q6h | 0.25g/次 | 分2次 | 30～50mg/（kg·d），严重感染可加倍 | 空腹为宜，酯化物依托红霉素可与食物同服 |
| | | q12h | 0.5g/次，最大4g/d | | | |
| | | 分3次 | 军团菌：1～4g/d | | | |
| | ivgtt | 2～3次/天 | 0.5～1g/次，最高<4g/d | 分2～3次 | 20～30mg/（kg·d） | 注射溶液的pH宜维持在5.5以上；静脉滴注宜浓度<1mg/ml |
| | | 分4次 | 军团菌：3～4g/d | | | |
| 麦迪霉素 | po | 分3～4次 | 0.8～1.2g/d | 分3～4次 | 20～30mg/（kg·d） | 宜空腹或饭前服用 |
| 乙酰螺旋霉素 | po | 分3～4次 | 0.8～1.2g/d，重症可用至1.6～2g/d | 分2～4次 | 20～30mg/（kg·d） | 宜饭后服用 |
| 交沙霉素 | po | 分3～4次 | 0.8～1.2g/d，重症可用至1.6g/d | 分3～4次 | 30mg/（kg·d） | 宜空腹服用 |

续表

| 药物 | 给药途径 | 成人 | | 儿童 | | 备注 |
|---|---|---|---|---|---|---|
| | | 频次 | 剂量 | 频次 | 剂量 | |
| 阿奇霉素 | po ivgtt | qd | CAP:0.5g/ 次，静脉滴注至少2天后转为口服,疗程为7～10天 | qd | 一般感染:10mg/kg,3天；或第1天10mg/kg，第2～5天5mg/kg | 宜在饭前1小时或饭后2小时口服;溶媒:NS、5% GS 250～500ml，静脉滴注浓度1～2mg/ml，不得高于2mg/ml;单次静脉滴注T≥60分钟 |
| | | qd | 其他:0.5g/ 次 *3天,也可首日服500mg，后2～5天250mg/ 次 | qd | 肺炎：第1天10mg/kg,最大＜0.5g/d;第2～5天5mg/kg,＜0.25g/d | |
| 克拉霉素 | po | bid | 轻症:250mg/ 次；重症:500mg/ 次，疗程为5～14天。肺炎和鼻窦炎的疗程为6～14天；化脓性链球菌咽炎:250mg/ 次,疗程最少10天 | bid | ＞6个月患儿:5mg/(kg·次)；也可按体重:8～11kg,62.5mg/次；12～19kg,125mg/次;20～29kg,187.5mg/次；30～40kg,250mg/ 次 | 儿童建议使用干混悬剂或颗粒剂等 |
| 罗红霉素 | po | bid | 150mg/ 次 | bid | 2.5～5mg/(kg·次) | 疗程一般为5～12天 |
| | po | qd | 300mg/ 次 | bid | 根据体重:24～40kg:100mg/ 次；12～23kg:50mg/次；婴幼儿,2.5～5mg/(kg·次) | |
| 地红霉素 | | qd | 500mg/ 次，疗程为5～7天，CAP、链球菌所致咽炎、扁桃体炎推荐疗程为7～14天 | | 12岁以下儿童使用本药的安全性和有效性尚未确立 | 宜饭后服用 |

阿奇霉素治疗儿童咽炎、扁桃体炎的给药方案:1日12mg/kg顿服,连用5日，1日最大量不超过500mg,也可参照表4-3-5给药。

表 4-3-5 阿奇霉素治疗儿童中咽炎、扁桃体炎的给药方案(均为 1 日 1 次)

| 体重(kg) | 年龄(岁) | 3 日服用方案 | 4 日服用方案 |
|---|---|---|---|
| <15 | 1~3 | 100mg/次,连续服用 3 日 | — |
| 15~25 | 3~8 | 200mg/次,连续服用 3 日 | 首日 200mg/次,第 2~5 日 100mg/次 |
| 26~35 | 9~12 | 300mg/次,连续服用 3 日 | 首日 300mg/次,第 2~5 日 150mg/次 |
| 36~45 | 13~15 | 400mg/次,连续服用 3 日 | 首日 400mg/次,第 2~5 日 200mg/次 |
| >45 | 服用方法及剂量同成人 | | |

## 五、主要不良反应与药学监护

### (一) 主要不良反应

大环内酯类抗菌药物最主要的不良反应为消化系统反应,如腹部不适、恶心、呕吐等,但随着这类药物在临床上的应用增多,报道的不良反应也涉及多个方面,如血液系统、消化系统、神经系统、呼吸系统等,甚至还出现严重的过敏反应。具体不良反应类型、临床表现及注意事项详见表 4-3-6。

表 4-3-6 大环内酯类抗菌药物的不良反应

| 不良反应表现 | 具体临床表现 |
|---|---|
| 过敏反应 | 药疹、皮疹、会阴糜烂等,严重者可出现休克、死亡 |
| 消化系统 | 可出现腹泻、恶心、呕吐、剧烈腹痛、食欲减退等症状 |
| 血液系统 | 可出现白细胞、中性粒细胞、血小板减少及溶血性贫血等 |
| 耳毒性 | 听力下降,或出现耳聋 |
| 心脏毒性 | 可见心律不齐、室性心动过速、QT 间期延长等 |
| 肝损害 | 以胆汁淤积为主,可发生肝实质损害,常见黄疸、转氨酶升高。药物发生肝损害的概率:红霉素、竹桃霉素较多见;交沙霉素、麦迪霉素、克拉霉素少见;螺旋霉素、地红霉素、罗他霉素、阿奇霉素极少见或无 |
| 其他 | 静脉给药时可出现注射部位红斑、疼痛、肿胀等;乳糖酸红霉素静脉滴注浓度不宜超过 1mg/ml,高浓度滴注时可发生静脉炎 |

### (二) 药学监护

大环内酯类药物在临床应用时,临床药师须做好的几个监护点为:

1. 监测过敏史　详细询问过敏史,对该类药物过敏者慎用。

2. 监测胃肠道反应　该类药物可引起恶心、呕吐等胃肠道反应,可于饭后 2 小时左右口服,不能耐受时停用。

3. 监测血常规　用药期间定期监测血常规，如有异常及时停药并对症治疗。

4. 听力监测　有红霉素相关性耳聋、听力下降或耳聋。新一代大环内酯类药物未发现。用药过程中注意监测患者听力。

5. 监测肝功能　由于该类药物均通过肝脏代谢，常见胆汁淤积型肝脏损害，定期监测肝功能，转氨酶超过正常上限3倍时需停药，并给予保肝、降酶等对症治疗。

6. 监测药物相互作用　大环内酯类药物可降低茶碱类药物的清除率，使后者血药浓度升高，出现心悸、兴奋、心率快、血压下降等毒性反应。红霉素与洛伐他汀合用可引起横纹肌溶解，竹桃霉素和克拉霉素可能也有这种作用。因此应注意药物联合应用时的禁忌证和剂量的调整，避免不良反应的发生。

## 六、药物相互作用

大环内酯类药物主要由肝脏代谢，与肝代谢酶结合，抑制肝细胞色素P450（CYP3A4）的活性，属于肝药酶抑制剂，因此会影响通过该酶代谢的其他药物的体内代谢。例如茶碱类药物，红霉素每日1.5g以上与茶碱同服时可使血内茶碱清除率下降约25%，半衰期延长15%～26%，用药2～3天后可出现心悸、兴奋、心率快、血压下降，血药浓度达25mg/L时可全身抽搐，以至于心律失常；大环内酯类在细菌核糖体50S亚基上的结合点与克林霉素和氯霉素相同，当与这些药物合用时，可发生相互拮抗作用。因此临床应用中应注意大环内酯类药物和其他药物的相互作用，具体见表4-3-7。

表4-3-7　大环内酯类抗生素的药物相互作用

| 药物A | 合用药物B | 合用结果 |
| --- | --- | --- |
| 红霉素、麦迪霉素、罗红霉素、克拉霉素 | 卡马西平、环孢素、茶碱、地高辛、溴隐亭、麦角胺衍生物、阿司咪唑、特非那定等 | B血药浓度增高，B毒性↑ |
| | 其他肝毒性药物 | 肝毒性↑ |
| | 华法林 | 凝血酶原时间延长，出血的危险性↑ |
| 红霉素 | 洛伐他汀等降血脂药 | B血药浓度增高，横纹肌溶解副作用↑ |
| | 咪达唑仑、三唑仑 | B清除↓，B作用↑ |
| | 阿芬太尼 | A抑制B代谢，B作用时间延长 |
| | 大剂量联合耳毒性药物 | 耳毒性↑ |
| | 氯霉素、林可霉素类药物 | 相互拮抗 |
| | β-内酰胺类 | A、B抗菌活性均↓ |
| | 避孕药 | 可阻扰性激素的肠肝循环，B药效↓ |

续表

| 药物 A | 合用药物 B | 合用结果 |
|---|---|---|
| 除上述药物相互作用外 | | |
| 麦迪霉素 | 氨基苷类药物 | 对链球菌有协同抗菌作用 |
| | 青霉素 | A、B 抗菌活性均↓ |
| | 氯霉素、林可霉素类药物 | 相互拮抗 |
| 阿奇霉素 | 阿司咪唑等 $H_1$ 受体阻断药 | 可引起心律失常 |
| | 地高辛 | 影响 B 的肠内代谢，血药浓度↑ |
| | 抗酸药 | A 药峰浓度降低 25%，*AUC* 无改变 |
| | 环孢素 | B 血药浓度增高，B 毒性↑ |
| 罗红霉素 | 磺胺甲噁唑（1∶19） | 抑制流感嗜血杆菌的作用提高 2 ~ 4 倍，耐药率从 47.2% 降至 10% |
| | 质子泵抑制剂 | A 药胃中浓度↑，根除幽门螺杆菌作用↑ |
| | 匹莫齐特、西沙必利、苯二氮䓬类药 | 抑制 B 代谢，B 血药浓度升高，B 毒性↑ |
| 克拉霉素 | 洛伐他丁、辛伐他丁 | B 血药浓度增高 |
| | 阿普唑仑、咪达唑仑、三唑仑、苯妥因、丙戊酸钠、西洛他唑、他克莫司、奎尼丁、丙吡胺、甲泼尼龙、奥美拉唑及长春碱等 | B 血药浓度增高，B 毒性↑ |
| 地红霉素 | 抗酸药或 $H_2$ 受体拮抗剂 | A 吸收增加 |
| | 三唑仑、地高辛、抗凝血药、麦角胺、环孢素、环已巴比妥、卡马西平、阿芬太尼、丙吡胺、苯妥英、溴隐亭、丙戊酸盐、阿司咪唑、洛伐他丁等 | 相互作用尚不清楚，联合用药时应慎重 |

（张　翔　万建建）

## 第四节　四环素类抗菌药物

四环素类抗生素（tetracycline antibiotics）是由放线菌产生的一类广谱抗生素，具有共同的基本母核（氢化骈四苯），仅取代基有所不同，是两性物质，可与碱或酸结合成盐，在碱性水溶液中易降解，在酸性水溶液中则较稳定，临床一般用其盐酸盐。广泛用于多种细菌及立克次体、衣原体、支原体等所致感染。

## 一、分类与品种分布

四环素类药物包括天然四环素和半合成的衍生物，具体品种分布见表4-4-1。

表4-4-1　四环素类药物的常见品种

| 来源 | 品种分布 |
|---|---|
| 天然四环素类 | 四环素（tetracycline）、土霉素（oxytetracycline）、金霉素（chlortetracycline）、地美环素（demeclocycline） |
| 半合成四环素类 | 美他环素（metacycline）、多西环素（doxycycline）、米诺环素（minocycline）替加环素（tigecycline） |

## 二、药理作用特征

四环素类抗菌药物均具有氢化骈四苯的基本母核（图4-4-1），取代基不同，药物的脂溶性不同，体内吸收和分布不同，作用强度有差别，因此药物的药理作用特点与其取代基有关，具体详见表4-4-2。

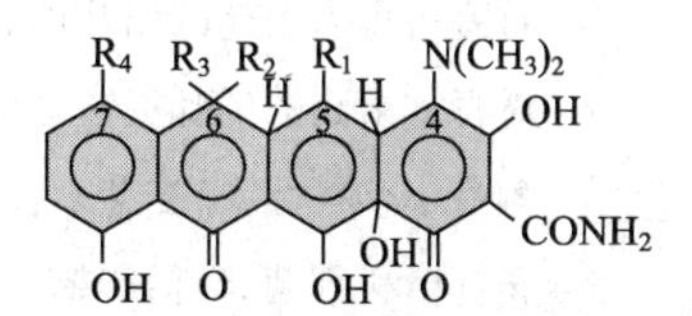


图4-4-1　四环素类药物的基本结构图

表4-4-2　四环素类抗菌药物的取代基团和药理作用特点

| 药物 | $R_1$ | $R_2$ | $R_3$ | $R_4$ | 口服吸收率（%） | 抗菌强度次序 |
|---|---|---|---|---|---|---|
| 四环素 | H | OH | $CH_3$ | H | 60～80 | 6 |
| 土霉素 | OH | OH | $CH_3$ | H | 58 | 7 |
| 地美环素 | H | OH | H | Cl | 60～80 | 4 |
| 美他环素 | OH | $=CH_2$ | $CH_3$ | H | 60 | 5 |
| 多西环素 | OH | H | $CH_3$ | H | 93 | 3 |
| 米诺环素 | H | H | H | $N(CH_3)_2$ | 100 | 2 |
| 替加环素 | H | H | H | $N(CH_3)_2$ | — | 1 |

四环素类抗菌药物的作用机制为特异性地与病原微生物核糖体30S亚基的A位置结合，阻止氨基酰-tRNA在该位置上的联结，从而抑制肽链的增长，影响细菌或其他病原微生物的蛋白质合成。

四环素类抗菌药物为快速广谱抑菌剂，高浓度时具有杀菌作用，不仅对大多数革兰阳性菌与阴性菌具一定的抗菌作用，而且对厌氧菌、立克次体、衣原体、支原体、螺旋体和某些原虫也有良好的作用，对四环素类药物敏感的病原菌见表4-4-3。四环素类抗菌药物对革兰阳性菌的抗菌作用要优于阴性菌。抗菌作用由大到小依次为替加环素 > 米诺环素 > 多西环素 > 地美环素 > 美他环素 > 四环素 > 土霉素，其中多西环素的抗菌活性比四环素强 2 ~ 10 倍。由于四环素类抗菌药物细菌耐药性明显，各品种之间呈不完全交叉耐药，而且不良反应多，目前已不再作为常见细菌感染的首选药物，主要适应证为立克次体病、布氏杆菌病、支原体感染、衣原体感染、霍乱、回归热等；半合成四环素类也可用于敏感细菌所致的轻症感染。

**表 4-4-3　对四环素类药物敏感的致病菌**

| 四环素、多西环素和米诺环素 | 替加环素 |
|---|---|
| 弧菌属 | 对甲氧西林耐药的金黄色葡萄球菌（MRSA） |
| 海分枝杆菌 | 对万古霉素中度耐药的金黄色葡萄球菌（VISA） |
| 疏螺旋体属 | 对万古霉素耐药的肠球菌（VRE） |
| 钩端螺旋体属 | 对青霉素耐药的肺炎链球菌 |
| 衣原体属 | 鲍曼不动杆菌、嗜麦芽窄食单胞菌 |
| 立克次体属 | 肠杆菌科细菌，包括产超广谱 β－内酰胺酶的细菌 |
| 布鲁杆菌属 | 脆弱拟杆菌、艰难产气荚膜梭菌 |

## 三、药动学特征

四环素类抗菌药物因取代基不同，药动学特征不同，从而决定其临床治疗效果的差异。该类药物的药动学特征详见表 4-4-4。

**表 4-4-4　四环素类药物常用品种的药动学特征**

| 药物 | $t_{1/2}$（小时） | 分布容积（L/kg） | 蛋白结合率 | 代谢 | 受进食的影响 |
|---|---|---|---|---|---|
| 四环素 | 6 ~ 11 | 1.3 ~ 1.6 | 55% ~ 70% | 肾小球滤过排泄，24 小时排出给药量的 60% | 血药浓度较空腹服用降低一半 |
| 土霉素 | 6 ~ 10 | 0.9 ~ 1.9 | 20% ~ 35% | 肾小球滤过排泄，24 小时排出给药量的 70% | 吸收量较空腹服用约降低一半 |
| 多西环素 | 18 ~ 24 | 0.7 | 80% ~ 93% | 肝代谢，肾小球滤过排泄，24 小时排出给药量的 35% ~ 40% | 与含金属离子的食物同服影响吸收 |

续表

| 药物 | $t_{1/2}$(小时) | 分布容积(L/kg) | 蛋白结合率 | 代谢 | 受进食的影响 |
|---|---|---|---|---|---|
| 米诺环素 | 14~18 | 分布广 | 76%~83% | 34%的给药量经肠肝循环由粪便排出；尿液排出量仅为5%~10% | 无明显影响 |
| 替加环素 | 27~42 | 7~9 | 71%~89% | 59%经胆管、33%经尿液排泄，22%的原形经肾排泄 | — |

## 四、给药方案

四环素类药物属广谱抑菌剂，在高浓度时有杀菌作用，由于目前常见致病菌对四环素类耐药现象严重，仅在病原菌对本品呈现敏感时方有指征选用该类药物，具体给药方案见表4-4-5。

**表4-4-5　四环素类药物的具体给药方案**

| 药物 | 给药途径 | 成人 | | 儿童(>8岁) | | 备注 |
|---|---|---|---|---|---|---|
| | | 频次 | 剂量 | 频次 | 剂量 | |
| 四环素 | po | q6h | 0.25~0.5g/次 | 分4次给药 | 25~50mg/(kg·d) | 溶媒：5%~10% GS |
| | ivgtt | 分2~3次 | 1~1.5g/d | 分2次给药 | 10~20mg/(kg·d) | |
| 美他环素 | po | q12h | 0.3g/次 | q12h | 5mg/kg | 宜空腹口服 |
| 多西环素 | po | 1~2次/天 | 首次0.2g，以后100mg/次，疗程为3~7天 | q12h | >45kg者同成人；<45kg者2.2mg/(kg·次) | 饭后服用可减少胃肠道反应 |
| 米诺环素 | po | q12h | 100mg/次 | q12h | 50mg/次 | 饭后服用可减少胃肠道反应 |
| | | q6h | 50mg/次 | | | |
| 替加环素 | ivgtt | 初始剂量为100mg，以后50mg/次，q12h | | | | 溶媒：NS、5% GS、乳酸钠林格注射液 |

## 五、主要不良反应与药学监护

四环素类药物的不良反应较多，主要有胃肠道反应、肝毒性、对骨骼及牙齿生长的影响等，所以8岁以下儿童禁用。具体不良反应及药学监护点见表4-4-6。

表 4-4-6　四环素类药物的不良反应及药学监护点

| 不良反应表现 | 具体临床表现 | 药学监护 |
| --- | --- | --- |
| 胃肠道反应 | 恶心、呕吐、上腹不适、腹胀、腹泻等，偶可引起胰腺炎、食管炎及食管溃疡等疾病，多数与药物的直接刺激有关 | 服药时应多饮水。为避免食管炎、食管溃疡的发生，不宜睡前服用，避免卧床服用 |
| 肝毒性 | 肝损害 | 定期监测肝功能，妊娠期妇女及原有肝病患者慎用 |
| 变态反应 | 多为斑丘疹和红斑，少见荨麻疹、血管神经性水肿、过敏性紫癜、心包炎、系统性红斑狼疮皮损加重及表皮剥脱性皮炎 | 询问过敏史，一旦有过敏症状立即停药 |
| 光敏反应 | 皮肤出现刺痛感、红肿、发热、瘙痒、小水疱、疱疹等类似日晒斑或疱疹性皮炎的症状 | 用药期间不要直接暴露于阳光或紫外线下，一旦皮肤有红斑应立即停药 |
| 二重感染 | 剧烈腹泻、发热、肠壁坏死、体液渗出甚至休克死亡 | 一旦发生应立即停药并予以相应治疗 |
| 影响骨、牙生长 | 幼儿乳牙色素沉着、牙釉质发育不全等症状 | 妊娠期妇女及 8 岁以下儿童禁用 |

## 六、药物相互作用

许多含金属离子如钙、镁、铁、铝、铋等的中药制剂及牛奶等与四环素类药物同时服用可形成不易吸收的络合物，应避免同时使用。碳酸氢钠可使胃内 pH 增高，使四环素类药物吸收减少，活性减低。除此之外，四环素类药物与许多药物存在相互作用，具体见表 4-4-7。

表 4-4-7　四环素类药物的药物相互作用

| 药物 A | 合用药物 B | 合用结果 |
| --- | --- | --- |
| 四环素类药物 | 甲氧氟烷、强利尿药 | 肾毒性↑ |
| | 抗肿瘤药等具肝毒性药物 | 肝毒性↑ |
| | 制酸药 | A 吸收↓，活性↓ |
| | 含金属离子如钙、镁、铁、铝、铋等 | A 与 B 形成络合物，A 吸收↓ |
| | 考来烯胺、考来替泊 | A 吸收↓ |
| | 避孕药 | B 药效↓ |
| 除外上述药物相互作用外 | | |

续表

| 药物 A | 合用药物 B | 合用结果 |
|---|---|---|
| 米诺环素、多西环素 | 地高辛 | 地高辛吸收↑,易致中毒 |
| | 青霉素类药物 | 干扰 B 的活性,B 疗效↓ |
| | 巴比妥类药物、苯妥英钠、卡马西平 | A 血药浓度↓ |
| 替加环素 | 华法林 | B 血药浓度↑ |

（张　翔　冯　堃）

## 第五节　喹诺酮类抗菌药物

喹诺酮类药物为化学合成类抗菌药物,以 4- 喹诺酮为基本结构,在 4- 喹诺酮母核的基础上引入不同的基团,形成各具特点的喹诺酮类药物。1962 年第一个喹诺酮类药物萘啶酸应用于临床。自 20 世纪 70 年代合成吡哌酸以来,该类药物迅速发展,尤其是在 1979 年,用氟原子和哌嗪环取代 4- 喹诺酮结构,合成了第一个氟喹诺酮类(fluoroquinolones)药物——诺氟沙星。之后随着对化学结构的不断修饰,氟喹诺酮类的许多品种相继应用于临床,在感染性疾病的治疗中发挥了重要作用。环丙沙星是第 1 个可全身静脉使用的氟喹诺酮类药物,此后又陆续研发了氧氟沙星、培氟沙星、依诺沙星等品种。含氟喹诺酮类药物具有亲脂性、组织穿透力强和肺组织中的浓度高等特点,适用于治疗呼吸系统感染性疾病。而 90 年代以来,新喹诺酮类药物左氧氟沙星、莫西沙星、加替沙星和吉米沙星等明显增强了对肺炎链球菌等呼吸道感染常见病原菌的抗菌活性,同时对肺炎支原体、肺炎衣原体、军团菌等非典型病原体也有良好的抗菌活性,被称为"呼吸喹诺酮"。

### 一、分类与品种分布

喹诺酮类药物根据其开发上市的时间目前分为 4 代,具体见表 4-5-1。

表 4-5-1　喹诺酮类药物的分类及作用特点

| 开发年代 | | 主要代表药物 | 特点 |
|---|---|---|---|
| 第一代 | 60 年代 | 萘啶酸(nalidixic acid) | 抗菌谱窄、不良反应发生率高,已不用 |
| 第二代 | 70 年代 | 吡哌酸(pipemidic acid) | 主用于肠道感染及泌尿系感染 |

续表

| | 开发年代 | 主要代表药物 | 特点 |
|---|---|---|---|
| 第三代 | 70年代末80年代初 | 诺氟沙星(norfloxacin)、环丙沙星(ciprofloxacin)、氧氟沙星(ofloxacin)、左氧氟沙星(levofloxacin)、洛美沙星(lomefloxacin)、氟罗沙星(fleroxacin)、司帕沙星(sparfloxacin) | 结构中引入F原子,抗菌活性增强,抗菌谱扩大,生物利用度提高,半衰期延长,体内分布广,可口服、静脉双重给药。环丙沙星的抗菌活性最强 |
| 第四代 | 90年代 | 莫西沙星(moxifloxacin)、加替沙星(gatifloxacin)、吉米沙星(gemifloxacin)、克林沙星(clinafloxacin) | 相对于第三代,抗菌谱扩大,不仅对肺炎链球菌、化脓性链球菌等革兰阳性菌有效,对衣原体、支原体、军团菌等胞内病原菌与厌氧菌的作用亦增强 |

## 二、药理作用特征

氟喹诺酮类抗菌药物属化学合成类杀菌剂,抗菌谱广,不仅对各种革兰阴性杆菌包括铜绿假单胞菌、不动杆菌等非发酵菌及大肠埃希菌、肺炎克雷伯杆菌等肠杆菌科细菌具有强大的抗菌作用,而且对包括MRSA、MRSE的革兰阳性菌,以及衣原体、支原体、结核分枝杆菌、麻风杆菌等细胞内病原体均具较好的杀菌作用,作用机制为通过抑制细菌DNA旋转酶,破坏细菌DNA代谢而起作用,为快速杀菌剂。有口服与注射给药两种剂型。口服吸收好,体内分布广,组织内、体液内可达有效浓度,适合序贯治疗应用。

本类药物的构效关系研究表明:4-喹诺酮母核的3位均有羧酸基,6位引入氟原子可增强抗菌作用并对金葡菌有抗菌活性;7位引入哌嗪环可提高对金葡菌及铜绿假单胞菌的抗菌作用(如诺氟沙星);哌嗪环被甲基哌嗪环取代(如培氟沙星)则脂溶性增加,肠道吸收增强,细胞的穿透性提高,半衰期延长;在8位引入第2个氟原子,可进一步提高肠道吸收,延长半衰期(如洛美沙星等);N-1修饰以环丙基团(环丙沙星)或噁嗪基团(氧氟沙星)可扩大抗菌谱,增强对衣原体、支原体及分枝杆菌(结核分枝杆菌与麻风杆菌等)的抗菌活性;噁嗪环还可提高水溶性,使药物在体内不被代谢,以原形经尿排泄。

氟喹诺酮类的杀菌效果通过浓度依赖的方式和持续的抗生素后效应来体现。浓度依赖建议该类药物的给药方案为将一日剂量一次给予,可提高杀菌效果,减少不良反应;该类药物的抗生素后效应(PAE)为1.5~2.5小时,PAE的存在使抗菌药物在浓度低于MIC时仍然发挥较强的抗菌活性。新氟喹诺酮类药物左氧氟沙星、加替沙星、吉米沙星和莫西沙星对肺炎链球菌、流感嗜血杆菌和卡他莫拉菌良好的药效学参数,及对不典型病原体的作用,使其成为社区获得性呼吸道感染的首选药物之一。临床常用氟喹诺酮类药物的药理学特征见表 4-5-2。

表 4-5-2　临床氟喹诺酮类药物的药理学特征

| 药物 | 抗菌谱及抗菌作用 |
| --- | --- |
| 吡哌酸 | 对 $G^-$ 杆菌包括铜绿假单胞菌敏感；对葡萄球菌属、肺炎链球菌、肠球菌等 $G^+$ 耐药；对厌氧菌无效。主要用于尿路及肠道感染 |
| 诺氟沙星 | 对 $G^+$ 和 $G^-$ 包括铜绿假单胞菌均有良好的抗菌活性，为吡哌酸的 10～20 倍；对金黄色葡萄球菌的抗菌作用较差；对链球菌属的抗菌活性更低；对支原体、衣原体、分枝杆菌等的作用较环丙沙星和氧氟沙星差。主要用于尿路及肠道感染 |
| 氧氟沙星 | 广谱、强效。对 $G^+$ 和 $G^-$ 包括铜绿假单胞菌均有良好的抗菌活性，对沙眼衣原体、支原体、军团菌敏感，对厌氧菌的抗菌活性较差 |
| 依诺沙星 | 抗菌谱与氧氟沙星近似，对需氧革兰阳性球菌、支原体、衣原体、分枝杆菌等作用较环丙沙星和氧氟沙星弱，对厌氧菌的抗菌活性差。抗菌活性较环丙沙星、氧氟沙星、左氧氟沙星、氟罗沙星等略低 |
| 环丙沙星 | 广谱。对 $G^-$ 杆菌、铜绿假单胞菌有良好的抗菌活性，对沙眼衣原体、支原体、军团菌有良好的作用；对葡萄球菌、分枝杆菌也有抗菌作用；对肺炎链球菌、溶血性链球菌和粪肠球菌仅具中等抗菌活性；对厌氧菌的抗菌作用差 |
| 左氧氟沙星 | 为氧氟沙星的左旋异构体，水溶性是氧氟沙星的 8 倍，更易制成注射剂。抗菌活性是氧氟沙星的 2 倍，对葡萄球菌和链球菌的抗菌活性是环丙沙星的 2～4 倍，对厌氧菌的抗菌活性为环丙沙星的 4 倍，对肠杆菌科细菌的抗菌活性与环丙沙星相当。对厌氧菌和肠球菌的作用较差 |
| 洛美沙星 | 抗菌活性高于诺氟沙星、氧氟沙星和左氧氟沙星，但不如氟罗沙星。抗菌谱类似于氧氟沙星，对葡萄球菌属具有较强的抗菌活性。对衣原体、支原体、结核分枝杆菌等有一定的作用。对链球菌、肺炎链球菌、洋葱假单胞菌、支原体和厌氧菌均无效 |
| 氟罗沙星 | 长效、广谱。抗菌活性超过诺氟沙星、氧氟沙星和环丙沙星。对 $G^+$ 菌、$G^-$ 菌、分枝杆菌、厌氧菌、支原体、衣原体等均具有较强的抗菌活性 |
| 司帕沙星 | 长效、广谱。对 $G^+$ 菌的作用为环丙沙星的 2～4 倍，比氧氟沙星、依诺沙星和诺氟沙星强 4～16 倍；对 $G^-$ 菌的作用与环丙沙星相当；抗厌氧菌作用比环丙沙星强 2～32 倍，比氧氟沙星、依诺沙星和诺氟沙星强 2～128 倍；对军团菌的作用与环丙沙星相当，比氧氟沙星、依诺沙星和诺氟沙星强 8～62 倍；对人型支原体、沙眼衣原体、各型结核分枝杆菌有很强的抗菌活性 |
| 莫西沙星 | 广谱、高效。其 C-7 位上的氮双环结构加强了抗 $G^+$ 菌作用，较少引起 $G^+$ 菌的耐药；药物分子中的甲氧基加强抗厌氧菌作用。对 $G^+$ 菌、$G^-$ 菌、厌氧菌均有抗菌活性，对肺炎支原体、肺炎衣原体、嗜肺军团菌、伯氏柯克斯体也敏感 |
| 加替沙星 | 对 $G^+$ 菌、$G^-$ 菌、厌氧菌、肺炎衣原体、嗜肺性军团杆菌、肺炎支原体有抗菌活性 |
| 吉米沙星 | 广谱、高效。吡咯烷取代基增强了抗 $G^+$ 菌作用，对 $G^-$ 菌保持良好的抗菌活性。疗效优于环丙沙星和司氟沙星，且中枢神经系统不良反应较环丙沙星少见 |

近年来由于本类药物广泛应用，耐药菌株增长很快，其耐药机制有：一是DNA螺旋酶A或B亚单位的变异；二是细胞外膜Porin转运蛋白减少，使细菌细胞膜对药物通透性降低，从而产生耐药。表现为MIC增大或是完全耐药，在本类药物间存在较密切的交叉耐药性。国外文献报道，环丙沙星、左氧氟沙星和加替沙星存在严重的交叉耐药。另外，一些细菌对喹诺酮类与头孢菌素类产生交叉耐药性的主要原因可能是细胞膜通透性降低；而对于细菌因质粒传导产生的耐药性，本类药物不受影响。

## 三、药动学特征

氟喹诺酮类药物口服吸收迅速，与食物一起摄入可延迟吸收，但不影响生物利用度和*AUC*值，因此并不要求空腹服用。药物生物利用度高，1～2小时可达峰浓度，组织分布好，渗透细胞膜的能力强，能很好地穿透肺泡巨噬细胞、支气管黏膜、上皮衬液和唾液，组织和体液浓度常超过血清浓度，可透入脑脊液。该药物血浆半衰期相对较长，血浆蛋白结合率低，多数经尿排泄。大量临床资料显示新氟喹诺酮类的生物利用度和药动学参数在老年人不受影响。左氧氟沙星在HIV患者其代谢和正常人是相似的。临床常用氟喹诺酮类抗菌药物的药动学参数（单次口服）详见表4-5-3。

表4-5-3 氟喹诺酮类药物的药动学参数（单次口服）

| 药物 | 剂量（mg） | $C_{max}$（mg/L） | $t_{1/2}$（小时） | *AUC*（mg·h/L） | 生物利用度（%） | 分布容积（L） | 总清除率（L/h） | 尿累积排出率（%） |
|---|---|---|---|---|---|---|---|---|
| 诺氟沙星 | 400 | 1.58 | 3～4 | 5.7 | 33～45 | >100 | 51.6 | 25～30 |
| 培氟沙星 | 400 | 3.80 | 7.5～11 | 63 | 90～100 | 139 | 8.94 | 11 |
| 依诺沙星 | 400 | 3.70 | 3.3～5.8 | 33 | 80～89 | 175 | 21.0 | 52 |
| 氧氟沙星 | 400 | 5.60 | 5.0～7.0 | 35 | 85～95 | 120 | 12.84 | 70～90 |
| 左氧氟沙星 | 200 | 3.06 | 5.1～7.1 | 19.9 | 100 | 119 | 8.51 | 80～86 |
| 环丙沙星 | 500 | 2.56 | 3.3～4.9 | 12 | 49～70 | 307 | 39.12 | 29～44 |
| 洛美沙星 | 400 | 3.47 | 6.8～8.5 | 27.4 | 90～98 | 140 | 15.54 | 70～86 |
| 氟罗沙星 | 400 | 6.5 | 9.1～13 | 70 | 100 | 80 | 5.08 | 50～77 |
| 加替沙星 | 400 | 3.8 | 7～14 | 33 | 96 | 1.5～2.0* | 7～9 | 70 |
| 莫西沙星 | 400+ | 3.1 | 12 | 48 | 91 | 1.7～2.7* | 12 | 20 |
| 吉米沙星 | 320+ | 1.61 | 7 | 9.93 | 71 | 4.18 | 11.6 | 36 |

注：+：单位是多剂给药；*：单位是L/kg

## 四、给药方案

由于喹诺酮类药物可影响软骨发育，18岁以下患者不宜使用。成人常用剂量及用法见表4-5-4。各种药物的使用疗程需根据病种、病情而定。

表4-5-4　喹诺酮类药物的常用剂量及用法

| 药物 | 给药途径 | 频次 | 剂量(g) | 疗程 | 肾功能不全者给药 |
|---|---|---|---|---|---|
| 吡哌酸 | po | 3～4次/天 | 0.5/次 | ≤10天 | Ccr>30ml/min者不需减量 |
| 诺氟沙星 | po | 3～4次/天 | 0.1～0.2/次 | 急性:7～14天;慢性:14～21天 | 肌酐清除率≤30ml/min者可0.4g qd |
| | ivgtt | bid | 0.2～0.4/次 | | |
| 氧氟沙星 | po | 2次/天 | 0.2～0.3/次 | 下呼吸道感染:7～14天 | Ccr为10～50ml/min者用正常量,qd;Ccr<10ml/min者用50%的常规量,qd |
| | ivgtt | bid | 支气管和肺感染:0.3/次 | 7～14天 | |
| | | | 铜绿假单胞菌或较重感染:0.4/次 | | |
| 左氧氟沙星 | po ivgtt | qd | 医院内肺炎0.75g/次,社区获得性肺炎0.5g/次 | 7～14天 | 选择0.75g剂量时:Ccr为20～49ml/min,0.75g/48h;Ccr为10～19ml/min,首剂0.75g,此后0.5g/24h;选择0.5g剂量时:Ccr为20～49ml/min,首剂0.5g,此后0.25g/24h;Ccr为10～19ml/min,首剂0.5g,此后0.2g/48h |
| | | | 社区获得性肺炎、细菌性鼻窦炎0.75g/次 | 5天 | |
| | | | 细菌性鼻窦炎0.5g/次 | 10～14天 | |
| | | | 慢性支气管炎的急性细菌性加重0.5g/次 | 7天 | |
| 依诺沙星 | po | bid | 呼吸道感染:0.3～0.4/次 | 7～14天 | Ccr≤30ml/min者,首剂给予常规量,维持量为50%的常规量,q12h |
| | ivgtt | bid | 0.2/次,重症<0.6g/d | 7～14天 | |
| 环丙沙星 | po | 分2～3次 | 肺炎:1～1.5/d | 7～14天 | 口服:Ccr为30～50ml/min 0.25～0.5g/次,q12h;Ccr为5～29ml/min,0.25～0.5g/次,q18h |
| | ivgtt | q12h | 常量:0.1～0.2/次,严重或铜绿假 | 视感染程度定,通常为7～14天 | |

续表

| 药物 | 给药途径 | 频次 | 剂量(g) | 疗程 | 肾功能不全者给药 |
|---|---|---|---|---|---|
| 环丙沙星 | ivgtt | q12h | 单胞菌感染可加大至0.4/次,2~3次/天 | | 静脉:Ccr为31~60ml/min,0.4g/次,q12h;Ccr≤30ml/min,0.4g/次,q24h |
| 培氟沙星 | po | 分2次服 | 0.4~0.8/d | 视病情而定 | 严重肾功能不全的老年患者仅用常规剂量的1/2 |
| | ivgtt | q12h | 0.4/次 | | |
| 洛美沙星 | po | qd | 0.4/次 | 7~14天 | Ccr在10~50ml/min者,剂量应减至常规量的50%~75%;Ccr<10ml/min者,使用常规剂量的50% |
| | ivgtt | bid | 0.2/次 | | |
| 氟罗沙星 | po | 顿服 | 0.4/次 | 呼吸道感染:1~3周 | Ccr在10~30ml/min者,0.4g/q36h;Ccr<10ml/min者,0.4g/q48h |
| | ivgtt | qd | 0.2~0.4/次 | | |
| 加替沙星 | po ivgtt | qd | 0.4/次 | 7~10天 | Ccr<40ml/min者首剂0.4g/d,维持量为0.2g/d |
| 莫西沙星 | po ivgtt | qd | 0.4/次 | 5~10天 | 不需调整剂量 |
| 帕珠沙星 | ivgtt | bid | 0.3/次 | 7~14日;滴注30~60分钟 | Ccr在44.7~13.6ml/min者,0.3g/次,qd;透析患者用量为0.3g/次,每3天1次 |
| 吉米沙星 | po | qd | 0.32/次 | 5~7天 | Ccr<40ml/min者,0.16g/次,qd |

## 五、主要不良反应及药学监护

### (一)主要不良反应

氟喹诺酮类抗菌药物主要的不良反应有胃肠道反应、中枢反应、肝损害等。由于本类药物可影响软骨发育,孕妇、未成年儿童应慎用。美国食品药品监督管理局(FDA)已警告氟喹诺酮类药物可能增加腱炎和腱断裂的风险,并要求生产企业在说明书中加入“黑框警告”警示。具体的不良反应详见表4-5-5。

表 4-5-5　喹诺酮类药物的不良反应及临床表现

| 不良反应表现 | 具体临床表现 |
|---|---|
| 胃肠道反应 | 恶心、纳差、呕吐，多数较轻 |
| 中枢神经系统反应 | 主要表现为失眠、头晕、头痛，多数出现于治疗开始时，停药后可缓解。由于本类药物可抑制 γ-氨基丁酸（GABA）的作用，可诱发癫痫发作。发生概率为氟罗沙星 > 曲伐沙星 > 格帕沙星 > 诺氟沙星 > 司氟沙星 > 环丙沙星 > 依诺沙星 > 氧氟沙星 > 培氟沙星 > 左氧氟沙星 |
| 肝毒性 | 多见转氨酶和碱性磷酸酶的增高，程度较轻，停药后可缓解 |
| 肾毒性 | 偶见血尿、间质性肾炎、急性肾功能不全的报道 |
| 皮肤反应 | 光敏反应及光毒性，表现为皮疹、瘙痒、渗出性红斑及血管神经性水肿。发生光毒性反应的概率为洛美沙星、氟罗沙星 > 司帕沙星 > 依诺沙星 > 培氟沙星 > 环丙沙星、格帕沙星 > 诺氟沙星、氧氟沙星、左氧氟沙星、曲伐沙星 |
| 肌肉骨骼系统 | 患者可出现关节病变、肌腱炎、肌腱断裂等。动物实验表明可引起幼龄动物关节软骨的损伤 |
| 心血管系统 | 可出现低血压、心动过速及 QT 间期延长 |
| 泌尿系统 | 产生结晶尿，尤其在碱性尿中更易发生 |

### （二）药学监护

喹诺酮类药物在临床应用非常广泛，为避免药物不良反应对疗效的影响，药师应做好以下几点药学监护：

1. 胃肠道反应　胃肠道反应较常见，其中培氟沙星、氟罗沙星、环丙沙星口服后该不良反应较多见。与食物同服可减少胃肠道反应的发生。

2. 中枢神经系统不良反应　中枢神经系统损害多出现于治疗开始时，治疗初期应加强监测。尤其不宜用于癫痫患者及有中枢神经系统等基础疾病或既往史的患者。另外，肾功能减退患者需根据肾功能减退程度减量用药，以防发生由于药物在体内蓄积而引发的抽搐等中枢神经系统严重的不良反应。

3. 过敏反应　应用该类药物期间应避免过度暴露于阳光下或紫外线下，出现光敏反应或其他过敏反应时应立即停药。滴注时间应大于 1 小时，避免或减少静脉炎的发生。

4. 肌肉骨骼系统　动物实验显示该类药物可引起幼龄动物关节软骨的损伤，因此 18 岁以下未成年患者避免使用。妊娠期及哺乳期患者也避免应用该类药物。

5. 监测尿液变化　部分喹诺酮类药物在大剂量使用或尿 pH>7 时宜出现

结晶尿，因此使用时避免使用碱化剂，用药期间嘱患者多饮水，保持24小时尿量>1200ml，避免结晶尿的出现。

6. 药物相互作用　多数喹诺酮类药物对细胞色素酶CYP450有不同程度的抑制作用，可导致与其同时使用的其他经CYP450途径代谢的药物代谢速度减慢，血药浓度升高；与口服降糖药联用时可导致严重的低血糖或高血糖，必须加强血糖监测；与非甾体抗炎药联用时可增加中枢神经系统不良事件的发生率，临床上应尽量避免使用；喹诺酮类药物与ⅠA类或Ⅲ类抗心律失常药物、西沙必利、大环内酯类抗生素等联用时可增加QT间期延长的风险，严重时可导致致命性心律失常，应尽量避免联用；另外与含有镁、铝、铁、钙、锌等金属离子的口服制剂联用可导致口服喹诺酮类药物的生物利用度和血药浓度大幅降低。

## 六、药物相互作用

喹诺酮类抗菌药与其他药物的相互作用见表4-5-6。

表4-5-6　喹诺酮类药物的药物相互作用

| 合用药物B | 合用结果 |
| --- | --- |
| 含金属离子的药物（含铝、镁离子的抗酸药、硫酸亚铁、钙制剂等） | 发生螯合反应，形成难溶性螯合物，A吸收↓，生物利用度降低35%~85% |
| P450介导的药物（茶碱、可可碱、咖啡因等嘌呤类药物） | B血药浓度↑，甚至蓄积中毒，以依诺沙星作用最强 |
| 非甾体抗炎药（如布洛芬、芬布芬等） | A中枢不良反应↑，诱发痉挛、惊厥和癫痫发作 |
| $H_2$受体阻断药 | A吸收↓，疗效↓ |
| 华法林 | B代谢↓，B抗凝作用↑ |
| 丙磺舒 | A清除↓，A血药浓度↑，毒性↑。丙磺舒可使环丙沙星、依诺沙星、诺氟沙星的肾清除率下降50% |
| 其他导致QT间期延长的药物，包括ⅠA、Ⅲ类抗心律失常药物（奎尼丁、胺碘酮、索他洛尔）、红霉素、复方磺胺甲噁唑、抗组胺药（阿司咪唑、特非那定）、抗疟药、某些精神兴奋药及抗利尿激素药物 | 可诱发心电图QT间期延长，导致恶性心律失常 |

注：A为喹诺酮类抗菌药物

（万建建　冯　堃）

# 第六节　硝基咪唑类抗菌药物

## 一、分类与品种分布

硝基咪唑类为化学合成类抗菌药物，对原虫包括滴虫、阿米巴和兰氏贾第鞭毛虫，及厌氧菌具强大的抗菌活性。目前仍为治疗原虫和厌氧菌感染的首选药物。

目前该类药物主要有3代产品，第Ⅰ代代表品种为甲硝唑，第Ⅱ代代表品种为替硝唑，第Ⅲ代代表品种为奥硝唑。

## 二、药理作用特征

硝基咪唑类抗菌药物的作用机制为分子中的硝基在细胞内被还原成氨基，抑制病原体DNA的合成，而发挥抗厌氧菌作用，其中对脆弱类杆菌尤为敏感，具体药理作用详见表4-6-1。

表4-6-1　硝基咪唑类抗菌药物的药理作用特征

| 药物 | 作用机制 | 抗厌氧菌作用 | 抗原虫作用 |
| --- | --- | --- | --- |
| 甲硝唑 | 抑制细菌脱氧核糖核酸的合成，干扰细菌生长、繁殖，最终导致细菌死亡；可抑制阿米巴原虫氧化还原反应，使原虫氮链发生断裂；还有较强的杀灭滴虫的作用 | 对大多数厌氧菌具有良好的抗菌作用，但对需氧菌和兼性厌氧菌的活性较差。放线菌属、乳酸杆菌属、丙酸杆菌属对本药耐药 | 对滴虫、阿米巴原虫、麦地那龙线虫等病原体也有很强的作用 |
| 替硝唑 | 同甲硝唑 | 体内外抗厌氧菌及原虫的活性较甲硝唑高，起效时间快，且毒副作用比甲硝唑低 | |
| 奥硝唑 | 在体内以有细胞毒作用的药物原形或活性代谢产物作用于厌氧菌、阿米巴、贾第鞭毛虫和毛滴虫细胞的DNA，使其螺旋结构断裂或阻断其转录复制而致使其死亡 | 厌氧菌：脆弱拟杆菌、狄氏拟杆菌、卵圆拟杆菌、多形拟杆菌、普通拟杆菌、梭状芽孢杆菌、真杆菌、消化球菌和消化链球菌、幽门螺杆菌、黑色素拟杆菌、梭杆菌、$CO_2$噬纤维菌、牙龈类杆菌 | 毛滴虫、贾第鞭毛虫、阿米巴 |

## 三、药动学特征

硝基咪唑类抗菌药物吸收迅速、完全，口服1～2小时达血药浓度峰值，广泛分布于全身组织，血浆蛋白结合率低，可进入血脑屏障，透过胎盘屏障进入胎儿循环，在脓肿及脓胸部位可达到有效浓度。第二、第三代药物半衰期长，减少了用药次数，提高了用药依从性。药物在体内生物转化后，其代谢物及原形药自肾脏与胆汁排出。具体药动学特征见表 4-6-2。

**表 4-6-2　硝基咪唑类抗菌药物的药动学特征**

| 药物 | 口服吸收率（%） | $t_{max}$ | 血脑屏障 | 蛋白结合率（%） | $t_{1/2}$（小时） | 排泄途径 |
|---|---|---|---|---|---|---|
| 甲硝唑 | >80 | 1～2 小时（po）<br>20 分钟（静脉） | 可透过，浓度为 43% $C_{药}$ | <5 | 7～8 | 部分经肝代谢，60%～80% 的药物随尿排出，10% 随粪便排出，14% 经皮肤排出 |
| 替硝唑 | 吸收完全 | 2 小时（po） | 浓度为 80% $C_{药}$ | 12 | 11.6～13.3 | 肝代谢，经肾排泄 |
| 奥硝唑 | >90 | 2 小时（po） | 可透过 | <15 | 11～14 | 肝代谢，大部分经肾排泄，22% 经粪便排泄 |

## 四、给药方案

硝基咪唑类药物在呼吸科主要用于各种厌氧菌感染，如败血症、脓胸、肺脓肿等，治疗厌氧菌感染注意需首剂加倍，具体的给药方案见表 4-6-3。

**表 4-6-3　硝基咪唑类药物代表品种的具体给药方案**

| 药物 | 给药途径 | 频次 | 剂量 | 疗程 | 备注 |
|---|---|---|---|---|---|
| 甲硝唑 | po | tid | 成人：0.5g/ 次，<4g/d | ≥7 天 | 厌氧菌感染合并肾衰竭者，全身给药间隔时间应延长至 12 小时 |
| | | 分 3 次 | 儿童：20～50mg/（kg·d） | | |
| | ivgtt | q6～8h | 成人与儿童同量：首剂为 15mg/kg；维持剂量为 7.5mg/kg | ≥7 天 | |
| 替硝唑 | po | qd | 1g/ 次，首剂加倍 | 5～6 天 | 肾功能不全者不需调整剂量；12 岁以上儿童剂量同成人 |
| | ivgtt | qd | 0.8g/ 次 | | |
| 奥硝唑 | po | bid | 成人：0.5g/ 次 | 5～6 天 | 肾功能不全者无需调整剂量 |
| | | bid | 儿童：>35kg，500mg/ 次；<35kg，20mg/（kg·d），分 2 次服用 | | |

续表

| 药物 | 给药途径 | 频次 | 剂量 | 疗程 | 备注 |
|---|---|---|---|---|---|
| 奥硝唑 | ivgtt | q12h | 成人：初始剂量为0.5～1g，维持剂量为0.5g | 3～6天，症状改善后建议改用口服制剂 | 肾功能不全者无需调整剂量 |
| | | 分2次 | 儿童：20～30mg/(kg·d) | | |

## 五、主要不良反应与药学监护

硝基咪唑类抗菌药物的不良反应以消化道反应最常见，如口腔金属味，恶心、呕吐、畏食、腹泻、腹痛等，尤以甲硝唑多见。该类药物用药后饮酒可发生双硫仑样不良反应。具体不良反应及临床表现、药学监护点详见表4-6-4。因该类药物有致畸作用，故妊娠早期不宜使用，肝、肾功能不全患者慎用，有活动性中枢神经系统疾病患者禁用。

表4-6-4　硝基咪唑类抗菌药物的不良反应、具体临床表现及药学监护

| 不良反应表现 | 具体临床表现 | 药学监护 |
|---|---|---|
| 消化系统反应 | 最常见恶心、呕吐、腹泻、腹部绞疼、便秘、食欲减退、味觉改变、口干、口腔炎、口腔金属味等 | 通常不影响治疗。不能耐受者应及时停药 |
| 肝功能 | 肝功能异常 | 肝病患者应减量慎用 |
| 中枢神经系统 | 可见头痛、疲劳、眩晕、肢体麻木、多发性神经炎、共济失调和精神错乱等症状 | 具有剂量相关性，大剂量($2.5g/m^2$)服用可见欣快症状。注意监测，一旦出现中枢症状应立即停药 |
| 过敏反应 | 可有皮肤瘙痒、皮疹、荨麻疹、血管神经性水肿等皮肤过敏症状 | 出现过敏反应立即停药 |
| 血液 | 少数患者长期用药后可发生暂时性及可逆性白细胞下降 | 应进行全血细胞计数监测 |
| 其他 | 静脉滴注偶可见静脉炎，偶可引起双硫仑样反应 | 治疗期间及停药后2周内都应避免接触含乙醇的饮品 |

## 六、药物相互作用

硝基咪唑类抗菌药物的相互作用见表4-6-5。

表 4-6-5　硝基咪唑类抗菌药物的药物相互作用

| 药物 A | 合用药物 B | 合用结果 |
|---|---|---|
| 甲硝唑、替硝唑、奥硝唑 | 苯妥英钠、苯巴比妥等肝微粒体酶诱导剂 | A 代谢加快，A 血药浓度↓；B 排泄减慢，B 血药浓度↑ |
| | 西咪替丁等抑制肝微粒体酶活性的药物 | A 代谢及排泄↓，$t_{1/2}$ 延长，A 血药浓度↑ |
| | 双硫仑 | B 代谢↓，出现双硫仑样反应。奥硝唑对乙醛脱氢酶无抑制作用，但需实验研究证实 |
| | 香豆素类口服抗凝血药 | B 代谢减慢，药效↑ |
| 除上述药物相互作用外 | | |
| 甲硝唑 | 抗胆碱药 | 治疗瘢痕性胃、十二指肠溃疡，可提高疗效 |
| | 庆大霉素、氨苄西林 | 配伍禁忌 |
| | 大剂量的锂剂 | B 代谢和清除↓，B 浓度↑ |
| | 氯喹 | 可出现急性肌张力障碍 |
| | 氢氧化铝、考来烯胺 | 降低 A 胃肠吸收，生物利用度降低 14.5% |
| | 土霉素 | 干扰 A 清除阴道滴虫的作用 |
| | 糖皮质激素 | 加速 A 的排泄，血药浓度下降 31% |
| | 甲氧氯普胺 | 减轻 A 的胃肠道症状 |
| 替硝唑 | 土霉素 | 干扰 A 清除阴道滴虫的作用 |
| 奥硝唑 | 维库溴铵 | B 肌肉松弛作用↑ |

（冯　堃　李学芹）

# 第七节　糖肽类抗生素

## 一、分类与品种分布

糖肽类抗生素是由 7 个氨基酸组成的环肽母核与 2～7 个糖以糖苷键相连接的一类抗生素的总称。依据所含氨基酸的不同可分为 4 个族：vancomycin 族、ristocetin 族、avoparcin 族和 synmonicin 族。目前临床上应用的主要为 vancomycin 族，包括万古霉素、去甲万古霉素和 20 世纪 80 年代后期上市的替考拉宁。去甲万古霉素为去甲基的万古霉素，适应证、药理、药代动力学特征及不良反应与万古霉素相同。替考拉宁又名太古霉素，是特定的游动放线菌经发酵、提取后得到的一种万古霉素族糖肽类抗生素。

## 二、药理作用特征

### （一）作用机制

糖肽类抗生素的抗菌作用与 β- 内酰胺类抗生素相同，都是通过干扰细菌细胞壁肽聚糖的铰链，从而使细菌细胞发生溶解。这类抗生素与细菌细胞壁肽聚糖生物合成前体——N- 乙酰葡萄糖胺 -N- 乙酰胞壁酸（- 五肽）- 焦磷酸酯类中的 D- 丙氨酰 -D- 丙氨酸结合，从而抑制肽聚糖转糖基反应（聚合反应）和转肽反应（交联或架桥反应）。

革兰阳性菌的细胞壁是由一厚厚的肽聚糖层构成，其位于细胞质膜（内膜的外侧）；而革兰阴性菌在一薄薄的肽聚糖层外面还有一完整的细胞外膜，可以阻止万古霉素和替考拉宁等糖肽类抗生素渗透到肽聚糖。因此，这类抗生素仅对革兰阳性菌有效，重点用于 MRSA（耐甲氧西林金黄色葡萄球菌）感染，是目前临床上用于治疗由 MRSA 引起的严重感染疾病的首选药物，并被国际抗生素专家誉为“人类对付顽固性耐药菌株的最后一道防线”和“王牌抗生素”。

近年来由于万古霉素的广泛应用，临床上出现了耐万古霉素肠球菌（VRE）及金葡菌（VISA，VRSA），美国 CDC 及院内感染控制咨询委员会（HICPAC）制定了预防和控制万古霉素耐药肠球菌及金葡菌传播的指南。指南中指出万古霉素的应用指征：①治疗对 β- 内酰胺类抗生素耐药的革兰阳性球菌的严重感染；②治疗 β- 内酰胺类抗生素高度过敏的革兰阳性球菌感染的危重患者；③对甲硝唑治疗无效的抗生素相关性腹泻或病情严重危及生命者；④按美国心脏学会推荐，用于有并发细菌性心内膜炎高危因素的某些手术，并且对 β- 内酰胺类抗生素过敏患者的预防用药；⑤在 MRSA 或 MRSE 检出率高的医疗机构，进行假体或人工材料植入（如心血管材料、全髋关节置换）时预防用药。

### （二）药理作用特征

万古霉素及替考拉宁的药理学特征见表 4-7-1。

表 4-7-1　万古霉素、替考拉宁的药理学特征

| | 万古霉素、去甲万古霉素 | 替考拉宁 |
|---|---|---|
| 抗菌作用 | $G^+$ 菌，去甲万古霉素强于万古霉素 | 作用比万古霉素强约 1 倍，对厌氧及需氧革兰阳性菌有抗菌活性，对肠球菌的杀菌作用弱于去甲万古霉素 |
| 耐药性 | 对肠球菌耐药 | 对肠球菌敏感 |
| 口服给药 | 万古霉素口服给药对治疗难辨梭状芽孢杆菌假膜性结肠炎有较好疗效 | 口服不吸收 |

## 三、药动学特征

万古霉素及替考拉宁的药动学特征见表 4-7-2。

**表 4-7-2 万古霉素、替考拉宁的药动学特征**

| | 万古霉素、去甲万古霉素 | 替考拉宁 |
|---|---|---|
| 生物利用度 | 万古霉素口服吸收不良，去甲万古霉素口服不吸收 | 94%（im） |
| 血脑屏障 | 正常不能透过，炎症时可达有效浓度 | 不能透过 |
| $t_{1/2}$ | 万古霉素：4～11 小时；去甲万古霉素：6～8 小时 | 70～100 小时 |
| 蛋白结合率 | 55% | 90%～95% |
| 消除器官 | 肝代谢，80%～90% 经肾以原形排泄（24 小时） | 在体内很少代谢，80% 以上的给药量以原形经肾脏排出 |

## 四、给药方案

万古霉素和替考拉宁用于革兰阳性菌所致的严重感染，尤其是对其他抗菌药物耐药或疗效差的耐甲氧西林的金黄色葡萄球菌、表皮葡萄球菌、肠球菌所致的严重感染（如心内膜炎、脑膜炎、骨髓炎、肺炎、败血症或软组织感染等），亦用于对 β- 内酰胺类抗生素过敏者的上述严重感染。具体给药方案见表 4-7-3。

**表 4-7-3 万古霉素及替考拉宁的具体给药方案**

| 药物 | 给药途径 | 成人 | | 儿童 | 备注 |
|---|---|---|---|---|---|
| | | 频次 | 剂量 | 剂量 | |
| 万古霉素 | po | q6h | 假膜性结肠炎：0.125～0.5g/ 次，最大 <4g/d | 肠道感染：10mg/（kg·次） | 疗程为 5～10 天 |
| | ivgtt | q6h | 全身感染：7.5mg/（kg·次），或 15mg/（kg·次），q12h；<br>严重感染：可 3～4g/d，短期应用 | 0～7 天患儿：首次 15mg/（kg·次），后 10mg/（kg·次），q12h；7 天～1 个月患儿：首次 15mg/（kg·次），维持量为 10mg/（kg·次），q8h；儿童：10mg/（kg·次），q6h；或 20mg/（kg·次），q12h | 溶 媒：5% GS、NS；500mg 剂量滴注 T≥60 分钟或 1g 滴注 T≥100 分钟 |
| 去甲万古霉素 | ivgtt | 分 2～3 次 | 800～1600mg/d | 16～24mg/（kg·d），1 次或分次给药 | 溶媒：5% GS、NS |
| 替考拉宁 | po | 2～4 次 / 天 | 假膜性肠炎：100～500mg/ 次 | — | 10 天为 1 个疗程 |

续表

| 药物 | 给药途径 | 成人 | | 儿童 | 备注 |
|---|---|---|---|---|---|
| | | 频次 | 剂量 | 剂量 | |
| 替考拉宁 | ivgtt<br>im<br>iv | qd | 中度感染：负荷量第1天0.4g/次，维持量为0.2g/次<br>严重感染：负荷量为0.4g/次，q12h，共3次；维持量为0.4g/次，qd | 中度感染：推荐剂量为10mg/(kg·次)，q12h*3d，随后剂量6mg/(kg·次)，qd<br>严重感染：≥2个月，推荐10mg/(kg·次)，q12h*3d；维持量10mg/(kg·次)，qd<br>严重感染的新生儿：第1日16mg/(kg·次)，qd*1d；维持量8mg/(kg·次)，qd | 溶媒：NS、复方乳酸钠溶液(林格－乳酸溶液、哈特曼溶液)、5% GS |

万古霉素在肾功能不全患者中首次给予冲击量750～1000mg后，其剂量应根据肌酐清除率调整，见表4-7-4。维持剂量可用公式计算：

维持剂量(mg/24h)＝150+15×患者肌酐清除率(ml/min)

表4-7-4 肾功能不全患者万古霉素给药剂量的调整

| 肌酐清除率(ml/min) | ＞80 | 50～80 | 10～50 | <10 |
|---|---|---|---|---|
| 万古霉素静脉滴注剂量 | 成人正常用量 | 每1～3日1g | 每3～7日1g | 每4～7日1g |

对于肾功能受损患者，替考拉宁前3日按常规剂量给药，第4日开始根据血药浓度的测定结果调整用量，具体剂量调整见表4-7-5。

表4-7-5 肾功能不全患者替考拉宁的剂量调整

| 肌酐清除率(ml/min) | 40 ～ 60ml | <40 |
|---|---|---|
| 用药间隔恒定(24小时) | 200mg | 133mg |
| 用量恒定(400mg/次) | 隔日1次 | 72小时 |

## 五、主要不良反应与药学监护

### (一) 万古霉素的不良反应

万古霉素主要的不良反应有耳毒性、肾损害，且与剂量大小有关，大剂量(血药浓度超过60～100mg/L)、长时间、老年人或肾功能不全者应用时尤易发生。具体不良反应、临床表现与药学监护见表4-7-6。

表 4-7-6　万古霉素不良反应的临床表现与药学监护

| 不良反应类型 | 具体临床表现 | 药学监护 |
|---|---|---|
| 肾毒性 | 主要损害肾小管,轻者可有蛋白尿和管型尿,重者可产生血尿、少尿、氮质血症,甚至肾衰竭 | 轻症感染不宜选用。长期用药应定期监测肾功能、尿比重及尿液中蛋白、管型、细胞数,必要时监测血药浓度,药浓度峰值不应超过 25 ~ 40mg/L |
| 耳毒性 | 可出现耳鸣或耳部饱胀感、听力减退甚至缺失、听神经损害等 | 长期用药时应定期检查听力 |
| 变态反应 | 少数患者可出现类过敏反应,表现为寒战或发热、瘙痒、恶心、呕吐、心动过速、面部潮红、皮疹、史 - 约综合征、Lyell 综合征等;偶有低血压和休克样症状。万古霉素的发生率高于去甲万古霉素和替考拉宁。快速大剂量静脉给药时可出现"红颈综合征",表现为颈根、上身、背、臂等处发红或麻刺感(组胺释放所致) | 为避免红颈综合征,静脉滴注速度不宜过快,每次滴注时间至少在 1 小时以上,用药前可给予抗组胺药 |
| 其他 | 静脉给药可引起血栓性静脉炎,口服给药可引起呕吐和口腔异味感。偶有粒细胞或血小板减少、心力衰竭等 | 不宜肌内注射或静脉注射;静脉滴注时应尽量避免药液外漏,滴速不宜过快 |

## (二)替考拉宁的不良反应

患者对替考拉宁耐受性良好,不良反应一般轻微且短暂,严重不良反应罕见。已报道的主要不良反应及药学监护详见表 4-7-7。

表 4-7-7　替考拉宁的不良反应与药学监护

| 不良反应类型 | 具体临床表现 | 药学监护 |
|---|---|---|
| 肾毒性 | 血清肌酐短暂升高 | 长期用药者应监测肾功能,或进行血药浓度监测 |
| 胃肠道反应 | 恶心、呕吐、腹泻等 | 腹泻次数增多时应注意是否为艰难梭状芽孢杆菌性腹泻,若是应立即停药,并对症处理 |
| 肝功能 | 血清氨基转移酶和(或)血清碱性磷酸酶升高 | 长期或大剂量用药应进行肝功能检测 |
| 过敏反应 | 皮疹、瘙痒、药物热、支气管痉挛等 | 如果出现过敏反应应立即停药,并进行对症处理 |
| 血液系统 | 嗜酸性粒细胞增多、白细胞减少、中性粒细胞减少、血小板减少或增多 | 定期进行血常规检查 |
| 中枢神经系统 | 表现为嗜睡、头痛等 | 症状轻者不影响治疗 |

## 六、药物相互作用

万古霉素与替考拉宁在临床应用中应注意的药物相互作用详见表 4-7-8。

表 4-7-8　万古霉素和替考拉宁与其他药物的相互作用

| 药物 A | 合用药物 B | 合用结果 |
| --- | --- | --- |
| 万古霉素、去甲万古霉素、替考拉宁 | 氨基苷类药、两性霉素 B、杆菌肽(注射)、卷曲霉素、巴龙霉素及多黏菌素类药、依他尼酸、呋塞米等利尿药、环孢素、抗组胺药、布克力嗪、赛克力嗪、吩噻嗪类、噻吨类、曲美苄胺、阿司匹林及其他水杨酸盐 | 耳毒性和(或)肾毒性↑ |
| 除上述药物相互作用外 | | |
| 万古霉素、去甲万古霉素 | 氨基苷类药物 | 协同抗菌作用,耳毒性和肾毒性↑ |
| | 第三代头孢菌素 | 对金黄色葡萄球菌和肠球菌有协同抗菌作用 |
| | 考来烯胺 | A 药效灭活 |
| | 氯霉素、肝素、氨茶碱、碳酸氢钠、甾体激素、甲氧西林、氟尿嘧啶、含重金属类药、碱性溶液 | 配伍禁忌 |
| | 麻醉剂 | 与输液有关的过敏反应的发生率↑ |
| 替考拉宁 | 环丙沙星 | 可增加发生惊厥的危险 |
| | 氨基苷类 | 配伍禁忌 |

（张　翔　张　睿）

# 第八节　噁唑烷酮类

## 一、概述

第一个噁唑烷酮类抗菌药物——利奈唑胺(linezolid)于 2000 年 4 月在美国批准上市,也是第一个进入美国市场的用于 MRSA 感染治疗的药物。

利奈唑胺主要用于耐药革兰阳性菌引起的感染性疾病,包括金黄色葡萄球菌(包括 MRSA)、肺炎链球菌(包括 PRSP)、无乳链球菌、化脓链球菌、粪肠球菌(包括 VRE)、表皮葡萄球菌(包括 MRSE)、溶血葡萄球菌、草绿色链球菌。另有文献报道对支原体、衣原体及结核分枝杆菌有一定的抑制作用。作用机制为通过选择性结合到 50S 亚单位的 23S 核糖体核糖核酸上的位点,从而抑制细菌核糖体的翻译过程,防止形成包含 70S 核糖体亚单位的起始复合物。

## 二、药动、药效学

利奈唑胺有注射剂和片剂两种剂型。口服吸收快速且完全,生物利用度可达 100%,血药峰浓度出现在 1 ~ 1.5 小时,金黄色葡萄球菌对本药起初始反应的时间为 36 ~ 60 小时。静脉给药时,成人血药浓度达峰时间为 0.51 小时,药物浓度 - 时间曲线下面积为 55.1 ~ 138μg·h/ml;3 个月的儿童到 16 岁的青少年血药浓度达峰时间为 0.54 小时,药物浓度 - 时间曲线下面积为 44.2μg·h/ml。药物吸收后在体内广泛分布于血液灌注良好的组织及脑脊液、胸膜积液、胰腺等部位,蛋白结合率为 31%。无论是静脉注射还是口服都具有良好的 ADME(药物的吸收、分布、代谢、排泄)性质。50% ~ 70% 的药物在肝脏内代谢为吗啉环氧化代谢物,此代谢物无明显抗菌效果。成人和 3 个月 ~ 16 岁儿童的消除半衰期分别约为 5 和 2.7 小时。利奈唑胺安全性较好,肾功能不全、轻、中度肝功能不全及老年患者无需调整用药剂量。

## 三、给药方案

利奈唑胺口服和静脉给药皆为 600mg/ 次,q12h,从静脉给药改为口服给药时,需要调整剂量。用药指南推荐,连续用药不得超过 28 天。但因其对致骨髓炎和人工关节感染的耐药菌株有效,因此临床上利奈唑胺的用药时间多长于推荐疗程。长程应用利奈唑胺与严重周围神经病变、血小板减少有关,应用时要注意监测。具体给药方案见表 4-8-1。

表 4-8-1 利奈唑胺的给药方案

| 治疗疾病 | 用法用量 |
|---|---|
| 社区获得性肺炎 | 静脉或口服,推荐剂量为 600mg/ 次,q12h,疗程为 10 ~ 14 天 |
| 医院内获得性肺炎 | 用法用量同上 |
| 耐万古霉素的粪肠球菌感染 | 推荐剂量为 600mg/ 次,q12h,疗程为 14 ~ 28 天 |

静脉给药可选择的溶媒有葡萄糖注射液、乳酸钠林格溶液、氯化钠注射液。

## 四、主要不良反应

有关该药的不良反应均来自国外资料研究。

1. 胃肠道　在Ⅲ期临床试验中，腹泻和恶心是最常见的不良反应（发生率分别为 2.8%～11% 和 3.4%～9.6%）；在Ⅱ期和Ⅲ期试验中报告的其他不良反应包括消化不良、口腔白念珠菌病、舌变色和局限性腹痛等；用药后有引起牙变色的个案报道，洁牙使变色逆转。

2. 心血管系统　在Ⅱ期和Ⅲ期试验中有出现高血压的报道。

3. 中枢神经系统　在Ⅲ期临床试验中最常见的不良反应为头痛（发生率为 0.5%～11.3%）；用药后有引起周围神经病变、视神经病变、不可逆性外周神经病变和感觉缺失的个案报道。

4. 代谢 / 内分泌系统　用药后有引起乳酸性酸中毒的报道。

5. 泌尿生殖系统　在Ⅱ期和Ⅲ期试验中有引起阴道念珠菌病的报道。

6. 肝脏　一些严重感染的患者用药后肝酶升高，但是因果关系并未确定。

7. 血液　有关于骨髓抑制，包括贫血、血小板减少、白细胞减少、单纯性红细胞再生不良和全血细胞减少症等的报道。

8. 皮肤　在口服治疗中偶有皮疹的报告；在Ⅱ期和Ⅲ期口服及静脉给药的临床试验中，有引起瘙痒症的报道。

## 五、药物相互作用

本药主要用于治疗多重耐药的革兰阳性球菌感染，因此在重症感染的治疗过程中常伍用其他药物，药物的相互作用是临床药师在临床实际中关注的重点，有关利奈唑胺的药物相互作用详见表 4-8-2。

表 4-8-2　利奈唑胺的药物相互作用

| 合用药物 B | 合用结果 |
|---|---|
| 西酞普兰、依他普仑、非莫西汀、氟辛克生、氟西汀、氟伏沙明、奈法唑酮、帕罗西汀、舍曲林、曲唑酮、文拉法辛、齐美定等选择性 5- 羟色胺再吸收抑制剂 | 可引起中枢神经系统毒性或高血清素综合征（一种高 5- 羟色胺能状态，以烦乱不安、肌阵挛、精神状态改变、反射亢进、出汗、战栗和震颤症状为特征） |
| 多巴胺、肾上腺素等肾上腺素能样药物 | B 升压作用↑ |
| 苯丙醇胺、伪麻黄碱 | 血压升高 |

（李云霞　李学芹）

# 第九节　其他类抗菌药物

除上述抗菌药物外，呼吸系统感染性疾病的治疗还可用到林可霉素类、磷霉素等药物。因氯霉素和磺胺类药物的临床应用越来越少，本书没有按照传统的药物分类方法单独对这两类药物进行讨论，而是放在一节进行讨论。

## 一、林可霉素类

### （一）概述

林可霉素类药物包括林可霉素和克林霉素。林可霉素是链霉菌属的链丝菌（*Streptomyces lincolnensis*）菌群生长时的产物，为一种林可胺类（lincosamides）碱性抗生素。克林霉素为林可霉素的衍生物。

### （二）药理作用特征

林可霉素类药物通过作用于敏感菌核糖体的50S亚基，阻止肽链的延长，抑制细菌细胞的蛋白质合成，从而起抗菌作用，属抑菌剂，在高浓度时对高度敏感细菌也具有杀菌作用。克林霉素的抗菌活性较林可霉素强4～8倍。其抗菌作用特点是对各类厌氧菌具有良好的抗菌作用，对革兰阳性和革兰阴性厌氧菌具有强大的杀菌作用，对革兰阳性菌的抗菌作用类似于红霉素；葡萄球菌对本药可缓慢产生耐药性，对红霉素耐药的葡萄球菌对本药常显示交叉耐药性。抗菌谱：对金黄色葡萄球菌和表皮葡萄球菌（包括产酶菌株）、溶血性链球菌、肺炎链球菌、草绿色链球菌等革兰阳性球菌；白喉杆菌、破伤风杆菌、奴卡菌属等革兰阳性杆菌；消化球菌、消化链球菌、真杆菌、丙酸杆菌、双歧杆菌、脆弱类杆菌、产气荚膜杆菌、梭杆菌属等厌氧菌以及多数放线菌属具有较强的抗菌活性。脑膜炎奈瑟菌、淋病奈瑟菌、流感嗜血杆菌以及大多数革兰阴性菌对本药耐药。

### （三）药动学特征

林可霉素类药物的药动学特征详见表4-9-1。

表4-9-1　林可霉素类药物的药动学特征

| 药物 | 口服吸收率 | $t_{max}$ | 血脑屏障 | 蛋白结合率 | $t_{1/2}$ | 排泄途径 |
|---|---|---|---|---|---|---|
| 林可霉素 | 20%～30% | 2～4小时（po）<br>1小时（im） | 可透过，浓度较低 | 77%～82% | （5.4±1）小时 | 经肝代谢，口服后40%以原形随粪便排出，9%～13%以原形随尿液排泄 |
| 克林霉素 | 90% | 0.75～2小时（po）<br>3小时（im） | 可透过，浓度为40% $C_{血}$ | 92%～94% | 2.4～3小时 | 经肝代谢，经尿和粪便排泄 |

### (四) 给药方案

林可霉素类药物在呼吸系统主要用于革兰阳性菌和厌氧菌引起的急性支气管炎、慢性支气管炎急性发作、肺炎、肺脓肿、脓胸、厌氧菌性肺病、支气管扩张合并感染、化脓性中耳炎、鼻窦炎等。给药方案见表 4-9-2。

表 4-9-2 林可霉素类药物的给药方案

| 药物 | 给药途径 | 成人 | | 儿童(用于≥4 周患儿) | |
|---|---|---|---|---|---|
| | | 频次 | 剂量 | 频次 | 剂量 |
| 林可霉素 | po | 分 3 ~ 4 次 | 1.5 ~ 2g | 分 3 ~ 4 次 | 30 ~ 60mg/(kg·d) |
| | im | q8 ~ 12h | 0.6g/ 次 | 分次注射 | 10 ~ 20mg/(kg·d) |
| | ivgtt | q8 ~ 12h | 严重感染:0.6 ~ 1g/ 次;危急生命时可增至但不可超过 8g/d | 分 2 ~ 3 次 | 同肌内注射 |
| 克林霉素 | po | qid | 0.15 ~ 0.3g/ 次,重症感染可增至 0.45g/ 次 | 分 3 ~ 4 次 | 8 ~ 16mg/(kg·d),重度感染可至 17 ~ 20mg/(kg·d) |
| | im ivgtt | 分 2 ~ 4 次 | 中度或革兰阳性需氧菌感染:0.6 ~ 1.2g/d;严重感染或厌氧菌感染:1.2 ~ 2.4g/d;危及生命的感染:可增至 4.8g/d | q8 ~ 6h | 中度感染:15 ~ 25mg/(kg·d);重度感染:25 ~ 40mg/(kg·d) |

### (五) 不良反应与药学监护

林可霉素类药物主要的不良反应为胃肠道反应,口服后腹泻较多见,一般轻微,长期用药可致假膜性肠炎(可在抗菌治疗中或治疗后出现)。常见不良反应及药学监护点见表 4-9-3。

表 4-9-3 林可霉素类药物的不良反应及药学监护

| 不良反应表现 | 具体临床表现 | 药学监护 |
|---|---|---|
| 胃肠道反应 | 常见恶心、呕吐、腹痛、腹泻(10% ~ 30%)等;可见严重腹胀;严重者可出现假膜性肠炎(1% ~ 2%),表现为腹绞痛、腹部压痛、严重腹泻(水样或脓血样),伴发热、异常口渴和疲乏。腹泻、肠炎和假膜性肠炎可发生在用药初期,也可发生在停药后数周 | 用药期间密切注意大便次数,警惕假膜性肠炎的可能。轻症停药即可,中至重症需补水、电解质和蛋白质。经上述处理无明显好转时,口服甲硝唑 250 ~ 500mg,tid。如复发,再口服甲硝唑,仍无效时可改口服万古霉素(或去甲万古霉素),成人 125 ~ 500mg/ 次,q6h,疗程为 5 ~ 10 天 |

续表

| 不良反应表现 | 具体临床表现 | 药学监护 |
|---|---|---|
| 肝功能 | 可致转氨酶升高及黄疸 | 肝功能损害者应避免使用，有使用指征时应减量 |
| 肾脏 | 可见肾功能异常 | 监测肾功能，无尿及重度肾功能损害者应减量使用 |
| 皮肤 | 可见皮疹、瘙痒等，偶见荨麻疹、血管性水肿和血清病反应等，罕见剥脱性皮炎、大疱性皮炎、多形性红斑和史－约（Steven-Johnson）综合征 | 询问过敏史，出现过敏反应立即停药 |
| 血液 | 偶见白细胞或中性粒细胞减少、嗜酸性粒细胞增多、血小板减少等，罕见再生障碍性贫血 | 一般症状轻微，呈一过性。应进行全血细胞计数 |
| 局部 | 偶见肌内注射部位疼痛、硬结及无菌性脓肿，长期静脉滴注可能引起静脉炎 | 减慢给药速度，避免疗程过长 |
| 其他 | 大剂量静脉注射可引起血压下降、心电图变化等，偶可引起心跳、呼吸停止 | 不可静脉注射给药 |

### （六）药物相互作用

林可霉素类药物的作用靶点与红霉素、氯霉素相同，相互间竞争核糖体的结合靶位，合用时可出现拮抗作用。有关该类药物的相互作用详见表4-9-4。

**表4-9-4　林可霉素类药物的相互作用**

| 药物A | 合用药物B | 合用结果 |
|---|---|---|
| 林可霉素类药物 | 神经肌肉阻滞效应的药物 | B作用↑，不良反应↑，避免合用 |
| | 抗蠕动止泻药、含白陶土的止泻药 | 延迟结肠内毒素排出，导致腹泻病程延长和病情加剧 |
| | 阿片类镇痛药 | 呼吸抑制作用可发生累加，导致呼吸抑制延长或引起呼吸麻痹（呼吸暂停） |
| | 氯霉素、红霉素、克林霉素 | 相互拮抗 |
| | 抗肌无力药 | 可导致B对骨骼肌的效应减弱 |
| | 新生霉素、卡那霉素 | 配伍禁忌 |

## 二、氯霉素类抗菌药物

氯霉素类抗菌药物目前临床应用的主要有氯霉素和甲砜霉素，其化学结构中含有对位硝基苯基团、丙二醇及二氯乙酰胺基，其中二氯乙酰胺基与抗菌活性有关。氯霉素是由委内瑞拉链丝菌产生的一种抗生素，临床所用的都为人工合成品，其左旋体具有生物活性，但由于其严重的骨髓抑制作用，临床应用很少。

### （一）分类与品种分布

目前临床尚在应用的有氯霉素、棕榈氯霉素、琥珀氯霉素和甲砜霉素。

### （二）药理作用特征

氯霉素类抗菌药物为广谱抑菌剂，高浓度时或作用于对其呈高度敏感的细菌时呈杀菌作用。其作用机制是通过脂溶性弥散进入细菌细胞内，主要作用于细菌 70S 核糖体的 50S 亚基，抑制转肽酶，阻止肽链的延长，阻碍菌体蛋白的合成。

氯霉素和甲砜霉素在菌体的结合位点相同，细菌对两者可有交叉耐药性；此类药物与大环内酯类及林可霉素可竞争结合位置而产生拮抗作用；另外人和哺乳动物某些细胞线粒体中也有 70S 核糖体，因此可同时抑制这些线粒体蛋白质的合成功能。

氯霉素具有极好的组织体液穿透性，易穿透血 - 脑、血 - 眼屏障，并对细胞内病原菌有效。临床用于以下疾病的治疗。

1. 细菌性脑膜炎和脑脓肿　氯霉素可用于氨苄西林耐药的流感嗜血杆菌、脑膜炎奈瑟菌及肺炎链球菌所致的脑膜炎。青霉素与氯霉素合用可用于需氧菌与厌氧菌混合感染引起的耳源性脑脓肿。

2. 伤寒　成人伤寒沙门菌感染的治疗以氟喹诺酮类为首选，氯霉素仍可用于敏感伤寒沙门菌所致伤寒的治疗。

3. 厌氧菌感染　氯霉素对脆弱拟杆菌具有较强的抗菌活性，可与其他抗菌药物联合用于需氧菌与厌氧菌所致的腹腔和盆腔感染。

### （三）药动学特征

氯霉素为脂溶性药物，口服后吸收迅速而完全，生物利用度高，可吸收给药量的 80%～90%。正常人给药后半小时血药浓度即达有效治疗浓度，1～3 小时后达血药浓度峰值。药物体内分布容积为 0.6～1.0L/kg，蛋白结合率为 50%～60%。透析对氯霉素的清除无明显影响。吸收后在全身组织和体液中分布广泛，能以活性形式进入细胞内，对胞内菌有效；能通过血 - 脑脊液屏障进入脑脊液中；并可进入房水、玻璃体液，达到治疗浓度。

甲砜霉素口服吸收迅速完全，抗菌谱及抗菌作用与氯霉素基本相似，但甲砜霉素在肝内不与葡萄糖醛酸结合失活，血中游离药物含量较高，因而抗菌活力较强。甲砜霉素与氯霉素有完全交叉耐药性，免疫抑制作用较氯霉素强 6 倍，但主要用于轻症感染。两者的具体药动学参数见表 4-9-5。

表 4-9-5　氯霉素和甲砜霉素的药动学特征

| 药物 | $t_{1/2}$ | 达峰时间 | 生物利用度 | 蛋白结合率 | 分布 | 消除器官 |
| --- | --- | --- | --- | --- | --- | --- |
| 氯霉素 | 成人:1.5~3.5 小时<br><2 周新生儿:24 小时<br>2~4 周新生儿:12 小时<br>>1 月婴幼儿:4 小时 | 1~3 小时(po) | 80%~90% | 50%~60% | 肝、肾浓度较高,其余依次为肺、脾、心肌、肠和脑组织等 | 90% 经肝代谢,80% 的无活性代谢物经肾排泄 |
| 甲砜霉素 | 1.5 小时 | 2 小时(po) | 吸收迅速完全 | 10%~20% | 胆、肾、脾、肝、肺中含量较高,$C_{胆汁}=10C_{血}$ | 在体内不代谢,24 小时内自尿排出 70%~90% |

## (四) 给药方案

氯霉素具广谱抗菌作用,其对 G⁻ 杆菌如流感嗜血杆菌、沙门菌属等的作用较强,对衣原体属、支原体属和立克次体属亦具抗微生物作用,对细胞内病原微生物有效,可通过血脑屏障进入脑脊液中,这些特点使得氯霉素目前仍为伤寒、化脓性脑膜炎等感染的选用药物;但鉴于其血液系统毒性,不将其作为轻症及感染的预防用药,可用于某些重症感染。甲砜霉素具有较强的免疫抑制作用,其临床应用价值尚无定论。氯霉素类抗菌药物的给药方案见表 4-9-6。

表 4-9-6　氯霉素类抗菌药物的给药方案

| 药物 | 给药途径 | 成人 | | 儿童 | | 备注 |
| --- | --- | --- | --- | --- | --- | --- |
| | | 频次 | 剂量 | 频次 | 剂量 | |
| 氯霉素 | po | 分 3~4 次 | 1.5~3.0g/d | 分 3~4 次 | 小儿:25~50mg/(kg·d) | 新生儿用药时须监测血药浓度 |
| | | | | 分 4 次 | 新生儿:≤25mg/(kg·d) | |
| | ivgtt | bid | 0.5~1g/次 | 分 2 次 | 30~50mg/(kg·d) | 溶媒:5% GS、NS |
| 甲砜霉素 | po | 分 3~4 次 | 1.5~3.0g/d | 分 4 次 | 25~50mg/(kg·d) | 用药时应多饮水 |

## (五) 主要不良反应与药学监护

氯霉素类抗菌药物最突出的不良反应表现为血液系统毒性,抑制骨髓造血功能是最严重的不良反应之一,不可逆性再生障碍性贫血是另一严重的不良反应;其次是灰婴综合征;另外还有口服给药造成的恶心、呕吐等胃肠道反应等。

这些严重的不良反应限制了其临床应用。因此了解氯霉素的不良反应有助于临床治疗应用中开展合理监护，发挥药物的治疗作用，降低不良反应的发生率。氯霉素的主要不良反应、临床表现及药学监护见表4-9-7。

表4-9-7 氯霉素类药物的主要不良反应、临床表现及药学监护

| 不良反应类型 | 临床表现 | 药学监护 |
| --- | --- | --- |
| 神经系统损伤 | 长期用药后可致周围神经炎和视神经炎、听力减退、失眠、幻视、谵妄等，多属可逆性 | 加服维生素 $B_6$ 或复合维生素B，必要时停药 |
| 过敏反应 | 皮疹、药物热、日光皮炎、血管神经性水肿 | 停药后可迅速好转 |
| 血液系统损害 | 骨髓抑制、再生障碍性贫血、溶血性贫血、铁粒幼细胞贫血、粒细胞及血小板减少 | 定期监测血液指标；治疗同时服用铁剂、叶酸和维生素 $B_{12}$ |
| 消化系统反应 | 腹胀、恶心、食欲减退等，偶见呕吐、腹泻；口腔黏膜充血、疼痛糜烂、口角炎等；还可引起黄疸、肝脂肪浸润，甚至急性肝坏死 | 用药时应补充足量水分 |
| 二重感染 | 如鹅口疮、肠道真菌感染、真菌性肺炎和其他深部真菌感染等，假膜性肠炎，可抑制肠道菌群维生素K的合成，诱发出血 | 避免长时间大剂量应用 |
| 灰婴综合征 | 循环衰竭、呼吸困难、进行性血压下降、皮肤苍白和发绀 | 早产儿与新生儿慎用 |

## （六）药物相互作用

氯霉素与其他药物的相互作用详见表4-9-8。

表4-9-8 氯霉素与其他药物的相互作用

| 合用药物B | 合用结果 |
| --- | --- |
| 抗癫痫药 | 导致抗癫痫药的代谢降低，使抗癫痫药的作用或毒性↑ |
| 降血糖药 | 可替代降血糖药的血清蛋白结合部位，降血糖药的降糖作用↑ |
| 骨髓抑制药 | 毒性反应↑，骨髓抑制作用↑ |
| 阿芬太尼 | 降低B的清除，延长作用时间 |
| 苯巴比妥 | 加速B的代谢，B的血药浓度↓ |
| 林可霉素类、大环内酯类 | 拮抗作用，阻止B与细胞核糖体的50S亚基结合 |
| 维生素 $B_6$ | 拮抗作用，使B肾排泄率增加，作用↓，导致贫血或周围神经炎的发生 |
| 铁剂、叶酸和维生素 $B_{12}$ | 可拮抗B的造血作用 |
| 含雌激素的避孕药 | 降低避孕药的药效，增加经期外出血的危险 |
| β-内酰胺类抗生素 | 拮抗B的抗菌作用 |

## 三、磺胺类药物

### (一) 分类及品种分布

磺胺类药物(sulfonamides,SAs)是20世纪30年代发现的能有效防治全身性细菌感染的第一类化疗药物,在临床上现已被抗生素及喹诺酮类药取代。但由于磺胺药物对某些感染性疾病(如流脑、鼠疫)具有疗效良好、使用方便、性质稳定、价格低廉等优点,故在抗感染的药物中仍占一定的地位。磺胺类药与磺胺增效剂甲氧苄啶合用,使疗效明显增强,抗菌范围增大。

磺胺类药物是指具有对氨基苯磺酰胺结构的一类药物的总称,用于预防和治疗细菌感染性疾病的化学治疗药物,抗菌谱广,对大多数革兰阳性和许多革兰阴性细菌有效。磺胺类药物临床应用已有几十年的历史,至今一些品种在感染性疾病治疗中仍占有重要地位。

磺胺类药物可分为口服易吸收、口服不易吸收及局部用药3类。口服易吸收者大部分在小肠吸收,一般1次口服2g后,2~4小时即可达到血中最高浓度,用于全身性感染的治疗;口服不易吸收者在肠道内可保持高浓度,主要用于抑制肠道内细菌,治疗痢疾或肠道消毒等;局部用磺胺类主要用于皮肤黏膜的感染。根据药物在体内药效维持时间,口服易吸收磺胺药又分为短效、中效和长效,具体品种分布详见表4-9-9。

表4-9-9　口服易吸收磺胺类药物的分类及品种分布

| | 药效维持时间 | 消除半衰期($t_{1/2}$) | 药物分布 |
|---|---|---|---|
| 短效 | 4~8小时 | <8小时 | 磺胺异噁唑 |
| 中效 | 10~24小时 | 10~15小时 | 磺胺甲噁唑、磺胺嘧啶 |
| 长效 | >24小时 | >24小时 | 磺胺多辛、磺胺间甲氧嘧啶 |

目前短效磺胺药物因不良反应多,临床已不用。临床应用较多的为中效磺胺,大多为与甲氧苄啶的复方制剂。

### (二) 药理作用特征

1. 结构特点　磺胺类药物是人工合成的氨苯磺胺衍生物,化学结构式见图4-9-1。氨苯磺胺分子中的磺酰胺基上一氢原子($R_1$)被杂环取代可得到口服易吸收的、用于全身性感染的磺胺药如磺胺嘧啶、磺胺异噁唑、磺胺甲噁唑等;如将氨苯磺胺分子中的对位氨基上一个氢原子($R_2$)取代则可得到口服难吸收的、用于肠道感染的磺胺药如柳氮磺吡啶等。此外,还有外用磺胺药如磺胺嘧啶银等。

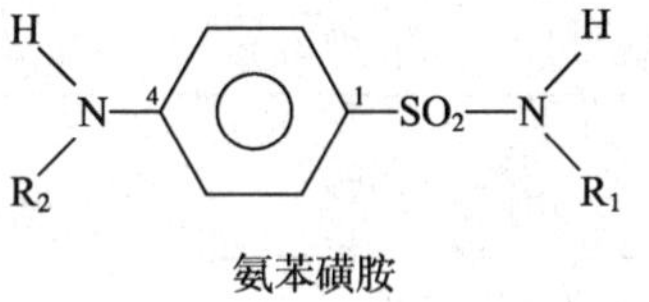

磺胺药物的化学结构特点包括:①对氨基苯磺酰胺为必需结构。氨基与磺酰胺基必须处于对位,处于间位和邻位时无抑菌作用。②芳香氨基上一般没有取代基,如有则必须在体内易被酶分解或还原为氨基才有效,如乙酰氨基、偶氮基和硝基等基团,否则无效。③磺酰胺基的氮原子为单取代时抑菌作用增强,以杂环取代时抑菌效果为优;氮原子为双取代时一般丧失活性。④苯环若被其他芳环替代或在苯环上引入其他基团,抑菌活性降低或丧失。⑤磺胺类药物的 p$K_a$ 在 6.5 ~ 7.0 时抑菌作用最强。

氨苯磺胺

图 4-9-1　氨苯磺胺的化学结构式

2. 作用机制　磺胺类药物作用的靶点为细菌的二氢叶酸合成酶,通过竞争性抑制叶酸代谢循环中的对氨基苯甲酸,阻止细菌二氢叶酸的合成,进而抑制细菌的生长繁殖,一般无杀菌作用。

3. 抗菌谱　磺胺类药物抗菌谱较广,对于多种球菌如脑膜炎双球菌、溶血性链球菌、肺炎链球菌、葡萄球菌、淋病奈瑟菌及某些杆菌如痢疾杆菌、大肠埃希菌、变形杆菌、鼠疫杆菌都有抑制作用,对某些真菌(如放线菌)和疟原虫也有抑制作用。临床上用于治疗流行性脑脊髓膜炎、上呼吸道感染(如咽喉炎、扁桃体炎、中耳炎、肺炎等)、泌尿道感染(如急性或慢性尿道感染、轻症肾盂肾炎)、肠道感染(如细菌性痢疾、肠炎等)、鼠疫、局部软组织或创面感染、眼部感染(如结膜炎、沙眼等)、疟疾等。

### (三)药动学特征

磺胺药物主要在肝脏中代谢成乙酰化物和葡萄糖醛酸苷,两者均无治疗作用。代谢物主要经肾小球滤过由肾脏排泄,由肾小管排泌或重吸收的量甚微。孕妇应用这些药物时,高浓度的药物会进入胎儿体内。磺胺类与血清蛋白的结合是松散和可逆的,结合率的变化较多。因结合状态下的磺胺无活性,且无弥散作用,故其结合程度影响其抗菌效果、分布和排泄。常用磺胺类药物及甲氧苄啶的药动学特征见表 4-9-10。

表 4-9-10　常用磺胺类药物及甲氧苄啶的药动学特征

| 药物 | 血浆蛋白结合率(%) | 渗入脑脊液(%) | 乙酰化率(%) | 半衰期(小时) | 备注 |
|---|---|---|---|---|---|
| 磺胺嘧啶 | 45 | 40 ~ 80 | 15 ~ 40 | 17 | 溶解度低 |
| 磺胺甲基嘧啶 | 75 | 30 ~ 80 | 35 ~ 60 | 24 | 溶解度低 |
| 磺胺二甲基嘧啶 | 80 | 30 ~ 48 | 50 ~ 80 | 7 | 溶解度高 |
| 磺胺异噁唑 | 86 | 30 ~ 50 | 28 ~ 30 | 6 | 溶解度高 |

续表

| 药物 | 血浆蛋白结合率（%） | 渗入脑脊液（%） | 乙酰化率（%） | 半衰期（小时） | 备注 |
|---|---|---|---|---|---|
| 磺胺甲基异噁唑 | 68 | 30 ~ 50 | 48 | 11 | 溶解度低 |
| 磺胺甲氧嗪（长效磺胺） | 90 | 10 | 50 | 37 | — |
| 4- 磺胺 -2,6- 二甲氧嘧啶 | 99 | 10 ~ 15 | 12 ~ 15 | 40 | — |
| 4- 磺胺 -5,6- 二甲氧嘧啶 | 95 | — | 60 | 150 | — |
| 4- 磺胺 -6- 甲氧嘧啶 | 85 ~ 90 | — | 5 ~ 10 | 36 ~ 48 | — |

### （四）给药方案

临床应用磺胺类药物时应根据不同的病原菌或疾病性质，选用不同类型的磺胺类药物：全身性感染宜选肠道易吸收、作用强而副作用较小的药物；肠道感染可选肠道不易吸收的药物；尿道感染可选用对泌尿道损伤小、在尿中溶解度高的药物。磺胺类药物全身应用时首次剂量应加倍，然后改为正常维持量，因为首剂加倍可使磺胺药迅速达到有效血浆浓度发挥抑菌作用。使用疗程以 3 ~ 5 天为宜，最多 7 天，以免产生抗药性或在体内积累中毒。

临床主要用于尿路感染、诺卡放线菌病，与乙胺嘧啶合用治疗弓形虫病，代替青霉素预防风湿热，为脑膜炎奈瑟菌感染的预防用药，用于治疗溃疡性结肠炎（柳氮磺吡啶），治疗灼伤（磺胺嘧啶银或磺胺米隆），治疗耐氯喹的恶性疟原虫感染，及与甲氧苄啶联合应用等。常用磺胺类药物的给药方案见表 4-9-11。

表 4-9-11　磺胺类药物常用品种及甲氧苄啶的给药方案

| 药物 | 给药途径 | 成人 | | 儿童 | | 备注 |
|---|---|---|---|---|---|---|
| | | 频次 | 剂量 | 频次 | 剂量 | |
| 磺胺甲噁唑 | po | 2 次 / 天 | 1g/ 次 | 2 次 / 天 | 25 ~ 30mg/kg | 负荷剂量：成人 2g；儿童 50 ~ 60mg/kg |
| 磺胺异噁唑 | po | q4 ~ 6h | 1g/ 次 | 分 6 次 | 150mg/d | 负荷剂量：成人 2 ~ 4g；儿童 75mg/kg |
| 磺胺甲二唑 | po | 3 ~ 4 次 / 天 | 0.5 ~ 1g/ 次 | 分 4 次 | 30 ~ 45mg/(kg·d) | 首剂可加倍 |
| 甲氧苄啶（TMP） | po | q12h | 0.1g/ 次 | — | — | 疗程为 7 ~ 10 天 |
| | | qd | 0.2g/ 次 | — | — | |

续表

| 药物 | 给药途径 | 成人 | | 儿童 | | 备注 |
|---|---|---|---|---|---|---|
| | | 频次 | 剂量 | 频次 | 剂量 | |
| 复方磺胺甲噁唑（SMZ-TMP） | po | 细菌感染：q12h | TMP+SMZ：1次160mg+800mg | 细菌感染：q12h | ≥2个月婴幼儿：体重≤40kg，1次SMZ+TMP 20～30mg/kg+4～6mg/kg；体重≥40kg同成人 | 成人预防用药：首剂加倍，继以维持量 |
| | | 卡氏肺孢子虫肺炎：q6h | 1次TMP+SMZ 3.75～5mg/kg+18.75～25mg/kg | 卡氏肺孢子虫肺炎：q6h | 1次TMP+SMZ 18.75～25mg/kg+3.75～5mg/kg | 2个月以下的婴儿禁用 |
| 联磺甲氧苄啶 | po | q12h | 2片/次 | — | — | 首剂加倍 |

注：复方磺胺甲噁唑是磺胺甲噁唑与甲氧苄啶5∶1的复方制剂，每片含活性成分磺胺甲噁唑0.4g和甲氧苄啶80mg；联磺甲氧苄啶，每片含磺胺甲噁唑0.2g、磺胺嘧啶0.2g及甲氧苄啶0.08g

### （五）主要不良反应与药学监护

1. 主要不良反应　磺胺类药物的主要不良反应见表4-9-12。

表4-9-12　磺胺类药物的主要不良反应

| 不良反应类型 | 临床表现 |
|---|---|
| 过敏反应 | 最常见的为皮疹、药物热。一般在用药后5～9天发生，特别多见于儿童。药物间存在交叉过敏现象 |
| 肾脏损害 | 由于乙酰化磺胺溶解度低，尤其在尿液偏酸性时，易在肾小管中析出结晶，引起血尿、尿痛、尿闭等症状 |
| 造血系统影响 | 抑制骨髓白细胞形成，引起白细胞减少症。偶见粒细胞缺乏，停药后可恢复。对先天缺乏6-磷酸葡萄糖脱氢酶者可引起溶血性贫血 |
| 中枢神经系统 | 偶可发生，表现为精神错乱、定向力障碍、幻觉、欣快感或抑郁感 |
| 胃肠道反应 | 可见恶心、呕吐、胃纳减退、腹泻、头痛等，一般症状较轻 |
| 肝脏损害 | 可发生黄疸、肝功能减退，严重者可发生急性肝坏死 |

2. 药学监护　磺胺类药物在临床应用时，药师应做好以下几点药学监护：

（1）监测过敏反应：用药前仔细询问过敏史、用药史，对一种磺胺类药物过敏者对其他磺胺药也可能过敏；另外，对呋塞米、砜类、噻嗪类利尿药、磺脲类、碳酸酐酶抑制剂呈现过敏的患者，对磺胺药亦可过敏。严重者可发生渗出性多形性红斑、剥脱性皮炎和大疱表皮松解萎缩性皮炎等，也有表现为光敏反应。

（2）监测肾功能：磺胺类药物可发生结晶尿、血尿和管型尿。服药期间应多饮水，保持高尿液量（1200～1500ml）。如长程、大剂量服用时，除多饮水外，宜同服碳酸氢钠或枸橼酸盐碱化尿液。定期监测尿常规和肾功能。失水、休克和老年患者应用时易导致肾损害，应慎用或避免应用。肾功能减退患者不宜使用。

（3）监测血常规：鉴于磺胺药对造血系统的影响，应定期检查血常规，如有异常应及时停药。

（4）监测肝功能：定期监测肝功能，肝功损害患者宜避免磺胺药的全身应用。

（5）其他：胃肠道反应一般较轻，偶有患者发生艰难梭菌肠炎时需停药。磺胺药可通过母体进入胎儿循环，与游离胆红素竞争血浆蛋白结合部位，使游离胆红素浓度升高，引起核黄疸，因此对孕妇、新生儿尤其早产儿不宜使用。

**（六）药物相互作用**

磺胺类药物与其他药物的相互作用见表4-9-13。

**表4-9-13　磺胺类药物的药物相互作用**

| 相互作用 | | | 影响A药 | | 影响B药 | |
|---|---|---|---|---|---|---|
| 药物A | 药物B | 合用结果 | 药物B | 合用结果 | 药物B | 合用结果 |
| 磺胺类 | 乌洛托品 | 加重肾脏损害 | 普鲁卡因等局麻药、干酵母片 | A抗菌作用↓ | 口服抗凝药、口服降血糖药、甲氨蝶呤、苯妥英钠和硫喷妥钠 | B作用时间↑，毒性反应↑ |
| | 碳酸氢钠 | 减少结晶尿的产生 | 水杨酸类、保泰松、羟基保泰松及吲哚美辛等 | A作用↑ | 骨髓抑制药 | B造血系统不良反应↑ |
| | | | 溴丙胺太林 | A吸收↓ | 含醇饮料 | 乙醇毒性↑ |
| | | | 铋剂 | A吸收↓ | 乳酶生、避孕药 | B疗效↓ |
| | | | 泻药 | A抗菌作用↓ | 溶栓药 | 毒性反应↑ |
| | 氨苯甲酸 | 拮抗作用 | 尿碱化药 | A排泄↑ | 青霉素类 | B作用↓ |
| | 肝毒性药物 | 肝毒性↑ | 酸性药物 | 结晶尿、血尿 | | |

（万建建　张　莉）

## 参考文献


1. 王怀良,陈凤荣.临床药理学.北京:人民卫生出版社,2007

2. 国家药典委员会.临床药物须知(2005版).北京:人民卫生出版社,2005

3. 卫生部合理用药专家委员会.中国医师/药师临床用药指南.重庆:重庆出版社,2009

# 第五章　抗真菌感染药物

抗真菌感染药物是指具有抑制或杀死真菌生长或繁殖的药物，用于治疗真菌感染。真菌的结构比细菌复杂得多，具有坚固的细胞壁和真正的细胞核，因此抗细菌药不能用来治疗真菌感染。真菌感染一般分为两大类：表浅部感染和深部感染。深部感染主要侵犯内脏器官和深部组织，发病率虽低但危害性大，常可危及生命；表浅部真菌感染发病率高，主要侵犯皮肤、指（趾）甲等。随着广谱抗菌药物、糖皮质激素、免疫抑制剂的广泛使用，器官移植术后、肿瘤化疗，尤其是艾滋病日益广泛的传播，患者机体免疫力降低，真菌感染发病率大大提高，因此了解抗真菌药物的药理学、药动学和药物相互作用及其不良反应，对临床制订合理的抗真菌治疗方案具有重要的现实意义。

## 一、分类与品种分布

抗真菌药物按照用途可分为全身性抗真菌药和外用抗真菌药；按照化学结构可分为多烯类、吡咯类、氟胞嘧啶类、烯丙胺类及棘白菌素类等。临床上一般以药物的化学结构进行分类，具体见表 5-1。

## 二、药理作用特征

真菌的基本结构有细胞壁、细胞膜、细胞核、内质网、线粒体等。抗真菌药物分别作用于真菌的不同部位，导致真菌细胞代谢受阻而死亡，从而发挥抗真菌作用。常用的抗真菌药物的药理作用特征见表 5-1。

表 5-1　抗真菌药的分类与品种分布

| 分类 | | 代表性药物 | |
|---|---|---|---|
| | | 药物 | 作用机制 |
| 抗真菌抗生素 | 多烯类 | 两性霉素 B 及衍生物 | 通过与真菌细胞膜上的固醇结合，增加膜通透性，胞内重要物质外漏，致真菌细胞死亡 |

续表

| 分类 | | | | 代表性药物 | |
|---|---|---|---|---|---|
| | | | | 药物 | 作用机制 |
| 合成抗真菌药 | 唑类 | 咪唑类 | 第一代 | 咪康唑 | 干扰细胞色素 P450 活性，增加膜通透性，导致真菌细胞死亡；抑制真菌的甘油三酯、磷脂的生物合成；抑制氧化酶和过氧化酶的活性，引起真菌亚微结构变性和细胞坏死；抑制白色念珠菌从芽孢到侵袭性菌丝的转变 |
| | | | 第二代 | 酮康唑 | |
| | | 三唑类 | 第三代 | 氟康唑、伊曲康唑 | |
| | | | 新一代 | 伏立康唑、普沙康唑、拉夫康唑 | 抑制真菌中由细胞色素 P450 介导的 14α-固醇的去甲基化，抑制麦角固醇的生物合成 |
| | 嘧啶类 | 胞嘧啶 | | 氟胞嘧啶 | 阻断真菌细胞核酸和蛋白质的生物合成 |
| | 丙烯胺类 | | | 特比萘芬 | 干扰真菌麦角固醇的生物合成 |
| | 棘白菌素类 | | | 卡泊芬净、米卡芬净、阿尼芬净 | 通过抑制 β-(1,3)-D-葡聚糖合成酶，干扰真菌细胞壁的形成而发挥抗真菌作用 |

## 三、药动学特征

抗真菌药物的药动学特征较复杂，不同药物的代谢半衰期随给药量、给药次数、药物剂型的不同而不同，呼吸系统常用的抗真菌药物的药动学特征见表5-2。

**表 5-2　呼吸系统常用的抗真菌感染药物的药动学特征**

| 药物 | $t_{1/2}$ | 达峰时间 | 分布器官 | 血浆蛋白结合率 | 消除器官 |
|---|---|---|---|---|---|
| 两性霉素B | 24小时 | — | 肾、肝、脾、肺、心等 | 91%~95% | 经肾排泄 |
| 两性霉素B脂质体 | 7~10小时 | — | 肝、脾和肺中浓度最高，肾组织浓度较低 | — | — |
| 氟胞嘧啶 | 2.5~6小时 | 2.5~6小时（po） | 肝、肾、脾、心、肺等 | 2.9%~4% | 经肾排泄 |
| 酮康唑 | 6.5~9小时 | 1~4小时（po） | 分布广，不透过血脑屏障 | >90% | 在肝代谢，经胆汁和肾排泄 |
| 伊曲康唑 | 1~1.5天 | 3~4小时（po） | 皮肤、脂肪组织、指甲浓度较高，其次为肺、肾、肝等 | >99.8% | 在肝代谢，随粪便、尿液排泄 |
| 伏立康唑 | 与剂量有关 | 1~2小时（po） | 组织中分布广泛 | 58% | 在肝代谢，经肾脏、胆汁排泄 |

续表

| 药物 | $t_{1/2}$ | 达峰时间 | 分布器官 | 血浆蛋白结合率 | 消除器官 |
|---|---|---|---|---|---|
| 氟康唑 | 27~37小时 | — | 皮肤、水疱液、腹腔液、痰液浓度较高 | 较低 | 少量在肝代谢，>80%的原形经尿排泄 |
| 特比萘芬 | 17小时 | 2小时(po) | — | 高达99% | 在肝代谢，70%经尿排泄 |
| 卡泊芬净 | 9~11小时 | — | 大部分分布于组织中，微量分布于红细胞中 | 97% | 在肝和血浆代谢，经肾和粪便排泄 |
| 米卡芬净 | 14~15小时 | — | 能迅速经真皮层弥散并集中在亲脂的角质层 | >99% | 在肝代谢，71%经粪便、15%经肾排泄 |

## 四、给药方案

抗真菌治疗方案的制订应根据真菌的种类、病情的严重程度、患者的肝肾功能、药物的抗菌谱及不良反应、药物的相互作用等方面综合考虑。根据病原菌种类选择药物详见表5-3；抗真菌药物的给药方案详见表5-4和表5-5。

表5-3 肺部真菌感染的病原治疗

| 病原菌 | 首选药物 | 可选药物 |
|---|---|---|
| 念珠菌属 | 氟康唑 | 两性霉素B或(脂质制剂)+氟胞嘧啶，卡泊芬净、伏立康唑、伊曲康唑 |
| 隐球菌属 | 两性霉素B+氟胞嘧啶 | 氟康唑、伊曲康唑，两性霉素B含脂制剂+氟胞嘧啶 |
| 曲霉 | 伏立康唑、两性霉素B(或含脂制剂) | 两性霉素B含脂制剂、伊曲康唑、卡泊芬净、米卡芬净 |
| 毛霉 | 两性霉素B+氟胞嘧啶 | 泊沙康唑 |
| 肺孢子菌肺炎 | 复方磺胺甲噁唑 | 氨苯砜、喷他脒、伯氨喹、卡泊芬净 |

注：氟胞嘧啶不宜单用

表 5-4　临床常用唑类抗真菌药的给药方案及注意事项

| 药物 | 给药途径 | 成人 |  | 儿童 |  | 备注 |
|---|---|---|---|---|---|---|
|  |  | 频次 | 剂量 | 频次 | 剂量 |  |
| 氟康唑 | po | qd | 播散性念珠菌病(念珠菌血症):第 1 天 400mg,后 200mg/ 次 ×4 周,症状缓解后至少持续 2 周。根据临床症状,可将日剂量增至 400mg | 全身性感染:6mg/(kg·次) |  | 口服改为静脉滴注时,无需改变本药剂量;反之亦然 |
|  |  |  |  | qd | >4 周者 |  |
|  |  |  |  | 1 次 /2 天 | 2 ~ 4 周者 |  |
|  |  |  |  | 1 次 /3 天 | <2 周者 |  |
|  |  |  |  | 严重感染:12mg/(kg·次) |  |  |
|  |  |  |  | qd | >4 周者 |  |
|  |  |  |  | 1 次 /2 天 | 2 ~ 4 周者 |  |
|  |  |  |  | 1 次 /3 天 | <2 周者 |  |
|  | ivgtt | qd | 念珠菌败血症、播散性念珠菌病及其他非浅表性念珠菌感染:常用剂量为第 1 日 400mg,后 200mg/d,根据症状可将日剂量增至 400mg | qd | >1 岁正常患儿:全身性念珠菌或隐球菌感染,3 ~ 6mg/(kg·d) | 溶媒:5% GS、NS;滴速不宜超过 10ml/min |
|  | 喷雾给药 | tid | 口咽部感染:4 揿 / 次,疗程为 1 周 | — | — | — |
|  |  | 5 次 / 天 | 真菌性气管及支气管炎:4 揿 / 次,疗程为 2 ~ 4 周 |  |  |  |
| 伊曲康唑 | po | qd | 曲霉病:0.2g/ 次,疗程为 2 ~ 5 个月;侵袭性或播散性感染者可增加剂量至 200mg/ 次,bid | qd | 全身性真菌感染:3 ~ 5mg/(kg·d) | 进食后服用可增加吸收,宜于餐后立即给药 |
|  |  | qd | 念珠菌病:0.1 ~ 0.2g/ 次,疗程为 3 周 ~ 7 个月 |  |  |  |
|  |  | 1 ~ 2 次 / 天 | 组织胞浆菌病:0.2g/ 次,疗程为 8 个月 |  |  |  |

续表

| 药物 | 给药途径 | 成人 | | 儿童 | | 备注 |
|---|---|---|---|---|---|---|
| | | 频次 | 剂量 | 频次 | 剂量 | |
| 伏立康唑 | po | q12h | 体重≥40kg：第1天负荷剂量为400mg/次，24小时后维持剂量200mg/次；体重<40kg：第1天负荷剂量为200mg/次，24小时后维持剂量100mg/次 | q12h | 2～12岁儿童：第1天负荷6mg/(kg·次)，24小时后维持4mg/(kg·次)；12～16岁青少年同成人 | 应在餐前1小时或餐后1小时服用 |
| | ivgtt | q12h | 第1天负荷6mg/(kg·次)，24小时后维持4mg/(kg·次)；患者不能耐受维持剂量时可减为3mg/(kg·次) | | 同口服 | 溶媒：5% GS、NS、5% GNS、复方乳酸钠注射液；滴注T>1小时 |
| 泊沙康唑 | po | 分2或4次 | 难治性真菌感染：800mg/d | <13岁儿童不推荐应用 | | 最好与含脂肪食物同服 |

**表5-5　临床常用其他抗真菌药的给药方案及注意事项**

| 药物 | 给药途径 | 成人 | | 儿童 | | 备注 |
|---|---|---|---|---|---|---|
| | | 频次 | 剂量 | 频次 | 剂量 | |
| 两性霉素B | ivgtt | qd或隔1～2日给药1次 | 1～5mg/次或0.02～0.1mg/(kg·次)，根据患者的耐受情况每日或隔日增加5mg至0.6～0.7mg/(kg·次)时暂停增加剂量；最高剂量≤1mg/(kg·次)，总累积量为1.5～3g，疗程为1～3个月，视病情可延至6个月 | qd或隔1～2日给药1次 | 0.5～1mg/次 | 溶媒：5% GS；pH>4.2；滴注T>6小时；滴注速度为30滴/分；缓慢避光滴注； |

续表

| 药物 | 给药途径 | 成人 | | 儿童 | | 备注 |
|---|---|---|---|---|---|---|
| | | 频次 | 剂量 | 频次 | 剂量 | |
| 两性霉素 B | 雾化吸入 | 1 日分 2 次喷雾 | 用 5～10mg 配成 0.2 ～ 0.3mg/ml 的溶液，疗程为 1 个月 | — | — | 两性霉素 B 脂质体静脉滴注每 2 小时摇动输液袋 1 次 |
| 两性霉素 B 脂质体 | ivgtt | qd | 起始量为 0.1mg/(kg·d)，第 2 天增加 0.25～0.5mg/kg，再逐日递增至 1～3mg/(kg·d) 的维持量 | qd | ≤16 岁：3～5mg/(kg·d) | |
| 氟胞嘧啶 | po | qid | 1.0～1.5g/ 次，疗程为数周至数月。如胃肠道反应大，可 50～150mg/(kg·d)，分 3～4 次服，再逐渐加量 | 分 4 次服 | ≥50kg 儿童：同成人量；<50kg 儿童，1.5～4.5g/($m^2$·d) | |
| | iv | 分 2～3 次 | 50～150mg/(kg·d) | — | — | 静脉滴注速度为 4～10ml/min |
| | ivgtt | 分 2～3 次 | 0.1～0.15g/(kg·d) | — | — | |
| 卡泊芬净 | ivgtt | qd | 首日负荷剂量 70mg/ 次，24 小时后维持剂量 50mg；疗效欠佳且耐受性较好的患者或与药物清除诱导剂 / 抑制剂合用时维持量可加至 70mg/d | 不推荐 18 岁以下的患者使用本药 | | 溶媒：NS、乳酸钠林格溶液 |
| 米卡芬净 | ivgtt | qd | 曲霉病：50～150mg/ 次；念珠菌病：50mg/ 次；严重或者难治性患者根据病情可增至 300mg/d（安全性尚未完全确立） | 儿童使用本品的安全性尚未确立 | | 溶媒：5% GS、NS，不可使用注射用水 |

## 五、主要不良反应与药学监护

### （一）多烯类药物的主要不良反应及药学监护

两性霉素B毒性大、不良反应多见，但因其抗真菌谱广，常作为某些致命性全身真菌感染的唯一有效的治疗药物，临床使用必须从拯救生命的效益和可能发生不良反应的危险性两个方面权衡考虑。而其脂质制剂因其特殊的药代动力学特征，既保留了两性霉素B的高度抗菌活性，又降低了毒性，适用于不能耐受两性霉素B或两性霉素B治疗无效的患者。两性霉素B的主要不良反应及药学监护要点详见表5-6。

表5-6 两性霉素B的主要不良反应及药学监护要点

| 不良反应表现 | 临床表现 | 药学监护 |
| --- | --- | --- |
| 肾损害 | 尿中可见红细胞、白细胞、蛋白和管型，血尿素氮及肌酸酐升高，肌酐清除率降低，也可引起肾小管性酸中毒 | 监测肾功能：定期监测尿常规、血尿素氮及血肌酸酐等指标 |
| 肝毒性 | 较少见，偶致肝细胞坏死、急性肝衰竭 | 定期监测肝功能 |
| 血液系统损害 | 正红细胞性贫血，偶发血小板减少 | 监测血常规 |
| 心血管系统 | 静脉滴注过快可引起心室颤动或心脏停搏；由于电解质紊乱可导致发生心律失常 | 减慢给药速度，及时补钾 |
| 神经系统 | 视物模糊或复视、癫痫样发作，偶见多发性神经病变。鞘内注射后可能引起严重头痛、发热等 | 密切观察病情，必要时停药 |
| 过敏反应 | 偶有过敏性休克、皮疹等发生；静脉滴注过程中或静脉滴注后数小时发生寒战、高热、严重头痛、恶心和呕吐，有时可出现血压下降、眩晕等 | 密切观察病情，多和患者交流，减慢静脉滴注速度 |
| 低血钾 | 大量钾离子外排所致 | 每周至少测定2次血钾水平 |

### （二）唑类药物的主要不良反应及药学监护

用于呼吸系统真菌感染的抗真菌药物主要有氟康唑、伊曲康唑、伏立康唑，其主要不良反应及临床应用中的药学监护详见表5-7。

表5-7 唑类药物的主要不良反应及药学监护要点

| 不良反应表现 | 临床表现 | 药学监护 |
| --- | --- | --- |
| 胃肠道反应 | 恶心、呕吐、腹痛或腹泻等 | 密切观察，必要时停药 |
| 肝毒性 | 偶见肝毒性症状及轻度一过性血清氨基转移酶升高。极罕见急性肝衰竭 | 定期监测肝功能 |

续表

| 不良反应表现 | 临床表现 | 药学监护 |
| --- | --- | --- |
| 心血管系统 | 伏立康唑可致外周性水肿;氟康唑可致一过性血小板、中性粒细胞减少 | 监测血常规 |
| 神经系统 | 可见头痛、头昏、疲乏、发热、嗜睡、抑郁等 | 密切观察,必要时停药 |
| 泌尿生殖系统 | 氟康唑可致肾功能异常;伏立康唑对于重症患者用药后可发生急性肾衰竭 | 定期监测肾功能 |
| 过敏反应 | 皮疹,偶可发生严重的剥脱性皮炎、渗出性多形性红斑 | 密切观察病情,必要时停药 |
| 眼 | 伏立康唑给药后约30%的患者曾出现过视觉改变、视觉增强、视力模糊、色觉改变和(或)畏光。 | 增加用药教育,多和患者沟通,症状较轻,可恢复 |

## (三)氟胞嘧啶的主要不良反应及药学监护

氟胞嘧啶抗菌谱较窄且易产生耐药性,一般不单独应用,常与两性霉素B合用用以治疗隐球菌属的真菌感染,其主要不良反应与药学监护要点如表5-8所示。

表5-8　氟胞嘧啶的主要不良反应与药学监护要点

| 不良反应表现 | 临床表现 | 药学监护 |
| --- | --- | --- |
| 胃肠道反应 | 可见恶心、呕吐、畏食、腹痛、腹泻等 | 单次服药量较大,宜间隔一定时间(15分钟)分次服用 |
| 肝毒性 | 表现为肝功能改变,偶可引起血清胆红素升高、肝坏死,罕见肝大 | 定期监测肝功能 |
| 血液系统 | 可见白细胞或血小板减少。偶可发生全血细胞减少、骨髓抑制和再生障碍性贫血。合用两性霉素B较单用多见 | 定期监测周围血象,有条件者可监测血药浓度 |
| 神经系统 | 偶可出现一过性神经、精神异常,表现为头晕、头痛、运动及定向力障碍、精神错乱、幻觉、视力减退、听力下降等 | 密切观察,必要时停药 |
| 泌尿生殖系统 | 可见肾损害 | 定期监测肾功能 |
| 过敏反应 | 可出现皮疹、嗜酸性粒细胞升高等 | 密切观察病情,必要时停药 |

### (四)棘白菌素类药物的不良反应及药学监护

棘白菌素类药物的不良反应较轻微,常为一过性,患者多能耐受,一般不需要停药治疗。主要不良反应及药学监护点详见表5-9。

表5-9 棘白菌素类的药物不良反应及药学监护点

| 药物 | 不良反应表现 | 临床表现 | 药学监护 |
|---|---|---|---|
| 卡泊芬净 | 心血管系统 | 静脉炎/血栓性静脉炎 | 缓慢给药 |
| | 代谢/内分泌系统 | 血清总蛋白降低、低白蛋白、低钾、低钠、低钙 | 定期监测血生化指标和电解质水平 |
| | 肝脏 | 肝脏酶学水平升高 | 定期监测肝功能 |
| | 神经系统 | 用药后头痛的发生率达11%,有感觉异常的约占2% | 较轻微,不需要停药 |
| | 泌尿生殖系统 | 尿蛋白增多、尿中红细胞增多、尿中白细胞增多。肌酸酐升高罕见 | 定期监测肾功能 |
| | 胃肠道反应 | 恶心、腹泻、呕吐 | 不能耐受者可停药 |
| | 血液系统 | 贫血、白细胞减少、嗜酸性粒细胞增多、血小板减少、中性白细胞减少、部分凝血激酶时间延长、凝血酶原时间延长 | 监测血常规和凝血指标 |
| 米卡芬净 | 血液系统 | 可出现中性粒细胞减少症(发生率为1.5%)、血小板减少或溶血性贫血 | 定期监测,必要时停药 |
| | 过敏样反应 | 可能发生休克或过敏样反应 | 密切观察患者,一旦发生异常应停止治疗,必要时必须采取适当措施 |
| | 肝脏 | 肝功能异常或黄疸:可能出现AST上升、ALT上升等肝功能异常或黄疸 | 监测肝功能 |
| | 肾脏 | 可能发生急性肾衰竭 | 密切监测患者的肾功能 |

## 六、药物相互作用

唑类抗真菌药物为肝药酶细胞色素P450抑制剂,因此影响通过细胞色素P450代谢的药物的体内转化过程,进而影响药物的疗效;两性霉素B具有肾毒性,因此临床应用过程中应注意避免与增加肾毒性药物的联合应用。深部真菌感染的患者多伴发许多基础疾病,抗真菌感染治疗的同时常合用治疗基础疾病的药物,因此关注抗真菌药物的相互作用有助于临床制订合理的治疗方案。有关抗真菌药物的药物相互作用详见表5-10。

表 5-10　抗真菌药物的药物相互作用

| 药物 A | 合用药物 B | 合用结果 |
| --- | --- | --- |
| 两性霉素 B 及其脂质制剂 | 氟胞嘧啶 | 协同作用，B 毒性↑ |
| | 肾上腺皮质激素 | 低钾血症 |
| | 洋地黄毒苷 | B 毒性↑ |
| | 肾毒性药物（氨基苷类、卷曲霉素、多黏菌素类、万古霉素） | B 血药浓度增高，肾毒性↑ |
| | 神经肌肉阻滞剂 | A 药诱发的低钾血症可加强 B 药的作用 |
| | 尿液碱化药 | A 药排泄↑，防止或减少肾小管酸中毒发生 |
| | 吡咯类抗真菌药（如酮康唑、氟康唑、伊曲康唑等） | 可诱导耐药性产生而导致拮抗作用 |
| 氟康唑 | 氢氯噻嗪 | A 血药浓度升高 40%，合用减少 A 药肾清除 |
| | 磺酰脲类降糖药 | B 血药浓度升高，易发生低血糖症 |
| | 环孢素、他克莫司、茶碱 | B 血药浓度升高，毒性↑ |
| | 苯妥英、咪达唑仑、齐多夫定、炔雌醇、炔诺酮等口服避孕药 | B 血药浓度升高 |
| | 华法林等双香豆素类抗凝药 | B 抗凝作用↑，凝血酶原时间延长 |
| | 异烟肼、利福平 | A 血药浓度↓，可导致治疗失败或感染复发 |
| | 肝毒性药 | 可使肝毒性的发生率↑ |
| 伊曲康唑 | 细胞色素 P450 3A4 酶抑制药 | A 血药浓度↑，生物利用度↑ |
| | 环孢素、克拉霉素、安普那韦、贝那普利、阿芬太尼、阿普唑仑、白消安、氨氯地平、非洛地平、依拉地平、尼卡地平、硝苯地平 | B 血药浓度↑，毒性↑，增加钙拮抗剂的负性肌力作用 |
| | 阿托伐他汀、洛伐他汀、地高辛、三唑仑 | 增加肌病或者横纹肌溶解的风险，可导致危及生命的心律失常 |
| | $H_2$ 受体阻断药、质子泵抑制药、利福平、利福布汀、异烟肼、苯妥英钠、卡马西平、去羟肌苷等 | A 血药浓度和生物利用度↓ |
| | 葡萄柚汁 | A 生物利用度和疗效↓ |
| 伏立康唑 | P450 同工酶诱导剂，如利福平、卡马西平、苯巴比妥、利福布汀等 | A 血药浓度显著降低，疗效降低 |
| | P450 同工酶抑制剂，如奥美拉唑、大环内酯类等 | A 血药浓度升高，毒性增强 |

续表

| 药物 A | 合用药物 B | 合用结果 |
| --- | --- | --- |
| 伏立康唑 | P450 同工酶底物，如麦角生物碱类、香豆素类、他汀类、磺脲类、苯二氮䓬物、长春花生物碱类、非核苷类逆转录酶抑制剂（NNRTI）、特非那定、匹莫齐特、西罗莫司、环孢素、华法林、他克莫司、奎尼丁等 | B 血药浓度可能显著升高 |
| 氟胞嘧啶 | 两性霉素 B | 协同作用，A 毒性↑ |
|  | 骨髓抑制药 | 毒性反应尤其是造血系统的不良反应↑ |
|  | 阿糖胞苷 | A 活性灭活 |
| 卡泊芬净 | 他克莫司 | B 血药浓度下降 26% |
|  | 环孢素 | A 曲线下面积增加约 35%，并可能出现 ALT 和 AST 一过性升高 |
|  | 依非韦伦、奈非那韦、奈韦拉平、利福平、地塞米松、苯妥英、卡马西平等 | A 血药浓度↓ |
| 米卡芬净 | 硝苯地平、瑞帕霉素 | B 血药浓度↑，不良反应↑ |

（张　莉　冯　堃）

## 参考文献

1. 卫生部合理用药专家委员会 . 中国医师、药师临床用药指南 . 重庆：重庆出版社，2009

2. 国家药典委员会 . 中华人民共和国药典临床用药须知（2010 版）. 北京：化学工业出版社，2011

# 第六章 抗结核病药物

肺结核一经确诊，就要及时治疗，治疗的主要手段是药物化疗，根据患者对抗结核药物的耐受性、患者的生理和病理情况制订个体化的化疗方案。合理的化学治疗是治疗结核病最重要的治疗原则，是消除传染性、阻断传播的关键措施。因此熟悉临床常用抗结核药物，了解其药理作用、药代动力学特点及临床治疗方案非常重要。

## 一、分类与品种分布

### （一）一线和二线药物

抗结核药物种类较多，2006 年 WHO 根据药物的杀菌活性、临床疗效和安全性，将抗结核药物分为一线和二线药物，并将常用抗结核药物分为五大类。我国 2009 年《耐药结核病化学治疗指南》在 WHO 分组的基础上，结合我国情况进行了个别调整，第 1 组增加了利福喷丁，第 4 组增加了对氨基水杨酸异烟肼（Pa），氨硫脲被明确归纳在第 4 组，同时在第 5 组删除了高剂量的异烟肼，具体分组详见表 6-1。

表 6-1 抗结核药物分组

| 分组 | 类别 | 药物 |
|---|---|---|
| 1 | 一线口服抗结核药物 | 异烟肼、利福平、乙胺丁醇、吡嗪酰胺、利福喷丁、利福布汀 |
| 2 | 注射用抗结核药物 | 链霉素、卡那霉素、阿米卡星、卷曲霉素 |
| 3 | 氟喹诺酮类药物 | 氧氟沙星、左氧氟沙星、莫西沙星 |
| 4 | 二线口服抑菌药物 | 乙硫异烟胺、丙硫异烟胺、环丝氨酸、特立齐酮、对氨基水杨酸钠、对氨基水杨酸异烟肼、氨硫脲 |
| 5 | 疗效不确切的药物[a] | 氯法齐明、利奈唑胺、阿莫西林 / 克拉维酸、克拉霉素、亚胺培南 |

注：[a] 耐多药结核病治疗中疗效上不确切的药物。这类药物原则上不用于单耐药和多耐药结核病，只有在 MDR-TB 和 XDR-TB 化疗中Ⅰ～Ⅳ组药物不足以组成有效的化疗方案时考虑选用

### （二）根据作用机制分类

抗结核药物有抑制结核分枝杆菌蛋白质合成的，有影响细菌代谢的，有阻碍细胞壁合成的，具体药物的作用机制详见表6-2。

表6-2 根据抗结核药物的作用机制分类

| 作用机制 | 代表药物 |
|---|---|
| 抑制蛋白质合成 | 链霉素、阿米卡星、卷曲霉素 |
| 干扰结核菌代谢 | 异烟肼、吡嗪酰胺、对氨基水杨酸钠 |
| 阻碍细胞壁的合成 | 乙硫异烟胺、丙硫异烟胺、环丝氨酸、乙胺丁醇 |
| 阻碍RNA转录 | 利福平、利福喷丁、利福布汀 |
| 阻止DNA的转录与复制 | 氟喹诺酮类，如环丙沙星、氧氟沙星、左氧氟沙星、莫西沙星 |
| 作用机制尚不明确 | 氨硫脲 |

### （三）正在研究开发的抗结核药物

新开发的抗结核药物有大环内酯类的泰利霉素、二芳基喹啉类的R207910、硝基咪唑吡喃类的PA-824、二胺类的SQ109、吡咯类的BM212，这些药物为治疗耐药结核分枝杆菌开辟了新途径。

### （四）固定剂量复合剂与板式组合药

为提高患者的依从性，WHO积极推荐采用含异烟肼、利福平、吡嗪酰胺、乙胺丁醇分别组成的固定剂量的复合制剂，国内也有相应的复合制剂和各种药物的板式组合药、固定复合剂，以便于督导管理。

固定剂量复合制剂（fixed-dose-combination，FDC）简称复合剂：是由各种药物按固定剂量的配比制成的复合制剂，如由异烟肼＋利福平＋吡嗪酰胺组成的“卫非特”（Rifater）、由异烟肼＋利福平组成的“卫非宁”（Rifinah）。板式组合药是几种不同制剂的药物，按规定的日剂量配成不同方案组装在同一个泡眼板上，每日或间歇顿服1板。表6-3为卫非特和卫非宁的处方组成和用法。

表6-3 固定剂量复合制剂的含量及用法用量

| 药名 | 成分（mg）/片 | 用量 | 用法 | 疗程（月） |
|---|---|---|---|---|
| 卫非特（Rifater） | 异烟肼80+利福平120+吡嗪酰胺250 | 体重≤50kg，4片<br>＞50kg，5片 | 顿服，qd | 2 |
| 卫非宁（Riflnah） | A片：异烟肼100+利福平150<br>B片：异烟肼100+利福平300 | 体重≤50kg，3A片<br>＞50kg，2B片 | 顿服，qd | 4 |

## 二、药理作用特征

结核分枝杆菌根据自身的代谢状态分为 A、B、C 和 D 4 群，4 种不同代谢状态的菌群可同时存在于结核病灶内。A 群（快速繁殖菌）细菌处于生长繁殖、代谢旺盛期，主要见于 pH 中性的结核空洞壁和空洞内。异烟肼对快速生长的细菌作用最强，抗结核药物对 A 菌群作用的强弱依次为异烟肼 >> 链霉素 > 利福平 > 乙胺丁醇。B 群（间断繁殖菌）为酸性环境中半休眠状态的菌群。药物对 B 菌群的抗菌能力为吡嗪酰胺 >> 利福平 > 异烟肼。C 群（慢速繁殖菌）是半休眠状态但偶有突发性或短期内旺盛生长的细菌。药物对 C 菌群的抗菌能力为利福平 >> 异烟肼。D 群则为完全休眠菌，药物不起作用，必须靠机体免疫机制加以消除。了解药物的作用特点和结核菌的活动特点，对制订合理的化疗方案非常重要。常用抗结核药物的作用特点见表 6-4。

**表 6-4　抗结核药物的药理作用特征**

| 药物 | 杀菌作用 | | 抑菌作用 | MIC（试管）（μg/ml） | 作用评价 |
|---|---|---|---|---|---|
| | 细胞内 | 细胞外 | | | |
| 异烟肼（INH，H） | √（生长繁殖期） | √（生长繁殖期） | √（静止期 MTB） | 0.02～0.05 | 全杀菌药 |
| 利福平/利福喷丁/利福布汀 | √（脂溶性高） | √ | √（低浓度） | 利福平：0.2～0.5<br>利福喷丁：0.12～25 | 全杀菌及灭菌药，相互具交叉耐药性 |
| 吡嗪酰胺 | √ | √（酸性环境） | — | 试管：25<br>体内：12.5 | 半杀菌药，酸性环境（pH < 5.5）可增强作用 |
| 乙胺丁醇 | | | √（细胞内） | 1～5 | pH 中性时作用最强 |
| 链霉素/阿米卡星 | | √（高浓度） | √（低浓度） | 链霉素：0.5～1.0<br>阿米卡星：4～1.0 | 半杀菌药，碱性环境可增强作用 |
| 卷曲霉素 | | √ | | 3.13～6.25 | 治疗 MDR-TB 的重要药物，不推荐儿童应用 |
| 氟喹诺酮类 | √ | √ | | | 抗菌活性：莫西 > 左氧 > 氧氟，不宜用于儿童和孕妇 |

续表

| 药物 | 杀菌作用 | | 抑菌作用 | MIC（试管）（μg/ml） | 作用评价 |
|---|---|---|---|---|---|
| | 细胞内 | 细胞外 | | | |
| 乙硫异烟胺/丙硫异烟胺 | | | √ | 0.6～2.5 | 抗菌作用为异烟肼的1/10～1/5，强于链霉素 |
| 对氨基水杨酸钠 | | | √（细胞外） | 1～10 | 须与其他抗结核药伍用，生物利用度与剂型有关 |
| 氨硫脲 | | | √ | 1 | 不能用于间歇化疗 |
| 环丝氨酸/特立齐酮 | | | √ | 10～20 | 耐药后稳定性强，停药后不易恢复敏感性 |

## 三、药动学特征

临床常用抗结核药物的药代动力学特点见表6-5。

## 四、给药方案

结核分枝杆菌是一种“顽强”的致病菌，以富含脂质的细胞壁为其天然屏障，侵入人体后具有持留性、潜伏性、冬眠性及突变性等特点，使结核病在临床上成为慢性迁延的传染性疾病。而每种抗结核药物对结核分枝杆菌的杀菌作用不同，对结核分枝杆菌的作用靶点不同，因此抗结核治疗需要联合用药以达到药物间协同或累加作用，发挥早期杀菌和灭菌活性，减少耐药产生，以提高疗效，减少复发，降低耐药菌的产生。

由于患者对抗结核药物的耐受性不一样，肝、肾功能情况不同（尤其是老年患者），并且存在耐多药结核（MDR-TB）患者，因此抗结核治疗一方面要根据药物的药理、药动学特点，另一方面更要结合患者的年龄、体重、生理和病理状况，制订合理的治疗方案。合理的治疗方案对于结核治疗的成功起决定作用。

### （一）给药方法

目前临床采用两阶段治疗、间歇治疗和顿服的给药方法，具体见表6-6。

表 6-5 抗结核药物的药代动力学特征

| 药物 | 口服生物利用度 | 脂溶性 | 达峰时间 | $t_{1/2}$ | 代谢途径 | 血浆蛋白结合率 | 血脑屏障 |
|---|---|---|---|---|---|---|---|
| 异烟肼 INH,H | 90% | 低 | 1~2小时(po) | 快乙酰化者 0.5~1.6 小时；慢乙酰化者 2~5 小时 | 75%~95% 在肝代谢,10% 的原形经肾排泄,70% 的代谢物经肾排泄 | < 10% | 可透过,炎症时脑脊液内可达 $C_{血}$ |
| 利福平 RFP,R | 90%~95% | 高 | 1.5~4 小时(po) | 3~5 小时 | 主要在肝代谢,60%~65% 经粪便排出,30% 经尿排出 | 80%~91% | 不易透过,炎症时达 20% $C_{血}$ |
| 利福喷丁 RFT,L | 餐后服药 80% | 高 | 4~9 小时(po) | 18 小时 | 主要在肝代谢,经胆汁排泄 | >98% | 不易透过 |
| 利福布汀 | 53% | 高 | 2~4 小时(po) | 36~45 小时 | 在肝代谢,53% 经肾排泄,30% 经胆汁排泄 | 85% | 不易透过 |
| 吡嗪酰胺 PZA,Z | 口服易吸收 | 低 | 2 小时(po) | 9~10 小时 | 主要在肝代谢,80%~90% 经肾排泄 | 10%~20% | 浓度可达 87%~105% $C_{血}$ |
| 乙胺丁醇 EMB,E | 75%~80% | 低 | 2~4 小时(po) | 3~4 小时 | 在肝代谢,50% 的原形经肾排泄,20% 的原形经粪便排泄 | 20%~30% | 不易透过,炎症时可达 15%~40% $C_{血}$ |
| 链霉素 SM,S | 口服不吸收 | 低 | 30 分钟(im) | 2.4~2.7 小时,随年龄增长而延长 | 在体内不代谢,80%~98% 的原形经肾排泄(24 小时),约 1% 经胆汁排出 | 20%~30% | 不易透过 |
| 阿米卡星 AMK,A | 口服不吸收 | 低 | 0.75~1.5 小时(im);15~30分钟 ivdrip) | 2~2.5 小时 | 在体内不代谢,94%~98% 的原形经肾排泄(24 小时) | 4% | 不易透过,炎症时可达 50% $C_{血}$ |

续表

| 药物 | 口服生物利用度 | 脂溶性 | 达峰时间 | $t_{1/2}$ | 代谢途径 | 血浆蛋白结合率 | 血脑屏障 |
|---|---|---|---|---|---|---|---|
| 卷曲霉素 CPM,C | 口服不吸收 | 低 | 1小时(im) | 3~6小时 | 50%~60%的原形经肾排泄(12小时) | 低 | 不易透过 |
| 氧氟沙星 OFLX,O | 95%~100% | 低 | 1小时(po) | 4.7~7小时 | 3%经肝代谢,75%~90%的原形经肾排泄(24小时) | 20%~25% | 可透过,炎症时可达70%~90% $C_{血}$ |
| 左氧氟沙星 LVFX,V | 100% | 低 | 1小时(po) | 5.1~7.1小时 | 87%的原形经肾排泄(48小时) | 30%~40% | 可透过,有炎症时可增加透过量 |
| 莫西沙星 MOFX,M | 9% | 低 | 1~3小时(po) | 11~15小时 | 在肝代谢,22%的原药及约50%的葡萄糖醛酸结合物经尿液排泄,25%经粪便排出 | 45% | 可透过,炎症时可增加透过量 |
| 加替沙星 GAFX,G | 96% | 低 | 1小时(po,ivdrip) | 7~14小时 | 70%的原形经肾排泄(24小时),5%经胆汁排泄 | 20% | 可透过,炎症时可增加透过量 |
| 对氨基水杨酸钠 PAS,P | 75%~80% | 低 | 1~2小时(po) | 45~60分钟 | 在肝代谢,85%经肾排泄(7~10小时) | 60%~70% | 不易透过,炎症时可达30%~50% $C_{血}$ |
| 帕司烟肼 pasiniazid,Pa | — | 低 | — | 快乙酰化者0.5~1.6小时;慢乙酰化者2~5小时 | 在肝代谢,经肾排泄 | — | 易透过,与 $C_{血}$ 相近 |
| 丙硫异烟胺 TH,Pth | 80% | 低 | 1~3小时(po) | 3小时 | 在肝代谢,经肾排泄 | 10% | 可透过 |
| 环丝氨酸 CS | 70%~90% | 低 | 3~4小时(po) | 10~25小时 | 35%在肝代谢,50%~70%经肾排泄 | | 浓度达80%~100% $C_{血}$ |

表 6-6　抗结核病的治疗方法

| 治疗方法 | 临床意义 |
|---|---|
| 两阶段 | 强化期:在结核菌繁殖代谢旺盛阶段采用强有力的化疗方案,尽快地杀死繁殖期菌群,减少传染性,促进痰菌阴转,防止或减少继发耐药菌的产生 |
| | 巩固期:继续治疗以杀灭代谢低下或半静止状态下的结核菌,防止复发 |
| 间歇疗法 | 结核菌接触不同抗结核药物后产生不同时间的延缓生长期,为减少药物的不良反应,可采用间歇治疗;对于 MDR-TB 不建议间歇治疗 |
| 顿服 | 大部分抗结核药物为浓度依赖性,1 日量 1 次给予,可取得最佳的杀菌血药浓度 |

2010 年版《中国国家处方集》推荐的常用抗结核药物的用法用量见表 6-7。

表 6-7　常用抗结核药物的剂量

| 药品及其名称缩写 | 每日剂量 | | | 间歇疗法 | | 用法 |
|---|---|---|---|---|---|---|
| | 成人(g) | | 儿童 | 成人(g) | | |
| | <50kg | ≥50kg | (mg/kg) | <50kg | ≥50kg | |
| 异烟肼(INH,H) | 0.3 | 0.3 | 10~15 | 0.5 | 0.6 | qd,顿服 |
| 链霉素(SM,S) | 0.75 | 0.75 | 20~30 | 0.75 | 0.75 | qd,im |
| 利福平(RFP,R) | 0.45 | 0.6 | 10~20 | 0.6 | 0.6 | qd,饭前 2 小时顿服 |
| 利福喷丁(RFT,L) | — | — | — | 0.45 | 0.6 | 1~2 次/周,饭前或饭后顿服 |
| 吡嗪酰胺(PZA,Z) | 1.5 | 1.5 | 30~40 | 2.0 | 2.0 | qd,顿服或分 2~3 次服用 |
| 乙胺丁醇(EMB,E) | 0.75 | 0.75~1.0 | — | 1.0 | 1.2 | qd,顿服 |
| 丙硫异烟胺(PTH,TH) | 0.6~0.75 | 0.75~1.0 | — | — | — | 分 3 次服用/天 |
| 对氨基水杨酸(PAS,P) | 8.0 | 8.0 | 150~200 | — | — | 分 3 次静脉滴注/天 |
| 阿米卡星(AMK,A) | 0.4 | 0.4 | — | 0.4 | 0.4 | qd,im |
| 卷曲霉素(CPM) | 0.75 | 1.0 | — | 0.75 | 1.0 | qd,im |
| 氧氟沙星(OFX,O) | 0.6 | 0.6~0.8 | — | — | — | qd,或分 2~3 次口服或静脉滴注 |

续表

| 药品及其名称缩写 | 每日剂量 | | | 间歇疗法 | | 用法 |
|---|---|---|---|---|---|---|
| | 成人(g) | | 儿童 | 成人(g) | | |
| | <50kg | ≥50kg | (mg/kg) | <50kg | ≥50kg | |
| 左氧氟沙星(LVFX,L) | 0.4 | 0.4～0.5 | — | — | — | qd,或分2～3次口服或静脉滴注 |
| 莫西沙星(MOFX,M) | 0.4 | 0.4 | — | — | — | qd,po或ivdrip |
| 加替沙星(GAFX,G) | 0.4 | 0.4 | — | — | — | qd,po或ivdrip |
| 异烟肼对氨基水杨酸盐(帕星肼,PSNZ) | 0.9 | 0.9 | 20～40 | — | — | po,分2～3次/天 |

### (二)给药方案

目前临床治疗分为初治肺结核的治疗、复治肺结核的治疗、耐多药肺结核的治疗、难治肺结核的治疗,具体治疗方案详见第三章第四节。

## 五、主要不良反应与药学监护

抗结核药物的不良反应较多,有些不良反应很严重,这严重影响了患者的依从性,成为影响抗结核化疗的主要因素。因此了解和熟悉抗结核药物常见的不良反应及注意事项,有利于指导医师在临床治疗过程中避免不良反应的发生,以及发生不良反应后应采取什么样的治疗措施,指导临床药师根据药物不良反应开展药学监护,以促进抗结核治疗的顺利实施及疗程的最终完成。关于临床常用抗结核药物的主要不良反应及临床药学监护点详见表6-8。

表6-8 抗结核药物主要的不良反应及药学监护

| 药物 | 不良反应表现 | 药学监护 |
|---|---|---|
| 异烟肼 | 周围神经炎:常规剂量较少发生,大剂量及营养不良、酗酒、孕妇伴有糖尿病的患者易发生 | 加用维生素$B_6$,慢乙酰化宜服用较低剂量的本药 |
| | 肝毒性:大剂量易造成肝损害,与利福平并用时肝损害的发生率增高 | 保肝治疗,监测肝功能,如氨基转移酶持续增高及出现黄疸均需停药 |
| 利福平、利福喷丁、利福布汀 | 肝毒性:多发生在与其他抗结核药合用时,表现为氨基转移酶升高、肝大,严重时伴黄疸 | |
| | 胃肠道反应:上腹不适、畏食、恶心、呕吐、腹胀、腹泻或便秘等 | 睡前或进食时服用,避免空腹服用 |
| | 血液系统:白细胞、血小板、血红蛋白减少 | 注意口腔卫生,避免拔牙 |

续表

| 药物 | 不良反应表现 | 药学监护 |
|---|---|---|
| 链霉素、卡那霉素、阿米卡星 | 听力：第Ⅷ脑神经损害，表现为前庭和耳蜗神经的损害，为永久性伤害 | 立即停药，老人减量，儿童慎用，孕妇禁用 |
| | 肾损害：损害程度随药物剂量和疗程的增加而增大。一般为轻症，可出现蛋白尿、管型尿、血尿素氮及肌酸酐升高。严重时可发生氮质血症、肾衰竭 | 注意给药剂量的个体化，应用过程中监测肾功能，嘱患者多饮水 |
| | 神经肌肉阻滞：引起面部、口唇、四肢麻木，嗜睡，软弱无力，偶可引起呼吸抑制等 | 不可直接静脉注射，可用新斯的明和钙剂（iv）对抗 |
| | 链霉素的过敏反应：过敏性休克的发生率低于青霉素，但死亡率较高 | 链霉素用前必须做皮试，皮试阳性者不能使用 |
| 吡嗪酰胺 | 肝毒性：可引起氨基转移酶升高、肝大；与用药剂量和疗程有关，常用量下较少发生，长期大剂量应用可发生中毒性肝炎。老年人、酗酒和营养不良者发生率增。 | 成人日剂量应≤1.5g，疗程在3个月内 |
| | 胃肠道反应：可引起畏食、恶心、腹痛、严重呕吐，偶可引起溃疡病发作 | |
| | 内分泌：高尿酸血症、痛风性关节炎 | 痛风患者禁用 |
| | 光敏反应 | 避免在强光下曝晒 |
| 乙胺丁醇 | 视神经损害：如球后视神经炎、视神经中心纤维损害。其发生率和剂量呈正相关，表现为视物视力减退、视野缩小、变色力减弱，也可引起失明。偶见周围神经炎 | 及时减量或停药，并定期监测视野、视力和红绿鉴别能力；周围神经炎可加服维生素 $B_6$ 对抗 |
| 丙硫异烟胺 | 胃肠道反应：常见食欲缺乏、恶心、呕吐、反酸、上腹不适、腹泻等，以及口感金属味 | 可进餐时或餐后服用，或合用抗酸、解痉药 |
| | 肝毒性：可引起氨基转移酶升高 | 监测肝功能 |
| 卷曲霉素 | 听力、肾毒性同链霉素；电解质紊乱 | 监测电解质、肝肾功能、听力 |
| 对氨基水杨酸 | 胃肠道反应：食欲缺乏、恶心、呕吐、腹痛、腹泻，少见胃溃疡及出血症状 | 进餐、餐后服或与抗酸药同服可减少胃部刺激 |
| | 肝毒性：氨基转移酶升高、胆汁淤滞，少见黄疸 | 监测肝功能 |
| 喹诺酮类 | 胃肠道反应：恶心、呕吐、不适、疼痛等，长期大剂量应用可致肝损害 | 患者不能耐受时可停药 |
| | 神经系统：头痛、头晕、睡眠不良等，并可致精神症状，可诱发癫痫 | 有精神疾病和癫痫病患者禁用 |
| | 影响软骨发育 | 孕妇、未成年儿童应慎用 |
| | 肾损害：结晶尿、血尿素氮升高，甚至急性肾功能不全 | 多饮水，监测肾功能 |
| | 内分泌：干扰糖代谢 | 注意调节降糖药的剂量 |

## 六、药物相互作用

抗结核的化学治疗多采用联合给药方案，如果患者同时伴发其他疾病，需要服用更多的药物，因此合理的治疗不仅要关注给药方案的制订、避免和防止不良反应的发生，还要注意药物相互作用，关注药物联合应用对主药作用及不良反应的影响。抗结核药物常见的药物相互作用详见表 6-9。

表 6-9 临床常用抗结核药物的相互作用

| 药物 A | 合用药物 B | 合用结果 |
| --- | --- | --- |
| 异烟肼 | 利福平 | 协同作用，肝毒性↑ |
| | 阿司匹林、肾上腺素 | 加速乙酰化，A 效应↓ |
| | 抗癫痫药、降压药、抗胆碱药、三环类抗抑郁药、抗凝血药 | B 作用↑ |
| | 苯妥英钠、茶碱、苯二氮䓬类药物 | B 血药浓度增高，B 毒性↑ |
| | 降糖药、咪唑类抗真菌药 | B 作用↓ |
| | 乙醇、吸烟、对乙酰氨基酚 | 增加肝毒性 |
| 利福平、利福喷丁、利福布汀 | 异烟肼、卡那霉素、链霉素 | 协同抗结核作用，肝毒性↑ |
| | 乙硫异烟胺、乙胺丁醇 | 不良反应↑ |
| | 肾上腺皮质激素、抗凝血药、口服降血糖药、促皮质素、洋地黄苷类、钙离子拮抗剂、β 肾上腺素受体阻断药、咪唑类药、氨苯砜、丙吡胺、奎尼丁、抗组胺药 | B 作用↓ |
| | 甲氧苄啶、地西泮、茶碱、特比萘芬 | B 加快消除，作用↓ |
| | 大环内酯类 | A 效应↓，B 作用↓ |
| 链霉素、卡那霉素、阿米卡星 | 其他氨基苷类药、卷曲霉素、顺铂、依他尼酸、呋塞米、万古霉素、多黏菌素 | 增加耳毒性、肾毒性以及神经肌肉阻滞作用 |
| | 神经肌肉阻滞药 | 神经肌肉阻滞作用↑，呼吸抑制↑ |
| | 头孢唑林、头孢噻吩 | 加重肾毒性 |
| 吡嗪酰胺 | 异烟肼、利福平 | 协同作用 |
| | 乙硫异烟胺 | 增加肝毒性 |
| | 环孢素 | B 血药浓度降低，B 作用↓ |
| | 别嘌醇、秋水仙碱、丙磺舒、磺吡酮 | 影响 B 的疗效，需调整 B 剂量 |
| 乙胺丁醇 | 神经毒性药物 | A 神经毒性↑ |
| | 乙硫异烟胺 | 肝、中枢神经毒性、胃肠道反应↑ |
| | 氢氧化铝 | A 吸收↓ |

续表

| 药物 A | 合用药物 B | 合用结果 |
|---|---|---|
| 丙硫异烟胺 | 环丝氨酸、乙醇 | 中枢神经毒性↑ |
| | 异烟肼 | B 作用↑ |
| | 维生素 $B_6$ | 加速 B 排泄，应增加 B 剂量 |
| 卷曲霉素 | 阿片类镇痛药 | 呼吸抑制作用↑ |
| | 抗真菌药、万古霉素、杆菌肽和抗肿瘤药物 | 耳毒性和肾毒性↑ |
| 对氨基水杨酸 | 苯妥英钠、抗凝药 | B 作用↑ |
| | 异烟肼 | B 血药浓度升高，作用↑，毒性↑ |
| | 甲氨蝶呤、乙硫异烟胺 | B 不良反应↑ |
| | 氨苯甲酸 | 相互拮抗 |
| | 强心苷、利福平 | B 血药浓度↓ |
| 喹诺酮类（除外加替沙星） | 含铝、镁、钙、铁、锌制剂、抗胆碱药 | A 吸收↓ |
| | 抗结核药物 | 不良反应↑ |
| | 非甾体镇痛药物 | 中枢神经毒性↑，诱发癫痫发作 |
| | 茶碱、咖啡因 | B 消除↓，B 血药浓度升高 |

（张　睿　李云霞）

## 参考文献


1. 卫生部合理用药专家委员会．中国医师/药师临床用药指南．重庆：重庆出版社，2009

2. 中华医学会结核病分会．肺结核诊断和治疗指南（2001）．中华结核和呼吸杂志，2001，24（2）：70-74

3. 中国防痨协会．耐药结核病化学治疗指南（2009）．中华结核和呼吸杂志，2010，33（7）：485-497

# 第七章 抗病毒药

病毒是病原微生物中最小的一种，体积微小，结构简单，其核心是核酸（DNA或RNA），外壳是蛋白质，不具细胞结构。大多数病毒缺乏酶系统，必须依靠宿主的酶系统才能完成自身繁殖（复制），具有遗传性和变异性。病毒种类繁多，约60%的流行性传染病是由病毒感染引起的，常见的有流行性感冒、普通感冒、麻疹、腮腺炎、传染性肝炎、艾滋病等。

病毒感染宿主细胞到子代病毒从细胞中释放为一繁殖周期，包括吸附、穿入、脱壳、核酸合成，mRNA转译病毒蛋白、装配和成熟等阶段，阻断任何环节，就能阻断病毒的增殖和控制病毒感染的发展。抗病毒药物不能直接杀灭病毒和破坏病毒体，只是病毒抑制剂，否则也会损害宿主细胞。

## 一、分类与品种分布

抗病毒药物是一类用于预防和治疗病毒所引起疾病的药物，通过干扰病毒吸附、阻止病毒穿入细胞、抑制病毒的生物合成和释放发挥抗病毒作用；或增强宿主的抗病毒能力，使宿主免疫系统抵御病毒侵袭。迄今为止，已经开发的抗病毒药有40多种，对其分类如下：

### （一）根据临床应用分类

分为抗流感病毒药、抗肝炎病毒药、抗疱疹病毒药、抗HIV药、其他抗病毒药等，具体品种分布见表7-1。

### （二）根据作用靶点分类

根据抗病毒药作用于病毒繁殖周期的不同靶点，可分为流感病毒$M_2$抑制剂、神经氨酸酶抑制剂、病毒合成酶抑制剂、血凝素抑制剂、核苷逆转录酶抑制剂、非核苷逆转录酶抑制剂、蛋白酶抑制剂、核苷类似物，具体品种见表7-2。

表 7-1　根据药物应用分类

| 分类 | 品种分布 |
| --- | --- |
| 抗流感病毒药 | 金刚烷胺、金刚乙胺、磷酸奥司他韦、扎那米韦 |
| 抗肝炎病毒药 | 阿德福韦酯、恩替卡韦、拉米夫定、替比夫定 |
| 抗疱疹病毒药 | 阿昔洛韦及其类似物、阿糖腺苷、膦甲酸钠、碘苷、曲氟尿苷 |
| 抗 HIV 药 | 齐多夫定、拉米夫定、去羟肌苷、扎西他滨、阿地福韦、奈韦那平、依法韦仑、茚地那韦、利托那韦、沙奎那韦等 |
| 其他抗病毒药 | 利巴韦林、福米韦森、干扰素(共 7 个亚型)等 |

表 7-2　根据对病毒繁殖周期的作用靶点不同分类

| 分类 | 品种分布 |
| --- | --- |
| 流感病毒 $M_2$ 抑制剂 | 金刚烷胺、金刚乙胺 |
| 神经氨酸酶抑制剂 | 磷酸奥司他韦、扎那米韦、帕拉米韦(研发阶段) |
| 病毒合成酶抑制剂 | DNA 多聚酶抑制剂:阿昔洛韦及其类似物、阿糖腺苷 |
|  | RNA 多聚酶抑制剂:利巴韦林 |
| 血凝素抑制剂 | 盐酸阿比多尔 |
| 核苷逆转录酶抑制剂 | 齐多夫定、拉米夫定、去羟肌苷、扎西他滨、司他夫定、阿地福韦 |
| 非核苷逆转录酶抑制剂 | 奈韦那平、依法韦仑、地拉韦定 |
| 蛋白酶抑制剂 | 茚地那韦、利托那韦、沙奎那韦、安普那韦、奈非那韦、洛比 |
| 核苷类似物 | 碘苷、三氟胸苷 |

## 二、药理作用特征

### (一) 作用机制

抗病毒药物的作用机制主要包括以下几个方面:

1. 竞争细胞表面的受体,阻止病毒的吸附,如肝素或带阴电荷的多糖。
2. 阻碍病毒穿入和脱壳,如金刚烷胺。
3. 阻碍病毒生物合成,如阿昔洛韦。
4. 增强宿主抗病毒能力,如干扰素。

### (二) 药理作用特征

抗流感病毒药物主要为流感病毒 $M_2$ 抑制剂和神经氨酸酶抑制剂,其药理作用特征详见表 7-3。

表 7-3 抗病毒药物的药理作用特征

| 分类 | 作用特征 | 抗病毒谱 |
|---|---|---|
| 流感病毒 $M_2$ 抑制剂 | 阻滞病毒的蛋白 $M_2$ 离子通道而抑制病毒的复制，进而影响其渗透和脱壳，阻止病毒和宿主相互作用的早期阶段 | 甲型流感病毒 |
| 神经氨酸酶抑制剂 | 抑制神经氨酸酶活力，使病毒颗粒的释放和在呼吸道黏液中的运动出现障碍，并发生自我聚集，毒力明显下降 | 甲型、乙型流感病毒 |

## 三、药动学特征

呼吸系统常用抗病毒药物主要为抗流感病毒药物，了解该类药物的吸收、分布、代谢、排泄等药动学特征，有助于科学合理地制订抗病毒方案，避免药物不良反应。常用抗流感病毒药物的药动学特征见表 7-4。

表 7-4 抗病毒药物的药动学特征

| 药物 | 生物利用度 | 达峰时间（小时） | $t_{1/2}$（小时） | 代谢途径 | 血浆蛋白结合率（%） |
|---|---|---|---|---|---|
| 金刚烷胺 | >90% | 2～4 | 11～15 | 在体内不代谢，90% 以原形经肾排谢 | — |
| 金刚乙胺 | 90% | 2～6 | 27～36 | 大部分在肝代谢，主要（约92%）经肾脏随尿液排泄（其中 1%～2% 为药物原形） | 40（体外） |
| 磷酸奥司他韦 | 75%～80% | 2～3 | 6～10 | 在肝及肠代谢。代谢物主要随尿液排泄，<20% 的药物从粪便排出 | — |
| 扎那米韦 | 经口吸入：4%～17%；鼻吸入：10% | 1～2 | 1.6～5.1 | 极少在体内代谢，肾脏清除率为 2.5～10.9L/h，鼻腔给药的肾脏排泄率为 4%～17% | <10% |

## 四、给药方案

流行性感冒由甲、乙、丙型流感病毒引起，禽流感则是由甲型流感病毒某些亚型引起，其中以 H5N1 亚型引起的临床症状最重，不及时治疗可合并支气管炎、肺炎甚至多器官衰竭、死亡等，及早应用抗病毒药可减少并发症，降低病死率。疑似和确诊的流感患者为主要的传染源，隔离治疗也是主要措施。具体抗病毒药物的治疗方案见表 7-5。

表 7-5 呼吸系统常用抗病毒药物的治疗方案

| 药物 | 给药途径 | 剂量 | | 备注 |
|---|---|---|---|---|
| | | 成人 | 儿童 | |
| 金刚烷胺 | po | ＞12 岁及以上：200mg，qd 100mg，q12h | 1～9 岁：1.5～3mg/kg，q8h 或 2.2～4.4mg/kg，q12h；9～12 岁：100mg/次，q12h | 疗程为 5～7 天，儿童为 3–5 天，可作高危人群的预防用药 |
| 金刚乙胺 | po | 200mg/d，1 次或分 2 次 | 1～9 岁：5mg/(kg·d) 或 6.6mg/(kg·d)，1 次或分 2 次，总量不超过 150mg/d；10 岁以上同成人 | 从症状开始连续治疗约 7 日；预防同治疗量 |
| 磷酸奥司他韦 | po | ＞13 岁及以上：治疗，75mg/次，bid；预防，75mg/次，qd | 均为 bid 给药 ≤15kg，30mg/次；15～23kg，45mg/次；23～40kg，60mg/次；＞40kg，75mg/次 | 应在症状发作后 48 小时内用药，连用 5 天，可缩短病程，减轻症状 |
| 扎那米韦 | 经口、吸入 | 10mg/次，bid | ＞7 岁儿童的剂量同成人 | 症状发作后 48 小时内用药，共用 5 天 |

## 五、主要不良反应

抗流感病毒药物在抗病毒治疗时也会对宿主细胞产生损害，应用金刚烷胺和金刚乙胺时应注意中枢神经系统和胃肠道不良反应。肾功能受损者酌减剂量。有癫痫病史者禁用。奥司他韦有较高的特异性，不良反应较少，主要是胃肠道反应，但连续用药 1～2 日可消失。不良反应具体详见表 7-6。

表 7-6 呼吸系统抗病毒药物的主要不良反应

| 身体系统 | 金刚烷胺 | 金刚乙胺 | 奥司他韦 | 扎那米韦 |
|---|---|---|---|---|
| 消化系统 | 恶心、呕吐、畏食 | 恶心、呕吐、畏食、口干、腹痛 | 恶心、呕吐 | 腹泻、恶心、呕吐，少见 |
| 中枢神经系统 | 失眠、头晕、神经紧张、焦虑、注意力不集中、谵妄等 | 失眠、头晕、头痛、运动失调、焦虑、震颤等 | 头晕、头痛、疲乏、失眠 | — |
| 呼吸系统 | — | 呼吸困难 | 咽痛、鼻塞、咳嗽、支气管炎、喉部水肿等 | 哮喘或 COPD 患者用药后可出现支气管痉挛及肺功能下降 |
| 血液系统 | — | — | 可致嗜酸性粒细胞增多、白细胞计数降低 | — |
| 泌尿、生殖系统 | — | 非产后泌乳 | 血尿 | — |

## 六、药物相互作用

抗病毒药物治疗过程中应注意药物的相互作用，避免因药物的相互作用增加药物毒性和不良反应发生。临床常用抗流感病毒药物的药物相互作用详见表7-7。

表 7-7 临床常用抗病毒药物的药物相互作用

| 药物 A | 合用药物 B | 合用结果 |
|---|---|---|
| 金刚烷胺 | 中枢神经兴奋药 | B 作用↑ |
| | 乙醇 | B 中枢神经系统不良作用↑ |
| | 抗帕金森病药、抗胆碱药、抗组胺药、吩噻嗪类 | 增强 A 抗胆碱能作用 |
| | TMP-SMZ | 可减少 A 从肾脏排出，使血药浓度增高 |
| 金刚乙胺 | 西咪替丁 | 可使 A 药表观清除率减少 18% |
| | 对乙酰氨基酚 | 可使 A 药血药浓度峰值和 *AUC* 值降低 11% |
| | 阿司匹林 | 可使 A 药血药浓度峰值和 *AUC* 值降低 10% |
| | 毒扁豆碱 | 有利于缓解金刚烷胺过量所致的中枢神经毒性 |
| 磷酸奥司他韦 | 丙磺舒 | B 清除率↓50%，A 有效成分半衰期↑ |
| 扎那米韦 | 其他吸入性药物 | 合用的安全性不明确，建议不合用；如与支气管扩张药合用时，宜先使用支气管扩张药 |

**（陈　雪　冯　堃）**

# 第八章　抗感冒药物

感冒是由病毒、混合感染或变态反应引起的上呼吸道卡他性疾病，表现为鼻塞、流涕、打喷嚏、咳嗽、咽部不适及畏寒、低热等局部和全身症状，是一种自愈性疾病。抗感冒药物以对症治疗为主，多为复方制剂（表 8-1）。药物品种多、剂型多，如何正确选择抗感冒药物，避免重复用药，减少不良反应，是抗感冒治疗的重点。本章从抗感冒药物的组成、药理作用、药动学特征、药物的不良反应和药物相互作用等方面进行介绍。

表 8-1　抗感冒药的复方制剂的 3 种主要类型

| 分类 | 举例 |
|---|---|
| 西药复方制剂 | 酚麻美敏片（泰诺） |
| 中西药复方制剂 | 维 C 银翘片 |
| 中药复方制剂 | 感冒清热颗粒 |

## 一、分类与品种分布

抗感冒的有效方案以对症治疗为主，抗感冒药物多为复方制剂。最常用的成分包括解热镇痛药、减充血剂、抗组胺药及镇咳祛痰药等成分。

1. 解热镇痛类抗感冒药物　发热可增加机体产生抗体，促进淋巴细胞转化，一定程度上可唤起机体的防御反应。临床研究证实短期的发热（38℃以下）不会对机体造成危害，但当体温超过 38.5℃，特别是持续高热对身体各器官会有不同程度的损害，尤其是儿童，因此应进行退热处理，降低高热引起的并发症。常用含解热镇痛成分的抗感冒药物及组成见表 8-2 和表 8-3。

表 8-2 常用解热镇痛抗感冒药的组成

| 药品名称 | 商品名 | 组成 |
| --- | --- | --- |
| 对乙酰氨基酚缓释片 | 泰诺林 | 对乙酰氨基酚 650mg |
| 对乙酰氨基酚片 | 必理通 | 对乙酰氨基酚 500mg |
| 对乙酰氨基酚口服溶液 | 百服咛 | 对乙酰氨基酚 3.2% |
| 复方对乙酰氨基酚片 | 散利痛 | 对乙酰氨基酚 150mg、异丙安替比林 150mg |
| 布洛芬混悬液 | 美林 | 每毫升含布洛芬 20mg |
| 对乙酰氨基酚栓 | | 对乙酰氨基酚 150mg |
| 吲哚美辛栓 | | 吲哚美辛 50mg |

表 8-3 含有其他解热镇痛成分的复方抗感冒药

| 药品名称 | 商品名 | 对乙酰氨基酚 | 其他成分 |
| --- | --- | --- | --- |
| 复方氨酚葡锌片 | 康必得 | 100mg | 二氧丙嗪 0.3mg、葡萄糖酸锌 70mg、板蓝根浸粉 75mg |
| 复方氨酚烷胺片 | 感康、快克 | 250mg | 氯苯那敏 2mg、金刚烷胺 100mg、人工牛黄 10mg、咖啡因 15mg |

2. 含伪麻黄碱的抗感冒药物　伪麻黄碱能选择性收缩上呼吸道血管，对血压影响较小，是普通抗感冒药物中常用的鼻部减充血剂，可使感冒患者肿胀的鼻黏膜和鼻窦血管收缩，有助于缓解感冒引起的鼻塞、流涕和打喷嚏等症状。常见的含有伪麻黄碱的复方抗感冒药及其组成见表 8-4。

表 8-4 常用的含伪麻黄碱的抗感冒药的组成

| 药品名称 | 商品名 | 盐酸伪麻黄碱 mg | 氯苯那敏 | 镇咳药 mg | 其他 |
| --- | --- | --- | --- | --- | --- |
| 复方盐酸伪麻黄碱缓释胶囊 | 新康泰克 | 90 | 4 | | |
| 酚麻美敏片 | 泰诺 | 30 | 2 | | 对乙酰氨基酚 325mg |
| 氨酚伪麻美芬片 | 白加黑白片 | 30 | | 右美沙芬 15 | 对乙酰氨基酚 325mg |
| | 白加黑黑片 | 30 | 25 | 右美沙芬 15 | |
| 氨酚伪麻美芬片 | 日夜百服咛 | 30 | | | 对乙酰氨基酚 500mg |
| | 日夜百服咛 | 30 | 2 | 右美沙芬 15 | |
| 氨酚伪麻那敏片 | 银得菲 | 30 | 2 | | 对乙酰氨基酚 325mg |
| 复方酚咖伪麻胶囊 | 力克舒 | 15 | 1.25 | 盐酸氯哌丁 6 | 对乙酰氨基酚 150mg、菠萝蛋白酶 1.6 万 U |

3. 镇咳类抗感冒药物 感冒咳嗽通常可分为急性、亚急性咳嗽和慢性咳嗽(急性咳嗽时间为3周以内,亚急性咳嗽为3～8周,慢性咳嗽≥8周),大多数感冒咳嗽存在于急性和亚急性咳嗽之间。在排除其他病因的情况下,及时缓解症状为临床常用方法。常用于缓解感冒咳嗽症状的镇咳药物及其组成见表8-5。

表8-5 常用于镇咳的复方制剂的组成

| 药品名称 | 复方可待因口服溶液(10ml含量) | 复方可待因溶液(10ml含量) |
|---|---|---|
| 商品名 | 泰洛其 | 联邦止咳露 |
| 磷酸可待因 | 10mg | 10mg |
| 祛痰药 | 愈创木酚磺酸钾140mg | 氯化铵220mg |
| 盐酸麻黄碱 | 6mg | 8mg |
| 抗组胺药 | 盐酸曲普利啶1.4mg | 氯苯那敏2mg |

4. 儿童用抗感冒药物 儿童正处于生长发育阶段,身体各器官尚未发育完善,因此儿童用药需根据体重和年龄调整药物剂量。临床儿童用抗感冒药物见表8-6。

表8-6 常用于儿童缓解症状的抗感冒药的组成

| 药品名称 | 商品名 | 组成 |
|---|---|---|
| 双扑伪麻分散片 | 海佳 | 对乙酰氨基酚80mg、盐酸麻黄碱7.5mg、氯苯那敏0.5mg |
| 美敏伪麻口服液 | 惠菲宁 | 右美沙芬1mg、伪麻黄碱3mg、氯苯那敏0.2mg/ml |
| 小儿伪麻美芬滴剂 | 艾畅 | 右美沙芬2.5mg、伪麻黄碱7.5mg/0.8ml |
| 愈酚伪麻口服液 | 艾舒 | 愈创木酚甘油醚100mg、伪麻黄碱15mg/5ml |
| 复方氨芬甲麻口服液 | 纳尔平 | 对乙酰氨基酚11.25mg、右美沙芬0.6mg、氯苯那敏93.75μg、愈创木酚磺酸钾2.5mg、盐酸甲基麻黄碱0.9375mg/1ml |
| 小儿氨酚烷胺颗粒 | 优卡丹 | 对乙酰氨基酚100mg、氯苯那敏0.8mg、金刚烷胺40mg、人工牛黄4mg |
| 小儿氨芬黄那敏颗粒 | 护彤 | 对乙酰氨基酚125mg、氯苯那敏0.5mg、人工牛黄5mg |

## 二、药理作用特征

抗感冒药物主要包含解热镇痛药、抗组胺药、盐酸伪麻黄碱、镇咳祛痰药、清热解毒等药物,其药理作用特征详见表8-7。

表 8-7 抗感冒药物的药理作用特征

| 代表药物 | 药理作用特征 | 临床应用 |
|---|---|---|
| 乙酰氨基酚、阿司匹林、布洛芬、双氯芬酸 | 解热镇痛，抑制花生四烯酸代谢过程中的环氧酶（COX），使前列腺素（PGs）合成减少 | 用于退热，缓解头痛、全身酸痛 |
| 马来酸氯苯那敏、苯海拉明 | 对抗组胺引起的血管扩张、毛细血管通透性增加、局限性水肿，并有一定的镇静作用 | 可减轻感冒所致的流涕、打喷嚏等过敏症状 |
| 盐酸伪麻黄碱 | 选择性收缩上呼吸道黏膜毛细血管，减轻鼻咽部黏膜充血 | 缓解鼻塞、流涕症状 |
| 右美沙芬 | 抑制延髓咳嗽中枢而发挥中枢性镇咳作用 | 镇咳 |
| 咖啡因 | 兴奋中枢神经系统 | 可加强解热镇痛药的疗效，抵抗抗组胺药引起的嗜睡症状 |
| 金刚烷胺、利巴韦林等 | 损害病毒 RNA 和蛋白合成，干扰病毒复制 | 抗病毒 |
| 大青叶、人工牛黄、板蓝根、金银花、穿心莲等 | 清热解毒 | 抗病毒 |
| 葡萄糖酸锌、菠萝蛋白酶、盐酸二氧丙嗪等 | 葡萄糖酸锌、菠萝蛋白酶能水解纤维蛋白及酶蛋白，口服后可改变局部循环，清除炎症及水肿；盐酸二氧丙嗪具有镇咳祛痰、平喘、抗组胺等作用 | 抗感冒 |

## 三、药动学特征

抗感冒药物常见成分的药代动力学特点见表 8-8。

表 8-8 抗感冒药物的药代动力学特点

| | 对乙酰氨基酚 | 伪麻黄碱 | 可待因 |
|---|---|---|---|
| 生物利用度（$F$） | 60%～80% | — | 40%～70% |
| 血浆蛋白结合率 | 一般：25%；大量或中毒浓度时：43% | — | 25% |
| 口服后达峰时间 | 1～3 小时 | 15～30 分钟起效，维持 3 小时 | 1 小时 |
| $t_{1/2}$ | 1～4 小时，平均为 2 小时 | 平均为 7 小时，因尿流量和 pH 而异，pH 影响较为明显，pH = 8 时为 9～16 小时；pH = 5.5～6.0 时为 5～8 小时；pH = 5 时为 3～6 小时 | 3～4 小时 |
| 代谢 | 90%～95% 在肝代谢 | — | 肝代谢 |
| 排泄 | 24 小时内 3% 以原形经尿排泄 | 55%～75% 的原形经尿泄 | 肾脏排泄 |

## 四、给药方案

### （一）含解热镇痛药抗感冒药物的给药方案

1. 儿童用药　文献资料显示，布洛芬和对乙酰氨基酚用于儿童退热的效果和安全性均较好，而布洛芬显效快、作用强，较适用于高热惊厥继续退热的患儿。若持续发热或头痛，可间隔4～6小时重复用药1次，24小时内不超过4次。儿童用药应根据患儿的年龄、体重制订个体化的给药方案，用于退热的抗感冒药物临床一般按需给予，体温降至38℃以下时不建议应用。为便于儿童服药，该类药物常做成口服溶液剂、混悬液或栓剂。12岁以下儿童用解热镇痛药物的给药方案见表8-9。

表8-9　12岁以下儿童用解热镇痛药物的给药方案

| 药物 | 年龄(岁) | 体重(kg) | 用量/次 |
|---|---|---|---|
| 对乙酰氨基酚口服溶液(2.4%) | 1～3 | 10～15 | 5～8ml(口服) |
| | 4～6 | 16～21 | 8～10ml(口服) |
| | 7～9 | 22～27 | 10～12ml(口服) |
| | 10～12 | 28～32 | 12～15ml(口服) |
| 对乙酰氨基酚栓(0.125～0.15g/粒) | 1～6 | | 1粒/次(纳肛) |
| 布洛芬混悬液(2%) | 1～3 | 10～15 | 4ml(口服) |
| | 4～6 | 16～21 | 5ml(口服) |
| | 7～9 | 22～27 | 8ml(口服) |
| | 10～12 | 28～32 | 10ml(口服) |

2. 6岁以上儿童和成人用抗感冒药物　给药方案见表8-10。

表8-10　6岁以上儿童和成人用解热镇痛药物的给药方案

| 药物 | 成人(口服) | 儿童(口服) |
|---|---|---|
| 对乙酰氨基酚片(0.5g/片) | 1片/次 | 6～12岁:0.5片/次 |
| 复方对乙酰氨基酚片(0.25g/片) | 1～2片/次,3次/天 | 6岁以上:0.5～1片/次 |
| 对乙酰氨基酚缓释片(0.65g/片) | 1～2片/次 | 12～18岁:1片/次 |

若持续发热或头痛，对乙酰氨基酚片可间隔4～6小时重复用药1次，每24小时不超过4次；对乙酰氨基酚缓释片每8小时1次，24小时不超过3次，不推荐12岁以下儿童服用，缓释片应整片服用，不得碾碎或溶解后服用。

3. 注意事项　大多数抗感冒药物属于OTC药物，患者可在药店自行购买服用，使用过程中应注意服用时间及禁忌证，必要时应咨询药师与医师。应注意以下事项：

（1）解热镇痛药为对症治疗药物，用于解热连续使用不超过3天，用于止痛不超过5天，症状不能改善需及时就医。

（2）对药物任一组份过敏者禁用。

（3）不能同时服用其他含有解热镇痛药的药物（如某些复方抗感冒药）。

（4）肝、肾功能不全者慎用。

（5）孕妇及哺乳期妇女慎用。

（6）服药期间不得饮酒或含乙醇的饮料。

### （二）抗感冒药物复方制剂的给药方案

1. 给药方案　抗感冒药物种类繁多，名称各异，多为复方制剂，药物成分相同或相近，因此用药前应充分了解药物的成分和特性。具体给药方案见表8-11。

表 8-11　其他常用复方抗感冒药的给药方案

| 药物 | 成人（口服） | 备注 |
|---|---|---|
| 复方氨酚葡锌片 | 2片/次，3次/天 | |
| 复方氨酚烷胺片 | 1片/次，2次/天 | |
| 复方盐酸伪麻黄碱缓释胶囊 | 1粒/12小时，24小时不超过2粒 | |
| 酚麻美敏片 | 1～2片/次，1次/6小时；>12岁同 | 24小时不超过4次 |
| 氨酚伪麻那敏片 | 1～2片/次，3次/天 | |
| 氨酚伪麻美芬片（白加黑） | 1～2片/次，3次/天，总量<8片 | 早、中白片，晚上黑片 |
| 日夜百服咛 | 成人与>12岁儿童1片/次 | 白片：1粒/6小时，夜晚1片夜片 |
| 复方酚咖伪麻胶囊 | 2粒/次，3次/天 | 7～14岁儿童减半；饭后服 |

2. 注意事项

（1）服药期间不得驾驶机、车、船，从事高空作业、机械作业及操作精密仪器。

（2）服药期间不得饮酒或含有乙醇的饮料。

（3）不能同时服用成分相似的其他抗感冒药。

（4）心脏病、高血压、甲状腺疾病、糖尿病、前列腺肥大和青光眼等患者以及老年人慎用。

（5）对药物成分过敏者禁用，过敏体质者慎用。

### （三）镇咳类抗感冒药物的给药方案

1. 给药方案　用于镇咳的复方制剂中一般含有可待因，可待因为中枢性镇咳药,适用于无痰干咳者,有成瘾性,不适用于长期服用,其给药方案见表 8-12。

表 8-12　镇咳抗感冒药物的给药方案

| 药物 | 成人或 12 岁以上儿童(口服) | | 儿童用药 | |
|---|---|---|---|---|
| | ml/次 | 次/日 | 6~12 岁 | 1~5 岁 |
| 复方可待因口服溶液 | 10~15 | 3 | 10ml/次 | 3~5ml/次 |
| 复方可待因溶液 | 10~15 | 3 | 儿童用量酌减或遵医嘱 | |

2. 注意事项　对于痰多黏稠不易咳出者不宜服用;不宜过量服用,亦不宜久服;严重肝、肾功能不全者慎用;服药期间不宜饮酒,不宜驾驶车辆及高空作业等;孕妇和哺乳期妇女慎用,老年人和儿童慎用,早产儿和新生儿禁用;有下呼吸道疾病包括哮喘的患者禁用;严重高血压、冠状血管病患者禁用;对药品成分有特异性过敏的患者禁用。

## 五、主要不良反应与药学监护

抗感冒药物的不良反应来自复方制剂的各组方药物,分述如下。

### (一) 解热镇痛药

解热镇痛抗炎药亦称非甾体抗炎药(non-steroidal anti-inflammatory drugs, NSAIDs),是一类具有解热、镇痛作用,还兼有抗炎和抗风湿作用的药物。通过抑制花生四烯酸代谢过程中的环氧酶(COX),使前列腺素(PGs)合成减少,发挥解热、镇痛、抗炎作用。抗感冒药中的 NSAIDs 有阿司匹林、对乙酰氨基酚、布洛芬、双氯芬酸等,主要的不良反应为胃肠道反应等毒副作用。

1. 阿司匹林　阿司匹林用于解热镇痛时所用剂量较小,短期应用时不良反应较轻;抗风湿剂量大,长期应用不良反应多且较重,详见表 8-13。

表 8-13　阿司匹林的常见不良反应

| 不良反应 | 临床表现 | 机制 | 药学监护 |
|---|---|---|---|
| 消化系统 | 上腹部不适、恶心、呕吐、畏食 | 直接刺激胃黏膜和延髓催吐化学感受区 | 应餐后服用,长期大量服用应同服抗酸药或选用阿司匹林肠溶制剂 |
| | 剂量大、疗程长:易引起胃溃疡、胃出血,诱发加重溃疡发作 | 抑制胃黏膜 PGs(具保护胃黏膜作用) | |
| 血液系统 | 延长出血时间;大剂量阿司匹林可以抑制凝血酶原的形成,引起凝血障碍,加重出血倾向 | 不可逆抑制环氧酶,对血小板合成环氧酶 $A_2$ 有强大而持久的抑制作用 | 同时应用维生素 K |

续表

| 不良反应 | 临床表现 | 机制 | 药学监护 |
|---|---|---|---|
| 水杨酸反应 | 剂量过大(5g/d)时可出现头痛、眩晕、恶心、呕吐、耳鸣、听力减退,严重者可出现过度呼吸、高热、酸碱平衡失调 | 水杨酸类中毒 | 立即停药,静脉滴注碳酸氢钠溶液以碱化尿液,加速水杨酸盐自尿中排泄 |
| 过敏反应 | 出现荨麻疹、血管神经性水肿和过敏性休克<br>诱发支气管痉挛、憋喘、呼吸困难,称"阿司匹林哮喘" | 抑制环氧酶,使PG合成受阻,但不影响脂氧酶,致使引起支气管收缩的白三烯增多 | 立即停药,给予抗组胺药和糖皮质激素治疗 |
| 瑞夷综合征 | 儿童感染病毒性疾病如流感、水痘、麻疹、流行性腮腺炎等使用阿司匹林退热时,偶可引起急性肝脂肪变性-脑病综合征,以肝衰竭合并脑病为突出表现 | 线粒体功能损害 | 儿童不宜服用 |

2. 对乙酰氨基酚　应用治疗量且疗程较短时,较少产生不良反应。对于阿司匹林过敏、消化性溃疡病、阿司匹林诱发哮喘的患者可选用对乙酰氨基酚,儿童因病毒感染引起发热、头痛需使用NSAIDs时,应首选对乙酰氨基酚。长期大量服用可能造成肾毒性,如慢性肾炎和肾乳头坏死,过量中毒造成肝坏死。避免长期大剂量应用,应用过程中定期监测肝、肾功能。

3. 布洛芬　严重不良反应的发生率明显低于阿司匹林,少数患者出现过敏、血小板减少和视力模糊,一旦出现视力障碍应立即停药。

4. 双氯芬酸　服药初期有轻度胃肠刺激症状、眩晕或头痛,继续用药数日后可自行消失。大剂量或长期使用,极少数患者出现溶血性贫血、骨髓抑制和暂时性肝、肾功能异常时,应立即停药,并对症处理。

### (二)抗组胺药

抗感冒药物组方中常用的抗组胺药物有马来酸氯苯那敏、盐酸苯海拉明、曲普利啶等,主要的不良反应见表8-14。

表8-14　抗感冒组方中抗组胺药的不良反应

| 药物 | 不良反应表现 | 机制 | 药学监护 |
|---|---|---|---|
| 氯苯那敏 | 头晕、嗜睡、乏力<br>口干、便秘、痰液变稠等 | 通过血脑屏障阻断中枢的$H_1$受体,拮抗组胺的觉醒反应<br>外周性抗胆碱作用引起的阿托品样副作用 | 反应较轻。用药期间避免驾驶车辆、高空作业或操作精密仪器等工作 |

续表

| 药物 | 不良反应表现 | 机制 | 药学监护 |
| --- | --- | --- | --- |
| 氯苯那敏 | 过敏反应:瘙痒、皮疹、胃肠道过敏等,甚至出现血常规改变者 | 过敏体质 | 出现过敏反应者立即停药,并对症处理 |
| 苯海拉明 | 头晕、头痛、呆滞、倦乏、嗜睡、口干、恶心、呕吐、食欲缺乏、上腹不适、痰液变稠、共济失调等 | 中枢抑制作用和抗M胆碱样作用 | 停药或减药后这些反应即自行消失 |
| | 支气管哮喘患者可致呼吸困难 | 抗M胆碱样作用,痰液黏稠不易咳出,加重呼吸困难 | 慢性肺部疾病患者慎用 |
| 曲普利啶 | 偶有口干、畏食、恶心、呕吐、便秘、腹痛、腹泻、倦乏、轻微嗜睡等 | 抗胆碱能作用所致,中枢抑制作用弱 | 减量或停药后可自行消失 |

### (三)其他药物的不良反应

其他药物有肾上腺素受体激动药、中枢性镇咳药和中枢兴奋药,药物的主要不良反应与药学监护见表8-15。

表8-15 其他抗感冒药物的不良反应与药学监护

| 药物 | 不良反应表现 | 药学监护 |
| --- | --- | --- |
| 伪麻黄碱 | 有时出现不安、失眠等,由中枢兴奋所致,与麻黄碱类似,但较弱 | 反应较轻 |
| 右美沙芬 | 中枢神经系统:常见亢奋,有时出现头痛、头晕、失眠,偶见轻度嗜睡 | 停药或减药后这些反应即自行消失 |
| | 呼吸系统:偶有抑制呼吸现象,滴鼻剂偶有鼻腔刺激症状 | 治疗剂量不抑制呼吸 |
| | 消化系统:常见胃肠道紊乱,少见恶心、呕吐、便秘、口渴,偶见丙氨酸氨基转移酶(ALT)轻微升高 | 监测肝功能,患者如不能耐受消化道反应可停药 |
| | 过敏反应,偶见皮疹 | 出现过敏反应立即停药 |
| 咖啡因 | 小剂量可有恶心、头痛、失眠;大剂量可致焦躁不安、过度兴奋、耳鸣、眼花;过大剂量可致肌肉抽搐和惊厥;还可增加胃酸分泌,加重胃溃疡。长期应用可发生耐受性及成瘾性 | 避免长期大剂量应用 |

## 六、药物相互作用

抗感冒药因其成分较多,因此临床应用中应注意药物相互作用,具体药物相互作用见表8-16。

表 8-16 抗感冒药物具体成分的药物相互作用

| 药物 A | 合用药物 B | 合用结果 |
| --- | --- | --- |
| 伪麻黄碱 | 洋地黄苷类 | 可致心律失常 |
| | 酚妥拉明 | 两者产生拮抗作用 |
| | 胍乙啶、甲基多巴、利血平、藜芦碱 | B 降压作用↓ |
| | 能碱化尿液的药物如碳酸氢钠 | A 排出速率↓ |
| 阿司匹林 | 双香豆素 | 易引起出血 |
| | 肾上腺皮质激素 | 竞争性与白蛋白结合;药效学协同作用,更易诱发溃疡和出血 |
| | 磺酰脲类口服降糖药 | 低血糖反应 |
| | 丙戊酸、呋塞米、青霉素、甲氨蝶呤等弱碱性药物 | 竞争肾小管主动分泌的载体,增加各自的游离血药浓度 |
| 对乙酰氨基酚 | 巴比妥类如苯巴比妥,解痉药如颠茄 | 长期合用可致肝损害 |
| | 氯霉素 | B 毒性↑ |

(赵 琦 李学芹)

## 参考文献

1. 陈新谦,金有豫,汤光. 新编药物学. 第 17 版 . 北京:人民卫生出版社,2011

2. 杨宝峰. 药理学. 第 7版. 北京:人民卫生出版社,2008

3. 谭礼洪. 布洛芬混悬液在儿童发热中的应用与疗效. 中国当代医药,2012,8:83-84

4. 于艳. 布洛芬和对乙酰氨基酚在儿科解热中的疗效及安全性评价. 河北医学,2012,9:1317-1319

# 第九章 呼吸兴奋药

## 一、分类与品种分布

呼吸兴奋药是直接或间接兴奋延髓呼吸中枢，用于防止肺泡低通气量的药物，该类药物可提高 $PaO_2$，降低 $PaCO_2$，改善呼吸功能。根据药物对中枢部位兴奋作用的选择性不同，呼吸兴奋药大致分为 3 类，详见表 9-1。

表 9-1 呼吸兴奋药的分类及品种分布

| 分类 | 作用部位 | 品种分布 |
| --- | --- | --- |
| 呼吸中枢兴奋药 | 直接兴奋延髓及脑干的呼吸中枢 | 尼可刹米、戊四氮、贝美格、二甲弗林 |
| 反射性兴奋呼吸中枢药 | 通过刺激颈动脉窦和主动脉体的化学感受器，反射性地兴奋延髓呼吸中枢而使呼吸加快 | 洛贝林 |
| 非特异性呼吸兴奋药 | 小剂量可刺激颈动脉窦化学感受器，反射性地兴奋呼吸中枢；大剂量时可直接兴奋延髓呼吸中枢 | 多沙普仑 |

## 二、药理学作用特征

呼吸兴奋药主要通过刺激外周感受器和（或）呼吸中枢发挥作用，用来改善患者的通气量，用于治疗药物（如吗啡、全麻药物等）引起的呼吸抑制和 COPD 患者的通气功能衰竭。目前，其在呼吸衰竭治疗中的作用已大多被无创通气或有创通气所取代。对于慢性呼吸衰竭在配合机械通气的基础上，合理使用呼吸兴奋药可有效增强通气量，减少 $CO_2$ 潴留。呼吸兴奋药的临床药理作用特征详见表 9-2。

表 9-2　呼吸兴奋药的药理作用特征

| 药物 | 药理作用特征 |
| --- | --- |
| 尼可刹米 | 兴奋延髓呼吸中枢，也可通过刺激颈动脉窦和主动脉体的化学感受器，反射性地兴奋呼吸中枢，并提高对二氧化碳的敏感性。对阿片类药物中毒的解救效力较戊四氮强，而对巴比妥类药中毒的解救效力较印防己毒素、戊四氮弱 |
| 戊四氮 | 主要兴奋脑干，直接兴奋呼吸中枢及血管运动中枢，使呼吸增加、血压微升 |
| 贝美格 | 主要兴奋脑干，对呼吸中枢的兴奋强而迅速，维持时间较短 |
| 二甲弗林 | 对呼吸中枢有较强的兴奋作用。作用强度比尼可刹米强约 100 倍，促苏醒率高。用药后肺换气量明显增加，二氧化碳分压下降 |
| 洛贝林 | 刺激颈动脉窦和主动脉体的化学感受器，反射性兴奋延髓呼吸中枢，对呼吸中枢无直接兴奋作用，对迷走神经中枢和血管运动中枢同时也有反射性的兴奋作用；对自主神经节先兴奋而后阻断 |
| 多沙普仑 | 小剂量刺激颈动脉窦化学感受器，反射性兴奋呼吸中枢；大剂量直接兴奋延髓呼吸中枢、脊髓及脑干，使潮气量增加 |
| 安钠咖 | 中枢兴奋药，能增加细胞内环磷腺苷（cAMP）的含量；大剂量兴奋延髓呼吸中枢及血管运动中枢 |

## 三、药动学特征

呼吸兴奋药易吸收、起效快、作用时间短暂，经多种途径给药，主要经肝脏代谢。该类药物的药动学特征详见表 9-3。

表 9-3　呼吸兴奋药的药动学特征

| 药物 | 起效时间 | 维持时间 | 代谢与排泄 |
| --- | --- | --- | --- |
| 尼可刹米 | 快 | 5 ~ 10 分钟 | 肝代谢，肾排泄 |
| 洛贝林 | 快 | 20 分钟 | — |
| 戊四氮 | 口服、注射易吸收 | — | 肝代谢，肾排泄 |
| 贝美格 | 快 | 10 ~ 20 分钟 | 肝代谢，肾排泄 |
| 二甲弗林 | 口服吸收快 | 2 ~ 3 小时 | — |
| 多沙普仑 | 静脉给药 20 ~ 40 秒 | 1 ~ 2 分钟达最大效应，药效持续 5 ~ 12 分钟 | 肝代谢，肾排泄，$t_{1/2}$ 为 3.4 小时 |
| 安钠咖 | 快 | — | 肝代谢，肾排泄，$t_{1/2}$ 为 3 ~ 7 小时 |

## 四、给药方案

临床应用呼吸兴奋药必须要求患者在保证气道基本通畅、呼吸肌功能基本正常的前提下，严格掌握临床适应证，把握给药剂量和给药时间，才能有效发挥其急救作用,改善患者的呼吸功能。常用呼吸兴奋药的给药方案见表9-4。

表9-4　呼吸兴奋药的给药方案

| 药物 | 给药途径 | 用法用量 | 备注 |
| --- | --- | --- | --- |
| 尼可刹米 | ih/im/iv | 成人:0.25～0.5g/次,必要时1～2小时后重复用药,极量为1.25g/次<br>儿童:<6个月,0.075g/次;1岁,0.125g/次;4～7岁,0.175g/次 | 滴速为25～30滴/分 |
| | ivdrip | 3～3.75g+500ml GS中,4～12小时未见效或出现肌肉抽搐,应停药 | 缓慢静脉滴注 |
| 戊四氮 | po | 常用量为0.1～0.3g/次;极量为0.5g/d | iv应缓慢,每1～2分钟注入0.1g |
| | ih/im/iv | 0.05～0.1g/次,1次/2小时;极量为0.3g/d | |
| 贝美格 | iv | 50mg/次,每3～5分钟注射1次,至病情改善为止 | 静脉给药速度应缓慢 |
| | ivdrip | 50mg/次+5% GS 250～500ml | |
| 二甲弗林 | po | 8～16mg/次,2～3次/天 | 抢救时极少采取口服给药 |
| | im | 8mg/次 | |
| | iv | 8～16mg/次 | 5% GS稀释 |
| | ivdrip | 常规:8～16mg/次;重症患者:16～32mg/次 | 溶媒:NS、5% GS |
| 洛贝林 | ih/im | 成人:10mg/次;极量为20mg/次,50mg/d<br>儿童:1～3mg/次 | |
| | iv | 成人:3mg/次;极量为6mg/次,20mg/d<br>儿童:0.3～3mg/次,必要时30分钟可重复1次。新生儿窒息可注入脐静脉,用量为3mg | 静脉给药应缓慢 |
| 多沙普仑 | iv | 中枢抑制催醒:1～2mg/(kg·次),必要时5分钟后可重复1次。维持剂量为每1～2小时注射1～2mg/kg,直至获得疗效。总量<3g/d | 缓慢给药 |
| | | 术后催醒:0.5～1mg/(kg·次),必要时5分钟后可重复1次,总量不超过2mg/kg | 停用吸入性全麻药10～20分钟后才能使用本药 |
| | | 呼吸衰竭:0.5～1mg/(kg·次),必要时5分钟后可重复1次,1小时用量不宜超过300mg | 缓慢给药 |
| | ivdrip | 术后催醒:稀释至1mg/ml滴注,起始速度为5mg/min,显效后可减至1～3mg/min,总量不超过4mg/kg | 溶媒:5% GS、NS;静脉滴注速度宜慢,以免引起溶血 |
| | ivdrip | 呼吸衰竭:0.5～1mg/(kg·次),滴注直至获得疗效,总量不超过3g/d | 溶媒:5% GNS |

续表

| 药物 | 给药途径 | 用法用量 | 备注 |
|---|---|---|---|
| 安钠咖 | po | 1片/次,4次/天 | 饭后服用 |
| | ih/im | 成人:1~2ml/次,2~4小时后可重复注射,极量为3ml/次,12ml/d<br>儿童:0.024~0.048ml/(kg·次) | 成人致死量通常为10g |

注:未标明儿童用药的皆为成人用药方案

## 五、主要不良反应与药学监护

呼吸兴奋药的作用与剂量有关,使用剂量过大时可引起惊厥、中枢神经抑制及昏迷,严重者可致死。应用呼吸兴奋药治疗呼吸衰竭时,应保证气道通畅,并给予适当的氧疗。因呼吸兴奋药可以兴奋骨骼肌增加机体耗氧量,因此在气道阻塞、通气障碍、供氧不足的条件下将加重患者低氧血症的发生;另外呼吸兴奋药还有刺激其他非呼吸肌或造成患者神志异常等不良反应,临床应用应密切观察。掌握呼吸兴奋药常见的不良反应及注意事项可对临床治疗提供积极有效的用药参考。临床常见的不良反应及药学监护详见表9-5。

表9-5 呼吸兴奋药的常见不良反应及注意事项

| 药物 | 不良反应 | 药学监护 |
|---|---|---|
| 尼可刹米 | 常见:烦躁不安、抽搐、恶心等<br>较大剂量时:可出现喷嚏、呛咳、心率加快、全身瘙痒、皮疹<br>大剂量:可出现多汗、面部潮红、呕吐、血压升高、心悸、心律失常、震颤、惊厥,甚至昏迷 | 禁忌:抽搐、惊厥患者;小儿高热而无中枢性呼吸衰竭时<br>慎用:急性血卟啉病<br>监护:注意给药剂量,控制给药速度 |
| 戊四氮 | 剂量较大时可引起反射亢进、惊厥 | 禁忌:急性心内膜炎、主动脉瘤患者、吗啡或普鲁卡因中毒患者<br>监护:控制给药速度 |
| 贝美格 | 可引起低血压、意识混乱;还可引起卟啉病急性发作 | 对于吗啡中毒者和急性卟啉病患者应禁用;控制给药速度 |
| 二甲弗林 | 可出现恶心、呕吐、皮肤烧灼感等 | 禁忌:有惊厥或痉挛病史者、吗啡中毒和肝肾功能不全者、孕妇及哺乳期妇女。<br>监护:缓慢给药并随时注意病情发展 |
| 洛贝林 | 常见:恶心、呕吐、呛咳、头痛、心悸。<br>较大剂量:可出现心动过速、传导阻滞、呼吸抑制甚至惊厥等 | 用药后不可吸烟;静脉给药应缓慢 |

续表

| 药物 | 不良反应 | 药学监护 |
|---|---|---|
| 多沙普仑 | 可见：头痛、乏力、呼吸困难、心律失常、恶心、呕吐、腹泻、尿潴留、胸痛、胸闷、血压升高，以及用药局部发生血栓性静脉炎（红、肿、痛）等。少见呼吸频率加快、喘鸣、精神紊乱、呛咳、眩晕、畏光、感觉奇热、多汗。<br>大剂量：可引起喉痉挛。 | 禁忌：甲亢、嗜铬细胞瘤、重度心脑血管病、严重肺部疾病<br>监护：常规测血压、脉搏，检查肌腱反射，以防用药过量；给药前、后半小时测动脉血气，及早发现是否有二氧化碳蓄积或呼吸性酸中毒。 |
| 安钠咖 | 常见胃部不适、恶心、呕吐、头痛、失眠及血糖轻微升高等；长期服用可出现紧张、激动和焦虑，甚至出现药物耐受。 | 禁忌：胃溃疡患者、孕妇<br>监护：避免长期大剂量应用 |

## 六、药物相互作用

呼吸兴奋药作为患者呼吸衰竭时的抢救药品，常与其他药物联合应用，因此临床应用中应注意联合用药药物的相互作用对治疗产生的影响，采用具有协同作用的药物联合，避免具有拮抗作用或联合增加药物毒性或不良反应的药物联合。呼吸兴奋药的药物相互作用见表 9-6。

表 9-6 呼吸兴奋药的药物相互作用

| 药物 A | 药物 B | 合用结果 |
|---|---|---|
| 尼可刹米 | 中枢神经兴奋药 | 有协同作用，可引起惊厥 |
| | 鞣酸、有机碱的盐类及各种金属盐 | 产生沉淀 |
| 洛贝林 | 吸烟 | 导致恶心、出汗及心悸 |
| | 碱性药物 | 洛贝林沉淀 |
| | 碘、鞣酸以及铅、银等盐类药物 | 配伍禁忌 |
| 贝美格 | 中枢抑制药，包括巴比妥类及其他催眠药 | 对抗作用 |
| | 硫喷妥钠 | 减轻 B 的麻醉深度 |
| 多沙普仑 | 碳酸氢钠 | A 血药浓度↑，毒性↑ |
| | 咖啡因、哌甲酯、匹莫林、肾上腺素受体激动药 | 协同作用 |
| | 单胺氧化酶抑制药及升压药 | 使升压效应更显著 |
| | 肌松药 | 拮抗 A 中枢兴奋作用 |
| 安钠咖 | 异烟肼、甲丙氨酯、麻黄碱 | A 作用↑，A 脑组织浓度↑ |
| | 口服避孕药 | A 代谢↓ |
| | 麻黄碱 | 协同作用 |

呼吸兴奋药作为解除和改善呼吸抑制状态的药物,20世纪七八十年代在我国临床曾得到广泛应用;随着医疗技术的发展,机械通气在呼吸衰竭的治疗和抢救中发挥了重要的作用;相比之下,对重症患者使用中枢兴奋药,只能消耗体内有限的资源,使组织缺氧更严重,弊多利少,因此中枢兴奋药临床应用已逐步减少,有逐渐被淘汰的趋势。

(张 莉 张 睿)

## 参考文献

1. 国家药典委员会.《临床药物须知》(2005年版). 北京:化学工业出版社,2005

2. 卫生部合理用药专家委员会. 中国医师/药师临床用药指南. 重庆:重庆出版社,2009

# 第十章　镇咳祛痰药

## 第一节　镇　咳　药

### 一、分类与品种分布

咳嗽是一种保护性反射，可促进痰液和异物排出，但剧烈而频繁的咳嗽可增加患者痛苦，并引起并发症。镇咳药（antitussives）可通过抑制延髓咳嗽中枢，或抑制咳嗽反射弧中的某一环节而发挥镇咳作用。临床常用镇咳药物的分类及品种分布详见表 10-1-1。

表 10-1-1　镇咳药的分类及品种分布

| 分类 | | 药物 | 作用机制 |
|---|---|---|---|
| 中枢性镇咳药 | 依赖性中枢镇咳药 | 吗啡类生物碱及其衍生物：吗啡、可待因等 | 直接抑制延髓咳嗽中枢 |
| | 非依赖性中枢镇咳药 | 右美沙芬、喷托维林 | 直接抑制延髓咳嗽中枢 |
| 外周性镇咳药 | | 盐酸那可丁 | 通过抑制咳嗽反射弧中的感受器、传入神经、传出神经或效应器中的任何一环节发挥镇咳作用 |

### 二、药理作用特征

1. 中枢性镇咳药物　中枢性镇咳药的镇咳强度和成瘾性均以可待因为参照，可待因止咳作用迅速而强大，暂定为 1。该类药物的药理作用比较见表 10-1-2。

表 10-1-2　镇咳药的镇咳强度和成瘾性比较

| 药物 | 吗啡 | 可待因 | 福尔可定 | 喷托维林 | 氯哌斯汀 | 苯丙哌林 | 普罗吗酯 | 二氧丙嗪 | 右美沙芬 | 福米诺苯 |
|---|---|---|---|---|---|---|---|---|---|---|
| 镇咳强度 | 4 | 1 | ≈1 | 1/3 | 略小于1 | 2～4 | 略小于1 | 略大于1 | ≥1 | ≈1 |
| 成瘾性 | >1 | 1 | <1 | 无 | 无 | 无 | 无 | 无 | 无 | 无 |

2. 外周性镇咳药　咳嗽反射由感受器、传入神经、传出神经及咳嗽中枢4个环节组成，外周性镇咳药主要作用于除咳嗽中枢外的其他环节，具体作用特点详见表10-1-3。

表 10-1-3　外周性镇咳药的作用特点比较

| 药物 | 镇咳强度 | 药理作用 |
|---|---|---|
| 苯佐那酯 | 略低于可待因 | 对肺脏的牵张感受器及感觉神经末梢有明显的抑制作用，抑制肺－迷走神经反射，从而阻断咳嗽反射的传入冲动，产生镇咳作用 |
| 那可丁 | | 通过抑制肺牵张反射、解除支气管平滑肌痉挛而产生外周性镇咳作用，尚具有呼吸中枢兴奋作用 |

3. 作用机制　除通过抑制咳嗽反射的任何一个环节达到镇咳作用外，某些镇咳药物还通过其他途径起到镇咳作用，或对镇咳起到辅助作用，具体见表10-1-4。

表 10-1-4　中枢性镇咳药的作用特点比较

| 药物 | 药理作用 |
|---|---|
| 吗啡 | 抑制大脑呼吸中枢和咳嗽中枢，使呼吸减慢并镇咳 |
| 可待因、福尔可定、右美沙芬 | 直接作用于咳嗽反射 |
| 喷托维林 | 有轻度阿托品样作用和局麻作用 |
| 氯哌斯汀 | $H_1$受体阻断作用，能轻度缓解支气管平滑肌痉挛及支气管黏膜充血、水肿，有利于其镇咳 |
| 苯丙哌林 | 阻断肺－胸膜牵张感受器产生的肺－迷走神经反射，并具有罂粟碱样平滑肌解痉作用，兼具中枢性和末梢性双重机制 |
| 二氧丙嗪 | 抗组胺、解除平滑肌痉挛、抗炎、局部麻醉作用 |
| 福米诺苯 | 抑制咳嗽中枢的同时有呼吸中枢兴奋作用 |

## 三、药动学特征

镇咳药的药动学特征见表 10-1-5。

表 10-1-5　镇咳药的药动学特征比较

| 药物 | 起效时间 | 维持时间 | 生物利用度 | 达峰时间 | 血浆蛋白结合率 | $t_{1/2}$ |
|---|---|---|---|---|---|---|
| 吗啡 | — | 4～6小时 | 低，首关效应显著 | — | 1/3 | 2.5～3小时 |
| 可待因 | 30～45分钟 | 4～6小时 | 40%～70% | po 0.75～1小时；im 0.25～1小时 | 25% | 3～4小时 |
| 福尔可定 | — | — | 40% | 15分钟 | 10% | 37小时 |
| 喷托维林 | 20～30分钟 | 4～6小时 | — | — | — | — |
| 氯哌斯汀 | 20～30分钟 | 3～4小时 | — | 60～90分钟 | — | — |
| 苯丙哌林 | 15～20分钟 | 4～7小时 | — | — | — | — |
| 二氧丙嗪 | 30～60分钟 | ≥4～6小时 | — | — | — | — |
| 右美沙芬 | 15～30分钟 | 3～6小时 | — | — | — | 5小时 |
| 福米诺苯 | 30分钟 | 4～6小时 | — | — | — | — |
| 苯佐那酯 | 10～20分钟 | 2～8小时 | — | — | — | — |
| 那可丁 | — | 4小时 | — | — | — | — |

## 四、给药方案

吗啡镇咳疗效非常显著，但易使痰液难于咳出，并抑制呼吸中枢，极易成瘾。目前仅用于癌症和主动脉瘤引起的剧烈咳嗽，急性肺梗死、急性左心衰竭伴有剧烈咳嗽的患者，应严格掌握适应证。用法：皮下注射或口服，每次 5～10mg，每日 1～3 次；极量为皮下注射每次 20mg，60mg/天。其他常用镇咳药物的给药方案见表 10-1-6。

## 五、主要不良反应与药学监护

### （一）主要不良反应

患者痰量较多时不建议使用镇咳药物，因抑制咳嗽反射后不利于痰液排出，痰液积聚易继发感染，并且阻塞呼吸道，可使呼吸系统感染性疾病迁延不愈。吗啡、可待因等中枢性镇咳药引起的成瘾性、依赖性等精神症状是中枢性镇咳药典型的不良反应。镇咳药的具体不良反应见表 10-1-7。

表 10-1-6　常用镇咳药的给药方案

| 给药方案 | | 可待因 | 福尔可定 | 喷托维林 | 氯哌斯汀 | 苯丙哌林 | 二氧丙嗪 | 右美沙芬 | 福米诺苯 | 苯佐那酯 | 那可丁 |
|---|---|---|---|---|---|---|---|---|---|---|---|
| 成人 | 途径 | po,ih | po | po | po | po | po | po | po | po | po |
| | 次 / 天 | 2 ~ 3 | 3 ~ 4 | 3 ~ 4 | 3 | 3 | 5 | 3 | 2 ~ 3 | 3 | 2 ~ 3 |
| | mg/ 次 | 15 ~ 30 | 5 ~ 10 | 25 | 10 ~ 30 | 20 ~ 40 | 2 ~ 3 | 10 ~ 30 | 80 ~ 160 | 50 ~ 100 | 15 ~ 30 |
| 小儿 | 途径 | po | | po | po | | | | | | |
| | 次 / 天 | 3 | | 2 ~ 3 | 3 | | | | | | |
| | mg/ 次 | 1 ~ 1.5mg/（kg·d） | | >5 岁:6.25 ~ 12.25 | 0.5 ~ 1.0mg/kg | 儿童酌减 | | | | | |
| 极量 | mg/ 次 | 100 | 60 | | | | 10 | | | | 60 |
| | mg/d | 200 | | | | | 30 | 120 | | | 剧咳 |

注:福米诺苯静脉注射,40 ~ 80mg,加入 25% 葡萄糖溶液中缓慢注入,qd

表 10-1-7 镇咳药的常见不良反应

| 不良反应 | 症状 | 具该反应的药物 | 缓解方法 |
| --- | --- | --- | --- |
| 精神症状 | 成瘾性、依赖性;嗜睡;兴奋、烦躁不安 | 吗啡、可待因*、福尔可定、氯哌斯汀可引起嗜睡 | 吗啡、可待因过量可用纳洛酮对抗 |
| 胃肠道反应 | 口干、恶心、呕吐、腹胀、便秘、胃部烧灼感、食欲缺乏 | 几乎所有药物都有或多或少的胃肠道反应,其中喷托维林是因其阿托品样作用所致 | |
| 呼吸系统 | 呼吸抑制、支气管痉挛、胸部紧迫感,麻木感 | 吗啡、可待因、苯佐那酯 | |
| 戒断症状 | 腹泻、呕吐、打哈欠、过度啼哭等,分娩期应用可致新生儿呼吸抑制 | 吗啡、可待因 | 若不能耐受,应及时停药 |
| 心血管系统 | 大剂量可致血压降低 | 福米诺苯 | |
| | 困倦乏力 | 二氧丙嗪、苯丙哌林 | |
| 过敏反应 | 药疹、皮疹 | 苯丙哌林、苯佐那酯 | |

注:* 可待因 1 次口服剂量超过 60mg 时,一些患者可出现兴奋、烦躁不安、瞳孔缩小、呼吸抑制、低血压、心率过缓,小儿过量可致惊厥,可用纳洛酮对抗

### (二) 注意事项与药学监护

咳嗽是一种保护性反射,可促进呼吸道痰液和异物的排出,保持呼吸道清洁与通畅。若咳嗽伴有咳痰困难,则应慎用镇咳药。使用注意事项详见表 10-1-8。

表 10-1-8 镇咳药的使用注意事项

| 注意事项 | 痰多者适用 | 痰多者 | | 过敏禁用 | 肝功能不全慎用 | 妊娠 | |
| --- | --- | --- | --- | --- | --- | --- | --- |
| | | 禁用 | 慎用 | | | 禁用 | 慎用 |
| 药物 | 福尔可定 | 可待因、那可丁、苯佐那酯 | 喷托维林 | 苯丙哌林 | 二氧丙嗪(癫痫亦慎用) | 吗啡、可待因 | 苯丙哌林、右美沙芬 |

注:①妊娠头 3 个月、有精神病史者禁用右美沙芬;②可待因缓释片需整片吞服,不可嚼碎或掰开;③喷托维林慎用于青光眼及心功能不全伴有肺淤血的患者;④苯丙哌林服用时需整片吞服,切勿嚼碎,以免引起口腔麻木;⑤二氧丙嗪慎用于高空作业、驾驶车辆及操纵机械者

## 六、药物相互作用

依赖性中枢镇咳药与其他药物的相互作用见表 10-1-9。

表 10-1-9　镇咳药的药物相互作用

| 药物 A | 药物 B | 产生影响 |
|---|---|---|
| 吗啡 | 氮芥、环磷酰胺 | B 毒性↑ |
| | 二甲双胍 | 乳酸性酸中毒的危险性↑ |
| | M 胆碱受体阻断药尤其是阿托品 | 便秘↑,麻痹性肠梗阻和尿潴留的危险性↑ |
| | 胍乙啶、美卡拉明、金刚烷胺、溴隐亭、左旋多巴、利多卡因、普鲁卡因胺、奎尼丁、亚硝酸盐、利尿药 | 发生直立性低血压 |
| | 生长抑素、利福平、利福布汀 | A 疗效↓ |
| | 美西律 | B 吸收抑制并延迟 |
| | 艾司洛尔 | B 血药浓度↑ |
| | 纳洛酮、烯丙吗啡 | 拮抗 A 的作用 |
| | 西咪替丁 | 出现呼吸暂停、精神错乱、肌肉抽搐 |
| | 纳曲酮、卡马西平 | 出现阿片戒断症状 |
| | 香草醛 | B 抗凝血作用↑ |
| 可待因 | 美沙酮或其他吗啡类、肌松药 | 加重中枢性呼吸抑制 |
| | 烯丙吗啡 | 拮抗前者镇痛和中枢性呼吸抑制 |
| | 全麻药或其他中枢神经系统抑制药如巴比妥类药物 | 加重中枢性呼吸抑制,产生低血压 |
| | 饮酒、肝酶诱导剂、巴比妥类、解痉药 | 发生肝脏毒性 |
| | 解热镇痛药 | B 镇痛作用↑ |
| | 抗胆碱药 | 加重便秘或尿潴留 |
| | 抗凝血药 | 增加抗凝血作用 |
| | 抗病毒药齐多夫定 | 抑制 B 代谢 |
| | 氯霉素 | 增加毒性 |
| | 奎尼丁 | 抑制 A 镇痛功效 |
| | 甲喹酮 | A 镇咳镇痛作用↑ |
| | 西咪替丁 | 诱发精神错乱、定向力障碍、呼吸急促 |
| 右美沙芬 | 奎尼丁、胺碘酮 | A 血药浓度↑,出现中毒 |
| | 氟西汀、帕罗西汀 | A 不良反应↑ |
| | 单胺氧化酶抑制剂 | 可致高热、昏迷 |
| | 乙醇 | A 中枢抑制作用↑ |

（赵　琦）

# 第二节　祛　痰　药

## 一、分类与品种分布

祛痰药(expectorants)是一类能使痰液变稀或溶解,使痰易于咳出的药物。痰液的排出可减少对呼吸道黏膜的刺激,间接起到镇咳、平喘作用,有利于控制继发感染。该类药物的分类与品种分布详见表 10-2-1。

表 10-2-1　祛痰药的分类与品种分布

| 分类 | | 代表药物 | 作用机制 |
|---|---|---|---|
| 刺激性祛痰药 | | 氯化铵、愈创木酚磺酸钾等 | 刺激胃黏膜迷走神经末梢,引起轻度恶心,反射性引起气管、支气管腺体分泌增加,稀释痰液使易于排出 |
| 非刺激性祛痰药 | 黏痰溶解剂 | 溴己新、氨溴索、乙酰半胱氨酸、沙雷肽酶等 | 分解痰液的黏性成分,使黏痰液化、黏性降低而易于咳出 |
| | 黏液稀释剂 | 羧甲司坦 | 主要作用于气管、支气管的黏液产生细胞,促其分泌黏滞性低的分泌物 |

## 二、药理作用特征

### (一) 祛痰药物的作用特征及作用比较

祛痰药可使黏稠的痰液变稀,易于咳出;还可促进纤毛运动,有利于痰液清除;有的祛痰药还有镇咳作用。各种祛痰药的作用特点不尽相同,具体如表 10-2-2 所示。

表 10-2-2　祛痰药的作用特点比较

| 作用点 | 氯化铵 | 溴己新 | 氨溴索 | 溴凡克新 | 乙酰半胱氨酸 | 羧甲司坦 | 沙雷肽酶 | 脱氧核糖核酸酶 | 稀化黏素 |
|---|---|---|---|---|---|---|---|---|---|
| 腺体分泌增加 | √ | | √ | | | √ | | | √ |
| 酸性黏多糖 | | √ | √ | √ | √ | | √ | | |
| DNA 纤维断裂 | | | | | √ | | | √ | |
| 呼吸道黏膜纤毛 | | √ | | | | | | | √ |
| 抗炎 | | | | | | | √ | | √ |

### (二) 刺激性祛痰药的作用特征

刺激性祛痰药可刺激胃黏膜,引起轻微恶心,反射性地促进呼吸道腺体分泌增加,使痰液稀释,易于咳出。各种药物的作用特点见表 10-2-3。

表 10-2-3 刺激性祛痰药的作用特征

| 药物 | 作用特征及比较 |
|---|---|
| 氯化铵 | ①引起支气管腺体分泌增加;②利尿作用:增加肾小管氯离子浓度,而增加钠和水的排出;③其氯离子吸收入血后可酸化体液和尿液,可纠正代谢性碱中毒 |
| 愈创木酚甘油醚 | 除祛痰作用外另有轻微的防腐作用 |
| 愈创木酚磺酸钾 | 除祛痰作用外尚有微弱的抗炎作用 |

### (三) 黏痰溶解剂的药理作用特征

黏痰溶解剂通过分解痰液的黏性成分,使黏痰液化,黏滞性降低而易于咳出。各种黏痰溶解剂的作用特征见表 10-2-4。

表 10-2-4 黏痰溶解剂的作用特征

| 药物 | 作用特征 |
|---|---|
| 溴己新 | 作用于酸性黏多糖,抑制其合成,使其纤维断裂 |
| | 促进呼吸道黏膜的纤毛运动 |
| | 恶心性祛痰作用 |
| 氨溴索 | 黏痰溶解 |
| | 促进呼吸道黏膜的纤毛运动 |
| | 改善通气功能和呼吸困难状况。祛痰作用显著超过溴己新,毒性小,耐受性好 |
| 溴凡克新 | 使酸性黏多糖纤维断裂 |
| | 改善肺通气功能 |
| 舍雷肽酶 | 能迅速分解变性蛋白质、缓激肽原及纤维素凝块,使脓、痰、血凝块等液化变稀,易于引流排出,加速创面净化,促使肉芽组织新生 |
| 乙酰半胱氨酸 | 巯基能使白色黏痰中的黏多糖蛋白多肽链中的二硫键断裂;分解核糖核酸酶,使脓性痰中的 DNA 纤维断裂 |
| | 进入细胞后可脱去乙酰基形成 L- 半胱氨酸,参与谷胱甘肽的合成,有助于保护细胞免受氧自由基等毒性物质的损害 |
| 美司钠 | 速效、强效的黏痰溶解剂,与乙酰半胱氨酸作用类似 |

续表

| 药物 | 作用特征 |
|---|---|
| 厄多司坦 | 在呼吸道黏膜发挥溶解黏液、促进腺体分泌的作用 |
| | 保护 α－胰蛋白酶使之不被氧化失活 |
| 脱氧核糖核酸酶 | 使脓痰中大分子的脱氧核糖核酸迅速水解成平均链长为4个单位的核苷酸 |
| | 与抗生素合用可使抗生素易于达到感染灶 |

### （四）黏液稀释剂的药理作用特征

黏液稀释剂作用于气管、支气管的黏液产生细胞，促其分泌黏滞性低的分泌物，使呼吸道分泌的流变性恢复正常，痰液由黏变稀，而易于咳出。各种黏液稀释剂的作用特征见表10-2-5。

表10-2-5 黏液稀释剂的作用特征

| 药物 | 作用特征 |
|---|---|
| 羧甲司坦 | 在细胞水平影响支气管腺体分泌，使低黏度的唾液黏蛋白分泌增加，高黏度的岩藻黏蛋白产生减少 |
| 稀化黏素 | 在呼吸道黏膜发挥溶解黏液、促进腺体分泌的作用 |
| | 产生 β 拟交感神经作用，刺激黏膜纤毛运动，增加黏液移动速度，有助于排痰 |
| | 轻度的抗炎作用，减轻支气管黏膜肿胀而舒张支气管 |

## 三、药动学特征

祛痰药物起效较快，维持时间较短，需每日用药多次；临床应用较为安全，慢性呼吸系统疾病的患者可长期使用。药物的药动学特征详见表10-2-6。

表10-2-6 常用祛痰药的药代动力学特征

| 药物 | 起效时间 | 维持时间 | 生物利用度 | 达峰时间 | $t_{1/2}$ | 代谢与消除 |
|---|---|---|---|---|---|---|
| 溴己新 | 1小时 | 6～8小时 | 口服迅速 | 4～5小时 | 6.5小时 | 在肝代谢，70%经尿排泄（24小时） |
| 氨溴索 | 0.5小时 | 3～6小时 | 70%～80% | 0.5～3小时 | 7小时 | 在肝代谢，90%经肾脏排泄 |
| 羧甲司坦 | 4小时 | — | 口服迅速 | — | — | 以原形和代谢产物的形式经尿液排出 |

续表

| 药物 | 起效时间 | 维持时间 | 生物利用度 | 达峰时间 | $t_{1/2}$ | 代谢与消除 |
|---|---|---|---|---|---|---|
| 厄多司坦 | — | — | 口服迅速 | 0.9～1.6小时(原药) | 0.82～1.76小时(原药) | 在肝代谢,经肾排泄,少量经粪便排泄 |
| 舍雷肽酶 | — | 4～5小时 | 口服肠道吸收量较小 | 1小时 | — | 在肝代谢,经粪便、尿排泄 |
| 乙酰半胱氨酸 | 1小时 | — | 6%～10%,呈剂量依赖性升高 | 1～2小时 | 2小时 | 在肠道和肝代谢,30%经肾脏消除,近70%经非肾途径排泄,仅3%的原药经粪便排泄 |
| 稀化黏素 | 口服经小肠吸收,再经呼吸道排出 | | | | | |

## 四、给药方案

刺激性祛痰药可引起恶心等刺激,宜饭后服用;乙酰半胱氨酸因含—SH基,有刺激性气味,不宜用于支气管哮喘患者。各类祛痰药的具体给药方案见表10-2-7。盐酸氨溴索的儿童用药方案见表10-2-8,其缓释胶囊可按1.2～1.6mg/(kg·d)计算,推荐剂量详见表10-2-9。

表10-2-7　常用祛痰药的给药方案

| 药物 | 成人 | | | | 儿童 | 备注 |
|---|---|---|---|---|---|---|
| | 口服 | 肌内注射 | 静脉 | 气雾吸入 | 口服 | |
| 氯化铵 | 0.3～0.6g/次,tid | — | — | — | 40～60mg/(kg·d),或1.5g/$m^2$,分4次服 | 老年人慎用 |
| 溴己新 | 8～16mg/次,tid | 4～8mg/次,bid | 4～8mg/d,bid | 0.2ml/次,1～3次/天 | 4～8mg/次,tid | 成人静脉注射溶媒:25% GS,20～40ml;静脉滴注溶媒:5% GS 250ml |
| 氨溴索 | 30mg/次,tid;缓释胶囊:75mg/次,qd | 15mg/次,bid | 15mg/次 iv bid;30mg/次 ivdrip bid | 15～30mg/次,tid | 见表10-2-8 | 餐后服;静脉滴注溶媒:NS、5% GS |

续表

| 药物 | 成人 | | | | 儿童 | 备注 |
|---|---|---|---|---|---|---|
| | 口服 | 肌内注射 | 静脉 | 气雾吸入 | 口服 | |
| 乙酰半胱氨酸 * | 0.2~0.4g/次，2~3次/天 | 其他用法见表后备注 | | | 100mg/次，2~4次/天 | 静脉滴注溶媒：5% GS |
| 羧甲司坦 | 0.25~0.75g/次，tid | — | — | — | 30mg/(kg·d)，分3次服用 | 泡腾散或泡腾片宜用温开水溶解后服用 |
| 舍雷太酶 | 5~10mg/次，tid | — | — | — | — | 饭后服 |
| 厄多司坦 | 300mg/次，bid | — | — | — | 10mg/(kg·d)，分2次 | 餐后服 |
| 美司钠 | 雾化吸入或气管内滴入，每次20%溶液1~2ml | | | | | |
| 脱氧核糖核酸酶 | 气雾吸入：5万~10万U/次，溶于10%丙二醇或0.9% NS 2~3ml中，3~4次/天，可连续使用4~6天 | | | | — | 每次喷雾后应立即漱口 |
| 稀化黏素 | 0.3g/次，2~3次/天 | — | — | — | 4~10岁儿童：慢性，120mg/次，2次/天；急性发病，120mg/次，3~4次/天 | 疗程为7~14天 |

注：乙酰半胱氨酸用法：①喷雾吸入：用于黏痰阻塞的非急救情况下，用前用0.9%氯化钠溶液溶解使成10%溶液，每次1~3ml，2~3次/天；②气管滴入：用于黏痰阻塞的急救情况下，以5%溶液经气管插管或气管套管直接滴入气管内，每次1~2ml，2~4次/天；③气管注入：用于黏痰阻塞的急救情况下，以5%溶液用1ml注射器自气管的甲状软骨环骨膜处注入气管腔内，每次0.5~2ml（婴儿0.5ml，儿童1ml，成人2ml）

**表10-2-8 盐酸氨溴索的儿童给药方案**

| 年龄 | 口服溶液 | 静脉 | 备注 |
|---|---|---|---|
| 12岁以上 | 30mg/次，tid | 静脉滴注：30mg/次，bid | 餐后口服，长期服用者可bid给药；静脉注射应缓慢，至少5分钟 |
| 5~12岁 | 15mg/次，tid | 静脉注射： | |
| 2~5岁 | 7.5mg/次，tid | 术后肺部并发症的预防性治疗：>12岁，15mg/次，2~3次/天，严重病例可至30mg/次；6~12岁，15mg/次，2~3次/天；2~6岁，7.5mg/次，tid；<2岁，7.5mg/次，bid | |
| 2岁以下 | 7.5mg/次，bid | 婴儿呼吸窘迫综合征（IRDS）：30mg/(kg·d)，分4次给药，应使用注射泵给药 | |

表 10-2-9　盐酸氨溴索缓释胶囊的儿童给药方案

| 年龄(岁) | 体重(kg) | 剂量(mg) |
| --- | --- | --- |
| 3～4 | 14～17 | 25 |
| 5～9 | 18～27 | 37.5 |
| 10～13 | 28～35 | 50 |
| 14 | 36 | 75 |

## 五、主要不良反应与药学监护

### (一) 主要不良反应

祛痰药不良反应较轻,胃肠道反应最常见,具体不良反应表现见表 10-2-10。

表 10-2-10　祛痰药的不良反应

| 不良反应表现 | 症状 | 药物 | 药学监护 |
| --- | --- | --- | --- |
| 胃肠道反应 | 口干、恶心、呕吐、胃部不适、腹泻等 | 氯化铵、溴己新、氨溴索、乙酰半胱氨酸、厄多司坦、沙雷肽酶、羧甲司坦、稀化黏素 | 大都较轻,减量或停药后可缓解 |
| 呼吸系统 | 呛咳、支气管痉挛 | 乙酰半胱氨酸、美司钠 | 支气管哮喘禁用 |
| 肝功能 | 转氨酶一过性升高 | 溴己新 | 停药后可恢复 |
| 过敏反应 | 皮疹等过敏反应 | 脱氧核糖核酸酶、羧甲司坦、氨溴索 | 严重者及时停药 |
| 出血 | 鼻出血、血痰、胃肠道出血 | 沙雷肽酶、羧甲司坦 | |
| 电解质紊乱 | 血氨升高、高氯性酸中毒 | 氯化铵 | 随时血气分析,监测血氯、钾、钠浓度 |

### (二) 注意事项

祛痰药大多对胃有刺激性,因此消化道溃疡患者慎用。有关祛痰药物临床应用的注意事项详见表 10-2-11。

表 10-2-11　祛痰药物的临床用药注意事项

| 药物 | 慎用 | 禁用 | 注意事项 |
| --- | --- | --- | --- |
| 氯化铵 | 溃疡患者 | 肝肾功能不全者、代谢性酸血症患者、镰状细胞贫血患者 | 溶于水中,饭后服用 |
| 溴己新 | 胃溃疡患者 | — | — |

续表

| 药物 | 慎用 | 禁用 | 注意事项 |
|---|---|---|---|
| 氨溴索 | 妊娠头3个月 | 过敏者 | 注射液不应与pH>6.3的其他溶液混合 |
| 乙酰半胱氨酸 | — | 支气管哮喘 | 不宜与金属、橡皮、氧化剂、氧气接触，喷雾器需用玻璃或塑料制作；应临用前配制，用剩的溶液应严封贮于冰箱中，48小时内用完 |
| 美司钠 | — | — | 局部吸入或滴入 |
| 舍雷肽酶 | 肝功能障碍、血液凝固异常 | — | — |
| 脱氧核糖核酸酶 | — | 急性化脓性蜂窝织炎及有支气管胸腔瘘管的活动性结核患者 | 每次喷雾后应立即漱口，临用前应新鲜配制 |
| 羧甲司坦 | 消化道溃疡病史者 | — | — |
| 稀化黏素 | — | 孕妇 | 胶囊宜在餐前30分钟整粒吞服 |

## 六、药物相互作用

咳嗽、咳痰为呼吸系统疾病常见伴发症状，镇咳祛痰基本是对症治疗，同时多应用对因治疗的药物，因此关注祛痰药物的相互作用对合理制订呼吸系统疾病的治疗方案非常重要。祛痰药物的药物相互作用详见表10-2-12。

表10-2-12　祛痰药物的药物相互作用特点

| 药物A | 药物B | 产生影响 |
|---|---|---|
| 氯化铵 | 汞剂、四环素、青霉素 | B作用↑ |
| | 碱性药物如哌替啶、苯丙胺、普鲁卡因 | 促进B排泄 |
| | 排钾利尿药、磺胺嘧啶、呋喃妥因、新霉素 | A、B不宜合用 |
| | 桔梗、远志 | 协同增效作用 |
| | 阿司匹林 | 使B排泄↓，疗效↑ |
| | 氯磺丙脲 | B降血糖作用↑，造成血糖过低 |
| | 氟卡尼 | B抗心律失常作用↓ |
| | 美沙酮 | 促进B体内清除，B疗效↓ |
| | 伪麻黄碱 | 疗效↓ |

续表

| 药物 A | 药物 B | 产生影响 |
|---|---|---|
| 溴己新 | 阿莫西林、四环素类 | B 抗菌疗效↑ |
| 氨溴索 | 茶碱、$\beta_2$受体激动剂等支气管扩张剂 | 协同作用 |
| | 阿莫西林、阿莫西林/克拉维酸钾、氨苄西林、头孢呋辛、头孢哌酮、头孢他啶、头孢吡肟、多西环素、克林霉素等抗生素;碳酸氢钠、奥美拉唑、泮托拉唑、甲泼尼龙、呋塞米、氨茶碱、肌苷、阿昔洛韦、炎琥宁、胸腺肽等 | 与 B 有配伍禁忌 |
| 乙酰半胱氨酸 | 青霉素、头孢菌素、四环素 | B 作用↓ |
| | 碘化油、胰蛋白酶、糜蛋白酶 | 与 B 有配伍禁忌 |
| | 硝酸甘油 | 增加低血压和头痛的发生 |
| | 异丙肾上腺素 | A 药效↑,不良反应↓ |
| | 金制剂 | B 排泄↑ |
| 美司钠 | 红霉素、四环素、氨茶碱 | 与 B 有配伍禁忌,不宜合用 |
| 舍雷肽酶 | 抗凝血药 | B 作用↑ |
| | 青霉素、氨苄西林、磺苄西林 | B 血药浓度↑,作用↑ |

(张 翔 赵 琦)

## 参考文献

1. 陈新谦,金有豫,汤光 . 新编药物学 . 第 17 版 . 北京:人民卫生出版社,2011
2. 杨宝峰 . 药理学 . 第 7 版 . 北京:人民卫生出版社 ,2008

# 第十一章 平喘药

平喘药是指能通过不同的作用机制缓解支气管平滑肌痉挛，使其松弛和扩张，进而缓解气急、呼吸困难等症状的药物。临床常用的平喘药按作用机制可分为支气管扩张药、抗炎平喘药和抗过敏平喘药；根据治疗目的分为预防和控制病情药物及控制急性发作药物。具体分类详见表 11-1 和表 11-2。肾上腺皮质激素类药物详见第十二章。

**表 11-1 临床常用平喘药的分类**（根据作用机制）

| 作用方式 | 常用药物分类 |
|---|---|
| 扩张支气管 | $\beta_2$ 肾上腺素受体激动剂、茶碱类药物、M 胆碱受体阻断药 |
| 抗炎平喘 | 肾上腺皮质激素类 |
| 抗过敏平喘 | 肥大细胞膜稳定剂、白三烯受体拮抗剂、抗组胺药 |

**表 11-2 平喘药的分类**（治疗目的）

| 治疗目的 | 药物分类 |
|---|---|
| 控制急性发作 | 短效 $\beta_2$ 激动剂（吸入、静脉）、茶碱（静脉）、M 受体阻断药（吸入） |
| 预防、控制病情 | 肾上腺皮质激素类、长效 $\beta_2$ 激动剂、长效茶碱类、白三烯调节剂、色甘酸钠类 |

近年来的发展趋势是将上述几类药物制成吸入剂，或配伍成复方制剂，以增强呼吸道局部疗效并减少全身用药的不良反应。

## 第一节 茶碱类药物

茶碱类药物为甲基黄嘌呤类的衍生物，是临床常用的平喘药，具有强心、利尿、扩张冠状动脉、松弛支气管平滑肌和兴奋中枢神经系统等作用。主要用于治疗支气管哮喘、慢性阻塞性肺疾病、肺气肿、心脏性呼吸困难等疾病。

## 一、分类与品种分布

迄今为止已知的茶碱类药物及其衍生物有300多种，基本上是对茶碱进行成盐或结构修饰，通过提高茶碱的水溶性及降低不良反应，提高茶碱的生物利用度。临床上较为常用的有茶碱、氨茶碱、二羟丙茶碱、多索茶碱和思普菲林等，其品种详见表11-1-1。

表11-1-1 临床常用的茶碱制剂

| 制剂形式 | 代表药物 | 特点 |
| --- | --- | --- |
| 茶碱与不同的盐或碱基形成复盐 | 氨茶碱、胆茶碱、茶碱甘氨酸钠 | 水溶性较茶碱明显增强，作用增强 |
| 以不同基团取代得到的茶碱衍生物 | 二羟丙茶碱、苄乙胺茶碱、多索茶碱 | 降低了胃肠道的刺激性，口服易耐受，作用不及茶碱强 |
| 缓、控释制剂 | 茶碱缓(控)释片、茶碱缓(控)胶囊 | 口服后血药浓度稳定，每日1~2次给药可维持有效血药浓度 |

## 二、药理作用特征

### (一) 药理作用

茶碱类药物的药理作用表现为：①松弛支气管平滑肌，对支气管黏膜的充血、水肿有缓解作用；②增加心排血量，扩张入球和出球肾小动脉，增加肾小球滤过滤和肾血流量，抑制肾小管重吸收钠离子和氯离子，具有利尿作用；③可改善COPD患者的膈肌收缩力，减少呼吸肌疲劳。

茶碱类药物因结构和剂型的不同，其药理作用特征各异，具体药物的药理作用特点详见表11-1-2。

表11-1-2 茶碱类药物的药理作用比较

| 药理作用 | 茶碱 | 氨茶碱 | 二羟丙茶碱 | 多索茶碱 | 甘氨茶碱钠 |
| --- | --- | --- | --- | --- | --- |
| 松弛支气管平滑肌 | ++ | +++ | ++<br>(氨茶碱的1/10) | ++++<br>(氨茶碱的10~15倍) | +++ |
| 阻断腺苷 | ++ | + | + | — | + |
| 镇咳 | — | — | — | + | — |
| 改善呼吸功能 | ++ | ++ | + | ++ | ++ |
| 心脏兴奋、利尿 | ++ | 增加尿量、尿钠 | 心脏兴奋为氨茶碱的1/20~1/10；强的利尿作用 | 尿量轻度增加 | ++ |

注："+"代表作用强度；"—"代表未有相应的药理作用

### （二）作用机制

茶碱及其衍生物作用机制较为复杂，过去认为是通过抑制磷酸二酯酶，使细胞内环磷酸腺苷（cAMP）含量增高所致。近来实验认为支气管扩张作用是由于内源性肾上腺素与去甲肾上腺素释放的结果；同时，茶碱类药物能对抗腺嘌呤等对呼吸道平滑肌的收缩作用，并能增强膈肌收缩力，尤其在膈肌收缩无力时作用更显著，因此对改善呼吸功能有益。另外该类药物还可抑制肥大细胞和嗜碱性粒细胞释放组胺，具有一定的抗炎作用。

## 三、药动学特征

茶碱在水中极微溶解，为增加其水溶性，提高生物利用度，提高疗效，通过成盐、结构修饰或改变剂型，得到了一系列的衍生物，衍生物的水溶性、pH 等理化特征发生了变化，具体详见表 11-1-3。

茶碱类药物通过细胞色素 P450 酶系统代谢，药物的代谢受多种因素影响，其药动学特点详见表 11-1-3。

表 11-1-3　茶碱类药物的理化特性与药代动力学特征

| | | | 茶碱 | 氨茶碱 | 二羟丙茶碱 | 多索茶碱 | 甘氨茶碱钠 |
|---|---|---|---|---|---|---|---|
| 水溶性 | | | 极微溶解 | 溶解 | 易溶 | 略溶 | 易溶 |
| pH | | | — | 9.5 | 4.0 ~ 7.0 | 4.5 ~ 7.0 | 8.5 ~ 9.5 |
| $t_{1/2}$（小时） | 口服 | 成人 | 8.7 ± 2.2；4 ~ 5（吸烟者） | 3 ~ 9 | 2 ~ 2.5 | 7.27 | 5 ~ 6 |
| | | 儿童 | < 6 个月：> 24<br>> 6 个月：3.7 ± 1.1 | — | — | — | — |
| | 静脉 | | — | — | — | 1.83 | — |
| 生物利用度 | | | 70% ~ 80% | 个体差异 | 72% | 62.6% | 个体差异 |
| $t_{max}$（小时） | | | 口服溶液：1<br>未包衣片：2<br>咀嚼片：1 ~ 1.5<br>缓释制剂：4 ~ 7<br>灌肠：1 ~ 2 | 2（po） | 1（po） | 1.18（po）；0.1（iv） | 2（po） |
| 蛋白结合率 | | | 60%（健康成人） | 60% | 低于茶碱 | 48% | 60% |
| 消除器官 | | | 90% 在肝代谢，经肾排泄 | 90% 在肝代谢，经肾排泄 | 82% ~ 88% 的原形随尿排出 | 90% 在肝代谢，经肾排泄 | 90% 在肝代谢，经肾排泄 |

## 四、给药方案

茶碱类药物因服用简单、便宜、有效，较为广泛地应用于临床，但该类药物治疗窗窄，治疗浓度与中毒剂量相近，药物代谢经过肝 P450 酶系统，药动学差异较大，相同剂量易受疾病状态、联合用药等多种因素的影响，血药浓度相差较大，必须在血药浓度监测（therapeutic drug monitoring，TDM）下合理应用，制订个体化的治疗方案，才能保证给药的安全性和有效性。

### （一）给药剂量

茶碱的最适血药浓度为接近治疗范围的中间值，即 12～15mg/L，但一般认为维持血浆浓度 5～10mg/L 即有抗炎和免疫调节作用；血浆浓度 < 5mg/L 时几乎无药效反应；5～10mg/L 生效；10～20mg/L 达最佳疗效；> 20mg/L 即有毒性反应表现；30～40mg/L 可引起严重的中毒反应。

年龄、吸烟等因素均影响茶碱的血药浓度。60 岁以上的老年人与年轻人比较，茶碱的廓清减少 25%；对于非吸烟者，最安全的方法是由 1/2 或 2/3 剂量开始，逐步增加剂量以使不耐受性降到最低水平；吸烟可加速茶碱的代谢，因此吸烟者一般需要 800～900mg，但以 600mg 为起始剂量为最好；对于青年人，美国食品药品监督管理局（FDA）所推荐的阶梯式增加的茶碱最大剂量为 13mg/kg，同时测定血清茶碱水平。茶碱类药物的临床给药方案详见表 11-1-4。

表 11-1-4　茶碱类药物的给药方案

| 药物 | 给药途径 | 成人 | | 儿童 | | 备注 |
|---|---|---|---|---|---|---|
| | | 频次 | 剂量 | 频次 | 剂量 | |
| 茶碱 | po | tid | 片剂：0.1～0.2g/ 次；极量为 0.3g/ 次，1g/d | — | — | 服药剂量从小剂量开始，渐加量；极量为片剂 1g/d，缓释片 0.9g/d，缓释胶囊 0.6g/d；缓释制剂不适用于哮喘持续状态或急性支气管痉挛发作的患者 |
| | | qn | 缓释片：起始 0.4g/ 次；可每隔 3 天增 0.2g，最大量不超过 0.9g/d，分 2 次服 | bid | 缓释片：<12 岁 10～16mg/(kg·d)；≥12 岁同成人 | |
| | | bid | 控释片：0.1～0.2g/ 次 | — | — | |
| | | qd，剂量大时分 2 次服 | 缓释胶囊：0.2g/d，病情较重或慢性患者加服 0.2g，最大 <0.6g/d | | 缓释胶囊：≥3 岁从 100mg 开始；最大量为 10mg/(kg·d) | |
| | | q12h | 控释胶囊：0.2～0.3g/ 次 | q12h | 控释胶囊：1～9 岁 100mg/ 次；9～16 岁 200mg/ 次 | |

续表

| 药物 | 给药途径 | 成人 | | 儿童 | | 备注 |
|---|---|---|---|---|---|---|
| | | 频次 | 剂量 | 频次 | 剂量 | |
| 茶碱 | ivgtt | 1~2次/天 | 200mg/次 | — | — | 溶媒:5% GS,给药 *T*>30分钟; |
| 氨茶碱 | po | tid | 100~200mg/次 | tid | 3~5mg/(kg·次) | 成人极量为0.5g/次,1g/d |
| | iv | qid | 125~250mg/次<br>剂量:0.5g/次,1g/d | 2~3次/天 | 2~4mg/(kg·次) | 静脉注射 *T*>10分钟 |
| | ivgtt | bid | 0.25~0.5mg/次 | 2~3次/天 | 常规:2~3mg/(kg·次);新生儿呼吸暂停:负荷4~6mg/kg,12小时后维持1.5~2mg/(kg·次) | 溶媒:5% GS、10% GS |
| 二羟丙茶碱 | po | 3次/天 | 100~200mg/次,最大量为500mg/次 | 不推荐口服用药 | | 静脉注射用25%或50% GS 20~40ml,15~20分钟注入 |
| | iv | 3~4次/天 | 0.25~0.5g/次 | 不推荐静脉注射 | | |
| | ivgtt | | 0.25~0.75g/次;极量<2g/d | qd | 2~4mg/(kg·次) | 溶媒:5%、10% GS、NS |
| 多索茶碱 | po | bid | 片剂:0.2~0.4g/次<br>胶囊:0.3~0.4g/次 | 2~3次/天 | 0.2g/次或12~18mg/(kg·d) | 餐前或餐后3小时服用 |
| | iv | q12h | 0.2g/次,疗程为5~10天 | — | | 以50% GS稀释40ml缓慢静脉注射,*T*>20分钟 |
| | ivgtt | qd | 0.3g/次,疗程为5~10天 | — | | 溶媒:5% GS、NS;滴注 *T*>30分钟 |
| 甘氨茶碱钠 | po | tid | 胶囊:138mg/次<br>片剂:165mg/次 | — | | 餐后服用 |
| | iv | 3~4次/天 | 0.4g/次,渐增至0.8g/次 | — | | 静脉注射缓慢注入 |

### (二)氨茶碱的给药方案设计

1. 急性发作期的给药方案　氨茶碱作用强,在哮喘、COPD 急性严重发作时常用其注射剂,同时吸入 $\beta_2$ 受体激动剂,可获得满意的疗效。成人哮喘患者的 $FEV_1$ 改善度与血中茶碱浓度呈直线关系。为较快达到有效血药浓度,静脉滴注给药需首剂给予负荷剂量,然后给予维持剂量,控制给药速度。负荷剂量和给药速度可根据下式计算求出:负荷剂量 D(mg)=目标血中浓度(μg/ml)× 分布容积(L)(目标血中浓度为 10~20μg/ml);维持给药速度(mg/h)=目标血中浓度(μg/ml)× 清除率 *Cl*(L/h)。

2. 慢性喘息日剂量设计　慢性喘息治疗与发作的预防常采用持续口服给药。口服给药由小剂量开始,测定用药 3 天后的血药浓度以 10~20μg/ml 为宜。1 天给药量计算:1 日给药量(mg)=[目标血中浓度(μg/ml)/F]×*Cl*(L/h)×24h(*F* 为生物利用度,茶碱的 *F* 值可定为 1)。

### (三)血浆药物浓度测定

由于茶碱类药物的治疗窗较窄,中毒剂量与治疗剂量较为接近,为避免药物不良反应,建议凡接受茶碱类药物治疗的患者有条件时均应测定血药浓度。测定时间应选择在:①输入负荷量剂量前;②输入负荷量剂量后 1~2 小时;③用药 24 小时后;④危重患者用药期间应每 12 小时测定 1 次。

## 五、主要不良反应与药学监护

### (一)主要的不良反应

茶碱类药物刺激性强,口服有一定的胃肠道刺激性;注射剂碱性强,对血管有刺激性。该类药物的毒性反应常出现在血药浓度高于 20μg/ml 时。早期多见恶心、呕吐、易激动、失眠等,甚至出现心动过速、心律失常;血药浓度高于 40μg/ml 时可发生发热、失水、惊厥等症状,严重时甚至呼吸、心脏停搏致死。临床常见的不良反应详见表 11-1-5。

表 11-1-5　茶碱类药物的主要不良反应

| 药物 | 消化系统 | 心血管系统 | 中枢神经系统 | 代谢/内分泌系统 | 泌尿系统 |
|---|---|---|---|---|---|
| 茶碱 | 胃灼热、恶心、呕吐、食欲缺乏、腹胀 | 心悸、心律失常 | 头痛、失眠 | — | 尿酸值增高 |
| 氨茶碱 | 恶心、呕吐、胃部不适;可见血性呕吐物或柏油样便 | 心律失常、心率加快;滴注过快可致一过性低血压 | 头痛、烦躁、易激动、失眠、肌肉颤动或癫痫 | — | — |

续表

| 药物 | 消化系统 | 心血管系统 | 中枢神经系统 | 代谢/内分泌系统 | 泌尿系统 |
|---|---|---|---|---|---|
| 二羟丙茶碱 | 口干、恶心、呕吐、上腹疼痛、呕血、腹泻、食欲减退 | 心悸、心动过速、期前收缩、低血压、面部潮红、室性心律失常等，严重者可出现心力衰竭 | 头痛、烦躁、易激动、失眠、兴奋过度等，甚至导致阵挛性、全身性的癫痫发作 | 高血糖 | 蛋白尿、肉眼或镜下血尿，多尿症状 |
| 多索茶碱 | 纳差、恶心、呕吐、上腹部不适或疼痛 | 少数患者心悸、心动过速、期前收缩、呼吸急促 | 头痛、失眠、易怒 | 高血糖 | 蛋白尿 |
| 甘氨茶碱钠 | 恶心、呕吐 | 心动过速、心律失常 | 易激动、失眠 | — | — |

### （二）药学监护

茶碱类药物因其副作用和临床剂量的难控性，临床应用曾一度受到冷落，近年来的研究表明小剂量的茶碱仍能起到平喘作用，并有一定的抗炎作用，因此其临床地位不容忽视。如何合理发挥茶碱类药物的治疗作用，降低其不良反应，临床药师应做好以下药学监护工作。

1. 为减少胃肠道反应，可在用餐时或餐后服用。

2. 使用本药时应避免饮用含大量咖啡因的饮料，避免大量食用巧克力，以避免增加茶碱类药物的不良反应。

3. 治疗量导致失眠不安时，可给予镇静药对抗。预服镇静药可防止大剂量所致的中枢兴奋。

4. 控制静脉给药速度，避免静脉注射过快，因为茶碱血药浓度高于20μg/ml时可出现毒性反应，表现为心律失常、心率增快、肌肉颤动或癫痫。

5. 控释片的药片结构特殊，勿嚼碎，否则会破坏其疗效；控释胶囊应整个吞服，或将胶囊中的小丸倒入温水中吞服。

6. 老年患者以及乙醇中毒、充血性心力衰竭、肝肾功能不全等患者的茶碱清除率低，给药剂量应减少。吸烟者本类药物代谢加快，应较常规用量大。

7. 监测心率　茶碱类药物可致心律失常和（或）使原有的心律失常恶化；若患者心率过快和（或）有其他心律的任何异常改变均应密切注意。

8. 用药剂量个体化　影响该类药物药代动力学的因素较多，因此应根据患者病情变化确定给药方案，必要时监测血药浓度，根据血药浓度调整给药剂量。

9. 在临床应用中关注不适宜人群。茶碱类药物临床用药的注意事项及禁忌证详见表11-1-6。

表 11-1-6 茶碱类药物临床用药的注意事项

| 药物 | FDA 妊娠安全性分级 | 禁忌证 | 慎用 |
|---|---|---|---|
| 茶碱<br>氨茶碱<br>二羟丙茶碱 | 可通过胎盘屏障，使用应谨慎（C 级） | 对该类药物及其衍生物过敏者；活动性消化性溃疡、未经控制的惊厥性疾病患者；急性心肌梗死伴血压下降者；未治愈的潜在癫痫患者 | 高血压、心律失常、急性心肌损伤、心肌梗死、心力衰竭（尤其充血性心力衰竭）、冠状动脉硬化、肺源性心脏病、甲状腺功能亢进、低氧血症患者；持续高热、癫痫病史者；消化性溃疡、胃炎、肝肾疾病、乙醇中毒；本药清除率降低和肥胖患者 |
| 多索茶碱 | 哺乳期妇女禁用，孕妇慎用 | 对本药或黄嘌呤衍生物类药过敏者；急性心肌梗死患者 | |

## 六、药物相互作用

茶碱类药 90% 在肝内被细胞色素 P450 酶系统代谢，为 CYP1A2 代谢酶的底物，当与该酶的抑制剂或诱导剂同时使用时，影响药物疗效。影响茶碱类药物作用的药物详见表 11-1-7。

表 11-1-7 茶碱类药物与其他药物的相互作用

| 作用类型 | | | 影响 A 药 | | 影响 B 药 | |
|---|---|---|---|---|---|---|
| 药物 A | + 药物 B | 合用结果 | + 药物 B | 合用结果 | + 药物 B | 合用结果 |
| 茶碱（氨茶碱、甘氨茶碱钠） | 沙丁胺醇、异丙托溴铵 | 协同 | 大环内酯类（红霉素、罗红霉素、克拉霉素）、氟喹诺酮类（环丙沙星、氧氟沙星）、克林霉素、林可霉素、美西律、西咪替丁、雷尼替丁、别嘌醇、卡介苗、流感疫苗、干扰素、非选择性 β 肾上腺素受体阻断药 | A 清除率↓，血药浓度↑，毒性反应↑ | 呋塞米 | B 作用↑ |
| | | | 地尔硫䓬、维拉帕米、咖啡因、氟康唑、双硫仑、他克林、口服避孕药 | A 作用与毒性↑ | 苯妥英 | 两药血药浓度均↓ |
| | | | 巴比妥类药物、卡马西平、尼古丁 | A 代谢和清除↑ | 锂盐 | B 排泄↑ |
| | | | 硫糖铝 | A 吸收↓ | | |

续表

| 作用类型 | | | 影响A药 | | 影响B药 | |
|---|---|---|---|---|---|---|
| 药物A | +药物B | 合用结果 | +药物B | 合用结果 | +药物B | 合用结果 |
| 多索茶碱 | 沙丁胺醇、异丙托溴铵 | 协同 | 氟喹诺酮类药物、咖啡因 | A清除率↓，血药浓度↑ | | |
| | | | 食物 | A吸收↓ | | |
| 二羟丙茶碱 | 麻黄碱、拟交感胺类支气管扩张药 | 协同 | 大环内酯类（红霉素、罗红霉素、克拉霉素）、氟喹诺酮类（环丙沙星、氧氟沙星）、克林霉素、林可霉素、西咪替丁、咖啡因 | A清除率↓，血药浓度↑，易出现毒性反应 | 锂盐 | A疗效↓，B排泄↑ |
| | 普萘洛尔 | 拮抗，A作用↓ | 巴比妥类药物、卡马西平、尼古丁 | A作用与毒性↑ | | |
| | | | 丙磺舒 | A$C_{药}$↑，$t_{1/2}$↑ | | |

（王 静 李 军）

# 第二节 β₂受体激动剂

$\beta_2$受体激动剂作为最主要的支气管扩张药，在支气管哮喘、慢性阻塞性肺疾病（COPD）等慢性气道疾病的治疗中得到了广泛的应用，为肺炎、哮喘、COPD急性加重（AECOPD）等疾病憋喘急性状态时的首选对症治疗药物。通过兴奋气道平滑肌和肥大细胞膜表面的$\beta_2$受体，舒张气道平滑肌，减少肥大细胞和嗜碱性粒细胞脱颗粒及其介质的释放，降低微血管的通透性，增加气道上皮纤毛运动等起平喘作用。

## 一、分类与品种分布

$\beta_2$受体激动剂根据化学结构可分为配基糖苷类（沙丁胺醇）、间苯二酚类（特布他林）和水杨醇类（福莫特罗、沙美特罗等）。根据作用维持时间长短可分为短效（作用维持4~6小时）和长效（维持12小时）；按起效速度可分为速效（数分钟起效）和缓效（半小时起效）。短效以沙丁胺醇为代表，起效较快，是较理想的控制哮喘急性发作的药物。福莫特罗、沙美特罗则作为长效制剂应用较广，可持续12小时缓解症状，适用于慢性哮喘、夜间发作性哮喘。具体分类详见表11-2-1。

表 11-2-1 $\beta_2$受体激动剂的分类及品种分布

| 分类依据 | 分类 | 代表药物 | 临床意义 |
|---|---|---|---|
| 与受体的结合特点 | 非选择性 | 异丙肾上腺素、肾上腺素 | 尽可能避免应用于哮喘患者 |
| | 选择性 | 沙丁胺醇、特布他林、福莫特罗、沙美特罗 | 对哮喘的治疗安全、有效 |
| 作用时间 | 短效（4～6小时） | 特布他林、沙丁胺醇、克仑特罗、氢溴酸菲诺特罗 | 用于哮喘急性发作期的缓解治疗 |
| | 长效（12小时） | 沙美特罗、福莫特罗、班布特罗、丙卡特罗 | 用于哮喘（尤其是夜间哮喘）的预防和缓解期的治疗 |
| 起效快慢 | 速效（数分钟） | 特布他林、沙丁胺醇、克仑特罗、福莫特罗 | 用于哮喘急性发作期的缓解治疗 |
| | 缓效（0.5小时） | 沙美特罗 | 不作为哮喘急性发作的选择药 |

## 二、药理作用特征

$\beta_2$受体激动剂主要是通过激动呼吸道细胞膜上的$\beta_2$受体，激活腺苷酸环化酶，增加细胞内环磷腺苷（cAMP）的合成，游离$Ca^{2+}$减少，从而松弛支气管平滑肌，解除支气管痉挛；并可通过抑制肥大细胞等致敏细胞释放过敏反应介质，增加纤毛运动与清除黏液，降低血管通透性，减轻呼吸道水肿，发挥平喘作用。其药理作用主要体现在以下几个方面：①通过松弛气道平滑肌扩张支气管；②稳定肥大细胞膜，抑制其释放炎性介质，以长效$\beta_2$受体激动剂的作用更为明显；③刺激气道内副交感神经突触上的$\beta_2$受体，抑制气道胆碱能神经介质的传递；④增加气道黏液纤毛的清除能力，并促进排痰；⑤增加心室射血分数，降低肺动脉高压；⑥改善呼吸肌的收缩力。

$\beta_2$受体激动剂对人体离体气管作用的强弱顺序为福莫特罗＞非诺特罗＞沙丁胺醇＞肾上腺素＞特布他林。临床常用$\beta_2$受体激动剂的药理作用特点见表11-2-2。

表 11-2-2 临床常用的$\beta_2$受体激动剂的药理作用特点

| 药物 | 扩张支气管 | 兴奋心脏 | 抗炎作用 | 促纤毛运动 | 预防早产 |
|---|---|---|---|---|---|
| 异丙肾上腺素 | + | 较强 | — | — | — |
| 沙丁胺醇 | 10倍的异丙基肾上腺素 | 较弱，增加心率作用为异丙肾上腺素的1/10 | + | — | + |
| 特布他林 | 弱于沙丁胺醇 | 为异丙肾上腺素的1/100，硫酸沙丁胺醇的1/10 | + | + | + |

续表

| 药物 | 扩张支气管 | 兴奋心脏 | 抗炎作用 | 促纤毛运动 | 预防早产 |
|---|---|---|---|---|---|
| 克仑特罗 | 为特布他林的170倍(po);沙丁胺醇的100倍(po),沙丁胺醇的10倍(吸入) | 较弱 | — | + | — |
| 丙卡特罗 | 为沙丁胺醇的3～10倍 | 较弱 | 抑制组胺释放作用比异丙肾上腺素强10倍,比沙丁胺醇强100倍 | 弱 | — |
| 福莫特罗 | 强于等剂量的沙丁胺醇和特布他林 | 较弱 | + | + | — |
| 沙美特罗 | 吸入:25μg该药＝200μg沙丁胺醇 | 较弱 | + | + | — |

## 三、药动学特征

$\beta_2$受体激动剂化学结构的不同,决定了其理化性质和药理作用的差异。亲脂、亲水特性的差异决定了药物与$\beta_2$受体的结合力的大小,从而决定了药物的起效速度、药效维持时间。具有较长侧链者,有较强的脂溶性和对$\beta_2$受体较高的选择性,作用维持时间也越长。$\beta_2$受体激动剂临床以吸入给药为主,吸入给药的体内过程不同于口服和静脉给药。其药代学和药动学特征见表11-2-3和表11-2-4。

**表11-2-3　$\beta_2$受体激动剂不同给药途径的药代学特征**

| | | 沙丁胺醇 | 特布他林 | 克仑特罗 | 丙卡特罗 | 福莫特罗 | 沙美特罗 | 异丙肾上腺素 |
|---|---|---|---|---|---|---|---|---|
| $t_{1/2}$ | 吸入 | 3～8小时 | — | — | α相3小时;β相8.4小时 | 8小时 | — | 2小时 |
| | 口服 | 2.7～5小时 | 4小时 | 25～39小时 | | 2小时 | 5.5小时 | — |
| | 静脉 | — | 2.9小时 | — | | — | — | 1分钟 |
| 起效时间 | 吸入 | 1～5分钟 | 5～30分钟 | 15分钟 | — | 1～3分钟 | — | 2～5分钟 |
| | 口服 | 30分钟 | 60～120分钟 | 30分钟 | 10～30分钟 | 30分钟 | — | 15～30分钟 |
| | 静脉 | — | 5～15分钟 | — | — | — | — | — |

续表

| | | 沙丁胺醇 | 特布他林 | 克仑特罗 | 丙卡特罗 | 福莫特罗 | 沙美特罗 | 异丙肾上腺素 |
|---|---|---|---|---|---|---|---|---|
| 达峰时间 | 吸入 | 0.5~1小时 | 1~2小时 | | — | 15分钟 | 5~15分钟 | — |
| | 口服 | 2~3小时 | 2~4小时 | 2~3小时 | 1~2小时 | 0.5~1小时 | — | — |
| | 静脉 | — | 0.5~1小时 | — | — | | — | — |
| 维持时间 | 吸入 | 3~6小时 | 3~6小时 | 4~8小时 | — | 12小时 | 12小时 | 0.5~2小时 |
| | 口服 | 6小时 | 4~8小时 | 7~12小时 | 10~12小时 | — | — | 1~2小时 |
| | 静脉 | — | 4小时 | 4小时 | — | — | — | — |

**表 11-2-4　临床常用 β 受体激动剂的药动学特征**

| 药物 | 选择性指数* | 首过效应 | 血浆蛋白结合率 | 生物利用度 | 主要消除器官 |
|---|---|---|---|---|---|
| 异丙肾上腺素 | 1.4 | 显著 | 65% | 80%~100%(吸入) | 在肝代谢,经肾排泄 |
| 沙丁胺醇 | 250 | 无 | — | 口服:30%;气雾:10% | 60%在肝代谢,76%经肾排泄 |
| 特布他林 | 138 | 有 | 25% | 15%±6% | 在肝代谢,经肾排泄 |
| 克仑特罗 | — | 无 | | 70%~80% | 在肝和小肠代谢,经肾排泄 |
| 丙卡特罗 | — | 无 | | — | 在肝和小肠代谢,经肾、粪便排泄 |
| 福莫特罗 | 500 | 肝肠循环 | 61%~64% | 50% | 口服在肝代谢,24%~45%经尿排泄,50%~68%经粪便排泄 |
| 沙美特罗 | 50 000 | — | 96% | — | 在肝代谢,60%经粪便和25%经尿排泄 |

注:* 选择性指数是指体外实验中,呼吸道平滑肌与心肌作用的等效浓度之比,数值越大对呼吸道的选择性越高

## 四、给药方案

选择性 $\beta_2$ 受体激动剂的临床给药途径有吸入、口服、静脉、肌内注射等,

其中首选吸入给药，包括气雾剂、干粉剂和溶液。吸入给药直接作用于气道，只有小部分吸收入支气管静脉到右心室，然后进入肺循环。吸入给药局部血药浓度高、起效时间短、全身副作用小。通常预防用药时选择口服给药和吸入长效 $β_2$ 受体激动剂，控制急性发作时选择吸入短效 $β_2$ 受体激动剂。目前因异丙肾上腺素的受体选择性差，不良反应多，临床应用日益减少。沙丁胺醇静脉给药的平喘效果不比吸入给药强，作用持续时间短，骨骼肌震颤和代谢紊乱等不良反应较多见，因而不常采用，仅用于病情紧急需要即刻缓解气道痉挛患者。

$β_2$ 受体激动剂根据作用维持时间决定其临床适应证。短效类 $β_2$ 受体激动剂主要用于哮喘急性发作期的缓解，而长效制剂主要用于哮喘（尤其是夜间哮喘）的预防和缓解期的治疗。$β_2$ 受体激动剂的临床给药方案见表 11-2-5 和表 11-2-6。

**表 11-2-5 临床常用 $β_2$ 受体激动剂成人的给药方案**

| 给药方式 | 吸入 | 口服、静脉和其他 | 备注 |
|---|---|---|---|
| 沙丁胺醇 | 气雾吸入：200～500μg/4～6h，1次或分2次吸入，2次吸入间隔1分钟；粉雾吸入：0.2～0.4mg/次，4次/天 | 片剂：2～4mg/次，tid；缓控释制剂：8mg/次，bid；静脉注射：0.4mg/次，缓慢注射；静脉滴注：0.4mg/次 | 溶媒：5% GS、NS |
| 特布他林 | 气雾吸入：0.25～0.5mg/4～6h，可1次或分2次吸入，2次间隔1分钟；雾化吸入：5mg（2ml）/次，加入雾化器，tid，<4次/天；粉雾吸入：0.25～0.5mg/4～6h，最大量<6mg/d，需多次吸入时，每吸间隔时间2～3分钟 | 口服：2.5～5mg/次，tid；最大量<15mg/d，饭后服；静脉注射：必要时0.25mg/15～30min，4小时内总量<0.5mg；静脉滴注：0.25～0.5mg+NS 100ml，缓慢静脉滴注，0.5～0.75mg/d，分2～3次给药 | 中度肾功能不全者用常规量的1/2；轻度不必调整剂量 |
| 克仑特罗 | 吸入：10～20μg/次，3～4次/天 | 口服：20～40μg/次，tid；直肠给药：60μg/次，bid | — |
| 丙卡特罗 | 气雾吸入：10～20μg/次，tid，疗程为10天，可连续3个疗程或视病情需要而定 | 口服：50μg/次，qd；睡前服；或50μg/次，bid，早晨及睡前服。直肠给药：100μg，qn或早、晚各1次 | 老人注意减量 |
| 福莫特罗 | 吸入：4.5～9μg/次，1～2次/天；严重者9～18μg/次，1～2次/天，早晨或（和）晚间给药，哮喘夜间发作可晚间给药1次，日最大剂量为36μg | 口服：40～80μg/次，bid | 老人注意减量 |
| 沙美特罗 | 气雾吸入：50μg/次，q12h；严重者可100μg/次，q12h；甚至200μg/次，q12h。粉雾吸入：50μg/次，q12h | — | — |

表 11-2-6　临床常用 $\beta_2$ 受体激动剂儿童的给药方案

| 给药方式 | 吸入 | 口服、静脉和其他 | 备注 |
|---|---|---|---|
| 沙丁胺醇 | 粉雾吸入:0.2mg/次,4次/天 | 口服:0.6mg/次,3~4次/天;缓控释制剂:4mg/次,2次/天 | — |
| 特布他林 | 雾化吸入:体重>20kg者5mg/次,<20kg者2.5mg/次,加入雾化器中,<4次/天给药;粉雾吸入:0.25~0.5mg/4~6h,严重者可增至1mg/次,最大量<4mg/d,需多次吸入时,每吸间隔时间2~3分钟 | 口服:>12岁:65μg/(kg·d),分3次服;<12岁儿童不推荐使用本药片剂和注射剂;5岁以下儿童不宜使用本药吸入气雾剂 | 中度肾功不全患儿用常规量的1/2,轻度不必调整 |
| 克仑特罗 | 不推荐 | 口服:哮喘所致支气管痉挛0.5~1.5μg/(kg·次)(参考国外标准) | — |
| 丙卡特罗 | 气雾吸入:10μg/次 | 口服:<6岁,1.25μg/(kg·次),2次/天,可依据年龄和症状的严重程度调整剂量;>6岁,25μg/次,睡前服;或25μg/次,早、晚(睡前)各1次 | 慎用 |
| 福莫特罗 | — | 口服:4μg/(kg·d),分2~3次服,可参考下表:<br>年龄　1日用量(富马酸福莫特罗)<br>0.5~未满1岁　20~40μg<br>1~未满4岁　40~60μg<br>4~未满7岁　60~80μg<br>7~未满10岁　80~120μg<br>10~未满12岁　120~160μg | 新生儿和早产儿慎用 |
| 沙美特罗 | 气雾吸入:25μg/次,2次/天;粉雾吸入:25μg/次,2次/日 | — | — |

$\beta_2$ 受体激动剂在临床应用中常与糖皮质激素联合应用,特别是长效 $\beta_2$ 受体激动剂,目前认为两者联合应用是控制慢性持续性哮喘的有效治疗方法。研究认为 $\beta_2$ 受体激动剂可以预激活激素受体,增强其对激素的敏感性;另一方面激素可促进 $\beta_2$ 受体基因的表达,两类药物相辅相成,从而减少激素的用量及副作用。

## 五、主要不良反应与药学监护

### (一) 主要不良反应

$\beta_2$ 受体激动剂虽然是选择性 β 受体激动剂,但其选择性也是相对的,特别是剂量加大时,伴有轻度 β 受体激动剂作用,表现为心脏兴奋、肌肉震颤、代谢紊乱等，而且长期、单一应用 $\beta_2$ 受体激动剂可造成细胞膜 $\beta_2$ 受体的向下调节，表现为临床耐药现象。$\beta_2$ 受体激动剂的主要不良反应详见表 11-2-7。

表 11-2-7　$\beta_2$ 受体激动剂主要的不良反应

| 药物 | 消化系统 | 心血管系统 | 中枢神经系统 | 代谢紊乱 | 过敏反应 |
|---|---|---|---|---|---|
| 异丙肾上腺素 | 口咽发干，恶心；舌下含服或吸入可使唾液或痰液变红；长期舌下给药，药物的酸性可致牙齿损害 | 心悸、心率加快 | 头晕目眩、震颤 | — | — |
| 沙丁胺醇 | 口咽发干，恶心，口、咽刺激感 | 心悸、心率增快或心搏异常强烈 | 头痛、失眠、头晕；骨骼肌轻微震颤（特别是手部） | 低血钾 | 异常支气管痉挛、血管神经性水肿、荨麻疹、低血压和晕厥 |
| 特布他林 | 恶心、呕吐 | 心悸、心动过速 | 震颤、失眠、头晕、头痛；偶见嗜睡；肌肉痉挛 | 偶见高血糖、乳酸过多、低血钾 | 偶见皮疹、荨麻疹、过敏性脉管炎 |
| 克仑特罗 | 恶心，少见上腹疼痛和口干 | 心率增加、心悸、血压变化 | 震颤，可有眩晕、头昏、头痛和神经质 | 高血糖 | 接触性皮炎 |
| 丙卡特罗 | 恶心、口干、胃部不适 | 心悸、心律失常、心率加快、面色潮红及心电图改变 | 紧张、失眠、震颤、肌肉颤动、头痛、眩晕 | 低血钾 | 偶见皮疹 |
| 福莫特罗 | 恶心、呕吐、嗳气 | 心悸，偶见心动过速、室性期外收缩 | 头痛，偶见震颤、兴奋、发热、嗜睡 | 低血钾 | 偶见瘙痒，罕见皮疹、荨麻疹 |
| 沙美特罗 | 恶心、呕吐 | 轻微心率加快、QT 间期延长及心律失常 | 睡眠障碍、感觉异常、神经质；肌肉震颤 | — | 有皮疹和过敏反应的报道 |

## （二）药学监护

临床应用 $\beta_2$ 受体激动剂时应做好以下监护：

1. 监测心率和心脏反应　治疗剂量的 $\beta_2$ 受体激动剂对心脏 $\beta_1$ 受体的作用不明显，但大剂量或注射给药时仍可兴奋心脏，引起心率加快，特别是有心律失常的患者更易发生心脏反应。减少剂量心脏反应可消失，必时可应用抗心律失常药物。

2. 肌肉震颤　好发部位为四肢和颜面部，尤其是交感神经功能亢进者更易发生。机制是由于兴奋了骨骼肌慢收缩纤维的 $\beta_2$ 受体，使其收缩加快，破坏快慢收缩纤维间的协调导致肌肉震颤。轻微手颤等反应常在用药过程中逐渐减轻至消失，可不影响继续用药。

3. 代谢紊乱　$\beta_2$ 受体激动剂可引起血乳糖和丙酮酸升高，并出现酮体。糖尿病患者应用时可引起酮症酸中毒和乳酸酸中毒；同时 $\beta_2$ 受体激动剂可能使钾离子重新分布，过量应用或与糖皮质激素合用时可能引起低血钾，从而导致心律失常。因此临床应用中应注意监测血钾，糖尿病患者应用时应注意监测酮体和血乳酸水平。

4. 低敏现象　反复长期应用 $\beta_2$ 受体激动剂易引起 $\beta_2$ 受体低敏感现象，支气管扩张作用减弱及作用持续时间缩短，后者尤为明显，有时可缩短一半左右，用药 1～2 周即可发生低敏感现象。多数继续用药仍可收到一定的疗效。发生低敏感现象者，一般在停药 1 周后可恢复正常。联合应用糖皮质激素可以避免低敏感现象，静脉滴注泼尼松龙 40mg 或氢化可的松 200mg，6 小时后 $\beta_2$ 受体激动剂的作用可恢复至原来的水平。

5. 其他　对于甲亢、高血压、心律失常（尤其快速型）、孕妇（特别孕早期）、糖尿病、新生儿应权衡利弊慎重选药，并在用药过程中特别注意观察心率、节律、血压变化情况。关于 $\beta_2$ 受体激动剂的临床使用注意事项详见表 11-2-8。

**表 11-2-8　$\beta_2$ 受体激动剂的使用注意事项**

| 药物 | 禁忌证 | 慎用 | FDA 妊娠安全性分级 | 儿童用药 | 老年人用药 |
|---|---|---|---|---|---|
| 沙丁胺醇 | 对本药及肾上腺素受体激动药、氟利昂等过敏者禁用气雾剂 | 高血压、糖尿病患者；嗜铬细胞瘤患者（国外资料）；冠状动脉供血不足者；甲状腺功能亢进患者；心律失常（如心动过速）患者；惊厥（如癫痫）患者慎用本药雾化吸入溶液 | C级<br>可分泌入乳汁，哺乳期妇女慎用 | — | 慎用，使用时从小剂量开始逐渐加大剂量 |
| 特布他林 | 对本药及其他拟交感胺类药过敏者；严重心功能损害者 | | B级<br>可分泌至乳汁，哺乳期妇女慎用 | <12 岁不推荐用片剂和注射剂；<5 岁不宜用气雾剂 | |
| 克仑特罗 | 对本药及肾上腺素受体激动药过敏者；对氟利昂过敏的患者禁用气雾剂 | | 尚不明确 | 尚不明确 | 尚不明确 |
| 丙卡特罗 | | | | | |

续表

| 药物 | 禁忌证 | 慎用 | FDA 妊娠安全性分级 | 儿童用药 | 老年人用药 |
|---|---|---|---|---|---|
| 福莫特罗 | | 肝功能不全、肾功能不全者;严重心血管疾病(心肌缺血、心动过速、严重心力衰竭、QT间期延长等)患者;糖尿病、低钾血症患者;嗜铬细胞瘤患者;甲状腺功能亢进者;高血压患者;使用洋地黄者 | C级<br>哺乳妇女用药应暂停哺乳 | 新生儿和早产儿用药的安全性尚未确定,应慎用 | |
| 沙美特罗 | 对本药过敏者;主动脉瓣狭窄患者;心动过速者;严重甲状腺功能亢进者;重症及有重症倾向的哮喘患者 | 高血压、慢性冠状动脉供血不足及QT间期延长综合征患者;糖尿病患者;甲状腺功能亢进者 | C级<br>哺乳期妇女用药的安全性尚不明确,应充分权衡利弊后用药 | <12岁用药的安全性和有效性尚不明确,应慎用 | 有心血管疾病的老年患者慎用 |

## 六、药物相互作用

$\beta_2$受体激动剂吸入给药较少发生药物相互作用,口服、注射使用则需注意药物间的相互作用。$\beta_2$受体激动剂常见的药物相互作用详见表 11-2-9。

表 11-2-9 $\beta_2$受体激动剂的药物相互作用

| 作用类型 | | 影响A药 | | 影响B药 | | |
|---|---|---|---|---|---|---|
| 药物A | 合用药物B | 合用结果 | 合用药物B | 合用结果 | 合用药物B | 合用结果 |
| 异丙肾上腺素/沙丁胺醇/特布他林/福莫特罗 | 肾上腺素受体激动药、茶碱类药物 | 协同,不良反应累加 | 单胺氧化酶抑制药、丙米嗪、丙卡巴肼 | 增加A药的不良反应 | 泮库溴铵、维库溴铵 | 增强神经肌肉阻滞的程度 |
| | 洋地黄类药物、钾盐 | 可加剧心动过速,禁忌合用 | 三环类抗抑郁药 | 可增强A药的升压作用 | | |
| | 皮质类固醇、利尿药 | 可加重血钾浓度降低的程度 | β肾上腺素受体阻断药(如普萘洛尔) | 能拮抗A药的支气管扩张作用 | | |

续表

| 作用类型 | | | 影响 A 药 | | 影响 B 药 | |
|---|---|---|---|---|---|---|
| 药物 A | 合用药物 B | 合用结果 | 合用药物 B | 合用结果 | 合用药物 B | 合用结果 |
| 沙美特罗 | 茶碱类药物、短效β肾上腺素受体激动药 | 协同作用，但不良反应累加 | 单胺氧化酶抑制药、三环类抗抑郁药 | 增加 A 药对心脏的不良反应 | | |
| | 皮质类固醇、利尿药 | 可加重血钾浓度降低的程度 | β肾上腺素受体阻断药（如普萘洛尔） | 可增强 A 药的升压作用 | | |

（王　静）

## 第三节　抗胆碱药

具有平喘作用的抗胆碱能药物主要阻断气道平滑肌上的 $M_3$ 胆碱受体，抑制胆碱能神经对气道平滑肌的作用，导致平滑肌松弛、气道扩张，是唯一可以降低气道迷走神经张力的支气管舒张剂。用于缓解慢性阻塞性肺部疾患（如慢性支气管炎、肺气肿等）引起的支气管痉挛、喘息症状，并可作为维持用药。其松弛气管平滑肌作用较 $\beta_2$ 受体激动剂弱，与 $\beta_2$ 受体激动剂联合应用具有协同作用，维持时间长，安全性高，对心血管影响小，长期使用无耐药性，尤其适用于因不能耐受肾上腺素β受体激动药所致的肌肉震颤、心动过速的患者。

### 一、分类与品种分布

目前临床常用的药物是溴化异丙托溴铵和噻托溴铵。其中异丙托溴铵作用维持 3～6 小时，为短效制剂；而噻托溴铵抑制乙酰甲胆碱诱导的支气管收缩作用可持续 24 小时，为长效抗胆碱支气管舒张剂，能有效治疗慢性阻塞性肺疾病，不适用于缓解急性支气管痉挛。

### 二、药理作用特征

#### （一）抗胆碱药物的药理作用

抗胆碱能药物与内源性胆碱竞争性结合受体而发挥疗效。目前已确定 5 种胆碱能受体亚型（$M_1$、$M_2$、$M_3$、$M_4$ 和 $M_5$），其中 $M_1$、$M_2$ 和 $M_3$ 受体存在于人肺脏中。肺副交感神经通路中各型 M 受体主要作用为：$M_1$ 受体在副交感神经节中，促进胆碱能神经递质通过；$M_2$ 受体在节后神经内，通过负反馈作用抑制乙酰胆碱进一步释放；$M_3$ 受体主要存在于气道平滑肌中，与乙酰胆碱结合后引起气道收缩。抗胆碱药物的药理作用表现为：

1. 气道扩张　选择性抗胆碱能药物能选择性结合 $M_1$ 和 $M_3$ 受体，扩张支气管的疗效明显优于非选择性药物。

2. 抗炎　乙酰胆碱通过 $M_3$ 受体介导，可刺激肺泡巨噬细胞释放炎症细胞趋化物质，还可刺激人气道上皮细胞释放羟基花生四烯酸，加重气道炎症。因此抗胆碱药物不仅舒张气道平滑肌，还具有一定的抗炎作用。

3. 改善胆碱能系统夜间亢进　10%～15% 的 COPD 患者合并阻塞性睡眠呼吸暂停综合征，这一比例远高于正常人，尤其好发于快速眼动（REM）期，该并发症进一步加重低氧和二氧化碳潴留。研究表明，噻托溴铵可显著缓解患者的夜间低氧血症，改善睡眠质量。因其血脑屏障通透性低，所以不易激动睡眠中枢，其疗效较强而持久，有助于提高患者的生活质量。

4. 改善肺功能　现有资料表明，长期应用噻托溴铵可改善 COPD 患者的肺通气功能，临床表现为 1 秒用力呼气容积（$FEV_1$）的峰值、谷值和平均值明显升高。$FEV_1$ 谷值上升具有重要的临床意义，意味着噻托溴铵的支气管扩张作用持续存在。此外，噻托溴铵还可以明显改善患者的肺活量和深吸气量，这与接受噻托溴铵治疗后 COPD 患者的气道陷闭减轻有关。

5. 增加运动耐量　重症 COPD 患者的一个重要临床特点是对运动缺乏耐受性，运动水平不断下降，运动时间呈进行性缩减。经噻托溴铵治疗后，患者静息和运动时肺部过度充气的程度减轻、呼吸困难症状缓解、运动耐量增加，噻托溴铵可使患者的运动耐量增加 20% 以上，还能减少患者在运动时发生喘息的次数并增加运动能力。

6. 改善症状和生活质量　经噻托溴铵治疗，患者临床症状明显改善，住院次数减少，缩短了住院时间，呼吸困难评分指数呈进一步改善趋势。

抗胆碱能药物和 $\beta_2$ 受体激动剂可联合组成便于临床应用的制剂，并使两类药物的支气管扩张效应叠加。COPD 治疗指南强调联合应用支气管扩张剂比单独使用更有效，能更显著地缓解临床症状、改善肺功能和减少不良反应的发生。

### （二）药理作用特征

异丙托溴铵和噻托溴铵均为阿托品衍生物，可对呼吸道 M 胆碱受体具有一定的选择性阻断作用，但对 M 受体的各亚型无明显选择性。其中异丙托溴铵是一种人工合成的水溶性季铵类药物，可竞争性抑制乙酰胆碱对气道平滑肌的收缩作用。噻托溴铵为合成的非手性的 4 价铵化合物，是一个长效的、特异性的抗毒蕈碱药物，通过和支气管平滑肌上的毒蕈碱受体结合，抑制副交感神经末端所释放的乙酰胆碱的胆碱能（支气管收缩）作用。两者的药理作用特征详见表 11-3-1。

表 11-3-1 异丙托溴铵和噻托溴铵的药理作用特征

| 药物 | 水溶性 | 抑制 M 受体 | 作用特征 | 维持时间(小时) | 抑制黏液腺体分泌 | 促进纤毛运动 |
|---|---|---|---|---|---|---|
| 异丙托溴铵 | 溶解 | 非选择性,阻断 $M_3$ 受体强于 $M_2$ | 对中央气道扩张作用强 | 3~6 | + | + |
| 噻托溴铵 | 微溶 | 对 $M_1$、$M_3$ 受体的选择性更强,作用持久 | 呈剂量依赖性 | 24 | + | + |

## 三、药动学特征

作为 4 价铵抗胆碱能药物,异丙托溴铵和噻托溴铵吸入给药时发挥局部治疗效果而产生全身性抗胆碱能作用。因此临床治疗以吸入给药为主。关于两种药物吸入给药的药代动力学特征见表 11-3-2。

表 11-3-2 异丙托溴铵和噻托溴铵吸入给药的药代动力学特征

| 药物 | 起效时间(分钟) | 达峰时间(分钟) | 维持时间(小时) | $t_{1/2}$ | 生物利用度 | 代谢途径 | 血浆蛋白结合率 |
|---|---|---|---|---|---|---|---|
| 异丙托溴铵 | 5~10 | 30~60 | 4~6 | 1.6 小时 | 7%~28% | 60% 在肝代谢,大部分经肾排泄 | 极少 |
| 噻托溴铵 | 5 | 5 | 24 | 5~6 天 | 19.5% | 14% 经肾排泄,余经粪便排泄 | 72% |

## 四、给药方案

抗胆碱药临床主要用于伴有迷走功能亢进的哮喘及喘息型支气管炎、慢性喘息型支气管炎,尤其适用于因不能耐受 $\beta_2$ 受体激动剂所致的肌肉震颤、心动过速的患者。$\beta_2$ 受体激动剂或黄嘌呤制剂可增强本药的支气管扩张作用。该类药物起效时间较 $\beta_2$ 受体激动剂慢,故对运动性哮喘效果不好,对过敏性哮喘、老年哮喘或精神性哮喘疗效较明显,可作为支气管扩张的维持治疗,不可用作支气管痉挛急性发作的初始治疗。该类药物对 COPD 患者的疗效较 $\beta_2$ 受体激动剂及茶碱好,是因为 COPD 患者的副交感神经亢进,且 β 受体数目较少。临床上用于缓解慢性阻塞性肺部疾患(如慢性支气管炎、肺气肿等)引起的支气管痉挛、喘息症状;防治支气管哮喘时经常与 $\beta_2$ 受体激动剂联合使用或交替使用。近年来,选择性抗胆碱能药物的问世将 COPD 的临床治疗又向前推进了一大步。该类药物的临床给药方案详见表 11-3-3。

表 11-3-3 抗胆碱药临床平喘的给药方案(吸入)

| 药物 | 规格 | 给药方案 | 备注 |
|---|---|---|---|
| 异丙托溴铵 | 气雾剂:20μg×200喷/10ml;雾化溶液剂:2ml∶0.25mg,2ml∶0.5mg,20ml∶5mg | 成人:<br>气雾吸入:2喷/次(相当40μg),3~4次/天或每4~6小时喷吸1次;严重发作时2~3喷/次,每2小时重复1次<br>雾化吸入:溶液剂0.4~2ml/次(相当于100~500μg),至症状缓解,剩余药液应废弃<br>儿童:14岁以上儿童同成人。雾化吸入应用本药溶液剂。≤14岁儿童0.2~1ml/次(相当于50~250μg),一般3~4次/天,必要时每2小时重复1次 | 雾化吸入时每次吸入量用生理盐水稀释至3~4ml,置雾化器中吸入 |
| 噻托溴铵 | 噻托溴铵粉吸入剂:18μg | 推荐剂量:1粒胶囊(18μg/d),应用HandiHaler吸入装置吸入 | 胶囊仅用于吸入,不可吞咽 |

## 五、主要不良反应与药学监护

### (一)主要不良反应

抗胆碱药为M受体阻断药,不良反应主要表现为口干、口苦感,过量时可减少呼吸道分泌,抑制纤毛运动,有可能加重呼吸道阻塞。但对痰量及痰黏稠度无明显影响。异丙托溴铵和噻托溴铵常见的临床不良反应详见表11-3-4。

表 11-3-4 抗胆碱药常见的不良反应

| 药物 | 胃肠道系统 | 心血管系统 | 中枢神经系统 | 呼吸系统 | 肌肉骨骼系统 | 泌尿生殖系统 |
|---|---|---|---|---|---|---|
| 异丙托溴铵 | 常见口干,可有恶心、呕吐,少见口苦、胃肠动力障碍 | 少见心动过速、心悸 | 常见头痛、可有头晕、神经质 | 可见咳嗽、局部刺激 | 可有震颤 | 少见尿潴留(可增加尿道梗阻患者的发生率) |
| 噻托溴铵 | 口干(约14%)、恶心;其次为便秘 | 少见心动过速、心悸 | 头晕 | 常见鼻窦炎、咽炎、声音嘶哑 | | 少见排尿困难、尿潴留 |

### (二)药学监护

抗胆碱药物吸入给药一般不会引起过量而导致严重的抗胆碱能作用,但可有轻微的全身性抗胆碱能作用表现,包括口干、视力调节障碍和心动过速等,在临床治疗过程中应做好药学监护。

1. 过敏反应 用药前应仔细询问患者是否有抗胆碱药过敏史,在用药过程中密切监测患者是否有过敏现象发生。

2. 避免吸入药物误入眼内　如果药物误入眼内会出现瞳孔散大和轻度、可逆的视力调节紊乱，一旦出现此症状以及有其他严重的眼部并发症发生，可予以缩瞳治疗；特别是有青光眼易患性的患者应用本药时应使用眼罩保护眼睛。用药过程中出现与眼结膜充血和角膜水肿相关的眼痛或不适、视物模糊、虹视或有色成像等，可能是急性闭角型青光眼的征象。若上述症状加重，应立即停用，并给予缩瞳治疗。

3. 监测肾功能　对于中、重度肾功能不全(肌酐清除率≤50ml/min)的患者，使用该类药物时应监测肾功能。

4. 预防龋齿　长期应用该类药物可引起龋齿，应注意牙齿的保护，预防龋齿发生。

5. 在临床应用中应注意以下事项　①18岁以下患者不推荐使用该类药物；②该类药物不可作为支气管痉挛急性发作的抢救治疗药物使用；③闭角型青光眼、前列腺增生、膀胱颈梗阻者及妊娠、哺乳期妇女慎用。

## 六、药物相互作用

本类药物临床多吸入给药，与其他药物的相互作用影响较小。临床应用时与其他治疗慢性阻塞性肺疾病的常用药物包括拟交感神经性支气管扩张剂、甲基黄嘌呤、类固醇、色甘酸钠等合用，无不良相互作用，并可相互增强疗效，因此临床多联合用药。和金刚烷胺、吩嗪类抗精神病药、三环类抗抑郁药、单胺氧化酶抑制药以及某些抗组胺药合用时，可增强药物的平喘作用。有关该类药物的相互作用详见表11-3-5。

表 11-3-5　抗胆碱类药物的药物相互作用

| 作用类型 | | | 影响A药 | |
|---|---|---|---|---|
| 药物A | 合用药物B | 合用结果 | 合用药物B | 合用结果 |
| 异丙托溴铵/噻托溴铵 | 非诺特罗、色甘酸钠、茶碱、沙丁胺醇 | 协同作用，相互增加疗效 | 金刚烷胺、吩嗪类抗精神病药、三环类抗抑郁药、单胺氧化酶抑制药以及某些抗组胺药 | A药作用↑ |
| | β肾上腺素受体激动药或黄嘌呤制剂 | 协同作用，但增加有闭角型青光眼病史患者青光眼发作的危险 | | |

（李云霞）

# 第四节 抗过敏平喘药

## 一、分类与品种分布

本类药物包括细胞膜稳定剂、抗组胺药、抗白三烯类药物等，通过抑制免疫球蛋白 E 介导的肥大细胞释放介质和抑制巨噬细胞、嗜酸性粒细胞、单核细胞等炎症细胞的活性发挥抗过敏作用和轻度的抗炎作用，改善肺功能和降低气道高反应。其平喘作用起效较慢，不宜用于哮喘急性发作期的治疗，临床上主要用于预防哮喘发作。该类药物的分类与品种分布详见表 11-4-1。

表 11-4-1 抗过敏平喘药的分类及品种分布

| 分类依据 | 品种分布 |
|---|---|
| 肥大细胞膜稳定剂 | 色甘酸钠、酮替芬、曲尼司特 |
| 白三烯受体拮抗剂 | 扎鲁司特、孟鲁司特、普仑司特、塞曲司特、齐留通 |
| 抗组胺药 | 氮䓬斯汀、氯马斯汀、阿伐斯汀、左卡巴斯汀、西替利嗪、氯雷他定、地氯雷他定、非索非那定等 |

## 二、药理作用特征

### (一) 肥大细胞膜稳定剂

该类药物主要用于过敏性咳嗽、过敏性鼻炎、季节性花粉症、春季角膜炎、结膜炎、过敏性湿疹及某些皮肤瘙痒症；用于预防性治疗各种原因诱发的哮喘和哮喘性支气管炎。作用机制为抑制哮喘患者的非特异性气道高反应性，抑制组胺、5- 羟色胺、慢反应物质、毒性气体、冷空气等过敏反应介质的释放，阻抑过敏反应介质对组织的不良反应，从而达到防止或减轻支气管平滑肌痉挛、黏膜组织水肿、血管通透性增加等作用，扩张支气管，同时具有一定的抗炎作用。但因该类药物的效果不明确，临床未将该类药物作为成人哮喘的治疗用药，一般作为预防用药。有关该类药物具体的药理作用特点详见表 11-4-2。

表 11-4-2 肥大细胞膜稳定剂的药理作用特点

| 药物 | 作用机制 | 临床应用 |
|---|---|---|
| 色甘酸钠 | 抑制磷酸二酯酶活性，稳定肥大细胞的细胞膜，抑制过敏介质（组胺、5- 羟色胺等）的释放、抑制气道高反应性 | 对过敏性哮喘疗效显著；对依赖肾上腺皮质激素的哮喘患者，联用本药可减少或停用肾上腺皮质激素；预防运动性哮喘的发作 |

续表

| 药物 | 作用机制 | 临床应用 |
| --- | --- | --- |
| 酮替芬 | 抑制抗原诱发的肺及支气管肥大细胞和抗原、血清或 $Ca^{2+}$ 介导的人嗜碱性粒细胞、中性粒细胞释放炎性介质（组胺、白三烯等）；可抑制非特异性气道高反应性，扩张支气管 | 用于由 IgE 介导的各种变态反应性疾病，尤其适用于过敏性哮喘；对抑制变应原攻击后引起的气道阻塞的功能比色甘酸钠强 50 倍 |
| 曲尼司特 | 可稳定肥大细胞膜和嗜碱粒细胞膜，兼具拮抗组胺与白三烯的作用 | 预防和治疗支气管哮喘、过敏性鼻炎及其他过敏性疾病 |

### （二）白三烯受体拮抗剂

白三烯（leukotriene，LTs）是一类含 3 个共轭双键的 20 碳直链羟基酸的总称，是花生四烯酸（arachidonic acid，AA）经 5- 脂氧合酶（5-LOX）途径代谢产生的一组炎性介质。体外实验表明，它对人体支气管平滑肌的收缩作用较组胺、血小板活化因子（PAF）强约 1000 倍，还可刺激黏液分泌，增加血管通透性，促进黏膜水肿形成。LTs 还是中性粒细胞的强趋化剂与激活剂，可吸引嗜酸性粒细胞和中性粒细胞向肺内迁移聚集，增加中性粒细胞黏附到血管内皮、脱颗粒和释放溶酶体酶。白三烯的过多释放是引起哮喘和过敏性鼻炎的主要原因之一。白三烯受体拮抗剂（leukotriene receptor antagonist，LTRAs）可阻断气道的半胱氨酸白三烯，通过抑制白三烯的产生和活动达到治疗哮喘和过敏性鼻炎的效果。

抗白三烯药物包括 LTs 受体拮抗剂和 5-LOX 活性抑制剂。前者与位于支气管平滑肌等部位上的受体选择性结合，竞争性地阻断半胱氨酸 LTs（Cys-LTs）的作用，进而阻断器官对 LTs 的反应；后者则通过花生四烯酸的 5-LOX 途径而抑制 LTs 的合成。临床主要用于支气管哮喘的预防和治疗（包括阿司匹林哮喘、运动性哮喘）、过敏性鼻炎及其他过敏性疾病。有关药物的药理作用特征详见表 11-4-3。

表 11-4-3　白三烯受体拮抗剂类药物的药理作用特征

| 药物 | 抗白三烯作用 | 抗组胺作用 | 抗过敏 | 扩张支气管作用 |
| --- | --- | --- | --- | --- |
| 扎鲁司特 | 特异性拮抗 | 无 | 降低各种抗原引起的速发型及迟发型过敏反应 | 预防白三烯引起的支气管平滑肌收缩，抑制各种刺激引起的支气管痉挛 |
| 普仑司特 | 拮抗 LTD4 和 LTE4 的亲和力 > LTC4 | 无 | 无 | 预防白三烯引起的支气管平滑肌收缩 |
| 塞曲司特 | 拮抗 $LTD_4$ 受体 | 无 | 抑制吸入抗原诱发的速发型和迟发型过敏反应 | 降低气道高反应性，增强气道纤毛的清除能力 |

续表

| 药物 | 抗白三烯作用 | 抗组胺作用 | 抗过敏 | 扩张支气管作用 |
|---|---|---|---|---|
| 孟鲁司特钠 | 有效抑制 $LTC_4$、$LTD_4$、$LTE_4$、$CysLT_1$ 受体 | 无 | 无 | 预防白三烯引起的支气管平滑肌收缩 |
| 齐留通 | 5-脂氧合酶抑制剂，抑制 LT 的形成 | 无 | 减轻哮喘患者支气管对冷、干燥空气和抗原刺激的过敏性反应 | 预防白三烯引起的支气管平滑肌收缩 |

## （三）抗组胺药

组胺是速发变态反应过程中由肥大细胞释放的一种介质，可引起毛细血管扩张及通透性增加、平滑肌痉挛、分泌活动增强等；临床上可导致局部充血、水肿、分泌物增多、支气管和消化道平滑肌收缩，使呼吸阻力增加、腹绞痛等。组胺必须与细胞上的组胺受体或酶原物质结合才能发挥作用，组胺受体有 $H_1$ 和 $H_2$ 两类。抗组胺药物根据其和组胺竞争的靶细胞受体不同分为 $H_1$ 受体拮抗剂和 $H_2$ 受体拮抗剂两大类，前者主要用于抗过敏，后者主要用于抑制胃酸分泌。

呼吸系统用抗组胺药一般指 $H_1$ 受体拮抗剂（$H_1$ receptor antagonists，$H_1$RAS），用于治疗鼻变态反应，特别是季节性过敏性鼻炎（花粉症），能够减少流涕和打喷嚏；可降低气道高反应性，用于过敏性哮喘的预防。$H_1$ 受体拮抗剂按其药理作用分为第 1 代 $H_1$RAS，如氯苯那敏、赛庚啶、羟嗪等；第 2 代 $H_1$RAS，如西替利嗪、氯雷他定、氯马斯汀、氮䓬斯汀等；第 3 代 $H_1$RAS，如非索非那定、去甲基阿司咪唑、地氯雷他定等。第 2 代和第 3 代抗组胺药物中枢抑制作用较小，临床可用于过敏性哮喘的防治，其药理作用特点详见表 11-4-4。

表 11-4-4 $H_1$ 受体拮抗剂药物的药理作用特点

| | 药物 | 抗组胺作用 | 中枢抑制作用 | 起效时间 | $t_{max}$ | 维持时间 |
|---|---|---|---|---|---|---|
| 第2代 | 氯马斯汀 | 强而长效，为氯苯那敏的10倍 | 弱 | 30分钟(po) | 2~5小时 | 12小时 |
| | 阿伐斯汀 | 选择性阻断 $H_1$ 受体 | 无 | 30分钟(po) | 1~5小时 | 8小时 |
| | 氮䓬斯汀 | 拮抗 $H_1$ 受体作用最强，有较强的气道抗炎效应 | 弱 | 30分钟(po) | 4~5小时 | 6~8小时 |
| | 左卡巴斯汀 | 强效、速效、高选择性拮抗 $H_1$ 受体 | 无 | 5~10分钟（鼻腔） | — | 16小时 |

续表

| | 药物 | 抗组胺作用 | 中枢抑制作用 | 起效时间 | $t_{max}$ | 维持时间 |
|---|---|---|---|---|---|---|
| 第2代 | 氯雷他定 | 选择性拮抗外周组胺 $H_1$ 受体 | 无 | 1～3小时(po) | 8～12小时 | 24小时 |
| | 西替利嗪 | 特异性拮抗 $H_1$ 受体 | 无 | 30分钟(po) | 2小时 | 24小时 |
| 第3代 | 非索非那定 | 抑制组胺释放,选择性抑制抗原引起的支气管痉挛 | 无 | 1～3小时(po) | 2.6小时 | 12～24小时 |
| | 地氯雷他定 | 选择性拮抗外周 $H_1$ 受体 | 无 | 30分钟(po) | 3小时 | 24小时 |

## 三、药动学特征

### (一)肥大细胞膜稳定剂

色甘酸钠为第一个肥大细胞膜稳定剂,该药经胃肠道不吸收,临床采用吸入给药,气雾剂用于支气管哮喘的预防。该类药物的药动学特征详见表11-4-5。

表11-4-5 肥大细胞膜稳定剂的药代动力学特征

| 药物 | 达峰时间 | 血浆半衰期 | 生物利用度 | 蛋白结合率 | 血脑屏障 | 代谢器官 |
|---|---|---|---|---|---|---|
| 色甘酸钠 | 15～20分钟 | 1～1.5小时 | 10%(干粉喷雾给药) | 60%～75% | 不透过 | 以原形排出,50%经肾排泄,50%经胆汁排泄 |
| 酮替芬 | 3～4小时 | >10小时 | 3%～4%(口服) | 75% | 可透过 | 在肝代谢,1/3～1/2经尿排泄,余经粪便排出 |
| 曲尼司特 | 2～3小时 | 8.6小时 | — | 68% | 不透过 | 在肝代谢,经肾排泄 |

### (二)白三烯受体拮抗剂

该类药物口服吸收迅速,血浆蛋白结合率较高,较少透过血脑屏障,主要在肝脏代谢,如孟鲁司特钠代谢与细胞色素P450 3A4和2C9有关,但治疗剂量下不抑制细胞色素P450 3A4、2C9、1A2、2A6、2C19或2D6,了解药物的药动学特征有助于制订科学的治疗方案。各个药物详细的药动学特征详见表11-4-6。

表 11-4-6 白三烯受体拮抗剂类药物的药动学特征

| 药物 | 达峰时间 | 半衰期 | 生物利用度 | 蛋白结合率 | 血脑屏障 | 代谢器官 |
|---|---|---|---|---|---|---|
| 扎鲁司特 | 3小时 | 10小时 | 进食服用可降低40%的生物利用度 | 99% | 不透过 | 在肝代谢,89%经粪便排泄,10%经尿排泄 |
| 普仑司特 | 3小时 | 1.7~9小时,与给药次数及剂量有关 | 3%~4%(口服) | 75% | 可透过 | 在肝代谢,主要经粪便排泄 |
| 塞曲司特 | 2~3小时 | 17.5~36小时 | — | >99% | 不透过 | 在肝代谢,9%~15%经肾排泄 |
| 孟鲁司特钠 | 3小时 | 2.7~5.5小时 | 64% | 99% | 极少透过 | 在肝代谢,主要经胆汁排泄 |
| 齐留通 | 1~3小时 | 2.1~2.5小时 | — | 93% | 较少透过 | 在肝代谢,经肾排泄 |

## (三)抗组胺药

第2代和第3代抗组胺药主要口服给药,口服给药吸收迅速,体内分布较广,不易透过血脑屏障,因此中枢不良反应较轻。药物大部分经肝脏代谢,经肾随尿排泄或随粪便排泄。药物具体的药动学特征详见表11-4-7。

表 11-4-7 抗组胺药物的药动学特征

| 药物 | 达峰时间 | 半衰期 | 生物利用度 | 蛋白结合率 | 血脑屏障 | 代谢器官 |
|---|---|---|---|---|---|---|
| 氯马斯汀 | 2~5小时(po) | 21小时 | 肝、肾、肺、脾 | — | 较少透过 | 在肝代谢,45%经尿排出,19%经粪便排出 |
| 阿伐斯汀 | 1.5小时(po) | 1.5小时 | 体内分布较广 | — | 难透过 | 约1/7在肝代谢,80%以原形经尿排出,代谢物和13%的原药随粪便排出 |
| 氮䓬斯汀 | 4~5小时(po) | 22~25小时,多次给药可延至36小时 | 80%(po),40%(鼻腔) | 88% | 较少透过 | 在肝代谢,约25%经肾排泄,50%~75%经粪便排出 |
| 左卡巴斯汀 | — | α相0.59小时,β相32.9小时;鼻腔给药:35~40小时 | 鼻腔喷雾给药吸收量为60%~70% | — | 极少透过 | 口服药物65%~76%以原形经尿排出,余经胆汁由粪便排出 |

续表

| 药物 | 达峰时间 | 半衰期 | 生物利用度 | 蛋白结合率 | 血脑屏障 | 代谢器官 |
|---|---|---|---|---|---|---|
| 氯雷他定 | 1小时(po) | 10小时 | — | 98% | 不透过 | 在肝代谢,代谢产物经尿液、粪便、汗液、乳汁等排出体外 |
| 西替利嗪 | 2小时(po) | 11小时 | — | — | 不易透过 | 70%的原形药物经尿液排出,10%经粪便排出 |
| 非索非那定 | 2.6小时(po) | 14.4~18小时 | — | 60%~70% | 不透过 | 少量在小肠壁及肝脏代谢,>85%以原形排泄,80%经粪便、11%经尿排出 |
| 地氯雷他定 | 3小时(po) | 19~40小时 | 5~20mg范围内与剂量成正比 | 83%~87% | 不易透过 | 主要在肝代谢,代谢产物40.6%经肾随尿液、46.5%随粪便排泄 |

## 四、给药方案

### (一)肥大细胞膜稳定剂

以色甘酸钠为代表的肥大细胞膜稳定剂可稳定气管和肺组织的肥大细胞膜,抑制过敏介质的释放,阻断引起支气管痉挛的神经反射,降低哮喘患者的气道高反应性。临床一般用于支气管哮喘的预防和过敏性鼻炎的治疗,具体的给药方案详见表11-4-8。

表11-4-8　肥大细胞膜稳定剂药物的临床给药方案

| 药物 | 常用制剂 | 给药方案 | 注意事项 |
|---|---|---|---|
| 色甘酸钠 | ①吸入用色甘酸钠胶囊:20mg;②色甘酸钠气雾剂:14g∶700mg(每揿含色甘酸钠3.5mg),19.97g∶700mg(每揿含色甘酸钠5mg);③色甘酸钠胶囊:20mg;④色甘酸钠滴鼻剂:2%~4% | 成人:<br>支气管哮喘:干粉吸入20mg/次,4次/天,症状减轻后40~60mg/d,维持量为20mg/d;气雾吸入3.5~7mg/次,3~4次/天,最大量为32mg/d<br>过敏性鼻炎:每侧10mg/次,4~6次/天<br>儿童:<br>支气管哮喘:干粉吸入,>5岁儿童用成人量,不能吸粉剂的幼儿避免使用; | 哮喘持续发作、急性发作及严重呼吸困难者,色甘酸钠吸 |

续表

| 药物 | 常用制剂 | 给药方案 | 注意事项 |
| --- | --- | --- | --- |
| 色甘酸钠 | | 气雾吸入：>6 岁儿童吸 2 次 / 天，剂量同成人；≤6 岁儿童很难做到协调吸药，较少选用<br>过敏性鼻炎：干粉吸入，>6 岁儿童每侧 10mg/ 次，2 ~ 3 次 / 天 | 入治疗不作首选 |
| 酮替芬 | 富马酸酮替芬片：0.5mg、1mg；富马酸酮替芬胶囊：0.5mg、1mg；富马酸酮替芬口服溶液：5ml∶1mg；富马酸酮替芬滴鼻液：10ml∶15mg；富马酸酮替芬气雾剂：24.5mg；富马酸酮替芬鼻腔喷雾剂：15ml∶16.7mg；富马酸酮替芬纸片剂：1mg | 成人：口服，1mg/ 次，早、晚各 1 次，嗜睡明显者睡前服 1mg，日最大剂量为 4mg<br>鼻腔给药：滴鼻液 1 ~ 2 滴 / 次，1 ~ 3 次 / 天；鼻腔喷雾剂 0.15 ~ 0.3mg（1 ~ 2 喷）/ 次，1 ~ 3 次 / 天<br>儿童：口服，1 ~ 2 次 / 天。剂量为 4 ~ 6 岁 0.4mg/ 次；6 ~ 9 岁 0.5mg/ 次；9 ~ 14 岁 0.6mg/ 次 | 用本药预防哮喘发作不能中断原有抗哮喘治疗，如出现严重支气管感染须抗感染治疗 |
| 曲尼司特 | 曲尼司特片：100mg；曲尼司特胶囊：100mg | 成人：口服，100mg/ 次，3 次 / 天，2 ~ 3 个月为 1 个疗程。起效后改维持量（原治疗剂量的 1/3 ~ 2/3），疗程为 2 ~ 12 个月，个别病例疗程更长<br>儿童：口服，5mg/（kg·d），分 3 次服 | 给药前应做皮肤过敏试验 |

## （二）白三烯受体拮抗剂

白三烯受拮抗剂（LTRAs）主要用于轻度哮喘及合并过敏性鼻炎患者的长期控制治疗，尤其适用于 2 岁以上儿童。对于中、重度哮喘患者可以在吸入激素的同时联合用药，其作用互补，效果叠加，特别是在减少糖皮质激素用量的过程中，LTRAs 有助于防止哮喘症状的加剧。1997 年美国变态反应、哮喘及免疫学研究院、临床免疫学会、美国免疫学家联合会三方联席会议上公布的新版《国家哮喘教育和预防纲要（NAEPP）》已将 LTRAs 列入哮喘治疗用药，认为可以代替吸入低剂量糖皮质激素治疗轻度持续哮喘患者。目前 LTRAs 被认为是一种颇有应用前途的哮喘及过敏性鼻炎的治疗药物。临床给药方案详见表 11-4-9。

表 11-4-9 白三烯受体拮抗剂的临床给药方案

| 药物 | 制剂规格 | 给药方案 | 注意事项 |
| --- | --- | --- | --- |
| 扎鲁司特 | 扎鲁司特片：20mg，40mg | 成人：口服，起始及维持量为 20mg/ 次，bid，为达到最佳疗效，可逐步增至最大（40mg/ 次，bid）<br>肾功能不全：不必调整剂量<br>乙醇性肝硬化稳定期患者：起始量为 20mg/ 次， | 预防哮喘应持 |

续表

| 药物 | 制剂规格 | 给药方案 | 注意事项 |
| --- | --- | --- | --- |
| 扎鲁司特 | 扎鲁司特片：20mg，40mg | bid，根据临床反应调整剂量<br>儿童：口服，≥12岁儿童的用量同成人 | 续用药 |
| 普仑司特 | 普仑司特胶囊：112.5mg | 成人：口服，225～450mg/d，早、晚餐后服；老年人：因肝、肾功能呈生理性减退应减量 | 宜餐后服药 |
| 塞曲司特 | 塞曲司特颗粒：40mg，80mg；塞曲司特片：40mg | 成人：口服，80mg/次，qd；老年人：低剂量（40mg/d）开始，根据临床症状加量 | 应在晚饭后服用 |
| 孟鲁司特钠 | 孟鲁司特钠片：10mg，50mg；孟鲁司特钠包衣片：10mg；孟鲁司特钠咀嚼片：5mg | 成人：口服，10mg/次，qn，睡前服用；肝、肾功能不全：轻至中度肝功能损害和肾功能不全患者无需调整剂量；老年人：无需调整剂量；儿童：口服，>6岁儿童5～10mg/d，qd | 不用于急性哮喘发作的治疗 |
| 齐留通 | 齐留通片：600mg | 成人：口服，预防哮喘600mg/次，4次/天；慢性哮喘初始600mg/次，4次/天，连续8周，见效后减至600～800mg/次，3次/天，而后再减至600～800mg/次，2次/天；轻至中度哮喘600mg/次，4次/天<br>肾功能不全和老年人：无需调整剂量<br>儿童：口服，预防和长期治疗哮喘，≥12岁同成人 | 可与食物同服或睡前服用 |

## （三）抗组胺药

新型抗组胺药（第2代和第3代）特异性地与周围$H_1$受体结合，较少通过血脑屏障，与中枢$H_1$受体结合很少，因此没有明显的中枢抑制反应。临床主要用于治疗组胺介导的过敏性疾病，用于支气管哮喘的抗过敏治疗，可降低气道高反应性，改善肺功能。有关新型抗组胺药的临床给药方案详见表11-4-10。

表 11-4-10 新型抗组胺药物的临床给药方案

| 药物 | 制剂规格 | 给药方案 | 注意事项 |
| --- | --- | --- | --- |
| 氯马斯汀 | 富马酸氯马斯汀片（胶囊、注射液）：1.34mg；富马酸氯马斯汀干混悬剂：0.67mg；富马酸氯马斯汀口服液：60ml：8.04mg | 成人：口服，开始1mg/次（以氯马斯汀计，下同），bid，必要时适当增至3～4mg/d，不超过6mg；肌内注射：1～2mg/d<br>儿童：口服，>12岁儿童用法用量同成人；6～12岁儿童可使用混悬剂和口服液，0.5mg/次，bid，必要时可适当增加剂量，不超过3mg | 服药期间不宜驾驶车辆、从事高空作业或其他危险作业；不可 |

续表

| 药物 | 制剂规格 | 给药方案 | 注意事项 |
|---|---|---|---|
| 阿伐斯汀 | 阿伐斯汀胶囊:8mg | 成人(>12岁儿童):口服,8mg/次,1~3次/天 | 饮酒 |
| 氮䓬斯汀 | 盐酸氮䓬斯汀片:1mg;氮䓬斯汀片:0.5mg、1mg;氮䓬斯汀颗粒:(1g:2mg) | 成人(变应性鼻炎):口服,2mg/次,分别于早餐前1小时及每晚临睡前服用 | |
| 左卡巴斯汀 | 左卡巴斯汀气雾剂:1ml:0.5mg、10ml:5mg | 成人(>12岁儿童):经鼻给药。气雾剂每侧鼻孔100μg(2喷)/次,bid,症状严重者可3~4次/天,连续用药直至症状消除 | 给药前须清洗鼻道 |
| 氯雷他定 | 氯雷他定片:10mg;氯雷他定胶囊:5mg;氯雷他定糖浆:60m::60mg、100ml:100mg | 成人(>12岁儿童):口服,10mg/次,qd<br>肝、肾功能不全:应减量,可10mg/次,隔日1次<br>老年人:不需作特殊剂量调整<br>儿童:1~2岁,服糖浆2.5ml(2.5mg),qd;2~12岁,体重≤30kg服糖浆5ml(5mg),qd;体重>30kg服糖浆10ml(10mg),qd<br>儿童肝、肾功能不全:2~6岁口服糖浆5ml(5mg),隔日1次;>6岁患儿10mg,隔日1次 | 皮试前48小时应停用本药 |
| 西替利嗪 | 盐酸西替利嗪片:10mg;盐酸西替利嗪分散片:10mg;盐酸西替利嗪胶囊:10mg;盐酸西替利嗪滴剂:10ml:100mg;盐酸西替利嗪口服液:10ml:10mg | 成人(>12岁儿童):口服,10mg/次,qd。服药可按症状出现规律而定,晚间有症状者可睡前服;白天有症状者可晨起服;昼夜均有症状或服药后有轻度不良反应者可早、晚各服5mg<br>肾功能不全:减半量<br>儿童:口服,2~5岁2.5mg/次,最大可至5mg,qd,或2.5mg/次,q12h;6~11岁1次5或10mg,qd<br>儿童肝、肾功能不全:6~11岁减量,<6岁不推荐用 | 成人常规用量为1日10mg,不得因疗效不佳而擅自增量 |
| 非索非那定 | 非索非那定胶囊:60mg;盐酸非索非那定片:30mg、60mg、180mg | 成人(>12岁儿童):口服,季节性过敏性鼻炎推荐量为120mg/次,qd,或60mg/次,bid<br>肾功能不全:剂量减半<br>肝功能不全和老年人:无需调整剂量<br>儿童:口服,季节性过敏性鼻炎6~11岁的推荐量为30mg/次,bid<br>儿童肾功能不全:6~11岁首剂量为30mg/次,qd | 不推荐用于6岁以下儿童 |
| 地氯雷他定 | 地氯雷他定片:5mg;地氯雷他定胶囊:5mg | 成人(>12岁儿童):口服,5mg/次,qd | 可经乳汁排泄 |

## 五、主要不良反应与药学监护

抗过敏平喘药主要用于哮喘的预防治疗，大多数药物口服给药，药物的不良反应主要表现为头痛、嗜睡、头昏、疲倦和消化道反应等。药物不同，表现不一，各类药物的主要不良反应及临床应用中注意的药学监护详见表 11-4-11、表 11-4-12 和表 11-4-13。

表 11-4-11　肥大细胞膜稳定剂药物的主要不良反应与药学监护

| 药物 | 不良反应表现 | 药学监护 |
|---|---|---|
| 色甘酸钠 | ①吸入给药可导致短暂的支气管痉挛、喘鸣、咳嗽、鼻充血以及喉刺激症状；有恶心、头痛、眩晕、味苦、关节疼痛和肿胀的报道。在治疗几周或几个月后有时会出现哮喘加重、荨麻疹、肺嗜酸性粒细胞浸润症、排尿困难以及尿频等。②鼻腔内使用可导致短暂的鼻黏膜刺激症、喷嚏，偶尔出现鼻出血。③口服可引起恶心、皮疹和关节痛 | ①若用药出现哮喘加重时应吸入支气管扩张剂气雾剂，如沙丁胺醇等；②如过敏，应立即停药。 |
| 酮替芬 | ①口服后可出现嗜睡、疲倦、头晕、头痛、乏力、镇静等中枢抑制作用，口干、恶心等胃肠道反应，以及体重增加等不良反应。个别可出现皮疹、皮肤瘙痒、局部水肿等过敏反应。②鼻腔喷雾后可有轻度嗜睡、乏力、鼻干等，减量或停药后可自行消退 | 用药期间避免驾驶车辆、高空作业或操作精密仪器等工作 |
| 曲尼司特 | ①神经神经系统可见头痛、眩晕、失眠、嗜睡等；②泌尿系统可见尿频、尿痛、血尿等膀胱刺激症；③消化系统可见食欲缺乏、恶心、呕吐、腹痛、腹泻、便秘、黄疸、氨基转移酶升高等；④可有红细胞计数及血红蛋白降低；⑤可出现过敏反应，如皮疹、全身瘙痒等 | ①给药前做皮试；②用药期间应定期检查血常规、肝功能；③如发生膀胱刺激症状、肝功能障碍或过敏性反应，应立即停药 |

表 11-4-12　白三烯受体拮抗剂药物的主要不良反应与药学监护

| 药物 | 不良反应表现 | 药学监护 |
|---|---|---|
| 扎鲁司特 | ①最常见轻微头痛、胃肠道反应、咽炎、鼻炎、老年患者感染的发生率增加等不良反应；②少见氨基转移酶升高、皮疹（包括水疱）、挫伤后凝血障碍、粒细胞缺乏症；③罕见过敏反应（包括荨麻疹和血管性水肿）、轻微的肢体水肿、肝炎、肝衰竭、高胆红素血症、非特异性关节痛和非特异性肌痛；④较大剂量给药可导致继发肿瘤的危险性增加，如肝细胞癌、膀胱癌等 | ①于饭前 1 小时或饭后 2 小时服药②出现畏食、恶心、呕吐、右上腹疼痛、疲乏、嗜睡、流感样症状、肝大、瘙痒及黄疸等应停药并监测血清氨基转移酶 |
| 普仑司特 | ①主要为皮疹、瘙痒、腹痛、胃部不适、腹泻、便秘、恶心、呕吐及血清氨基转移酶或胆红素升高等；②较严重 | ①用药期间监测血常规，如出现白细胞、血小板减 |

续表

| 药物 | 不良反应表现 | 药学监护 |
|---|---|---|
| 普仑司特 | 的有偶见白细胞减少(初期症状:发热、咽喉痛、全身倦怠感等)、血小板减少(初期症状:紫斑、鼻出血、牙龈出血等出血倾向);③其他:偶见麻木、震颤、失眠、嗜睡、头痛、关节痛、倦怠感、发热、浮肿等 | 少应停药,并对症治疗;②餐后服药 |
| 塞曲司特 | ①少数患者可有口渴、食欲缺乏、恶心、呕吐、胃部不适、腹痛、腹泻及便秘等胃肠道反应;可有倦怠、嗜睡、头痛、头晕、心悸等反应。②少数患者可有鼻出血、皮下出血、贫血、嗜酸性粒细胞增多;可有浮肿、过敏症状等。③极少数患者( <0.1%)可有肝功能障碍(伴黄疸,ALT、AST升高),亦有急性肝炎的报道 | ①晚饭后服药;②用药后若发生过敏反应及肝功能损害,应立即停药;如出现哮喘大发作,必须给予甾体激素或支气管扩张剂 |
| 孟鲁司特钠 | ①过敏反应(包括血管性水肿、皮疹、皮肤瘙痒、荨麻疹和罕见的肝脏嗜酸性粒细胞浸润);②中枢反应:头痛、嗜睡、易激惹、烦躁不安、失眠;③胃肠道反应:腹痛、恶心、呕吐、消化不良、腹泻和肌痛(包括肌肉痉挛)等 | ①监测血常规、血液生化及肝功能;②和全身用激素合用,激素减量时注意监护患者反应 |
| 齐留通 | 本药耐受性良好,偶见肝酶升高(3%),停药后可恢复 | 可与食物同服或睡前服 |

表 11-4-13 抗组胺药药物的主要不良反应与药学监护

| 药物 | 不良反应表现 | 药学监护 |
|---|---|---|
| 氯马斯汀 | 可有嗜睡、眩晕、食欲缺乏、恶心、呕吐、口干等,尚可见低血压、心悸、心动过速、疲乏、不安、震颤、失眠、欣快、视物模糊、抽搐、尿频、排尿困难、月经紊乱、痰液黏稠、鼻塞、胸闷、血小板及粒细胞减少、溶血性贫血、皮肤瘙痒、荨麻疹、过敏性休克等 | ①乙醇可增强本药的中枢抑制作用,服药期间不要饮酒;②服药期间不宜驾驶车辆、从事高空作业等危险作业;③避免与中枢神经系统抑制药合用 |
| 阿伐斯汀 | 不良反应较少,偶见皮疹,罕见嗜睡 | |
| 氮䓬斯汀 | 有引起嗜睡、头晕、多梦、口干、腹痛、恶心、乏力、咳嗽、鼻痛的报道,多可自行缓解,不需特殊处理 | |
| 左卡巴斯汀 | 局部用量偶见轻微的头痛、嗜睡、口干以及鼻或眼的刺激感。有视力障碍、头晕、眼睑水肿及咳嗽的报道。罕见过敏反应的报道。鼻腔用药未发现对纤毛运动有影响 | 经鼻给药前须清洗鼻道,喷药时应将药物吸入 |
| 氯雷他定 | 每天10mg的推荐剂量未见明显的镇静作用。常见不良反应有乏力、头痛、嗜睡、口干、皮疹,胃肠道不适包括恶心、胃炎等。罕见脱发、过敏反应、肝功能异常、心动过速及心悸等 | 用药期间如出现皮疹、皮肤瘙痒、恶心、呕吐等过敏反应,应停药 |

续表

| 药物 | 不良反应表现 | 药学监护 |
|---|---|---|
| 西替利嗪 | ①少数患者可出现头痛、口干、困倦、嗜睡、眩晕、情绪不稳定、胃肠道不适等,发生率很低;偶有天门冬氨酸氨基转移酶轻度升高。②极少数患者可出现皮疹、皮肤瘙痒、恶心、呕吐、腹痛、腹泻等过敏反应 | ①服药期间避免饮酒;②长期用药者应监测心律和体重;③不要和中枢抑制药和抗抑郁药同服 |
| 非索非那定 | 对照性临床研究中,最常见头痛、嗜睡、恶心、头昏、疲倦(与安慰剂组相似)。嗜睡和疲倦为1.3%,恶心和消化不良为1.6%,头痛和白细胞增多为1.5%。病毒感染(感冒等)为2.5%,痛经为1.5%,咽喉刺激感在1%以上 | 进食影响药物的吸收,饭后2小时或饭前1小时服用 |
| 地氯雷他定 | 临床对照试验中,超过安慰剂组的不良反应为疲倦(1.2%)、口干(0.8%)、头痛(0.6%)。其他尚可见恶心、嗜睡、健忘及晨起时面部、肢端水肿等。上市后罕有过敏性反应(包括过敏和皮疹)、心动过速、心悸、肝酶升高及胆红素增加的报道 | 用药应避免驾车或操作机器,避免与其他抗交感神经药或中枢镇静药合用 |

## 六、药物相互作用

抗过敏平喘药物治疗鼻变态反应,特别是季节性过敏性鼻炎,能够缓解症状,可单独给药;在控制预防哮喘方面,临床上经常和平喘药合用,若伴随其他疾病时经常联合用药,为避免药物不良反应的增加和毒性增强,应关注药物相互作用。常见抗过敏平喘药物的相互作用详见表11-4-14和表11-4-15。

表11-4-14 肥大细胞膜稳定剂和抗白三烯受体拮抗剂药物的药物相互作用

| 作用类型 | | | 影响A药 | | 影响B药 | |
|---|---|---|---|---|---|---|
| 药物A | 合用药物B | 合用结果 | 合用药物B | 合用结果 | 合用药物B | 合用结果 |
| 色甘酸钠 | $\beta_2$受体激动剂、糖皮质激素、茶碱类药物 | 协同作用 | | | | |
| 酮替芬 | 抗组胺药物、肾上腺皮质激素 | 协同作用,增加疗效 | 镇静催眠药、乙醇 | 中枢抑制作用↑ | 阿托品、降血糖药物 | 不良反应↑ |
| 扎鲁司特 | 吸入性糖皮质激素、支气管扩张药、抗菌药、抗组胺药 | 协同作用,增加疗效 | 阿司匹林 | 升高A药血药浓度约45% | 华法林 | 凝血酶原时间可延长约35% |
| | | | 红霉素、茶碱、特非那定、食物 | 降低A药血药浓度↓ | | |

续表

| 作用类型 | | | 影响A药 | | 影响B药 | |
|---|---|---|---|---|---|---|
| 药物A | 合用药物B | 合用结果 | 合用药物B | 合用结果 | 合用药物B | 合用结果 |
| 普仑司特 | 支气管扩张药、糖皮质激素 | 协同作用，减少用量 | 特非那定 | A药的血药浓度↓ | 华法林 | 增加华法林的血药浓度 |
| 孟鲁司特 | 支气管扩张剂、肾上腺皮质激素 | 协同作用，减少用量 | 利福平、苯巴比妥 | A药生物利用度↓ | | |
| 齐留通 | $\beta_2$受体激动剂、糖皮质激素 | 协同作用 | | | β受体阻断药 | 增加β肾上腺素受体阻断作用 |
| | | | | | 华法林、茶碱、特非那定、阿司咪唑、麦角衍生物、萘普生 | 降低B药的清除率，增加不良反应，合用应降低剂量 |

表 11-4-15 抗组胺药物的药物相互作用

| 作用类型 | | | 影响A药 | | 影响B药 | |
|---|---|---|---|---|---|---|
| 药物A | 合用药物B | 合用结果 | 合用药物B | 合用结果 | 合用药物B | 合用结果 |
| 氯马斯汀 | 单胺氧化酶（MAO）抑制药 | 可延长和增强A药的中枢抑制和抗胆碱能作用 | 乙醇 | 可增强A药的中枢抑制作用 | 镇静催眠药、颠茄类生物碱 | 增加B药药理作用 |
| 阿伐斯汀 | | | 乙醇 | 可增强A药的中枢抑制作用 | 中枢抑制药 | 增加A、B药中枢抑作用 |
| 氮䓬斯汀 | 西咪替丁 | 使本药的$C_{max}$和$AUC$增加约65% | 乙醇 | 可增强A药的中枢抑制作用 | 中枢抑制药 | 增加A、B药中枢抑作用 |
| 氯雷他定 | 酮康唑、大环内酯类、西咪替丁、茶碱等 | 抑制A药代谢，增加血药浓度 | 异卡波肼、苯乙肼、反苯环丙胺等药物 | 增加A不良反应 | 中枢抑制药 | 增加A、B药中枢抑作用 |
| 西替利嗪 | 茶碱 | 清除率降低，血药浓度升高，增加A药不良反应 | 乙醇 | 引起严重嗜睡 | 中枢抑制药 | 引起严重嗜睡 |

续表

| 作用类型 | | | 影响A药 | | 影响B药 | |
|---|---|---|---|---|---|---|
| 药物A | 合用药物B | 合用结果 | 合用药物B | 合用结果 | 合用药物B | 合用结果 |
| 非索非那定 | 红霉素、酮康唑 | 增加A药的血药浓度 | 含铝和镁抗酸药、苹果汁、葡萄柚汁、橙汁 | 降低A药疗效 | 氟哌利多 | 增加A、B药的心脏毒性 |
| 地氯雷他定 | | | | | 抗交感神经药或中枢镇静药 | 增强睡眠 |

（王　静　冯　堃）

## 第五节　常用吸入制剂的临床应用

吸入治疗是治疗哮喘的有效方法之一，吸入给药可使药物直接进入气道，增加局部药物浓度，减少药物的全身性吸收，降低了不良反应。吸入疗法具有药物作用迅速、给药剂量低、体内吸收少、不良反应小等优点。因此广泛用于呼吸系统疾病，用于解痉平喘，降低气道高反应性，改善肺功能。

理想的吸入装置应为在各种吸入流速下，剂量输出至肺部的稳定性高、粒子直径小（2～5μm）、使用方便、便于携带；药物剂量可选择、可计数。常见的吸入装置有雾化吸入、定量吸入、干粉吸入。临床常用的有压力定量气雾吸入器、干粉吸入器（都保、准纳器）。

### 一、定量吸入器

#### （一）结构和临床常用制剂

定量吸入器（metered dose inhalers，MDI）是目前应用最广泛的吸入技术，其结构见图 11-5-1。MDI 筒内含有加压混合物，包括抛射剂（主要是氟利昂 CFC、HFA134a）、表面活性剂（减少颗粒聚集）和药物（仅占总量的 1%）等。筒内压力为 300～500kPa，阀门开放时混合物定量射出，初始速度超过 30m/s，直径 >30μm，20 毫秒内成雾。理想的微粒化药物颗粒直径在 1～5μm，距喷口 10cm 处雾粒直径为 1.4～4.3μm，每次约有 80% 的药物撞击并沉积于口腔部，仅 10%～20% 到达肺内的作用部位。

临床常用制剂有色甘酸钠气雾剂、沙丁胺醇气雾剂、特布他林气雾剂、丙酸倍氯米松气雾剂等，见图 11-5-2。

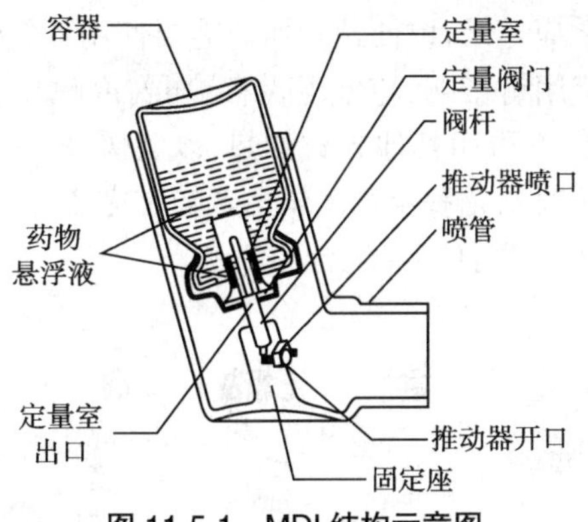


图 11-5-1 MDI 结构示意图

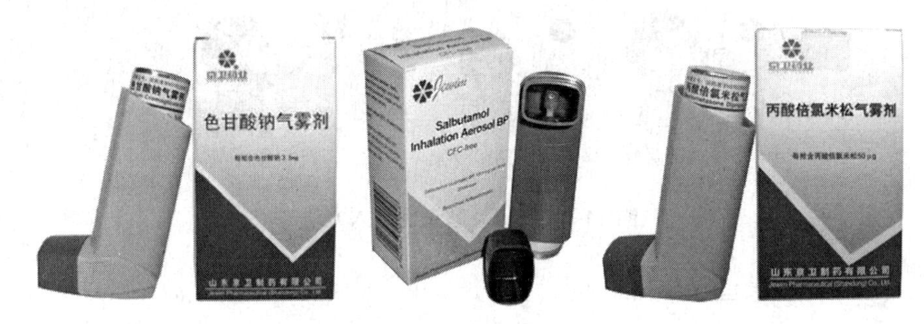


图 11-5-2 临床常用 MDI

### (二)定量气雾剂吸入方法和注意事项

MDI 产生的气溶胶理想吸入的情况下,也只有 10% 的药量能到达肺脏,50% 的药量因惯性停留在口腔,随后被咽下,最后约 90% 的药物进入胃肠道。MDI 的单位剂量较小,进入胃肠道的剂量很小,故不良反应较少。吸入 MDI 的治疗作用主要是沉降到肺内的 10% 的药物发挥作用,故正确使用该装置是保证疗效的关键,如图 11-5-3 所示。MDI 正确的使用方法为:①移去套口的盖,使用前轻摇贮药罐使之混匀;②头略后仰并缓慢地呼气,尽可能呼出肺内空气;③将吸入器吸口紧紧含在口中,并屏住呼吸,以食指和拇指按压吸入器,使药物释出,并同时做与喷药同步的缓慢深吸气(有的装置带笛声,未听到笛声则表示未将药物吸入);④尽量屏住呼吸 10 秒,使药物充分分布到下气道,以达到良好的治疗效果,然后缓慢呼气。如需重复吸入,应休息 1 ~ 3 分钟后再吸入下一个剂量;⑤将盖子套回喷口上;⑥用清水漱口,去除上咽部残留的药物。

注意事项:①用前摇匀,由于装置内各种成分密度相差大,静置后可能出现分层,故每次使用前必须充分摇匀;②吸药前要保证喷嘴位置垂直向下,MDI 定量阀门位于装置底部,要保证每次喷药剂量的准确,使用时必须保持喷嘴在下的垂直位；③每次用药后应记录，以便预知何时需要使用新的吸入器；④室温保存，极端温度对 MDI 的应用有影响，应室温保存，切勿冷藏。室外低温环境下使用应先用手捂热吸入器，不可用其他方式加热，以免爆炸。由于使用 MDI 有较高的吸入技术要求，对于婴幼儿和年老体弱患者较难完成吸气和喷药动作的协调，因此只能使用于年龄 > 6 岁且能够配合的患者。

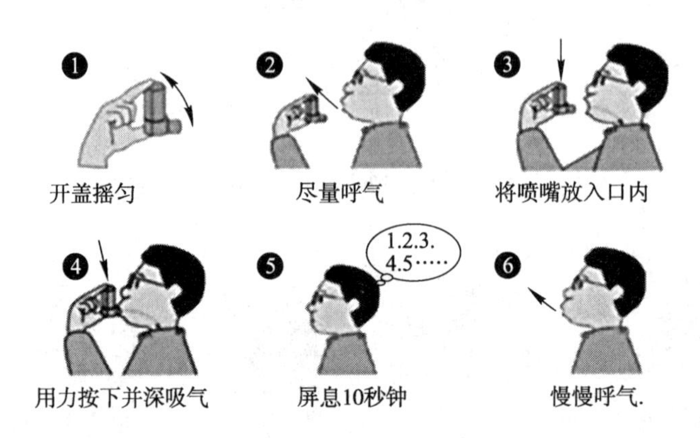


图 11-5-3 MDI 的正确吸入方法

### （三）用药指导

临床实际应用过程中，患者不能正确使用吸入剂，影响了临床疗效，存在的主要问题是吸气动作不正确和吸气按压不同步，因此对患者做好用药指导对提高药效非常关键。①讲明吸入制剂给药的重要性和应用中的注意事项；②通过吸入指导训练，教给患者正确的吸入技术，确保患者能够正确使用 MDI。

## 二、MDI+ 储雾罐

储雾罐是定量气雾剂（MDI）吸入疗法的辅助工具，用于储存气雾。MDI 喷出的药雾贮于储雾罐，患者从储雾罐吸入药物，可增加 MDI 的疗效，并减少副作用。储雾罐的容积大小不一，形状各异。配套使用储雾罐时，将定量的药物活性成分喷入储雾罐（该储雾罐设计有单向阀和蜂鸣器），此时，定量的药物成分暂存在该装置中，并且对咽部有刺激性的抛射剂已经完全汽化。患者通过吸药嘴进行自由呼吸，吸气时装置单向阀处于打开状态，外部空气通过蜂鸣器进入该装置，并产生蜂鸣声，表示已经完成吸药。患者呼气时，装置的单向阀处于关闭状态，确保定量的药物保存在储雾罐中。贮雾罐装置能提高给药效率，尤其对于 15 岁以下儿童和使用压力型定量手控吸入器有困难的患者。临床常用的贮雾器（spacer）和其结构图见图 11-5-4。

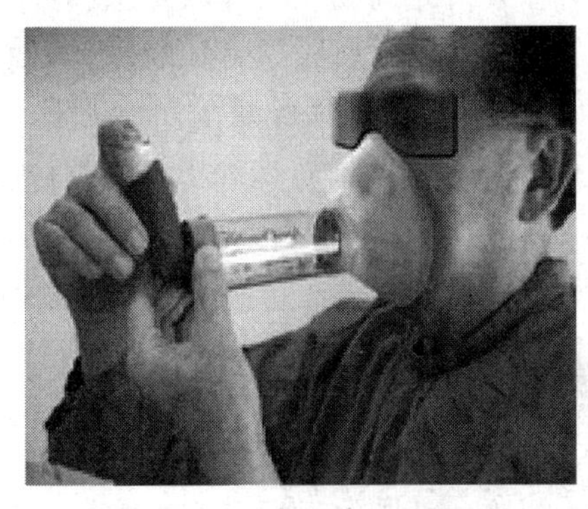

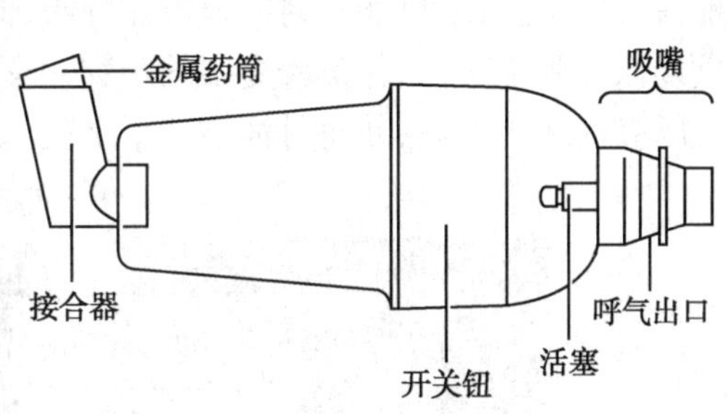


图 11-5-4 储雾罐及其结构示意图

储雾罐的缓冲可防止喷雾散失，提高吸入药量和治疗效果，使吸入肺部的药液量增加到 33%，支气管解痉作用较常规 MDI 增强 1 倍，克服了单用 MDI 的不足，且明显减少了口咽部药物的沉积量，提高了用药安全度。

注意事项：使用 MDI 加储雾罐时不能 1 次喷入多剂量药物，应喷入 1 次药物后深长呼吸 4、5 次或连续吸入 30 秒以上，然后间隔 2～3 分钟后再进行下一次用药。吸药后必须漱口，以减少声嘶、口咽部真菌感染的发生率及吸药时产生静电的影响。储雾罐尤其适用于激素吸入治疗，用于各年龄患者，但 <4 岁的患者需加面罩。

## 三、干粉吸入器

干粉吸入器（dry power inhaler，DPI）是将微粉化的药物单独或与载体混合后，通过特殊的给药装置，通过患者的主动吸入，使药物分散成雾状进入呼吸道，发挥局部或全身作用的一种给药体系。药物吸入以患者的吸气为驱动力，常用装置有单剂吸入器、多剂吸入器。

### （一）单剂量型干粉吸入器

临床应用的有旋转式或转动式吸入器。吸入器旋转盘和转动盘上带有锐利的针，待吸入药物干粉剂则盛于胶囊内。使用时将药物胶囊先装入吸纳器，然后稍加旋转即让旋转盘和转动盘上的针刺破胶囊，患者通过口含管深吸气即可带动吸纳器内部的螺旋叶片旋转，搅拌药物干粉使之成为气溶胶微粒而吸入。其结构见图 11-5-5。单剂量吸入器雾化微粒于肺内的沉降率为 5%～6%，应用较少，如色甘酸钠干粉的吸入以预防儿童过敏性哮喘。

单剂量吸入器正确的使用方法如图 11-5-6 所示：①按刺孔按钮向上拉打开防尘帽；②打开吸嘴；③取出 1 粒胶囊，将其放入中央室中；④用力合上吸嘴直至听到一声“喀哒”声，保持防尘帽敞开；⑤使吸嘴向上，将刺孔按钮完全按下 1 次，然后松开，这样可在胶囊上刺出许多小孔，当您吸气时药物便可释放出来；⑥深呼气（注意：无论何时都应避免呼气到吸嘴中），然后用嘴唇紧紧含住吸嘴，缓慢地深吸气，之后尽可能长时间地屏住呼吸，同时从嘴中取出装置，开始正常呼吸。重复该步骤 1 次，以保证胶囊中的药物完全吸出；⑦打开吸嘴，丢弃用过的胶囊，关闭吸嘴和防尘帽；⑧每月清洁装置 1 次。

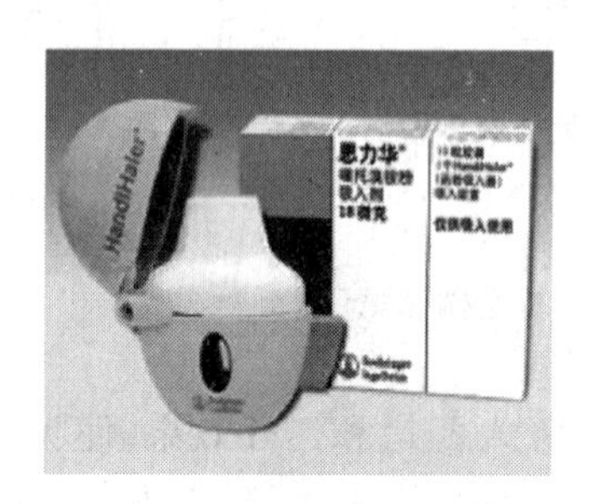

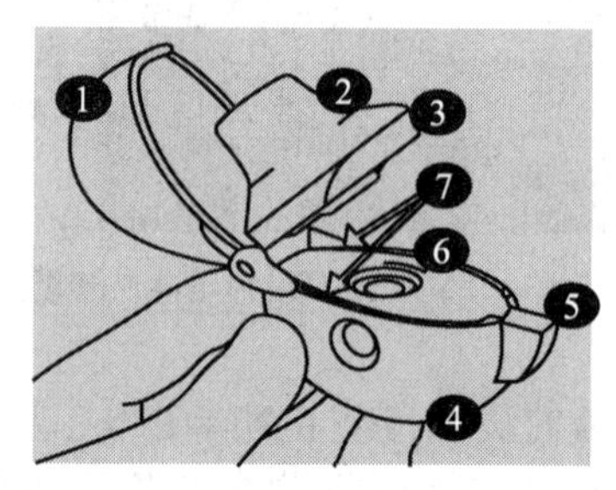


图 11-5-5　单剂量干粉吸入剂及其结构示意图
（①防尘帽；②吸嘴；③基托；④底座；⑤刺孔按钮；⑥中央室；⑦气腔）

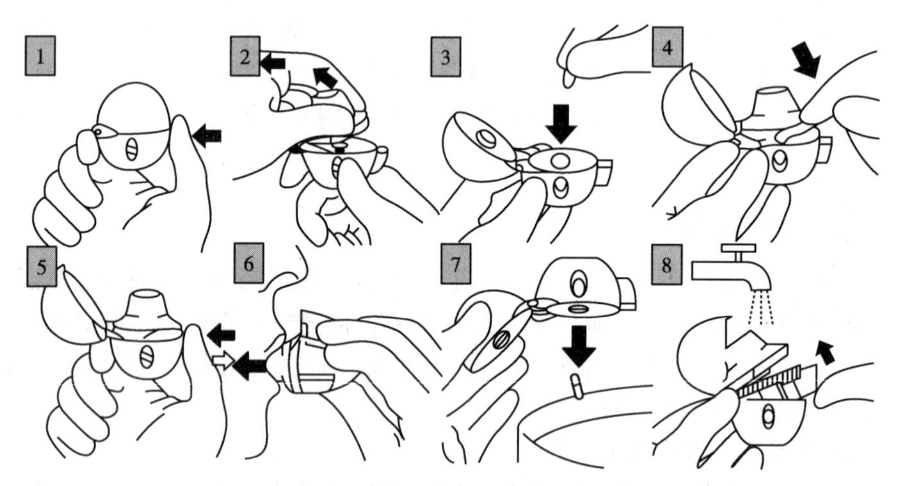


图 11-5-6　单剂量吸入剂的使用步骤

## （二）多剂量吸入器

多剂量吸入器常用的有涡流式（图 11-5-7，都保）、蝶式（图 11-5-8，准纳器）吸入器。待吸入的药物干粉剂盛于胶囊内，吸入器内 1 次可装入多个剂量，使用时旋转外壳或推拉滑盘，每次转送 1 个剂量，拉动连有针锋的盖壳将装有药粉的胶囊刺破，即可口含吸入器的吸嘴以深吸气将药粉吸入，吸气后屏气 5～10 秒，再缓慢呼气。多剂量吸入器可反复使用，吸入气溶胶微粒为纯药粉，不含助推剂和表面活化物，操作方法简单，携带方便，颇受患者欢迎。多剂量吸入器的最大优点在于药粉吸入靠患者的呼吸驱动,不需要刻意呼吸配合和用手揿压的协调动作。干粉吸入器虽不需要吸气和手掀喷药的动作协调,但需要较高的吸气流(>30L/min)才能驱动螺旋桨吸入药物,故严重哮喘发作患者或幼小儿童难以完成。

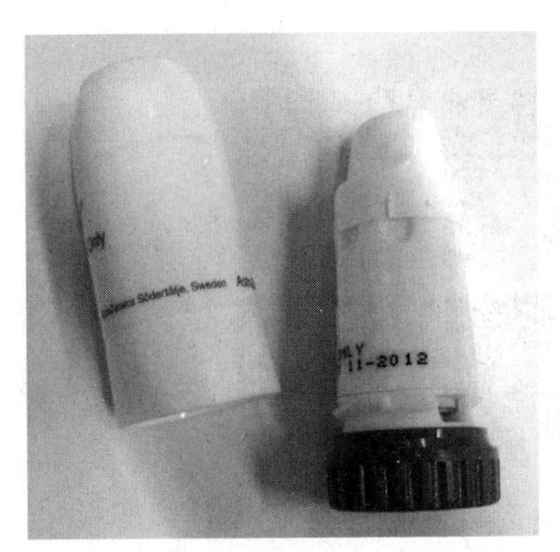


图 11-5-7 都保吸入器

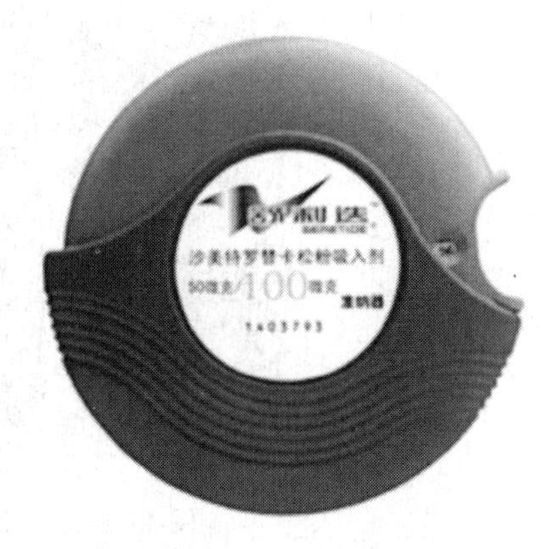


图 11-5-8 准纳器吸入器

1. 都保的使用方法　都保是一种吸气触发的定量吸入装置,结构见图 11-5-9。

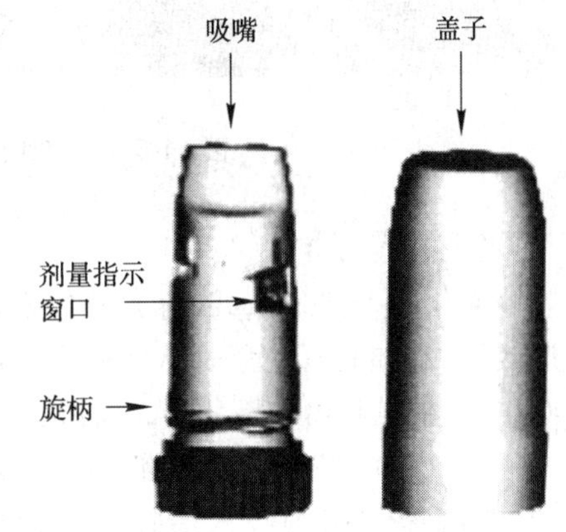


图 11-5-9 都保的结构图

都保吸入器的正确使用方法如图 11-5-10:①旋转并移去瓶盖(注意保持吸入器直立)。检查剂量指示窗,看是否还有足够剂量的药物。②一手拿都保,另一手握住底盖,先向右转到底再向左转到底,听到“喀哒”一声,即完成 1 次剂量的充填。③吸入之前,先轻轻地呼出一口气(勿对吸嘴吹气)。④将吸嘴含于口中,并深深地吸口气,即完成 1 次吸入动作。吸药后屏气 5~10 秒。⑤用完后将瓶盖盖紧。⑥ 10 分钟后漱口。当红色记号刚在指示窗口出现时,吸入器还剩约 20 个剂量。注意当红色记号到达指示窗口底线时,表明吸入器已空了。

2. 准纳器吸入器的使用方法　准纳器是一种新型的多剂量型干粉吸入器,含有 60 个剂量。目前国内有丙酸氟替卡松和沙美特罗的复合制剂——舒利迭。

其使用方法见图 11-5-11：①一手握住准纳器外壳，另一手拇指向外推动准纳器的滑动杆直至发出“咔哒”声，表明准纳器已做好吸药的准备；②握住准纳器并使之远离嘴，在保证平稳呼吸的前提下尽量呼气；③将吸嘴放入口中，深深地平稳地吸气，将药物吸入口中；④拿出准纳器，屏气约 10 秒；⑤缓慢恢复呼气，关闭准纳器（听到“咔哒”声表示关闭）。

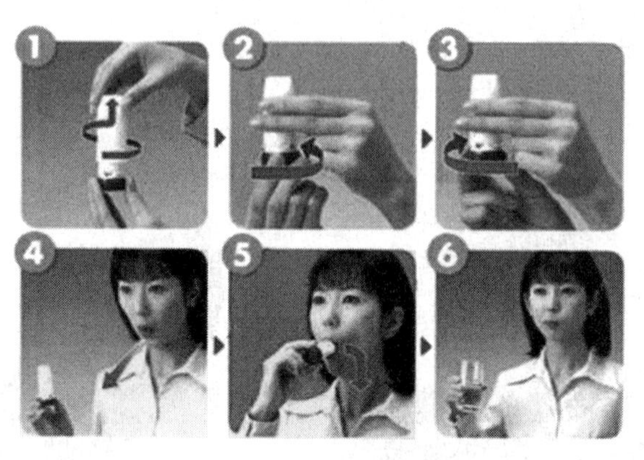


图 11-5-10　都保吸入器正确吸入方法

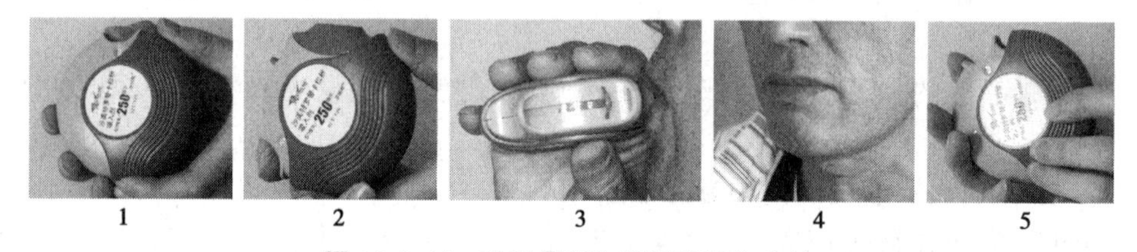


图 11-5-11　准纳器吸入器正确吸入方法

### （三）雾化器

雾化吸入器（nebulizers）将药液雾化成微小颗粒，药物通过呼吸吸入的方式进入呼吸道和肺部沉积，从而达到治疗目的。根据雾化原理临床雾化器主要有两种，一种是超声波雾化器，一种是压缩雾化器（又称射流式雾化器）。

1. 小容量喷射雾化器（small-volume nebulizer，SVN）　又称喷射雾化器，为临床常用的吸入治疗的雾化器。喷射雾化器是以压缩空气或氧气为驱动力，高速气流通过细孔喷嘴时，将液体卷进高速气流而被粉碎成大小不等的雾滴（图 11-5-12）。喷射雾化器产生的雾粒约有 94% 为 1～10μm，但有大约 50% 的液体保留在挡板或罐内不能气化，称为“死腔容量”，即约有一半的药量不能被利用。因此每次雾化应将药液增加到至少 4ml，以弥补死腔容量。

临床上使用喷射雾化器雾化的药物有支气管扩张药物、糖皮质激素、化痰及抗过敏药物。小容量喷射雾化器的使用方法:①将待吸入的药物放入贮液罐;②将贮液罐中的药物稀释至4~6ml;③调节气体的流量(常用8L/min);④将喷嘴和面罩与患者相连;⑤嘱患者缓慢呼吸(正常潮气量),间隔定时作深吸气到肺总量时可屏气4~10秒;⑥持续雾化时间约15分钟;⑦观察患者雾化吸入后的效果及副作用。

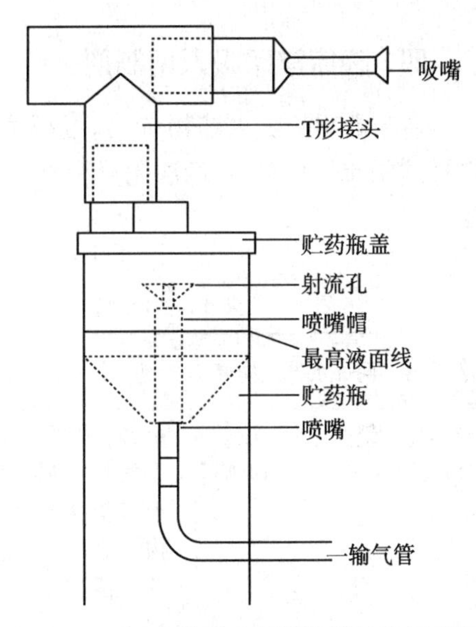

图 11-5-12 小容量喷射雾化器结构示意图

2. 超声雾化器(图11-5-13) 超声雾化是应用超声波声能,使药液变成细微的气雾,再由呼吸道吸入的方法。使用方法:①将所需药液倒入雾化罐,一般为10~20ml,将雾化罐放入水槽内嵌紧;②连接螺纹管和面罩(或口含嘴),将口罩紧密安置在患者口鼻上;③接通电源,预热3分钟后打开雾化开关,见指示灯亮并有气雾溢出,按需要调节雾量;④雾化吸入时间依所需剂量而定,一般快速雾化(雾量3ml/min)需4~5分钟,缓慢雾化(雾量1ml/min)需7~8分钟,1次治疗吸入药液一般为10ml;⑤雾化吸入后,取下面罩,用小治疗巾擦干面部。

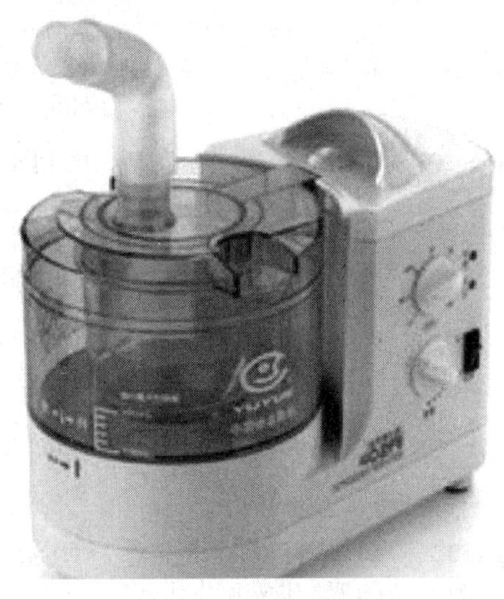
图 11-5-13 超声雾化器

## 四、临床常用吸入用制剂

临床常用的吸入药物有 $\beta_2$ 受体激动剂、吸入性糖皮质激素、M 胆碱受体拮抗剂，常用制剂、规格、用法用量及临床使用注意事项详见表 11-5-1、表 11-5-2 和表 11-5-3。

表 11-5-1　M 胆碱受体拮抗剂的常用吸入制剂

| 通用名 | 商品名 | 规格 | 特点 | 用法用量 | 其他 |
|---|---|---|---|---|---|
| 异丙托溴铵 | 爱全乐 | 20μg×200 喷 | 短效，主要防治各种支气管哮喘，尤适用于对糖皮质激素类药物疗效差或不能耐受及不能用 $\beta_2$ 受体激动剂者 | 常用量：2 喷，q4～6h；严重发作：2～3 喷，q2h 可重复给药 1 次 | 有青光眼倾向、前列腺增生患者慎用 |
| 噻托溴铵粉吸入剂 | 思力华 | 18μg | 长效、特异性，作用呈剂量依赖性，可持续 24 小时 | 常用量：18μg/ 次，1 次 / 天，胶囊不得吞服 | 不作为急性发作时用药，余同异丙托溴铵 |

表 11-5-2　$\beta_2$ 受体激动剂的常用吸入制剂

| 通用名 | 商品名 | 规格 | 临床应用 | 用法用量 | 其他 |
|---|---|---|---|---|---|
| 沙丁胺醇 | 万托林 | 100μg×200 喷 | 短效，急性发作的首选药 | 常用量：1～2 喷，必要时 q4～8h；极量：8 喷 / 天；每次间隔时间：1 分钟 | 易出现恶心、头痛、头晕、心悸、手指震颤。高血压和甲亢患者慎用，长期用药可形成耐药性，药效降低 |
| 特布他林 | 喘康速 | 0.25mg×200 喷 | 短效，作用与沙丁胺醇相当 | 常用量：1～2 喷，q4～6h；极量：24 喷 / 天；间隔时间：2～3 分钟 | |
| 福莫特罗 | 奥克斯（都保） | 4.5μg×60 吸 | 长效，作用强且持久，可维持治疗和预防发作，不作为急性发作用药 | 常用量：1～2 喷，1～2 次 / 天；严重患者：2～4 喷，1～2 次 / 天；极量：8 喷 / 天 | |
| 沙美特罗替卡松 | 舒利迭 | 50μg/250μg×60 吸<br>50μg/500μg×60 吸 | 长效，不适用急性哮喘发作，作用缓和持久 | 常用量：1 吸，bid | |

表 11-5-3　吸入用糖皮质激素的常用吸入制剂

| 通用名 | 商品名 | 规格 | 特点 | 用法用量 | 其他 |
| --- | --- | --- | --- | --- | --- |
| 丙酸倍氯米松 | 必可酮 | 250μg×80 喷 | 不宜用于哮喘急性发作，为治疗哮喘发作的间歇期及慢性哮喘的首选药 | 常用量：轻度，1～2 喷 /d；中、重度：2～4 喷 /d，极量：4 喷 /d | 为防止呼吸道真菌或病毒感染及产生声音嘶哑，每次用药后应及时漱口，不使药液残留咽喉部 |
| | 伯克纳鼻喷剂 | 50μg×80 喷 | | 常用量：2 喷 / 鼻孔，2 次 / 天；1 喷 / 鼻孔，3～4 次 / 天 极量：8 喷 / 天 | |
| 布地奈德 | 普米克（都保） | 0.1mg×200 喷 | 局部作用是丙酸倍氯米松的 1.6～3 倍，几乎无全身作用，对肾上腺素抑制作用更轻 | 常用量：2～4 吸，qd；1～4 吸，bid 慢性阻塞性肺疾病：4 吸，bid 极量：8 吸，bid | |
| | 宝益苏 | 0.2mg×100 喷 | 同普米克（都保） | | |
| 丙酸氟替卡松 | 辅舒良鼻喷雾剂 | 50μg×120 喷 | 早晨用药好，是生物活性更强的吸入剂 | 常用量：2 喷 / 鼻孔，每早 | |

（王　静）

## 参 考 文 献


1. 蔡柏蔷，李龙芸. 协和呼吸病学. 第2版. 北京：中国协和医科大学出版社，2010

2. 杜继宇，李艳，刘蓉，等. 儿童哮喘 472 例吸入疗法技术及辅助吸药装置使用分析. 中国医药指南，2008，21：47-48

3. 吴素玲，郑敬阳，赵京，等. 辅助吸入装置对提高定量气雾剂治疗效果观察. 实用儿科临床杂志，2003，7：544-545

4. 付杰伟. 不同吸入装置应用现状调查及影响因素分析. 临床肺科杂志，2010，10：1425-1426

5. 吴培焙，胡杰贵．$β_2$受体激动剂在呼吸系统疾病中的应用．临床肺科杂志，2010，15(7)：993-995

6. David L. Nelson, Michael M. Cox. Lehninger's Principles of Biochemistry. 5th ed.New York: W.H.Freeman & Co Ltd, 2008: 359

# 第十二章　糖皮质激素类药物

糖皮质激素(glucocorticoids,GCs)是由肾上腺皮质束状带分泌的一类甾体激素,主要为皮质醇(cortisol),具有调节糖、脂肪、蛋白质的生物合成和代谢的作用,还具有抑制免疫应答、抗炎、抗毒、抗休克作用。根据哮喘发病机制中的气道炎症学说,GCs 是目前治疗支气管哮喘最有效的药物,常被用来治疗可逆性和不可逆性气道炎性疾病,所以也是 COPD、肺间质纤维化等呼吸道疾病必不可少的药物,还是哮喘持续状态或危重发作、肺炎、AECOPD、SIRS 等重症状态的重要抢救药物。长期应用可改善患者的肺功能,降低气道的高反应性,降低发病的频率和程度,改善临床症状,提高生活质量。

## 一、分类与品种分布

糖皮质激素包括天然的糖皮质激素和合成的同类药物,天然糖皮质激素以氢化可的松为代表,人工合成的多为中效和长效制剂,如甲泼尼龙、地塞米松等。常用的糖皮质激素类药物根据作用时间可分为短效、中效与长效 3 类,具体分类详见表 12-2。

根据给药途径可分为口服、注射、局部外用或吸入制剂。临床供吸入使用的有布地奈德、倍氯米松、氟替卡松;可口服的药物有可的松、泼尼松、泼尼松龙、甲泼尼龙、地塞米松、倍他米松、曲安西龙;可静脉给药的药物有氢化可的松、泼尼松龙、甲泼尼龙、地塞米松、曲安西龙、倍他米松。

## 二、药理作用特征

### (一) 糖皮质激素类药物的药理作用

糖皮质激素类药物的作用广泛复杂,随剂量不同而变化。生理剂量的糖皮质激素为维持生命所必需,对蛋白质、糖、脂肪、水、电解质代谢及多种组织器官的功能有重要影响。缺乏时可引起代谢失调甚至死亡;应激状态下,糖皮质激素大量分泌,使机体能适应内外环境变化所产生的强烈刺激;药理剂量时,糖皮质激素除影响物质代谢外，尚有抗炎、抗过敏、免疫抑制和抗休克等药理作用。具体的药理作用及作用机制详见表 12-1。

表 12-1 糖皮质激素类药物的药理作用及作用机制

| 药理作用 | 作用形式 | 作用机制 |
|---|---|---|
| 抗炎 | 抑制感染性和非感染性炎性反应；对抗物理、化学、生理、免疫所致的炎性反应 | 降低毛细血管通透性，减轻或防止急性炎症期的炎性渗出和水肿 |
| | | 抑制炎症细胞在炎症部位的聚集 |
| | | 稳定溶酶体膜，抑制吞噬作用，阻止补体参与炎症反应及炎症介质的合成与释放 |
| 免疫抑制 | 抑制细胞介导的免疫反应和迟发型过敏反应 | 诱导淋巴细胞 DNA 降解、影响其物质代谢、诱导淋巴细胞凋亡及抑制核转录因子活性 |
| | | 小剂量主要抑制细胞免疫 |
| | | 大剂量抑制 B 淋巴细胞转化成浆细胞，减少抗体生成，干扰体液免疫、抑制细胞因子 |
| 抗毒素 | 提高机体对有害刺激的应激能力；减轻细菌内毒素对机体的损害，对感染毒血症有退热作用 | 抑制体温中枢对热原的反应，稳定溶酶体膜，减少内源性致热源的释放 |
| 抗休克 | 中毒性休克、低血容量休克、心源性休克、感染性休克 | 扩张血管，增强心肌收缩力 |
| | | 降低血管对某些缩血管活性物质的敏感性，改善微循环 |
| | | 稳定溶酶体膜，减少心肌抑制因子的形成 |
| | | 提高机体对细菌内毒素的耐受力 |
| 其他作用 | 缩短凝血时间 | 大剂量可使血小板增多，提高凝血因子 I 的浓度 |
| | 红细胞和血红蛋白含量增加 | 刺激骨髓造血功能 |
| | 外周血粒细胞数增多 | 改变血细胞与基质细胞的相互作用，改变粒细胞在骨髓与外周血的相对比例 |
| | 食欲增加，消化能力提高 | 增加胃酸和胃蛋白酶分泌增多；大剂量可诱发或加重消化道溃疡 |

### （二）糖皮质激素类药物的分类及药理作用比较

通过对天然糖皮质激素氢化可的松进行结构改造，得到了一系列衍生物，这些衍生物的脂溶性增强，与糖皮质激素受体的亲和力增加，抗炎作用增强，药物作用时间延长，盐皮质作用降低。如曲安西龙、倍他米松和地塞米松与糖皮质激素受体结合的能力分别较天然氢化可的松强2、5和7倍。各种糖皮质激素类药物的药理作用及作用比较详见表12-2（参考2011年国家卫生和计划生育委员会颁布的《糖皮质激素类药物临床应用指导原则》）。

表12-2　常用糖皮质激素类药物的比较

| 类别 | 药物 | 对糖皮质激素受体的亲和力 | 水盐代谢（比值） | 糖代谢（比值） | 抗炎作用（比值） | 等效剂量（mg） | 作用持续时间(小时) |
|---|---|---|---|---|---|---|---|
| 短效 | 氢化可的松 | 1.00 | 1.0 | 1.0 | 1.0 | 20.00 | 8～12 |
| | 可的松 | 0.01 | 0.8 | 0.8 | 0.8 | 25.00 | 8～12 |
| 中效 | 泼尼松 | 0.05 | 0.8 | 4.0 | 3.5 | 5.00 | 12～36 |
| | 泼尼松龙 | 2.20 | 0.8 | 4.0 | 4.0 | 5.00 | 12～36 |
| | 甲泼尼龙 | 11.90 | 0.5 | 5.0 | 5.0 | 4.00 | 12～36 |
| | 曲安西龙 | 1.90 | 0 | 5.0 | 5.0 | 4.00 | 12～36 |
| 长效 | 地塞米松 | 7.10 | 0 | 20.0～30.0 | 30.0 | 0.75 | 36～54 |
| | 倍他米松 | 5.40 | 0 | 20.0～30.0 | 25.0～35.0 | 0.60 | 36～54 |

注：表中水盐代谢、糖代谢、抗炎作用的比值均以氢化可的松为1计；等效剂量以氢化可的松为标准计

## 三、药动学特征

### （一）全身给药糖皮质激素类药物的药动学特征

糖皮质激素类药物与血浆蛋白的结合率不同，决定了血浆内游离型药物的浓度不同，因此药物在体内分布具有一定的差异。该类药物的消除主要在肝脏，在肝内首先进行羟基化，其次是结合反应，最后代谢产物自尿中排出，通过粪便和胆汁的排泄很少。临床常用糖皮质激素全身用药的药动学特点详见表12-3。

表12-3　常见糖皮质激素全身用药的药动学作用特点

| 药物 | 达峰时间 | 血浆半衰期（分钟） | 组织半衰期（小时） | 蛋白结合率（%） | HPA轴抑制时间（天） | 代谢器官 |
|---|---|---|---|---|---|---|
| 氢化可的松 | 12小时 | 90 | 8～12 | >90 | 1.25～1.5 | 肝脏 |
| 可的松 | 2小时 | 30 | 8～12 | 可逆性结合 | 1.25～1.5 | 肝脏 |
| 泼尼松 | 1～2小时 | 60 | 18～36 | 68 | 1.25～1.5 | 肝脏 |
| 泼尼松龙 | 1～2小时 | 200 | 18～36 | 61 | 1.25～1.5 | 肝、肾脏 |
| 甲泼尼龙 | 15分钟 | 180 | 18～36 | 74 | 1.25～1.5 | 肝、肾脏 |

续表

| 药物 | 达峰时间 | 血浆半衰期(分钟) | 组织半衰期(小时) | 蛋白结合率(%) | HPA轴抑制时间(天) | 代谢器官 |
|---|---|---|---|---|---|---|
| 曲安尼龙 | 2.5~6小时 | 300 | 18~36 | 40~90 | 1.25~1.5 | 肝脏 |
| 倍他米松 | 1小时(im) | 100~300 | 36~54 | 77% | 2.75 | 肝、肾脏 |
| 地塞米松 | 1~8小时 | 100~300 | 36~54 | 77 | 3.25 | 65%经肾排泄 |

### (二)吸入性糖皮质激素的药动学特征

吸入性糖皮质激素(ICS)是控制气道炎症最有效的药物之一,由于吸入给药发挥局部作用,对下丘脑-垂体-肾上腺(HPA)轴的抑制作用小,药物吸入剂量少,全身不良反应小,因此成为呼吸系统疾病应用较为广泛的药物。可供选择的药物有丙酸倍氯米松(BDP)、布地奈德(BUD)和氟替卡松(FP),以定量气雾剂、干粉剂或溶液吸入为主。

决定吸入性糖皮质激素药代动力学最重要的因素是药物的脂溶性,高脂溶性糖皮质激素增加了局部作用强度,降低了全身生物利用度,有较好的治疗指数,同时具有独特的药代动力学和药效动力学特征。高脂溶性可以保证药物达到最大分布容积,因此也有较长的清除半衰期。各种吸入性糖皮质激素制剂脂溶性决定了其效应/副作用比率,脂溶性的不同决定了不同的药代动力学特征。吸入性糖皮质激素的药代动力学特征详见表12-4。

**表12-4 吸入性糖皮质激素制剂的药代动力学特征**

| 药物 | 血浆半衰期 $t_{1/2}$(小时) | 分布容积(L/kg) | 首过效应(%) | 受体亲和力(DXM*为1) | 代谢 | 排泄 |
|---|---|---|---|---|---|---|
| 丙酸倍氯米松 | 15 | 0.3 | 20 | 0.4 | 咽下药物经肝灭活,部分被组织酯酶水解 | 代谢物70%经胆汁、10%~15%经尿排泄 |
| 布地奈德 | 成人:2~3<br>儿童:1.5 | 3 | 10 | 9.4 | 吸入约10%沉积于肺,吞咽药物90%经肝首过代谢失活 | 32%的药物经尿液排出,15%经粪便排出 |
| 氟替卡松 | 7.2 | 3.7 | 1 | 18 | 大部分经肝脏代谢失活 | 咽下药物主要以原形随粪便排出 |

注:*DXM:地塞米松

## 四、给药方案

糖皮质激素作为首选治疗用于支气管哮喘、特发性间质性肺炎(IIP)、累及眼部等脏器及症状明显的2期及3期结节病、放射性肺炎及外源性过敏性肺泡炎等;作为辅助治疗用于ANCA相关性肺血管炎(Wegener肉芽肿)、慢性阻塞性肺疾病急性加重期(AECOPD)、变态反应性支气管肺曲菌病(ABPA)、粟粒性肺结核及多发性结核性浆膜炎、肺孢子菌肺炎(PCP)、急性呼吸窘迫综合征(ARDS)等。给药途径有口服、静脉和吸入给药,常用的治疗方案有冲击疗法,短程治疗、中长程治疗和终身替代治疗。

### (一)糖皮质激素临床常用的治疗方案

内源性糖皮质激素由肾上腺皮质束状带分泌,为脉冲性分泌,具有昼夜周期分泌节律的特点。每天上午6~9时为分泌高峰,以后逐渐下降,午夜时达谷底;另外其分泌尚有应激性,手术、创伤、感染等任何应激性刺激均可激发其分泌。因此糖皮质激素治疗方案一方面应根据其生理特点制订合理的给药方案,另一方面应综合患者的病情及药物的药理、药代动力学特征制订个体化的治疗方案,包括药物品种、剂量、疗程和给药途径等。临床常规的治疗方案有冲击疗法、短程治疗、中程和长程治疗、终身替代治疗,具体的治疗方案详见表12-5。

表12-5　糖皮质激素常用的治疗方案

| 治疗方案 | 适应证 | 药物剂量 | 给药途径 | 疗程 | 注意事项 |
|---|---|---|---|---|---|
| 冲击疗法 | 危重症患者的抢救,如暴发型感染、过敏性休克、严重哮喘持续状态、过敏性喉头水肿、急进性肾炎等 | 甲泼尼龙:7.5~30.0mg/(kg·d) | 静脉 | <5天 | 须配合其他有效治疗措施,可迅速停药,若无效不可在短时间内重复冲击治疗 |
| 短程治疗(包括应激性治疗) | 感染或变态反应类疾病,如结核性脑膜炎及胸膜炎、剥脱性皮炎等 | 以泼尼松为例:0.5~1.0mg/(kg·d) | 静脉 | <1个月 | 须配合其他有效治疗措施,停药需逐渐减量至停药 |
| 中程治疗 | 适用于病程较长且多器官受累性疾病,如风湿热等 | 以泼尼松为例,初始0.5~1.0mg/(kg·d),生效后每1~2天减少5mg,逐渐减至最小维持量5~10mg/d | 口服,清晨 | <3个月 | 生效后减至维持剂量,停药需要逐渐递减 |

续表

| 治疗方案 | 适应证 | 药物剂量 | 给药途径 | 疗程 | 注意事项 |
|---|---|---|---|---|---|
| 长程治疗 | 器官移植后排斥反应的预防和治疗及反复发作、多器官受累的慢性自身免疫病，如系统性红斑狼疮、溶血性贫血、结节病等 | 同上 | 口服，清晨 | >3个月 | 维持治疗可采用每日或隔日给药，停药前亦应逐步过渡到隔日疗法后逐渐停药 |
| 终身替代治疗 | 用于原发性或继发性慢性肾上腺皮质功能减退症等 | 2.5 ~ 15.0mg/d | 口服，清晨 | 终身 | 各种应激情况下应适当增加剂量 |

### （二）呼吸系统疾病临床应用糖皮质激素的治疗方案

糖皮质激素可降低气道的高反应性，改善肺功能，降低发病的频率和程度，因此广泛用于呼吸系统疾病。2011 年国家卫生和计划生育委员会颁布了《糖皮质激素类药物临床应用指导原则》，对呼吸系统常见疾病应用糖皮质激素的临床治疗方案进行了详述，具体如下。

1. 哮喘　吸入性糖皮质激素是哮喘长期治疗的首选药物。急性哮喘发作期可全身使用，给药途径包括吸入、口服和静脉应用。非应急治疗时吸入给药为首选途径。临床给药方案详见表 12-6。

表 12-6　糖皮质激素用于哮喘的治疗方案（成人）

| 分级 | 治疗方案 | 给药方案 |
|---|---|---|
| 轻度持续哮喘 | 首选吸入小剂量糖皮质激素 | 布地奈德：0.1 ~ 0.4mg/ 次，bid<br>倍氯米松：气雾吸入，50 ~ 250μg/ 次，3 ~ 4 次 / 天；粉雾吸入，200μg/ 次，3 ~ 4 次 / 天；鼻腔喷雾，一侧 100μg/ 次，2 次 / 天；或一侧 50μg/ 次，3 ~ 4 次 / 天<br>氟替卡松：轻度哮喘口腔吸入 100 ~ 250μg/ 次，bid；经鼻喷雾吸入 1 次每侧鼻孔各 1 喷，qd |
| 中、重度持续哮喘 | 吸入糖皮质激素 + 长效 $\beta_2$ 受体激动剂的联合制剂；根据症状加减糖皮质激素的吸入量 | 沙美特罗替卡松粉吸入剂：250 ~ 500μg/d，1 吸 / 次，bid<br>氟替卡松：中度哮喘 250 ~ 500μg/ 次，bid；重度哮喘 500 ~ 1000μg/ 次，bid。随后逐渐减少剂量至可有效控制哮喘的最低剂量<br>布地奈德：气雾吸入 0.2 ~ 0.4mg/ 次，qd |

续表

| 分级 | 治疗方案 | 给药方案 |
| --- | --- | --- |
| 轻、中度急性发作 | 口服糖皮质激素5~7天,症状缓解后渐减量至停用。也可雾化吸入布地奈德混悬液2~4mg/d | 口服泼尼松或泼尼松龙:20~40mg/d;泼尼松或泼尼松龙维持剂量最好≤10mg/d |
| 严重急性发作 | 静脉给药,同时给予大剂量吸入性糖皮质激素;无糖皮质激素依赖者可短期(3~5天)停药;有依赖倾向者可延长给药时间,症状控制后改为口服,渐减量 | 甲泼尼龙:80~160mg/d;琥珀酸氢化可的松:400~1000mg/d;地塞米松抑制HPA轴,尽量避免使用或短期使用 |

2. 特发性间质性肺炎　对于特发性间质性肺炎(idiopathic interstitial pneumonia,IIP),目前认为对糖皮质激素治疗效果较好的有隐源性机化性肺炎(COP)和非特异性间质性肺炎(NSIP)。糖皮质激素应用于IIP的治疗方案详见表12-7。

**表12-7　糖皮质激素用于特发性间质性肺炎的治疗方案**

| 分类 | 治疗方案 | 给药方案 |
| --- | --- | --- |
| 特发性肺纤维化(IPF/UIP) | 炎性渗出早期(胸部CT显示磨玻璃样病变):可考虑糖皮质激素联合免疫抑制剂(如硫唑嘌呤)治疗;急性加重期:糖皮质激素配合氧疗、肺康复治疗等 | 药物:低剂量[泼尼松0.5mg/(kg·d)]联合N-乙酰半胱氨酸及硫唑嘌呤<br>疗程:治疗4~8周评估,无效或病情恶化,停止治疗;有效,逐渐减至维持剂量7.5~10mg/d,治疗至少维持6个月~1年 |
| 隐源性机化性肺炎(COP)和非特异性间质性肺炎(NSIP) | 糖皮质激素治疗尚无充足的循证医学证据 | 药物:泼尼松0.75~1mg/(kg·d)(或等效剂量的甲泼尼龙或泼尼松龙)<br>疗程:4~12周评估,逐渐减量至维持剂量,一般疗程为6~12个月。如治疗效果不佳,应停药或改用其他药物治疗 |
| 急性间质性肺炎(AIP) | 早期冲击治疗可能有效 | 甲泼尼龙:7.5~30.0mg/(kg·d),疗程<5天;无效可考虑联合使用免疫抑制剂 |
| 脱屑性间质性肺炎(DIP) | 糖皮质激素治疗尚无充足的循证医学证据 | 起始剂量:泼尼松(或等效剂量的甲泼尼龙/泼尼松龙)20~60mg/d,渐减量至维持剂量 |
| 淋巴细胞性间质炎(LIP) | 尚无充足的循证医学证据 | 起始剂量:泼尼松(或等效剂量的甲泼尼龙/泼尼松龙)0.75~1mg/(kg·d),渐减量至维持剂量 |

3. 变态反应性支气管肺曲菌病　变态反应性支气管肺曲菌病(ABPA)是人体对寄生于支气管内的曲菌抗原发生变态反应引起的一种疾病。ABPA 在急性发作期有喘息、发热、咳嗽、咳痰及咯血等症状,慢性期表现为肺纤维化和支气管扩张。对于其治疗首先应避免暴露于高浓度曲霉菌环境中,治疗原则首选糖皮质激素治疗,辅助抗真菌药物(如伊曲康唑)。具体的给药方案详见表 12-8。

表 12-8　变态反应性支气管肺曲菌病的糖皮质激素治疗方案

| 分级 | 治疗方案 | 给药方案 |
|---|---|---|
| 急性期 | 首选口服给药,根据病情适当调整剂量和疗程。急性期症状严重者最初 2 周泼尼松剂量可提高至 40～60mg/d,减量应根据症状、胸部影像学检查和总 IgE 水平酌定 | 泼尼松:0.5mg/(kg·d),2 周后改为 0.5mg/kg,隔日口服,疗程为 3 个月左右<br>同时吸入性糖皮质激素 |
| 慢性糖皮质激素依赖期和肺纤维化期 | 首选口服给药,需要长期应用糖皮质激素,提倡隔日服药以减少药物不良反应 | 泼尼松:0.5mg/kg,隔日口服,渐减至最小维持量 5～10mg/d<br>同时吸入性糖皮质激素 |

4. 结节病　结节病是一种原因不明、以非干酪性坏死肉芽肿为病理特征的系统性疾病。常侵犯肺、双侧肺门淋巴结,临床上 90% 以上有肺的改变,其次是皮肤和眼的病变,浅表淋巴结、肝、脾、肾、骨髓、神经系统、心脏等几乎全身每个器官均可受累。糖皮质激素的适应证为:①明显的呼吸道症状(如咳嗽、气短、胸痛),或病情进展的Ⅱ期以及Ⅲ期患者;②胸部影像学进行性恶化或伴进行性肺功能损害者;③侵及肺外器官,如心脏或中枢神经系统受累,或伴视力损害的眼部受累,或持续性高钙血症。

对于无症状的Ⅰ期患者不需要糖皮质激素治疗。无症状的Ⅱ期或Ⅲ期患者,如果仅存在肺功能轻度异常而且病情稳定者不主张过于积极应用糖皮质激素治疗,可保持动态随访,有明显适应证时应及时应用。首选口服给药,参考初始剂量为泼尼松(或等效剂量的甲泼尼龙或泼尼松龙)20～40mg/d [ 或 0.5mg/(kg·d)],治疗 4 周后评估疗效,如有效,则逐渐减量至维持剂量,疗程为 6～24 个月,一般至少 1 年。如停药后病情复发,再次糖皮质激素治疗仍然有效,并在必要时加用免疫抑制剂。而吸入糖皮质激素无明显获益,但对于有气道黏膜受累的患者可能有一定疗效。

5. 慢性阻塞性肺疾病　对 COPD 患者不推荐长期口服糖皮质激素治疗,具体治疗方案详见表 12-9。

表 12-9　慢性阻塞性肺疾病的糖皮质激素治疗方案

| 分级 | 治疗方案 | 给药方案 |
| --- | --- | --- |
| 急性加重期 | 短效 $\beta_2$ 受体激动剂联合抗胆碱能药物，较为严重者可考虑静脉滴注茶碱类药物。住院患者宜在应用支气管舒张剂的基础上口服或静脉滴注糖皮质激素。要权衡疗效及安全性决定用量 | 口服泼尼松或泼尼松龙 20～40mg/d，5～10 天后逐渐减量停药<br>静脉给予甲泼尼龙 40mg/d，qd，2～5 天后改为口服，可根据病情适当调整糖皮质激素剂量和疗程<br>布地奈德雾化混悬液＋短效 $\beta_2$ 激动剂雾化吸入治疗 |
| Ⅲ级和Ⅳ级 COPD 伴有临床症状者；反复急性加重的 COPD 患者 | 吸入性糖皮质激素<br>吸入性糖皮质激素和长效 $\beta_2$ 受体激动剂联合制剂临床效果更好 | 沙美特罗替卡松吸入剂 1 吸 / 次，bid；剂量根据症状加减<br>布地奈德粉雾吸入：0.4mg/ 次，bid |

6. 变应性鼻炎　变应性鼻炎是接触变应原后由 IgE 介导的鼻黏膜慢性炎症性疾病。临床主要症状有流涕、鼻塞、鼻痒和喷嚏，这些症状具有自限性或治疗后能缓解。变应性鼻炎的分型根据症状持续时间分为间歇性或持续性；根据症状严重度及对生活等的影响可分为轻度或中 - 重度。鼻内糖皮质激素是目前治疗变应性鼻炎最有效的药物。根据症状严重程度和持续时间采用阶梯式药物治疗方案。对持续性变应性鼻炎患者应坚持临床随访及疗效评价，并据此调整治疗方案，增减治疗的强度。具体的治疗方案详见表 12-10。

表 12-10　变形性鼻炎的糖皮质激素治疗方案

| 分级 | 治疗方案 | 给药方案 |
| --- | --- | --- |
| 轻度持续性变应性鼻炎 | 口服 $H_1$ 抗组胺药物或低剂量鼻内糖皮质激素，可根据病情适当调整剂量 | 倍氯米松：100～200μg/d<br>布地奈德：256μg/d，早晨 1 次喷入（每个鼻孔 128μg/d ），或早、晚分 2 次喷入。获得预期的临床效果后，减少用量至控制症状所需的最小剂量，以此作为维持剂量<br>氟替卡松：每侧鼻孔各 2 喷（100μg），早晨喷入 1 次；每侧鼻孔 1 日最大剂量不超过 4 喷。症状控制后，维持剂量为 1 次每侧鼻孔各 1 喷，qd |
| 中－重度间歇性变应性鼻炎 | 鼻内糖皮质激素，如有必要，在治疗 1 周后可加用口服 $H_1$ 抗组胺药物和（或）短期口服糖皮质激素 | 倍氯米松：300～400μg/d 或等效剂量的其他鼻内糖皮质激素<br>口服泼尼松：10～20mg/d，持续 3～5 天 |

续表

| 分级 | 治疗方案 | 给药方案 |
|---|---|---|
| 中－重度持续性变应性鼻炎 | 首选鼻内糖皮质激素，如症状严重，在治疗初期可加用口服 $H_1$ 抗组胺药物和（或）短期口服糖皮质激素 | 倍氯米松：300～400μg/d 或等效剂量的其他鼻内糖皮质激素<br>口服泼尼松：10～20mg/d，持续 3～5 天 |

7. 嗜酸性粒细胞性支气管炎　嗜酸性粒细胞性支气管炎是一种以气道嗜酸性粒细胞浸润为特征的非哮喘性支气管炎。临床表现为慢性咳嗽，诱导痰嗜酸性粒细胞比例≥2.5%，无气道高反应性，支气管扩张剂治疗无效，对糖皮质激素治疗反应良好。治疗原则为避免接触变应原，给予吸入糖皮质激素。倍氯米松 250～500μg/次或等效剂量其他糖皮质激素，bid，持续应用 4 周以上；初始治疗可联合应用短期口服糖皮质激素，泼尼松每天 10～20mg，持续 3～5 天。

### （三）成人吸入性糖皮质激素的临床给药方案

吸入性糖皮质激素（ICS）常用来治疗可逆性和不可逆性气道炎性疾病，是目前最常用的抗炎性平喘药。主要用于哮喘轻度持续以上的患者；患者近两年有急性加重必须以全身糖皮质激素或 1 种吸入性支气管扩张药治疗时。其临床常用药物和给药方案见表 12-11。

表 12-11　成人吸入用糖皮质激素的给药方案

| 药物 | 制剂与规格 | 用法用量 | 注意事项 |
|---|---|---|---|
| 布地奈德 | 气雾剂：0.2mg×100 喷；0.05mg×200 喷；0.1mg×200 喷 | 初始剂量：轻症 0.1～0.4mg/次，bid；重症 0.2～0.4mg/次，4 次/天<br>维持剂量：0.2～0.4mg/次，bid | 严重哮喘和停用（或减量使用）口服糖皮质激素的患者，剂量应个体化。维持剂量以减至最低剂量又能控制症状为准 |
| | 布地奈德雾化混悬液：2ml：0.5；2ml：1mg | 起始剂量：1～2mg/次，bid；维持剂量：0.5～1mg/次，bid | 经雾化器给药，药物可与 NS、特布他林、沙丁胺醇、色甘酸钠或溴化异丙托品溶液混合使用 |
| | 粉吸入剂：0.1mg×200 吸 | 支气管哮喘：<br>无激素或吸入糖皮质激素治疗的患者：起始量为 0.2～0.4mg/次，qd；最大剂量为 0.8mg/次，bid；维持剂量为 0.1～0.4mg/次，qd 或 0.1～0.4mg/次，bid | 治疗剂量个体化 |

续表

| 药物 | 制剂与规格 | 用法用量 | 注意事项 |
|---|---|---|---|
| 布地奈德 | 粉吸入剂：0.1mg×200吸 | 口服糖皮质激素患者：起始剂量为0.4～0.8mg/次，bid；最大剂量为0.8mg/次，bid；维持剂量为0.1～0.4mg/次，qd<br>COPD：0.4mg/次，bid | |
| | 鼻喷雾剂：32μg×120喷；64μg×120喷 | 256μg/d，可于早晨1次喷入（每个鼻孔128μg/d），或早、晚分2次喷入 | 在获得预期效果后，减少用量至控制症状所需最小剂量为维持剂量 |
| 倍氯米松 | 气雾剂：50μg×200揿；250μg×200揿 | 一般50～250μg/次，3～4次/天，最大剂量<1mg/d； | 气雾剂仅用于慢性哮喘，急性症状控制后再改用本药维持治疗 |
| | 粉雾剂：<br>100μg；200μg | 200μg/次，3～4次/日 | — |
| | 鼻喷雾剂：50μg×200揿 | 一侧100μg/次，bid；或一侧50μg/次，3～4次/天 | 鼻喷雾给药最大剂量<400μg/d |
| 氟替卡松 | 气雾剂：50μg×120揿；125μg×60揿；250μg×60揿 | 经口腔吸入：<br>轻度哮喘：100～250μg/次，bid<br>中度哮喘：250～500μg/次，bid<br>重度哮喘：500～1000μg/次，bid | 根据病情采用不同的起始剂量，随后应将剂量逐渐减少至可有效控制哮喘的最低剂量。老年患者使用本药不需作特殊的剂量调整 |
| | 喷鼻剂：<br>50μg∶100mg | 经鼻喷雾吸入：1次每侧鼻孔各2喷（100μg），qd，早晨用药，部分患者需2次/天。症状控制后，维持量为1次每侧鼻孔各1喷，qd | 每侧鼻孔1日最大剂量<4喷 |

## （四）儿童应用糖皮质激素的给药方案

有关儿童应用糖皮质激素的临床给药方案参考表12-12和表12-13。

表12-12　儿童应用糖皮质激素的给药方案

| 药物 | 给药方案 | 备注 |
|---|---|---|
| 泼尼松 | 口服给药：急性哮喘发作1～2mg/(kg·d)，分1～2次服用，连用3～5天。根据年龄参考量：<br><1岁，10mg/次，q12h；长程维持治疗时，10mg/次，隔日1次 | 根据症状和治疗效果加减剂量；长期 |

续表

| 药物 | 给药方案 | 备注 |
| --- | --- | --- |
| 泼尼松 | 1～4 岁：20mg/次，q12h；长程维持治疗时，20mg/次，隔日 1 次<br>5～13 岁：30mg/次，q12h；长程维持治疗，30mg/次，隔日 1 次<br>>13 岁：40mg/次，q12h；长程维持治疗，40mg/次，隔日 1 次 | 用药注意补钙、补钾，监测不良反应；哮喘的持续状态以吸入给药为主 |
| 泼尼松龙 | 哮喘急性发作：<br>口服：1～2mg/(kg·d)，分 1～2 次服用，连用 3～5 日<br>静脉注射：2～4mg/(kg·d)，分 3～4 次使用 | |
| 甲泼尼龙 | 口服：抗炎或抑制免疫，0.5～1.7mg/(kg·d)，每 6～12 小时给药 1 次<br>静脉给药：抗炎或抑制免疫，0.5～1.7mg/(kg·d)，每 6～12 小时给药 1 次；哮喘持续状态，负荷剂量为 2mg/kg，以后每 6 小时给予 0.5～1mg/kg | |
| 倍他米松 | 对生长的抑制作用较强，对下丘脑－垂体－肾上腺皮质轴功能的抑制也较短效糖皮质激素明显，小儿不宜长期使用 | |

表 12-13 儿童吸入用糖皮质激素的给药方案

| 药物 | 给药方案 | 备注 |
| --- | --- | --- |
| 倍氯米松 | 气雾吸入：用量根据年龄酌减，最大不超过 400μg/d，症状缓解后逐渐减量<br>粉雾吸入：100μg/次，3～4 次/天<br>鼻腔喷雾：>6 岁儿童，同成人 | ①吸入治疗仅用于慢性哮喘的维持治疗，不能用于急性发作的控制治疗；②用药后漱口；③长期吸入出现口腔、咽喉部白念珠菌感染时，可局部给予抗真菌治疗；④雾化吸入将药物雾化混悬液经雾化器给药； |
| 布地奈德 | 气雾吸入：开始量：2～7 岁：0.2～0.4mg/d，分 2～4 次使用；>7 岁：0.2～0.8mg/d，分 2～4 次使用；维持剂量以减至最低剂量又能控制症状为准<br>粉雾吸入：治疗支气管哮喘应个体化给药。根据患儿的治疗情况，对≥6 岁儿童推荐剂量如下：<br>无激素治疗或吸入糖皮质激素的患儿：<br>起始量：0.2～0.4mg/次，qd；维持量：0.1～0.4mg/次，qd 或 0.1～0.2mg/次，bid；最大量 0.4mg/次，bid<br>口服糖皮质激素的患儿：起始量 0.2～0.4mg/次，qd，维持剂量 0.1～0.4mg/次，qd，最大量 0.4mg/次，bid | |

续表

| 药物 | 给药方案 | 备注 |
|---|---|---|
| 布地奈德 | 鼻喷吸入：鼻炎的治疗：>6岁儿童，用法与用量同成人；<br>雾化吸入：起始剂量0.5～1mg/次，bid，维持剂量应个体化，推荐剂量：0.25～0.5mg/次，bid。 | ⑤长期吸入治疗患儿应定期监测生长和发育情况 |
| 氟替卡松 | 经口腔吸入：>16岁患儿同成人；<br>4～16岁患儿：起始剂量50～100μg/次，bid；随后逐渐减少剂量至可有效控制哮喘的最低剂量。<br>经鼻喷雾吸入：4～11岁儿童，一次每侧鼻孔各1喷，1～2次/天每侧鼻孔一日最大剂量不超过2喷。 | |

## 五、主要不良反应与药学监护

### （一）主要不良反应

肾上腺皮质激素类药物应用生理剂量作为替代治疗时，无明显的不良反应；应用药理剂量时，药物的不良反应多与疗程、剂量、用药种类、用法及给药途径等有密切关系。长期应用容易出现医源性库欣综合征、明显的水钠潴留和相当程度的失钾；刺激肾上腺皮质分泌雄性激素，有多毛、痤疮发生；有致糖尿病作用、胃肠道反应和骨质疏松等不良反应。其不良反应表现及药学监护详见表12-14。

普遍认为吸入性糖皮质激素较口服或静脉给药的不良反应少，但长期吸入大剂量的糖皮质激素也有引起肾上腺功能抑制的潜在危险，发生骨质疏松、影响儿童的生长发育等。同时有报道长时间大剂量吸入有增加青光眼、白内障的危险，还可引起过敏反应、口腔念珠菌病等，具体表现及药学监护详见表12-15。

表12-14　全身用糖皮质激素常见的不良反应及药学监护

| 不良反应 | 不良反应表现 | 药学监护 |
|---|---|---|
| 医源性库欣综合征 | 表现为满月脸、向心性肥胖、紫纹、出血倾向、痤疮、高血压、骨质疏松或骨折（包括脊椎压缩性骨折、长骨病理性骨折）等。可诱发或加重白内障、青光眼，因其良性颅内压升高综合征 | 停药或减小剂量，同时对症治疗，如补充钙剂、使用降压药物等 |
| 电解质紊乱 | 低血钙、低血钾、水钠潴留（血钠升高） | 定期监测，补充电解质 |
| 中枢神经系统 | 兴奋、失眠、欣快感、激动、不安、谵妄、定向力障碍等 | 停药或降低剂量 |
| 内分泌系统 | 糖尿病倾向（血糖升高）；血胆固醇、血脂肪酸升高 | 使用降糖、调血脂药物 |

续表

| 不良反应 | 不良反应表现 | 药学监护 |
|---|---|---|
| 消化系统 | 胃肠道刺激(恶心、呕吐)、消化性溃疡或肠穿孔、胰腺炎等 | 停药或减量,同时对症治疗,如使用抗胃酸分泌药物 |
| 过敏反应 | 面部、鼻黏膜及眼睑肿胀、荨麻疹、气短、胸闷、喘鸣等 | 停药或减量,注射剂应缓慢注射 |
| 停药综合征 | 下丘脑－垂体－肾上腺轴功能减退,表现为乏力、食欲减退、恶心、呕吐、血压偏低等;已被控制的疾病症状可于停药后重新出现;有的患者在停药后出现头晕、头痛、昏厥倾向、腹痛或背痛、低热、食欲减退、恶心、呕吐、肌肉或关节疼痛、乏力等 | 应缓慢减量,直至停药。长期治疗后下丘脑－垂体－肾上腺轴功能的恢复一般需要9～12个月 |

表 12-15　吸入用糖皮质激素常见的不良反应及药学监护

| 吸入用剂型 | 不良反应表现 | 药学监护 |
|---|---|---|
| 气雾剂/吸入剂 | 过敏反应:表现为皮疹、荨麻疹、接触性皮炎、血管神经性水肿和支气管痉挛等 | 停药或降低剂量 |
| | 喉部有轻微刺激,偶见咳嗽或声嘶 | 喷吸后及时漱口 |
| | 二重感染:可有口腔咽喉部白念珠菌感染 | 喷吸后及时漱口,若有感染使用抗真菌药物如制霉菌素糊涂抹患处 |
| | 异常精神症状:表现为紧张、不安、抑郁、行为障碍等 | 停药或降低剂量 |
| | 头痛、头晕、疲劳、味觉减弱、恶心、腹泻、体重增加等 | 停药或降低剂量 |
| | 停药反应:口服糖皮质激素改用吸入给药者有可能诱发下丘脑－垂体－肾上腺轴的功能失调 | 缓慢减量至停药 |
| 鼻喷雾剂 | 极少数患者使用鼻喷雾剂后偶见鼻中隔穿孔和黏膜溃疡 | 及时停药并对症治疗 |

### (二)药学监护

对长期应用糖皮质激素的患者应定期监测:

1. 血糖、尿糖或糖耐量试验,尤其是有糖尿病或糖尿病倾向者;如有血糖异常应停药或减量,不能停药者应口服降糖药物。

2. 小儿应定期监测生长发育情况;必要时应停药或减量;采取低钠高钾蛋白饮食,补充钙剂和维生素D。

3. 眼科检查　有无白内障、青光眼或眼部感染。

4. 电解质 监测血清电解质和大便隐血，如有异常，补充电解质和给予抗酸药物。

5. 监测血压 尤其对老年人。

为避免糖皮质激素应的不良反应，临床应用应从足量开始，长期使用后撤、停时应逐渐减量，维持治疗应寻找最适合的最小维持量，出现反跳现象应及时处理并密切监测肾上腺糖皮质激素类药物的不良反应。

## 六、药物相互作用

糖皮质激素临床应用广泛，治疗呼吸系统疾病时经常合用其他药物，掌握药物间的相互作用可有助于合理应用糖皮质激素、制订科学的治疗方案。糖皮质激素与其他药物间的相互作用详见表 12-16。

表 12-16 糖皮质激素类药物的药物相互作用

| 合用药物 B | 药效增强 | 合用药物 B | 药效减弱 | 合用药物 B | 不良反应增加 |
|---|---|---|---|---|---|
| 维生素 E、K | 增强抗炎效应，减轻撤药后的反跳现象 | 氨鲁米特 | 加速地塞米松代谢，药效降低 | 碳酸酐酶抑制药 | 加重低钾血症，长期合用易发生低血钙和骨质疏松 |
| 肝药酶抑制剂 | 增加糖皮质激素的药效 | 肝药酶诱导剂 | 降低糖皮质激素药效 | 对乙酰氨基酚 | 增强 B 的肝毒性 |
| 氨茶碱 | B 血药浓度升高 | 抗酸药 | 减少糖皮质激素的吸收，降低药效 | 非甾体抗炎药 | 更易致消化道溃疡 |
| 强心苷 | 提高强心效应 | 降糖药 | 降低 B 药的药效 | 抗胆碱能药 | 眼压增高 |
| 避孕药或雌激素 | 增加糖皮质激素的治疗作用和不良反应 | 甲状腺激素 | 加快糖皮质激素代谢，降低药效 | 蛋白质同化激素 | 增加水肿的发生率，痤疮加重 |
| | | 异烟肼 | 降低 B 药的药效 | 两性霉素 B、排钾利尿药 | 加重低钾血症 |
| | | 美心律、生长激素、抗凝药、神经肌肉阻滞药 | B 药效降低 | 三环类抗抑郁药 | 引起精神症状加重 |
| | | | | 强心苷 | 增加洋地黄毒性及心律失常的发生。 |
| | | | | 免疫抑制剂 | 增加感染的危险性 |

（张 翔 张 莉）

# 第十三章 抗肿瘤药物

对于肿瘤的治疗，临床多采用综合治疗手段，即根据患者的机体状况、肿瘤的病理类型、侵犯范围和发展趋势，合理地、有计划地应用现有的治疗手段，最大幅度地提高治愈率和延长患者的生存期。综合治疗包括手术、放疗、化疗、生物免疫治疗、心理和中医药治疗等。

抗肿瘤药是可抑制肿瘤细胞生长、对抗和治疗恶性肿瘤的药物，是肿瘤治疗不可或缺的重要一环。不同药理作用机制的药物组成联合化疗方案为临床抗肿瘤治疗的重要措施之一，而且目前抗肿瘤药物正从传统的非选择性单一的细胞毒性药物向针对机制的多环节作用的新型抗肿瘤药物发展，在肿瘤的治疗方面发挥着不可替代的作用。

## 一、分类与品种分布

临床常用的抗肿瘤药物有80余种。传统的分类是根据抗肿瘤药物的来源及性质划分，分为烷化剂、抗代谢类、抗肿瘤抗生素、植物类、杂类、激素平衡类药物等六大类，具体品种详见表13-1。

根据抗肿瘤药物对细胞增殖周期中DNA合成前期（$G_1$期）、DNA合成期（S期）、DNA合成后期（$G_2$期）、有丝分裂期（M期）各时相的作用靶点不同，又分为细胞周期特异性和细胞周期非特异性药物两大类，具体品种分布详见表13-2。

随着对抗肿瘤药物研究的深入和分子生物学技术的提高，开始对肿瘤进行细胞受体、关键基因和调控分子为靶点的治疗，包括具有靶向性的表皮生长因子受体阻断药（EGFR）、针对某些与增殖相关受体的单克隆抗体、抗肿瘤血管生成的药物和疫苗、基因治疗等。这些治疗的共同特点是具有非细胞毒性和靶向性。因此2004年我国学者根据临床用药的实际情况对抗肿瘤药物进行了新的分类，将药物分为细胞毒类药物、改变机体激素平衡而抑制肿瘤的药物（激素类）、生物反应调节剂、单克隆抗体、作用于转导的抑制药和辅助用药，具体品种分布详见表13-3。

表 13-1　根据化学结构和来源分类

| 分类 | 品种分布 |
|---|---|
| 烷化剂 | 环磷酰胺、异环磷酰胺、白消安、司莫司汀、卡莫司汀、氮芥 |
| 抗代谢药物 | 阿糖胞苷、氟尿嘧啶、甲氨蝶呤、替加氟、吉西他滨、卡培他滨、培美曲塞 |
| 抗肿瘤抗生素 | 放线菌素 D、丝裂霉素、盐酸多柔比星、盐酸平阳霉素、盐酸表柔比星、盐酸吡柔比星、盐酸柔红霉素 |
| 抗肿瘤植物药 | 高三尖杉酯碱、长春新碱、羟喜树碱、依托泊苷、替尼泊苷、长春碱、紫杉醇、多西他赛、秋水仙碱、长春地辛、长春瑞滨、拓扑替康、伊立替康 |
| 激素类 | 氨鲁米特、他莫昔芬、氟他胺、戈舍瑞林、醋酸亮丙瑞林、来曲唑、甲羟孕酮 |
| 杂类药 | 卡铂、丙卡巴肼、达卡巴嗪、门冬酰胺酶、顺铂、吉非替尼、贝伐单抗 |

表 13-2　根据抗肿瘤药物对细胞增殖周期各时相的作用靶点分类

| 分类 | | 代表药物 |
|---|---|---|
| 细胞周期特异性药物 | S 期特异性药物 | 甲氨蝶呤、巯嘌呤、氟尿嘧啶、阿糖胞苷 |
| | M 期特异性药物 | 长春碱、长春新碱、秋水仙碱、鬼臼毒素 |
| | $G_2$ 期和 M 期特异性药物 | 紫杉醇 |
| 细胞周期非特异性药物 | 烷化剂 | 氮芥、环磷酰胺、塞替派、亚硝脲类、氮甲 |
| | 抗肿瘤抗生素 | 放线菌素 D、多柔比星、柔红霉素、丝裂霉素 |
| | 其他 | 顺铂、泼尼松 |

表 13-3　根据抗肿瘤药物的作用机制分类

| 分类 | 作用机制 | 品种分布 |
|---|---|---|
| 细胞毒类药物 | 作用于 DNA 化学结构 | 烷化剂：氮芥、环磷酰胺、塞替派、卡莫司汀、白消安 |
| | | 铂类化合物：卡铂、顺铂、奥沙利铂 |
| | | 蒽环类：多柔比星、表柔比星、吡柔比星、柔红霉素 |
| | | 破坏 DNA 的抗生素：丝裂霉素、博来霉素 |
| | 影响核酸合成 | 二氢叶酸还原酶抑制剂：甲氨蝶呤、培美曲塞 |
| | | DNA 多聚酶抑制剂：阿糖胞苷、吉西他滨 |
| | | 胸腺核苷合成酶抑制剂：氟尿嘧啶、替加氟、卡培他滨 |
| | | 嘌呤核苷合成酶抑制剂：巯嘌呤、硫鸟嘌呤、甲氨蝶呤 |
| | | 核苷酸还原酶抑制剂：羟基脲 |
| | 作用于核酸转录 | 放线菌素 D、盐酸平阳霉素、美法仑、阿克拉霉素 |
| | 拓扑异构酶抑制剂 | 伊立替康、拓扑替康、羟喜树碱、依托泊苷、替尼泊苷 |
| | 干扰有丝分裂 | 长春碱类、紫杉醇、秋水仙碱、高三尖杉酯碱、门冬酰胺酶 |

续表

| 分类 | 作用机制 | 品种分布 |
| --- | --- | --- |
| 激素类 | 芳香化酶抑制剂 | 氨鲁米特、福美司坦、来曲唑、阿那曲唑 |
| | 雌激素和抗雌激素 | 己烯雌酚、三苯氧胺、托瑞米芬、依西美坦 |
| | 雄激素与抗雄激素 | 丙酸睾酮、氟他胺 |
| | 孕激素 | 甲羟孕酮、甲地孕酮、 |
| | RH–LH 激动剂 / 拮抗剂 | 戈舍瑞林、亮丙瑞林 |
| 生物反应调节剂 | | 干扰素、白细胞介素 –2（IL–2）、胸腺肽、肿瘤坏死因子 |
| 单克隆抗体 | | 利妥昔单抗、曲妥珠单抗、西妥昔单抗、贝伐珠单抗 |
| 新生血管生成抑制剂 | | 沙利度胺、重组人血管内皮抑制素、吉非替尼、厄洛替尼 |
| 基因治疗 | | 重组人 p53 腺病毒注射液 |
| 多靶点小分子抑制剂 | | 甲苯磺酸索拉非尼、苹果酸舒尼替尼 |
| 辅助用药 | 造血生长因子 | 粒细胞集落刺激因子、红细胞生成素、血小板生成素 |
| | 止吐药 | 5– 羟色胺（5–$HT_3$）受体拮抗剂、多巴胺受体阻断药、P 物质 / 神经激肽 –1（$NK_1$）受体拮抗剂、皮质类固醇激素、苯二氮䓬类、吩噻嗪类药物 |
| | 镇痛药 | 非甾体抗炎药、对乙酰氨基酚、阿片类药物和辅助药物 |
| | 抑制骨破坏 | 帕米膦酸二钠、唑来膦酸 |
| | 增效剂 | 亚叶酸钙 |

## 二、药理作用特征

### （一）作用机制

抗肿瘤药物的作用机制主要表现为生化作用机制和细胞生物学机制。

1. 生化作用机制　恶性肿瘤发生与发展的物质基础是核酸及蛋白质的生物合成。而抗肿瘤药物作用的靶点就是破坏 DNA 的结构和功能，抑制蛋白质的合成。主要表现为影响核酸生物合成、破坏 DNA 的结构和功能、抑制转录过程阻止 RNA 合成、影响蛋白质合成与功能、影响体内激素平衡等。

2. 细胞生物学机制　肿瘤细胞的特点是与细胞增殖有关的基因被开启或激活，而与细胞分化有关的基因被关闭或抑制，从而使肿瘤细胞表现为不受机体约束的无限增殖状态。从细胞生物学角度，诱导肿瘤细胞分化，抑制肿瘤细胞增殖或者导致肿瘤细胞死亡的药物均可发挥抗肿瘤作用。

### （二）药理作用特征

根据药理作用机制不同，抗肿瘤药物分为细胞毒类药物、激素类、生物反应调节剂、单克隆抗体、作用于转导的抑制药和辅助用药等，各类药物作用机制相同，但药理作用强度又有区别，因此了解各药物的药理作用特征对合理应用抗肿瘤药物非常重要。

1. 细胞毒类药物的药理作用特征　该类药物的共同特点抗瘤谱广，通过抑制细胞 DNA、RNA 和蛋白质的合成、复制或转录过程，导致细胞死亡，作用于增殖活跃的细胞，因此对生长旺盛、自我更新迅速的正常组织和器官都可能产生明显的不良反应。该类药物的临床药理作用特征详见表 13-4。

表 13-4　细胞毒类抗肿瘤药物的作用特征

| 药物 | DNA | RNA 和蛋白质 | 细胞周期作用特点 | 其他 |
| --- | --- | --- | --- | --- |
| 氮芥 | 阻止复制 | 抑制合成 | 非特异性，对 $G_1$ 期和 M 期细胞作用最强 | — |
| 环磷酰胺 | 抑制合成 | 干扰 RNA 功能 | 非特异性，对 S 期细胞作用最明显 | 免疫抑制剂 |
| 卡莫司汀 | 抑制合成 | 抑制 RNA 合成 | 非特异性，作用于 G→S 过渡期细胞，对 S 期有延缓作用，也可作用于 $G_2$ 期 | 脂溶性强 |
| 塞替派 | 干扰功能 | 干扰 RNA 功能 | 非特异性 | — |
| 白消安 | 破坏结构和功能 | — | 非特异性，主要作用于 $G_1$ 及 $G_0$ 期细胞 | 对非增殖细胞也有效 |
| 顺铂 | 抑制复制和转录 | 影响较小 | 非特异性 | 顺式有效，反式无效 |
| 多柔比星 | 阻碍合成 | 阻碍 RNA 的合成 | 非特异性，对 S 早期细胞最敏感，M 期次之，对 $G_1$、S 和 $G_2$ 期有延缓作用 | 可破坏细胞膜结构及功能 |
| 米托蒽醌 | 阻碍合成 | 阻碍 RNA 的合成 | 非特异性，抑制各期肿瘤细胞，主要作用于 S 后期 | 抗肿瘤活性略高于多柔比星 |
| 丝裂霉素 | 抑制复制，促使解聚 | 高浓度时对 RNA 也有抑制作用 | 非特异性，对 $G_1$ 期最敏感，特别是晚 $G_1$ 期及早 S 期 | 可用于防止瘢痕形成 |
| 甲氨蝶呤 | 抑制合成 | 抑制作用较弱 | 特异性，主要作用于 S 期 | 具有抗炎作用 |
| 阿糖胞苷 | 抑制合成 | 抑制作用较弱 | 特异性，主要作用 S 期 | 可抑制单纯疱疹病毒、牛痘病毒的繁殖 |
| 吉西他滨 | 阻止合成 | — | 特异性，主要作用 S 期，阻断细胞增殖由 $G_1$ 期过渡至 S 期 | 抗癌活性与给药方式有关 |

续表

| 药物 | DNA | RNA 和蛋白质 | 细胞周期作用特点 | 其他 |
|---|---|---|---|---|
| 伊立替康 | 阻断复制 | — | 特异性，主要作用S期 | 抑制乙酰胆碱酯酶 |
| 依托泊苷 | 抑制复制 | — | 特异性，主要作用S期、$G_2$期细胞，细胞阻滞于$G_2$期 | 延长给药时间，可能提高抗肿瘤活性 |
| 长春新碱 | — | 抑制两者合成 | 特异性，主要作用于M期 | 还可抑制细胞膜类脂质的合成及细胞膜对氨基酸的转运 |

2. 改变机体激素平衡而抑制肿瘤药物(激素类)　这类药物一方面通过内分泌直接或间接通过垂体的反馈作用改变机体的激素平衡和肿瘤生长的内环境，抑制肿瘤生长；另一方面可通过竞争肿瘤表面的受体发挥抗肿瘤作用。该类药物的药理作用特征详见表13-5。

表13-5　激素类抗肿瘤药物的作用特征

| 药物 | 作用特征 | 抗瘤谱 |
|---|---|---|
| 氨鲁米特 | 抑制胆固醇转变为孕烯醇酮的裂解酶系，阻断肾上腺皮质激素的合成，还抑制皮质激素合成和代谢 | 窄谱 |
| 福美坦 | 甾体芳香酶灭活剂，阻断雄激素转化为雌激素，使雌激素生成减少。体外对芳香酶的抑制作用比氨鲁米特强60倍 | 窄谱 |
| 阿曲那唑 | 非甾体类芳香化酶抑制剂，阻断雄激素转化为雌激素，使雌激素生成减少 | 窄谱，高效、选择性 |
| 来曲唑 | 非类固醇三唑结构芳香化酶抑制剂，阻断雄激素转化为雌激素，使雌激素生成减少 | 窄谱，有选择性、竞争性及效果强特点 |
| 他莫昔芬 | 非甾体抗雌激素类，竞争性与雌激素受体结合，形成受体复合物，抑制雌激素的作用发挥，抑制乳腺癌细胞的增殖 | 窄谱，乳腺癌姑息疗法的第一线药物 |
| 戈舍瑞林 | 十肽促性腺素释放激素(GnRH)的强效类似物，促使脑垂体释放黄体生成素(LH)和卵泡刺激素(FSH) | 窄谱，作用取决于给药后的持续时间 |
| 亮丙瑞林 | 十肽促性腺素释放激素(GnRH)的高活性衍生物，能有效抑制垂体-性腺系统的功能，对性激素依赖性疾病起治疗作用 | 窄谱，作用取决于给药后的持续时间 |

3. 生物反应调节药物　生物反应调节药物一方面通过干扰细胞生长、转化或转移直接发挥抗肿瘤作用；另一方面可通过激活免疫系统的效应细胞及其分泌的因子杀伤或抑制肿瘤。药物的药理作用特征详见表13-6。

表 13-6 生物反应调节抗肿瘤药物的作用特征

| 药物 | 作用特征 |
| --- | --- |
| 胸腺肽 $\alpha_1$ | 促进T淋巴细胞的成熟和分泌 α 干扰素、γ 干扰素、白细胞介素 -2(IL-2)、白细胞介素 -3 等淋巴因子，增加T细胞表面淋巴因子受体，可激活CD4细胞，增加前NK细胞的聚集 |
| 干扰素 α-2b | 抗肿瘤细胞增殖，抗DNA和RNA作用，增强巨噬细胞的吞噬活性和淋巴细胞对靶细胞的特殊细胞毒性，与放疗或其他抗癌药尚有协同作用 |
| 基因工程干扰素 - γ | 增强机体免疫调节功能，抗肿瘤细胞增殖(强于 α 干扰素及 β 干扰素)，增加癌细胞表面的抗原作用 |
| 重组人白细胞介素 -11 | 促进初级造血干细胞的生长和巨核细胞母细胞的增殖，诱导巨核细胞分化，增加血小板数量，缓解骨髓抑制引起的血小板减少症 |
| 白细胞介素 2 | 促进B、T淋巴细胞的增殖与分化，加强激活淋巴细胞的有丝分裂；诱导及增强淋巴因子激活的杀伤性T细胞、单核细胞、巨噬细胞的活力；诱导 γ 干扰素等多种细胞因子的分泌，促进成纤维细胞、内皮细胞的生长，促进胶原蛋白的合成和结缔组织的形成 |
| 乌苯美司 | 增强T细胞的功能，使其DNA合成增加，NK细胞的杀伤活力增强；增加集落刺激因子(CSF)的合成，促进骨髓细胞的再生及分化 |

4. 靶向治疗药物　包括单克隆抗体和酪氨酸激酶抑制剂，单抗药物以肿瘤细胞或肿瘤微环境中特定的受体或基因表达产物为作用靶点，可在体内靶向性分布，选择性地杀伤特定细胞。酪氨酸激酶抑制剂直接作用于表皮生长因子(epithelial growth factor receptor，EGFR)的细胞内ATP结合位点而抑制其酪氨酸激酶活性，阻断信号传导和抑制肿瘤细胞增殖。具体药物的药理作用特征详见表 13-7。

表 13-7 单抗抗肿瘤药物的作用特征

| 药物 | 作用特征 |
| --- | --- |
| 利妥昔单抗 | 特异性结合细胞膜的CD20抗原，诱导淋巴瘤细胞中的B淋巴细胞，使之迅速被清除，从而使肿瘤消除或体积缩小 |
| 曲妥珠单抗 | 抑制HER-2过表达肿瘤细胞的增殖。可作用于静止期细胞，破坏癌细胞的微转移；促进肿瘤细胞的凋亡，抑制其增殖，使已经耐药的肿瘤细胞对化疗药物重新敏感，增强标准化疗药物和激素治疗药物的疗效 |
| 西妥昔单抗 | 与EGFR特异结合(高出内源配体 5 ~ 10 倍)，阻碍内源EGFR配体的结合，抑制受体的功能，诱导EGFR内吞，导致受体数量的下调 |
| 贝伐单抗 | 抑制EGFR诱导的血管形成，抑制肿瘤生长或使肿瘤稳定 |
| 吉非替尼 | 可妨碍肿瘤的生长、转移和血管生成，并增加肿瘤细胞的凋亡。主要抑制EGFR的自磷酸化作用，阻断信号传递，从而抑制EGFR的活性。临床试验证实，对晚期或转移性非小细胞肺癌具有抗肿瘤活性，可改善临床症状 |

续表

| 药物 | 作用特征 |
|---|---|
| 伊马替尼 | 强烈抑制 ABL 酪氨酸激酶的活性，特异性地抑制 ABL 的表达和 BCR-ABL 细胞的增殖，用于治疗 CML。尚可抑制血小板衍化生长因子(PDGF)和干细胞因子(stem cell factor，SCF)受体的酪氨酸激酶，并可抑制 PDGF 和 SCF 介导的生化反应 |
| 索拉菲尼 | 抑制肿瘤细胞增殖和肿瘤学管形成的双重作用 |
| 舒尼替尼 | 减少肿瘤细胞增殖和血管生成 |

5. 其他　包括其他抗肿瘤药物和辅助用药。这里主要列举抗肿瘤辅助用药的药理作用特征，详见表 13-8。

**表 13-8　抗肿瘤药物辅助用药的药理作用特征**

| 药物 | 作用特征 |
|---|---|
| 昂丹司琼 | 高选择性拮抗 5- 羟色胺 3($5-HT_3$)受体，通过阻断 $5-HT_3$ 受体发挥止吐作用 |
| 格拉司琼 | 高选择性拮抗 5- 羟色胺 3($5-HT_3$)受体。治疗中等致吐的抗肿瘤化疗时，与盐酸昂丹司琼疗效相同；治疗由顺铂引起的强烈呕吐时，疗效优于昂丹司琼 |
| 托烷司琼 | 高选择性拮抗 5- 羟色胺 3($5-HT_3$)受体。除选择性阻断周围神经元中的 $5-HT_3$ 受体外，还可直接阻断中枢 $5-HT_3$ 受体而抑制极后区迷走神经刺激 |
| 雷莫司琼 | 选择性拮抗 5- 羟色胺 3($5-HT_3$)受体，强力、持久 |

## 三、药动学特征

抗肿瘤药物大部分静脉给药，经肝脏代谢灭活，经肾脏排泄，部分脂溶性较高的药物可透过血脑屏障发挥抗肿瘤作用。了解抗肿瘤药物的吸收、分布、代谢、排泄等药动学特征，有助于科学合理地制订抗肿瘤方案，避免药物不良反应。呼吸系统常用抗肿瘤药物的药动学特征详见表 13-9、表 13-10、表 13-11、表 13-12、表 13-13 和表 13-14。

**表 13-9　影响核酸生物合成的抗肿瘤药物的药动学特征**

| 药物 | 达峰时间 | $t_{1/2}$ | 代谢途径 | 血浆蛋白结合率 | 血脑屏障 |
|---|---|---|---|---|---|
| 替加氟 | 2 小时(po) | 5 小时 | 主要在肝代谢，23% 以原形经尿排出，55% 以二氧化碳的形式呼吸道排出 | — | 可通过 |
| 吉西他滨 | 5 分钟(ivgtt) | 32～94 分钟(短时间滴注) | 在肝、肾、血液、其他组织代谢，<10% 的原形及代谢物经尿排泄 | 少数结合 | — |

续表

| 药物 | 达峰时间 | $t_{1/2}$ | 代谢途径 | 血浆蛋白结合率 | 血脑屏障 |
|---|---|---|---|---|---|
| 甲氨蝶呤 | 1~5小时(po);0.5~1小时(im) | α相:1小时;β相初期:2~3小时,终末期:8~10小时 | 在肝、胃肠道代谢;40%~90%经肾排泄,<10%通过胆汁排泄 | 50% | 很少透过 |
| 培美曲塞 | — | 3.5小时 | 70%~90%的原形经尿排泄 | 81% | — |

**表13-10 干扰转录过程和阻止RNA合成的抗肿瘤药物的药动学特征**

| 药物 | 达峰时间 | $t_{1/2}$ | 代谢途径 | 血浆蛋白结合率 | 血脑屏障 |
|---|---|---|---|---|---|
| 多柔比星 | 静脉给药后迅速分布于心、肾、肝、脾、肺组织 | α相:8~25分钟<br>β相:1.5~10小时<br>γ相:24~48小时 | 主要在肝代谢,经胆汁排泄 | 74%~76% | 不能透过 |
| 表柔比星 | — | α相:3.1分钟±4.8分钟<br>β相:1.3~2.6小时<br>γ相:20~40小时 | 40%~45%经胆汁排泄,7%~23%经尿排泄,大部分以原形及与葡萄糖醛酸结合物的形式排出 | >90% | 不能透过 |
| 吡柔比星 | 静脉给药,以脾、肺、肾中浓度较高 | α相:0.89分钟<br>β相:0.46小时<br>γ相:14.2小时 | 主要在肝代谢,经胆汁排泄 | — | — |

**表13-11 干扰蛋白质合成与功能的抗肿瘤药物的药动学特征**

| 药物 | 达峰时间 | $t_{1/2}$ | 代谢途径 | 血浆蛋白结合率 | 血脑屏障 |
|---|---|---|---|---|---|
| 长春碱 | 静脉给药后迅速分布于各组织 | α相:3.7分钟<br>β相:1.64小时<br>γ相:24.8小时 | 在肝代谢,33%经胆汁随粪便排泄,21%的原形经尿液排出 | 75% | 很少透过 |
| 长春新碱 | 静脉注射后迅速分布于各组织 | α相:4.2分钟<br>β相:2.27小时<br>γ相:85小时 | 在肝代谢,70%经粪便排泄,5%~16%经尿排泄;有肠肝循环 | 75% | 很少透过 |
| 长春地辛 | 静脉注射后广泛分布于各组织 | α相:2分钟<br>β相:1小时<br>γ相:24小时 | 原形经胆汁排泄,约10%经尿排出 | 不结合 | 较少透过 |
| 长春瑞滨 | 1.5~3小时(po) | 21小时(iv);35~40小时(po) | 在细胞外代谢,主要经胆汁排泄,10%~15%经尿排泄 | 13.5% | 不透过 |

续表

| 药物 | 达峰时间 | $t_{1/2}$ | 代谢途径 | 血浆蛋白结合率 | 血脑屏障 |
|---|---|---|---|---|---|
| 紫杉醇 | 静脉滴注后 | 5.3～17.4小时 | 在肝代谢，经胆汁排泄，13%的原形经尿排泄 | 89%～98% | — |
| 多西他赛 | 1小时 | α相：4分钟<br>β相：36分钟<br>γ相：11.1小时 | 主要在肝脏代谢，75%的代谢物经粪便排泄，6%经尿液排泄 | >95% | 较少透过 |

表13-12 影响DNA结构与功能的抗肿瘤药物的药动学特征

| 药物 | 达峰时间 | $t_{1/2}$ | 代谢途径 | 血浆蛋白结合率 | 血脑屏障 |
|---|---|---|---|---|---|
| 环磷酰胺 | 1小时（po） | 4～6.5小时（iv） | 50%～70%的代谢物经肾脏排泄（48小时） | 50%（代谢物） | 20% $C_{药}$ |
| 异环磷酰胺 | ≈100% | 给药3.8～5g/m²：15小时；给药1.6～2.4g/m²：7小时 | 70%～86%经肾排泄 | <20% | 20% $C_{药}$ |
| 卡莫司汀 | 静脉给药迅速分解 | 15～30分钟 | 在肝代谢，60%～70%的代谢物经肾排泄，10%以$CO_2$经呼吸道排出，1%经粪便排泄。有肠肝循环 | — | 可透过，70%～86% $C_{药}$ |
| 洛莫司汀 | — | 15分钟 | 在肝代谢，有肠肝循环，50%的代谢物经尿排泄（口服24小时内） | 50%（代谢物） | 15%～30% $C_{药}$ |
| 司莫司汀 | 3～6小时（po） | — | 在肝代谢，47%经尿排泄，<5%经粪便排泄，<10%经呼吸道排出（24小时） | — | 可透过 |
| 博来霉素 | — | 58.6分钟 | 80%的原形经尿排泄（静脉注射48小时后） | 1% | 可透过 |
| 平阳霉素 | 30分（iv） | 1.5小时 | 25%～50%经尿排泄 | — | — |
| 顺铂 | 静脉给药迅速分布 | α相：25～49分钟<br>β相：58～73小时 | 27%～54%经尿排泄，少量经胆管排泄 | 大部分结合 | 较少透过 |
| 卡珀 | 静脉给药迅速分布 | α相：1～2小时<br>β相：2.6～5.9小时<br>γ相：>5天 | 主要由肾排泄 | 很低，不可逆 | 较少透过 |
| 奥沙利铂 | 2小时 | — | 50%经尿排出（48小时内），少量经粪便排出（11天内仅5%） | 75%（5日内可达95%） | 较少 |

表 13-13 其他抗肿瘤药物的药动学特征

| 代表药物 | 达峰时间 | $t_{1/2}$ | 代谢途径 | 血浆蛋白结合率 | 血脑屏障 |
|---|---|---|---|---|---|
| 吉非替尼 | 3~7小时(po) | 6~49小时 | 在肝代谢，主要经粪便排泄 | 90% | — |
| 厄洛替尼 | 4小时(po) | 36.2小时 | 在肝代谢，83%经粪便排泄，8%经尿排泄 | 93% | — |
| 拓扑替康 | — | 2~3小时 | 30%经肾排泄，少部分经胆汁随粪便排泄 | 35% | 可透过 |
| 伊立替康 | — | 14.2小时 | 药物被组织代谢为有活性的SN-38，11%~20%的药物、0.25%的SN-38随尿排泄 | 30%~68% | — |
| 依托泊苷 | — | 7小时 | 44%~60%经肾排泄，16%经胆管排泄 | 97% | 可透过 |
| 白细胞介素-2 | 2~6小时 | 85分钟 | 主要在肾脏代谢 | | |

表 13-14 抗肿瘤药物辅助用药的药动学特征

| 代表药物 | 达峰时间 | $t_{1/2}$ | 代谢途径 | 血浆蛋白结合率 | 血脑屏障 |
|---|---|---|---|---|---|
| 昂丹司琼 | 1.5小时(po) | 3小时 | 在肝代谢，代谢产物11%~20%经肾排泄，25%随粪便排出 | 70%~76% | — |
| 格拉司琼 | 和剂量相关 | — | 在肝代谢，8%~9%的原形药物、70%的代谢物经尿排泄，15%经粪便排出 | 65% | — |
| 托烷司琼 | 2~3.5小时 | 7.3小时(静脉)；8.6小时(po) | 在肝代谢，8%的原形药物、70%的代谢物经尿排泄，15%的代谢物经粪便排出 | 71% | — |

## 四、给药方案

呼吸系统肿瘤根据解剖部位，有鼻和口咽相连部位的鼻咽癌，咽部以下、气管以上部位的喉癌，气管和支气管部位的肺癌，胸腔、胸膜间皮癌和纵隔部位的癌肿等，临床以肺癌最常见。这里简单介绍一下肺癌的给药方案。

抗肿瘤药物治疗是肺癌整体治疗的一个重要环节，首先应根据患者年龄、性别、种族以及肿瘤的病理类型、分期、耐受性、分子生物学特征、既往治疗情况、个人治疗意愿、经济承受能力等因素综合制订个体化的抗肿瘤药物治疗方案，进行有序治疗，并随患者病情变化及时调整。

### (一)非小细胞肺癌的治疗

非小细胞肺癌(non-small cell lung cancer,NSCLC)包括鳞癌、腺癌和大细胞癌。早期以手术为主,化疗和放疗作为辅助。局部晚期患者需要根据具体病情,综合使用多种治疗手段。晚期患者的治疗以内科治疗为主,放疗作为辅助。一线治疗多采用含铂两药方案静脉注射。铂类可以采用顺铂或卡铂,与铂类联合的常用药物包括紫杉醇、多西他赛、吉西他滨和长春瑞滨等,其他如伊立替康、依托泊苷和长春碱等也可使用。二线治疗可采用多西他赛单药静脉注射或吉非替尼单药口服,对于非鳞状细胞型非小细胞肺癌亦可培美曲塞单药静脉注射。对于未用过表皮生长因子受体酪氨酸激酶抑制剂的患者,吉非替尼可作为三线治疗药物。根据《中国国家处方集》,非小细胞肺癌的治疗方案详述如下。

1. 辅助化疗方案　辅助化疗的目的是减少复发转移的风险,提高治愈率和生存率。辅助化疗仍有不良反应,应充分评估治疗的利弊,术后一般身体状况较差的患者应慎用辅助化疗。化疗方案见表13-15。

表13-15　非小细胞肺癌的辅助化疗方案

| 方案 | 药物 | 给药途径 | 剂量 | 疗程 |
|---|---|---|---|---|
| 1 | 顺铂 | ivgtt | $75mg/m^2$,第1天或分3天给予 | 每21天重复1次,共化疗4个周期 |
| | 长春瑞滨 | ivgtt | $25mg/m^2$,第1、8天给予 | |
| 2 | 顺铂 | ivgtt | $100mg/m^2$,第1天给予 | 每28天重复1次,共化疗4个周期 |
| | 依托泊苷 | ivgtt | $100mg/m^2$,第1、2和3天给予 | |
| 3 | 顺铂 | ivgtt | $80mg/m^2$,第1天给予 | 每21天重复1次,共化疗4个周期 |
| | 长春碱 | iv或静脉冲入 | $4mg/m^2$,第1、8和15天给予 | |

2. 化、放疗同步治疗方案　与放疗配合,某些药物有放射增敏作用,如顺铂、紫杉醇等。主要用于ⅢA和ⅢB期患者,方案见表13-16。

表13-16　化、放疗同步治疗方案

| 方案 | 药物 | 给药途径 | 剂量 | 疗程 |
|---|---|---|---|---|
| 1 | 顺铂 | ivgtt | $50mg/m^2$,第1、8天给予 | 28天为1个疗程,同步进行胸部放疗 |
| | 依托泊苷 | ivgtt | $100mg/m^2$,第1~5天给予 | |
| 2 | 顺铂 | ivgtt | $100mg/m^2$,第1、29天给予 | 同步进行胸部放疗 |
| | 长春碱 | iv或静脉冲入 | $5mg/m^2$,1次/周 ×5 | |
| 3 | 紫杉醇 | ivgtt(1小时) | $45\sim50mg/m^2$,1次/周 | 同步进行胸部放疗 |
| | 卡铂 | ivgtt(0.5小时) | $200\sim400mg/m^2$或AUC=2,1次/4周 | |

3. 晚期非小细胞肺癌化疗方案　晚期肺癌患者的化疗为姑息性药物治疗，应充分评估化疗的利弊，防止出现过度治疗。治疗中应考虑患者病理类型、身体状况和发展趋势等因素。治疗方案见表13-17。

表13-17　晚期非小细胞肺癌的化疗方案

| 方案 | 药物 | 给药途径 | 剂量 | 疗程 |
|---|---|---|---|---|
| 1 | 顺铂 | ivgtt | 75mg/m$^2$，第1天或分3天给予 | 每21天重复1次，一般4～6个周期 |
| | 长春瑞滨 | ivgtt | 25mg/m$^2$，第1、8天给予 | |
| 2 | 顺铂 | ivgtt | 75mg/m$^2$，第1天或分3天给予 | 每21天重复1次，一般4～6个周期 |
| | 吉西他滨 | ivgtt | 1～1.25g/m$^2$，第1、8天给予 | |
| 3 | 顺铂 | ivgtt | 75mg/m$^2$，第1天或分3天给予 | 每21天重复1次，一般4～6个周期 |
| | 多西他赛 | ivgtt | 60～75mg/m$^2$，第1天给予 | |
| 4 | 卡铂 | ivgtt（0.5小时） | 200～400mg/m$^2$或AUC＝5～6，第1天 | 每21天重复1次，一般4～6个周期 |
| | 紫杉醇 | ivgtt（1小时） | 135mg/m$^2$，第1天 | |
| 5 | 顺铂 | ivgtt | 70～75mg/m$^2$，第1天＋维生素$B_{12}$＋叶酸 | 每21天重复1次，一般4～6个周期 |
| | 培美曲塞 | ivgtt | 500mg/m$^2$，第1、8天给予 | |

4. 二线治疗方案　包括化疗方案和分子靶向治疗方案，具体见表13-18。

表13-18　非小细胞肺癌的二线治疗方案

| 方案 | 药物 | 给药途径 | 剂量 | 疗程 |
|---|---|---|---|---|
| 化疗 | 多西他赛 | ivgtt | 60～75mg/m$^2$，第1天给予 | 每21天重复1次 |
| | 培美曲塞 | ivgtt | 500mg/m$^2$，第1天给予 | 每21天重复1次 |
| 靶向 | 吉非替尼 | po | 250mg/d | |
| | 埃罗替尼 | po | 150mg/d | |

5. 老年晚期及一般状况较差的非小细胞肺癌的化疗方案　对于这类患者的治疗应适度，权衡利弊，避免过度治疗带给患者的伤害。具体方案见表13-19。

表 13-19　老年晚期非小细胞肺癌的化疗方案

| 方案 | 药物 | 给药途径 | 剂量 | 疗程 |
|---|---|---|---|---|
| 1 | 长春瑞滨 | 静脉冲入 | $25mg/m^2$,第 1、8 和 15 天给予 | 每 28 天重复 1 次,共 4～6 个周期 |
| 2 | 吉西他滨 | ivgtt | $1g/m^2$,第 1、8 和 15 天给予 | |
| 3 | 多西他赛 | ivgtt | 60～$75mg/m^2$,第 1 天给予 | |
| 4 | 紫杉醇 | ivgtt(1 小时) | 45～$50mg/m^2$,第 1 天 | |
| 5 | 吉非替尼 | po | 250mg/d | |
| 6 | 埃罗替尼 | po | 150mg/d | |

### (二)小细胞肺癌的治疗方案

小细胞肺癌(small cell lung cancer,SCLC)是对化学治疗十分敏感的肿瘤,对于各期患者,化疗均是主要的治疗。放疗用于控制局部病灶和预防局部并发症,尤其是治疗与预防中枢神经系统转移。手术仅适用于早期患者,术后亦需进行化疗。根据《中国国家处方集》,其化疗方案详见表 13-20。

表 13-20　小细胞肺癌的化疗方案

| 方案 | 药物 | 给药途径 | 剂量 | 疗程 |
|---|---|---|---|---|
| 1 | 顺铂 | ivgtt | $75mg/m^2$,第 1 天或分 3 天给予(或铂 $300mg/m^2$,第 1 天) | 每 21 天重复 1 次,一般 4～6 个周期 |
| | 依托泊苷 | ivgtt | $100mg/m^2$,第 1 ～ 3 天给予 | |
| 2 | 环磷酰胺 | iv | $500mg/m^2$,第 1 天给予 | 每 21 天重复 1 次,一般 4 个周期 |
| | 多柔比星 | iv | $50mg/m^2$,第 1 天给予 | |
| | 长春新碱 | iv | $1.4mg/m^2$,第 1 天给予 | |

## 五、主要不良反应与药学监护

### (一)抗肿瘤药物的不良反应

抗肿瘤药物大部分都具有明显的毒性反应,根据反应出现的时间可分为急性和亚急性不良反应、长期不良反应。

1. 急性和亚急性不良反应　指在用药后当时和疗程内出现的过敏、恶心、呕吐、腹泻;血液学和肝、肾功能异常;手指麻木、皮疹、手足综合征和脱发等。

2. 长期不良反应　指在停药后甚至停药后多年出现的不良反应,包括神经毒性、造血功能障碍、间质性肺炎、心脏毒性、内分泌失调、畸胎等。并根据反应的严重程度分为 1、2、3 和 4 度。1 度是指轻微反应,2 度是中度反应,3 度为严重反应，4度是可以致命的严重不良反应。WHO和美国NCI对各系统的不良反应分度均有明确规定的。在治疗实施过程中1、2度是允许的，3度是应当避免的，出现4度不良反应需要立即停药并进行处理、急救。

3. 抗肿瘤药常见的不良反应 临床常见抗肿瘤药物的不良反应见表13-21。

**表13-21 抗肿瘤药物的不良反应**

| 影响系统 | 不良反应表现 | | 代表药物 |
|---|---|---|---|
| 血液系统 | 骨髓抑制：WBC、RBC、HLT计数下降，血红蛋白下降 | | 除长春新碱和博来霉素外所有的细胞毒类药物均会导致骨髓抑制，常出现在用药后的7~10天。但卡莫司汀、洛莫司汀和美法仑可能出现得要晚 |
| 消化系统 | 恶心、呕吐、食欲减退 | 高（>90%） | 顺铂、氮芥、链脲霉素、环磷酰胺（用量≥1500mg/m²）、卡莫司汀、达卡巴嗪、放线菌素D |
| | | 中（30%~90%） | 奥沙利铂、阿糖胞苷（用量>1g/m²）、卡铂、异环磷酰胺、环磷酰胺（用量<1500mg/m²时）、多柔比星、柔红霉素、表柔比星、伊达比星、伊立替康 |
| | | 低（10%~30%） | 紫杉醇、多西他赛、米托蒽醌、拓扑替康、依托泊苷、培美曲塞、甲氨蝶呤、丝裂霉素、吉西他滨、阿糖胞苷（量≤1g/m²）、氟尿嘧啶、硼替佐米、西妥昔单抗、曲妥珠单抗 |
| | | 极低（<10%） | 贝伐单抗、博来霉素、白消安、克拉屈滨、氟达拉滨、利妥昔单抗、长春碱、长春新碱、长春瑞滨 |
| | 腹泻 | | 氟尿嘧啶、甲氨蝶呤、阿糖胞苷、放线菌素D、羟基脲、柔红霉素、伊立替康、亚硝脲类、紫杉醇、吉非替尼、索拉非尼 |
| | 便秘 | | 长春花生物碱、依托泊苷和顺铂 |
| | 口腔黏膜炎 | | 抗代谢与抗生素类抗肿瘤药 |
| | 肝毒性 | | 甲氨蝶呤、苯丁酸氮芥、巯嘌呤、阿糖胞苷、依托泊苷、长春新碱、门冬酰胺酶、达卡巴嗪 |
| 心血管系统 | 心脏毒性 | | 蒽环类抗肿瘤药 |
| 泌尿系统 | 肾毒性 | | 顺铂、卡铂、氮芥、环磷酰胺、丝裂霉素、贝伐单抗、甲氨蝶呤 |
| | 膀胱毒性 | | 环磷酰胺、异环磷酰胺、喜树碱 |
| 呼吸系统 | 肺毒性 | | 博来霉素、平阳霉素、亚硝脲胺、丝裂霉素、卡莫司汀、丝裂霉素、甲氨蝶呤、吉非替尼 |
| 神经系统 | 周围、中枢神经毒性 | | 紫杉醇类、异环磷酰胺、丙卡巴肼、长春碱类、铂类 |
| 皮肤 | 手足综合征 | | 卡培他滨、索拉非尼 |
| | 皮疹 | | 吉非替尼、西妥昔单抗 |
| | 脱发（1~2周后） | | 蒽环类和植物类药物 |

### (二)抗肿瘤药物的药学监护

化学治疗是肿瘤整体治疗的一个重要环节,科学合理地制订治疗方案的同时,应充分认识并及时发现可能出现的毒副作用,施治前应有相应的救治预案,毒副作用一旦发生,应及时处理。治疗过程中做好药学监护,预防不良反应的发生,降低其发生率,要胜于不良反应发生后的补救治疗。抗肿瘤治疗的药学监护内容详见表 13-22。

表 13-22 抗肿瘤药物的药学监护内容

| 影响系统 | 临床表现 | | 药学监护内容 |
|---|---|---|---|
| 血液系统 | 骨髓抑制 | | 白细胞 < 3.0 时,G-CSF 50μg/d,连用 3~5 天;1.0~1.99 时,G-GSF 100μg/d,连用 5~7 天;< 1.0 时,G-GSF 250μg/d,连用 5~7 天;其他药物有鲨肝醇、利血生、升白胺及激素类 |
| 消化系统 | 恶心呕吐 | 高( > 90% ) | 5-$HT_3$ 受体拮抗剂 + 地塞米松 + 阿瑞吡坦 |
| | | 中(30%~90%) | 5-HT 受体拮抗剂 + 地塞米松 |
| | | 低(10%~30%) | 地塞米松 8mg |
| | | 极低( < 10% ) | 单次应用地塞米松 8mg,口服甲氧氯普胺或吩噻嗪类 |
| | 腹泻 | | 查明原因,进低纤维素、高蛋白食物,补充足够液体<br>避免对胃肠道有刺激药物<br>止泻药:思密达、洛哌丁胺等;必要时静脉补充液体和电解质<br>腹泻次数 > 5 次 / 天或有血性腹泻者应停用有关化疗药物 |
| | 便秘 | | 适当运动、多饮水、膳食富含纤维、多食新鲜水果和蔬菜、充分摄入液体<br>缓泻剂或润肠药软化大便<br>控制使用 5-$HT_3$ 受体拮抗剂;必要时通过腹部 CT 了解肠道情况 |
| | 口腔黏膜炎 | | 口腔护理,合理调整进食,避免刺激性食物。加强支持治疗 |
| | 肝毒性 | | 监测肝功能指标,化疗前查乙肝病毒定量,使用保肝药物 |
| 心血管系统 | 心脏毒性 | | 注意监测心功能变化。注意化疗药物用量。联合应用自由基清除剂,如辅酶 Q10、维生素 C、维生素 E 及锌离子螯合剂右丙亚胺等 |
| 泌尿系统 | 肾毒性<br>膀胱毒性 | | 监测肾功能指标。注意水化、碱化尿液、使用解救药美司钠 |
| 皮肤 | 脱发 | | 目前没有更好的处理方法,更重要的是心理治疗。化疗开始前最好让患者剪短发。化疗期间尽量减少梳头次数。化疗期间头部降温会减少脱发 |

## 六、药物相互作用

抗肿瘤治疗一般采用两类以上药理作用机制不同的药物联合化疗，且常用周期非特异性药物与作用于不同时相的周期特异性药物相配合，有时还配合保肝、抗过敏等药物，因此抗肿瘤治疗过程中应注意药物的相互作用，避免因药物的相互作用增加药物毒性和不良反应发生。常用抗肿瘤药物的相互作用详见表13-23。

表 13-23　抗肿瘤药物的药物相互作用

| 药物 A | 合用药物 B | 合用结果 |
|---|---|---|
| 环磷酰胺 | 别嘌醇 | A 骨髓毒性↑ |
| | 大剂量巴比妥类、皮质激素类药物 | A 急性毒性↑ |
| | 多柔比星 | A、B 心脏毒性↑ |
| | 琥珀胆碱 | B 神经肌肉阻滞作用↑ |
| 异环磷酰胺 | 顺铂 | A 不良反应更明显 |
| | 华法林 | B 抗凝作用↑ |
| | 降血糖药 | B 作用↑ |
| 卡莫司汀、洛莫司汀 | 西咪替丁 | A 骨髓抑制↑ |
| | 长期使用苯妥英者加用卡莫司汀后 | B 血药浓度↓，药效↓ |
| 顺铂 | 抗组胺药、吩噻嗪类或噻吨类药物 | 掩盖 A 药耳毒性 |
| | 多柔比星 | 导致白血病 |
| | 青霉胺或其他螯合剂、硫辛酸 | A 作用↓ |
| | 异环磷酰胺、氨基苷类抗生素 | 加重蛋白尿，耳毒性↑ |
| | 博来霉素 | B 毒性反应↑ |
| | 卡马西平、磷苯妥英、苯妥英 | B 抗惊厥作用↓ |
| 卡铂 | 环孢素 | B 免疫抑制↑ |
| | 氨基苷类抗生素 | B 耳毒性↑，应监测肾功能 |
| | 苯妥英钠 | B 作用↓ |
| | 甲氧氯普胺或 5- 羟色胺受体拮抗剂 | 减轻 A 药的胃肠道反应 |
| 甲氨蝶呤 | 阿糖胞苷 | A 抗癌活性↑ |
| | 水杨酸类、保泰松、磺胺类、苯妥英、四环素、氯霉素及氨苯甲酸、糖皮质激素、胺碘酮 | A 毒性反应↑ |
| | 骨髓抑制剂及利尿药 | A 骨髓抑制↑ |
| | 氨苯蝶啶、乙胺嘧啶 | A 不良反应↑ |

续表

| 药物 A | 合用药物 B | 合用结果 |
|---|---|---|
| 甲氨蝶呤 | 先锋霉素、博来霉素、卡那霉素、羟基脲、巯嘌呤 | A 疗效↓ |
| | 丙磺舒 | A 血浆半衰期↑ |
| | 抗凝药 | B 抗凝作用↑ |
| | 别嘌醇、秋水仙碱 | B 作用↓ |
| | 阿维 A 酯 | 易发生严重中毒性肝炎 |
| 卡培他滨 | 亚叶酸钙 | A 毒性反应↑ |
| | 口服抗凝药 | B 作用↓,出血危险↑ |
| | 苯妥英 | B 血药浓度↑ |
| 拓扑替康 | 顺铂、卡莫司汀或美法仑合用 | 加速杀伤仓鼠 V79 细胞和许多人体癌细胞 |
| 伊立替康 | 抗胆碱酯酶活性的药物 | A 毒性↑ |
| | 地塞米松合用 | 可进一步抑制淋巴细胞,高血糖的危险↑ |
| | 依次按本药、氟尿嘧啶、亚叶酸的顺序给药 | A 的 $C_{max}$↓,$AUC$↓ |
| 长春新碱 | 门冬酰胺酶、异烟肼、伊曲康唑 | A 神经毒性↑ |
| | 齐多夫定 | A 血液毒性↑ |
| | 卡马西平、磷苯妥英、苯妥英 | A 作用↓ |
| | 含铂制剂 | 第八对脑神经损害↑ |
| | 甲氨蝶呤 | B 细胞内浓度↑ |
| | 地高辛 | B 作用↓ |
| 长春瑞滨 | 顺铂 | A 粒细胞减少的发生率↑ |
| | 丝裂霉素 | 肺毒性↑ |
| | 氟尿嘧啶 | B 黏膜毒性↑ |
| 紫杉醇 | 奎奴普丁 / 达福普汀 | A 不良反应↑ |
| | 顺铂 | A 清除率↓ |
| | 磷苯妥英、苯妥英 | A 血药浓度↓ |
| | 曲妥珠单抗 | B 血清谷浓度↑,合用效果好 |
| | 表柔比星 | B 不良反应↑ |
| 多西他赛 | 顺铂 | A 神经病变的危险性↑ |
| | 伊曲康唑 | A 毒性↑ |
| | 托泊替康治疗 3 日后再使用本药 | A 清除率降低达 50% |

续表

| 药物 A | 合用药物 B | 合用结果 |
|---|---|---|
| 依托泊苷 | 阿糖胞苷、环磷酰胺、卡莫司汀 | 协同作用 |
| | 环孢素的血药浓度 > 2μg/ml 时 | A 毒性↑ |
| | 可与血浆蛋白结合的药物 | A 排泄受影响 |
| | 他莫昔芬 | A 毒性↑ |
| | 高剂量阿地白介素 | 发生超敏反应的风险↑ |
| 干扰素 | 齐多夫定 | 血液毒性危险↑ |
| | 香豆素类抗凝药 | B 抗凝作用↑ |
| 白细胞介素 -2 | β 受体阻断药及其他抗高血压药 | 引起低血压 |
| 利妥昔单抗 | 顺铂 | 导致严重肾毒性 |
| 吉非替尼、伊马替尼 | 克拉霉素、红霉素、红霉素 / 磺胺异噁唑、伊曲康唑、酮康唑、苯妥英 | A 血药浓度↑ |
| | 环孢素、匹莫齐特、辛伐他汀 | B 血药浓度↑ |
| | 华法林 | B 抗凝作用↑，出血的风险↑ |
| | 利福平、苯巴比妥、苯妥英、地塞米松等 | A 血药浓度↓，疗效↓ |

应用抗肿瘤药物异环磷酰胺、卡莫司汀、洛莫司汀、铂类化合物、卡培他滨、伊立替康、长春新碱和长春瑞滨、紫杉醇、多西他赛、依托泊苷、干扰素、利妥昔单抗等时接种活疫苗，将增加活疫苗感染的风险。接受免疫抑制化疗的患者不能接种活疫苗，缓解期白血病患者至少要停止化疗 3 个月才允许接种活疫苗。

（李新南　李云霞）

# 第十四章　促凝血及抗凝血药物

人体血液中存在着凝血和抗凝血、纤溶和抗纤溶两个对立统一的机制，两者保持动态平衡，共同维持血液的流动性。一旦平衡失调，或因凝血亢进，导致血管内凝血，形成血栓栓塞性疾病；或因抗凝亢进而出现出血性疾病。表现为呼吸系统疾病临床有肺栓塞、咯血和肺出血等疾病，对应的治疗措施为溶栓、抗凝和止血，因此溶栓药物、抗凝和促凝药物为呼吸系统常用药物。

## 第一节　促凝血药

### 一、分类与品种分布

促凝血药（止血药）是能加速血液凝固或降低毛细血管通透性，使出血停止的药物。正常人体血液系统的止血功能与血管通透性及收缩功能、血小板数及质量、凝血及抗凝系统有关，这三大要素保证了人体良好的止血功能。促凝血药就是分别通过上述 3 个环节发挥效应，临床常用的促凝血药详见表 14-1-1。

表 14-1-1　促凝血药的分类与品种分布

| 作用机制 | 品种分布 |
| --- | --- |
| 促进凝血因子活化 | 凝血酶、凝血酶原复合物、血凝酶、维生素 $K_1$、醋酸甲萘氢醌、鱼精蛋白、甲萘醌亚硫酸氢钠 |
| 抗纤维蛋白溶解 | 氨甲苯酸、氨甲环酸、氨基己酸 |
| 作用于血管 | 垂体后叶素、酚磺乙胺（止血敏）、卡巴克络（安络血）、去甲肾上腺素、奥曲肽、酚妥拉明 |
| 其他 | 血液制品、云南白药、止血粉 8 号 |

## 二、药理作用特征

生理性止血的基本过程包括血管收缩、血小板血栓形成、血液凝固。血液凝固是由凝血因子按一定顺序相继激活而生成的凝血酶最终使纤维蛋白原变为纤维蛋白的过程。因此，凝血过程可分为凝血酶原复合物的形成、凝血酶原的激活和纤维蛋白的生成3个基本步骤。

促凝血药可通过收缩小动脉及毛细血管，或增强血小板功能，或加速、加强血液凝固过程，或抑制血块溶解过程而产生止血作用。药理作用特征见表14-1-2。

表14-1-2 临床常用促凝血药的药理作用特征

| 作用机制 | 代表药物 | 作用特征 |
|---|---|---|
| 促进凝血因子活化 | 维生素$K_1$ | 促进凝血酶原合成与释放 |
| | 凝血酶 | 作用血液凝固最后一步，促使凝血因子Ⅰ转变成纤维蛋白 |
| | 血凝酶 | 促进血小板聚集，释放凝血因子 |
| | 鱼精蛋白 | 与肝素结合，形成无活性的稳定复合物，使肝素失去抗凝活性 |
| 抗纤维蛋白溶解 | 氨甲苯酸<br>氨甲环酸<br>氨基己酸 | 抑制纤维蛋白凝块的裂解，产生止血作用。作用强度为氨甲环酸>氨甲苯酸>氨基己酸 |
| 作用于血管 | 酚磺乙胺<br>卡巴克络 | 降低毛细血管通透性，使血管收缩，出血时间缩短。还能增强血小板的聚集性和黏附性 |
| | 垂体后叶素 | 收缩小动脉及毛细血管(尤其对内脏血管)，可降低门静脉压和肺循环压力，有利于血管破裂处血栓形成而止血 |
| | 酚妥拉明 | 舒张外周血管，减少肺血流量，减少出血量 |

## 三、药动学特征

了解促凝血药的药动学特点有助于制订科学合理的止血方案。促凝血药物的药动学特点详见表14-1-3。

表14-1-3 临床常见促凝血药药物的药代动力学特征

| 代表药物 | 达峰时间 | 持续时间 | $t_{1/2}$ | 代谢途径 | 血浆蛋白结合率 |
|---|---|---|---|---|---|
| 维生素$K_1$ | 3~6小时(im) | 12~24小时(im) | — | 在肝代谢，经肾及胆管排泄 | — |
| 血凝酶 | 5~10分钟(iv)；20分钟(im、ih) | 24小时(iv)；48小时(im、ih) | — | 降解产物随尿排出体外 | — |

续表

| 代表药物 | 达峰时间 | 持续时间 | $t_{1/2}$ | 代谢途径 | 血浆蛋白结合率 |
|---|---|---|---|---|---|
| 鱼精蛋白 | 0.5～1分钟 | 2小时 | 与用量相关，用量越大，$t_{1/2}$越长 | 体内代谢转化过程尚未被阐明 | — |
| 氨甲苯酸 | 3小时(po) | 3～5小时(iv) | — | 在肝代谢，口服(36%±5%、静脉注射(63%±17%)以原形随尿液排出 | — |
| 氨甲环酸 | 3小时(po) | — | 2小时 | 主要经肾排泄 | — |
| 氨基己酸 | 1.2小时(po) | 16小时(iv) | 1～5小时 | 14%～35%在肝代谢，代谢后86%经肾排泄 | — |
| 酚磺乙胺 | 1小时(iv) | 4～6小时(iv) | 1.9小时(iv)；2.1小时(im) | 80%原形经肾排泄，小部分经胆汁随粪便排出 | 90% |
| 垂体后叶素 | 3～5分钟(im) | 20～30分钟(im) | 20分钟 | 在肝、肾中分解 | 不结合 |
| 酚妥拉明 | 30分钟(po)<br>20分钟(im)<br>2分钟(iv) | 3～6小时(po)；30～45分钟(im)；15～30分钟(iv) | 19分钟(iv) | 在肝代谢，13%的原形经尿排泄 | 54% |

## 四、给药方案

### (一)治疗原则

对出血性疾病要首先明确病因，如有些引起维生素K缺乏的疾病或药物所致的出血，应用维生素K无疑是最佳选择，而应用其他止血药则难奏效甚至引起不良反应；对遗传性凝血因子缺乏或严重肝损害所引起的出血，补充相应的凝血因子(血液制品)是治疗的关键；对预防与治疗应激性溃疡和消化道溃疡所致的出血应用$H_2$受体拮抗剂和质子泵抑制剂(静脉注射或静脉滴注)是最佳选择；对脑出血合并脑栓塞(混合性脑卒中)的患者或有冠心病、脑栓塞及血栓形成危险的高凝状态而出血的患者，可选用血凝酶(立止血)，而不应选用抗纤溶药，以免引起高凝状态和血栓形成。

其次应了解所用止血药的作用机制、药物相互作用、不良反应及禁忌证，尤其对有DIC、冠心病、脑栓塞及血栓形成危险的高凝状态而出血的患者，更应注意药物相互作用的影响，权衡利弊，选用最佳药物。任何止血药都不能控制大血管损伤性出血，必须及时进行外科处理。

### （二）治疗方案

呼吸系统常见出血性疾病以肺结核、肺癌和支气管扩张最为常见。肺结核咯血多见于空洞和继发支气管扩张，大量咯血时应注意有无空洞。肺癌咯血量较少，有时甚至不足以引起患者重视，已有咯血症状者经 X 线检查可以正常，也可发现肿块、肺门淋巴结增大或肺不张。支气管扩张所致咯血一般来自黏膜下支气管动脉系毛细血管，大量咯血原因是支气管动脉的血管增生、扩张、迂曲，与肺动脉支吻合间发生动脉瘤破裂，因此咯血量较大。对于呼吸系统出血性疾病的治疗方案详见表 14-1-4。临床止血药物的给药方案详见表 14-1-5。

**表 14-1-4 呼吸系统出血性疾病药物的治疗方案**

| 疾病 | 咯血程度 | 止血方案 |
|---|---|---|
| 支气管扩张 | 大咯血 | 垂体后叶素 5～10U+5% GS 20～40ml，iv（注射约 15 分钟 n），继之以 10～20U+NS 或 5% GS 500ml，ivgtt，2～4 次 / 天，出血停止后再继续使用 2～3 天，以巩固疗效 |
| | 持续咯血 | 促凝血药物可酌情选用。酚妥拉明 5～10mg+50% GS 20～40ml，iv，然后再用 10～20mg+5% GS 250～500ml，ivgtt，qd |
| 肺癌 | 小量咯血 | 减少活动，对症治疗。可根据病情选用氨甲苯酸、6- 氨基己酸、维生素 $K_1$、鱼精蛋白等静脉给药 |
| | 大咯血 | 垂体后叶素 5～10U+10% GS 40ml，iv（缓慢），继以 10U+10% GS 250ml，ivgtt |
| 肺结核 | 大咯血 | 同肺癌 |
| | 少量咯血及血痰者 | “抗纤 + 酚磺乙胺 + 氨甲苯酸”（止血三联）+ 口服“卡巴克络” |

**表 14-1-5 临床常见止血药物的给药方案**

<table>
<tr><th rowspan="2">药物</th><th rowspan="2">给药途径</th><th colspan="2">成人</th><th colspan="2">儿童</th><th rowspan="2">备注</th></tr>
<tr><th>频次</th><th>剂量</th><th>频次</th><th>剂量</th></tr>
<tr><td rowspan="3">维生素 $K_1$</td><td>po</td><td>tid</td><td>10mg/ 次</td><td>—</td><td>—</td><td rowspan="3">溶媒：NS、5% GS、5% GNS</td></tr>
<tr><td rowspan="2">im<br>sc</td><td>分 3～4 次给药</td><td>抗凝药引起的低凝血因子Ⅱ血症临床无出血倾向者：2.5～10mg/d，个别 25mg/d</td><td colspan="2">预防新生儿出血：出生后立即给 0.5～1mg，6～8 小时后视病情可重复，少数需重复用 4～7 天</td></tr>
<tr><td colspan="2">肠道吸收不良或其他药物引起的低凝血因子Ⅱ血症：2～25mg/次，必要时可重复</td><td colspan="2">新生儿出血症：1mg，8 小时后视病情需要可重复</td></tr>
</table>

续表

| 药物 | 给药途径 | 成人 | | 儿童 | | 备注 |
|---|---|---|---|---|---|---|
| | | 频次 | 剂量 | 频次 | 剂量 | |
| 维生素 $K_1$ | im<br>sc | 预防低凝血因子Ⅱ血症:长期全胃肠外营养患者需 5~10mg,1 周 1 次 | | 预防低凝血因子Ⅱ血症:长期全胃肠外营养者需 2~5mg/d,母乳或人工喂养者 1mg/d;1 周 1 次 | | 溶媒:NS、5% GS、5% GNS |
| | iv | 低凝血因子Ⅱ血症伴临床出血者:10~50mg,必要时 q4h 重复 | | 儿童凝血因子Ⅱ缺乏:5~10mg/d | | 缓慢静脉注入 |
| 凝血酶 | po | 消化道止血:用温开水(<37℃)溶解成 10~100U/ml 的溶液,根据出血部位及程度适当增减浓度、次数 | | 儿童应用本药的安全性尚未确定 | | 要中和胃酸,pH>5 才能起效 |
| 血凝酶 | po | qd~bid | 1~2KU/ 次 | qd | 0.3~1KU | 总量不超过 8KU/d,一般不超过 3 天 |
| | im<br>sc<br>iv | 一般出血:1~2KU | | 一般出血:0.3~0.5KU | | |
| | | 紧急出血:立即 0.25~0.5KU iv,同时 1KU im | | | | |
| | | 外科手术:术前 1 日晚肌内注射 1KU,术前 1 小时肌内注射 1KU,术前 15 分钟静脉注射 1KU,术后 3 日肌内注射 1KU/d | | | | |
| | | 咯血:1KU+NS 10ml sc q12h,必要时,开始时再加静脉注射 1KU | | | | |
| | | 异常出血:1KU,im,q6h,至出血完全停止 | | | | |
| 鱼精蛋白 | ivgtt | 分 2 次,间隔 6 小时 | 自发性出血:5~8mg/(kg·d),连用不宜超过 3 日 | 本药粉针剂以灭菌注射用水溶解后不能用于新生儿 | | 溶媒:NS |
| 氨甲苯酸 | po | tid | 0.25~0.5g/ 次,最大量为 2g/d | — | — | 溶媒:5% GS、NS |
| | iv | 0.1~0.3g/ 次,缓慢,最大量为 600mg/d | | 100mg/ 次,缓慢注射 | | |
| | ivgtt | 0.1~0.3g/ 次,不超过 600mg/d | | — | | |
| 氨甲环酸 | po | 2~4 次 | 1~1.5g/ 次,治疗原发性纤维蛋白溶解所致出血剂量可酌情加大 | | | 溶媒:5% GS、10% GS |
| | iv<br>ivgtt | 3~4 次 | 0.25~0.5g/ 次,0.75~2g/d,治疗原发性纤维蛋白溶解所致出血剂量可酌情加大 | | | |
| 氨基己酸 | po | 3~4 次 | 2g/ 次,疗程依病情定 | 3~4 次 | 0.1g/(kg·次),疗程依病情定 | |
| | ivgtt | 初始量为 4~6g,以 5%~10% GS 或 NS 100ml 稀释,15~30 分钟内滴完;维持量为 1g/h,维持时间依病情而定,不超过 20g/d,可连用 3~4 天 | | | | |

续表

<table>
<tr><th rowspan="2">药物</th><th rowspan="2">给药途径</th><th colspan="2">成人</th><th colspan="2">儿童</th><th rowspan="2">备注</th></tr>
<tr><th>频次</th><th>剂量</th><th>频次</th><th>剂量</th></tr>
<tr><td rowspan="4">酚磺乙胺</td><td>po</td><td>tid</td><td>治疗出血:0.5~1g/次</td><td>tid</td><td>治疗出血:10mg/(kg·次)</td><td rowspan="4">溶媒:5% GS、NS</td></tr>
<tr><td colspan="5">预防手术出血:术前15~30分钟给药0.25~0.5g,必要时2小时后再注射0.25g,总量为0.5~1.5g/d,可肌内注射、静脉注射、静脉滴注给药</td></tr>
<tr><td colspan="5">治疗出血:0.25~0.5g/次,总量为0.5~1.5g/d,可肌内注射、静脉注射给药</td></tr>
<tr><td>ivgtt</td><td>2~3次</td><td colspan="3">治疗出血:0.25~0.75g/次</td></tr>
<tr><td rowspan="2">垂体后叶素</td><td>iv</td><td colspan="4">肺出血:5% GS 20ml稀释后缓慢静脉注射,极量为20U/次;大咯血时10U,iv</td><td rowspan="2">溶媒:5% GS、NS</td></tr>
<tr><td>ivgtt</td><td colspan="4">肺出血:用NS或5% GS 500ml稀释后慢滴,极量为20U/次</td></tr>
</table>

注:给药途径:po=口服;iv=静脉注射;im=肌内注射;sc=皮下注射;ivgtt=静脉滴注

## 五、主要不良反应与药学监护

促凝血药物的不良反应主要表现为血液系统、神经系统、胃肠道系统的不适和过敏反应等,具体详见表14-1-6。

**表14-1-6　促凝血药物的不良反应与药学监护**

| 作用部位 | 临床表现 | 代表药物 | 药学监护 |
|---|---|---|---|
| 血液和循环系统 | 致血栓,引发脑卒中 | 抗纤溶药和酶制剂 | 避免大剂量应用,注意监测血常规、尿常规、凝血指标等 |
| | 溶血性贫血 | 维生素K | |
| | 出血时间延长 | 大剂量氨基己酸 | |
| 神经系统 | 视力模糊、头痛、头晕、疲乏 | 氨甲环酸 | 控制给药速度 |
| 胃肠道系统 | 腹泻、恶心和呕吐 | 抗纤溶药 | 避免大剂量应用 |
| 泌尿系统 | 尿道出血 | 氨基己酸 | 停药后可恢复,注意用药交代 |
| 肝脏 | 肝脏损害 | 大量使用维生素$K_3$ | 避免大剂量应用,注意监测肝功能 |
| 过敏反应 | 皮疹、水肿、休克 | 血凝酶和凝血因子制剂 | 询问病史,做好过敏性休克的抢救 |

## 六、药物相互作用

出血性疾病一般为疾病的伴随症状,特别是呼吸系统疾病,随着疾病的病情进展而出现,因此应用止血药物时常同时应用治疗其他疾病的药物,因此临床实际治疗过程中应注意药物间的相互作用,避免因相互作用影响药物的疗效和治疗效果。临床常见止血药物常见的相互作用详见表 14-1-7。

表 14-1-7 临床常见促凝血药物的相互作用

| 药物 A | 合用药物 B | 合用结果 |
|---|---|---|
| 维生素 $K_1$ | 口服抗凝剂(香豆素类) | 相互拮抗 |
| | 大剂量水杨酸类药、磺胺药、奎宁、奎尼丁、硫糖铝、考来烯胺、放线菌素 D | A 效应↓ |
| 凝血酶 | 酸、碱、重金属物质 | A 疗效↓ |
| 鱼精蛋白 | 胰岛素制剂 | B 作用延长 |
| 氨甲苯酸 | 避孕药或雌激素 | 血栓形成风险↑ |
| 氨甲环酸 | | |
| 氨基己酸 | | |
| 酚磺乙胺 | 其他类型的止血药(如氨甲苯酸等) | A 止血作用↑ |
| | 氨基己酸 | 混合注射可引起中毒 |
| | 右旋糖酐 | A 疗效↓ |
| 垂体后叶素 | 环丙烷等碳氢化合物吸入全麻时 | 低血压、窦性心动过缓或(和)房室节律失常 |
| | 其他宫缩药 | 子宫破裂或(和)宫颈撕裂 |
| | 麦角 | A 作用时间↑ |
| | 氯磺丙脲、氯贝丁酯或卡马西平 | 加强加压素的效应 |
| 酚妥拉明 | 胍乙啶 | 直立性低血压或心动过缓的发生率↑ |
| | 拟交感胺类药 | B 作用↓ |
| | 二氮嗪 | B 抑制胰岛素释放↓ |
| | 苯巴比妥类、苯乙哌啶酮等 | A 降压作用↑ |

(李新南)

# 第二节　抗凝血药

## 一、分类与品种分布

抗凝血药物可通过影响凝血过程的不同环节而阻止血液凝固，主要包括阻止纤维蛋白形成的药物和促进纤维蛋白溶解的药物。临床主要用于防治静脉血栓形成和肺栓塞。临床使用频率最高的抗凝血药物包括非肠道用药抗凝血剂（如肝素）、香豆素抗凝血剂类（如华法林）、抗血小板凝集药物（如阿司匹林）等，具体分类及品种分布详见表 14-2-1。

表 14-2-1　抗凝血药物的分类与品种分布

| 作用机制 | 品种分布 |
| --- | --- |
| 阻止纤维蛋白形成 | 肝素、低分子量肝素、香豆素类抗凝药（华法林、双香豆素）、藻酸双酯钠 |
| 纤维蛋白溶解 | 链激酶、尿激酶、瑞替普酶、组织纤溶酶原激活剂（t-PA） |
| 抗血小板 | 阿司匹林、利多格雷、奥扎格雷、双嘧达莫、噻氯匹定、氯吡格雷、阿昔单抗、替罗非班、依前列醇 |

## 二、药理作用特征

血栓的形成主要是由于血小板在损伤血管壁表面上的黏附和聚集、血流减慢和血流产生漩涡、凝血因子的激活促使凝血酶的形成、纤溶活性低下。抗凝血药物通过抑制血小板聚集、抑制凝血酶和凝血因子、降解血栓中的纤维蛋白、激活纤维蛋白溶酶原的活性而达到溶栓的目的。具体药理作用特征见表 14-2-2。

表 14-2-2　临床常见抗凝血药物的作用特征

| 作用特征 | 代表药物 | 作用机制 |
| --- | --- | --- |
| 阻止纤维蛋白形成 | 肝素 | 抑制凝血酶原激酶的形成；干扰凝血酶的作用 |
| | 低分子量肝素 | 与凝血因子Ⅲ相结合 |
| | 华法林<br>双香豆乙酯 | 抑制维生素 K 在肝脏细胞内合成凝血因子Ⅱ、Ⅶ、Ⅸ、Ⅹ |
| 纤维蛋白溶解药 | 尿激酶 | 降低凝血因子Ⅰ含量、增加 t-PA 活性、降低纤维蛋白溶血酶原激活物抑制活性 |
| | 链激酶 | 促进纤维蛋白溶解系统活力 |
| | 阿替普酶<br>瑞替普酶 | 将纤维蛋白溶解酶原激活为纤溶蛋白溶解酶 |

续表

| 作用特征 | 代表药物 | 作用机制 |
| --- | --- | --- |
| 抗血小板药 | 阿司匹林 | 可逆性地使环氧酶乙酰化，减少血栓素 $A_2$ 合成，抑制血栓形成。小剂量抑制血栓形成，大剂量促进血栓形成 |
| | 奥扎格雷 | 抑制血栓烷合成酶 |
| | 噻氯匹定 | 抑制 ADP 诱导的颗粒分泌，选择性及特异性干扰 ADP 介导的血小板活化，不可逆地抑制血小板聚集和黏附 |
| | 双嘧达莫 | 抑制磷酸二酯酶，抑制血栓烷素 $A_2$($TXA_2$)形成，增强内源性 $PGI_2$ 的作用 |
| | 氯吡格雷 | 抑制二磷酸腺苷(ADP)与血小板受体的结合，随后抑制激活 ADP 与糖蛋白 GP Ⅱ b/ Ⅲ a 复合物，从而抑制血小板的聚集 |
| | 阿昔单抗 | 拮抗 GP Ⅱ b/ Ⅲ a 受体 |
| | 依前列醇 | 激活腺苷酸环化酶，升高血小板内环磷酸腺苷(cAMP)的浓度 |

## 三、药动学特征

由于抗凝药物的临床给药途径、体内代谢过程均不同，因此药物发挥作用的快慢及作用强度大小各异。正确掌握该类药物的药代动力学特征，对临床选择合适的抗凝药物及合理的抗凝治疗方案非常关键。临床常用抗凝药物的药代动力学特征详见表 14-2-3。

表 14-2-3　临床常见抗凝血药物的药代动力学特征

| 药物 | 生物利用度 | 达峰时间 | $t_{1/2}$ | 代谢途径 | 血浆蛋白结合率 |
| --- | --- | --- | --- | --- | --- |
| 肝素钠 | 皮下、肌内、静脉注射吸收良好 | 静脉注射后即可发挥最大抗凝效应 | 1.5 小时(iv)，与用量相关 | 50% 以原形排出，部分经肝代谢，经肾排泄 | 静脉注射后与血浆低密度脂蛋白度结合 |
| 那曲肝素钙 | 100%(sc) | 3 小时(sc) | 3～4小时(sc)；2 小时(iv) | 主要由肾排泄 | — |
| 达肝素钠 | 80%～90%(sc) | 2～4 小时 | 3～5小时(sc)；2 小时(iv) | 主要经肾排泄 | — |
| 华法林 | 100%(po) | 抗凝：36～48 小时；抗血栓：6 天 | 44～60 小时 | 主要在肝代谢，经肾排泄 | 99.4% |
| 重组水蛭素 | 100%(sc) | 3～4 小时(sc) | 0.8～2 小时 | 45%～48% 经肾排泄 | — |

续表

| 药物 | 生物利用度 | 达峰时间 | $t_{1/2}$ | 代谢途径 | 血浆蛋白结合率 |
|---|---|---|---|---|---|
| 尿激酶 | — | 15分钟(iv) | 20分钟 | 在肝代谢，经肾、胆排泄 | — |
| 组织纤溶酶原激活剂 | — | 静脉给药后迅速被清除 | 4~5分钟 | 主要由肝代谢 | — |
| 阿司匹林 | 口服吸收迅速、完全 | 1~2小时(片剂)；7.3小时(肠溶缓释片)；6小时(肠溶微粒胶囊) | 15~2分钟 | 在肝代谢，经肾排泄 | 较低，水解后的水杨酸盐为65%~90% |
| 噻氯匹定 | 80%(po) | 2小时(po) | 受年龄和给药方式的影响 | 在肝代谢，代谢产物60%随尿液、25%随粪便排泄 | 98% |
| 双嘧达莫 | 37%~66%(po) | 75分钟 | 2~3小时 | 在肝代谢，经胆汁排泄 | 97%~99% |
| 氯吡格雷 | 口服吸收迅速 | 1小时 | 8小时 | 在肝代谢，50%经尿排泄，47%经粪便排泄 | 体外与人体血浆蛋白可逆性结合 |

## 四、给药方案

血栓性疾病是由血栓引起的血管腔狭窄与闭塞，使主要脏器发生缺血和梗死而引发功能障碍的各种疾病，是临床上导致心肌梗死、脑卒中等动脉疾病以及静脉血栓栓塞性疾病(VTE，包括深部静脉血栓的形成和肺栓塞)发生和患者死亡的主要原因。其中静脉血栓栓塞为继心肌梗死和脑卒中后的第三大心血管疾病死因，并是导致肿瘤患者死亡的主要原因之一。抗凝药是一类干扰凝血因子，阻止血液凝固的药物，主要用于血栓栓塞性疾病的预防与治疗；抗血小板药物是针对血小板的激活和聚集的过程中任何一点产生抗血小板作用的药物。溶栓剂是纤溶酶原激活剂，进入体内后激活体内的纤溶酶原形成纤溶酶，纤溶酶使纤维蛋白降解，达到溶解血栓的目的。

抗凝治疗能明显降低VTE患者的死亡率和复发率。疾病早期给予溶栓药物可以溶解血栓，使阻塞的血管开通，与抗凝比较，溶栓能更加迅速地改善影像学和血流动力学异常。常用抗凝药物的临床给药方案详见表14-2-4、表14-2-5和表14-2-6。

表 14-2-4 成人临床常用纤维蛋白溶解抗凝药物的给药方案

| 药物 | 给药途径 | 剂量 | 备注 |
|---|---|---|---|
| 尿激酶 | ivgtt | 肺栓塞:初始剂量为 4400U/kg,以 90ml/h 的速度 10 分钟内滴完,然后以 4400U/h 的给药速度连续静脉滴注 2 或 12 小时 | 溶媒:5% GS、NS |
| | 肺动脉注入 | 肺栓塞:15 000U/kg,氯化钠溶液配制后肺动脉内注入,必要时根据病情调整剂量,q24h | 最多使用 3 次 |
| | 导管插入 | 外周动脉血栓:以氯化钠溶液配制成 4000U/ml,以 4000U/min 经导管注入血凝块,每 2 小时夹闭导管 1 次,直至血块溶解,调整滴入速度为 1000U/min | |
| 链激酶 | ivgtt | 肺栓塞:初始剂量为 25 万 U,30 ~ 45 分钟内滴完,然后以 10 万 U/h 维持 24 ~ 48 小时 | 溶媒:5% GS、NS,稀释液不可剧烈振荡 |
| 瑞替普酶 | iv | 10U/ 次,弹丸注射 2 次,每次缓慢推注 2 分钟以上,两次间隔为 30 分钟。与肝素配伍禁忌。如以含肝素的静脉通道给药,应在给药前后用 0.9% NS 或 5% GS 冲管 | 本药应用 10ml 灭菌注射用水重新溶解,旋转药瓶应避免摇动 |
| 阿替普酶 | iv | 50mg+灭菌注射用水溶解成浓度为 1mg/ml | 最大剂量 < 150mg/d,避免颅内出血的危险性 |
| | ivgtt | 100mg+NS 500ml,3 小时内按以下方式滴完:前 2 分钟先注入 10mg,以后 60 分钟内滴入 50mg,最后 120 分钟内滴完余下的 40mg | |

表 14-2-5 成人临床常用阻止纤维蛋白形成抗凝药物的给药方案

| 药物 | 给药途径 | 频次 | 剂量 | 备注 |
|---|---|---|---|---|
| 肝素钠 | sc | 一般用量:首次 5000 ~ 10000U | | 日总量如控制在 12 500U,一般不需测 APTT,量大时需监测 APTT。APTT 为治疗前的 1.5 ~ 2.5 倍,及时调整用量及给药间隔 |
| | | 以后:q8 ~ 12h | 8000 ~ 10 000U,q8h; 或 15 000 ~ 20 000U,q12h,总量为 30 000 ~ 40 000U/d 或 5000 ~ 10 000U,总量为 12 500 ~ 40 000U/d | |
| | | 预防高危患者血栓形成:术前 2 小时给 5000U(避免硬膜外麻醉),后 q8 ~ 12h 给 5000U,共 7 天 | | |
| | iv | q4 ~ 6h | 5000 ~ 10 000U/ 次,或 100U/kg,q4h | |
| | ivgtt | 持续 | 20 000 ~ 40 000U/d+1000ml NS 持续滴注,滴注前应先静脉注射 5000U 为首次剂量 | |
| 那曲肝素钙 | sc | 手术(血栓栓塞形成危险的手术)预防: | | 本药不能用于肌内注射。用药前后及用药时应当 |
| | | qd | 中度:2850U(0.3ml)/ 次,术前 2 小时第 1 次给药,后至少持续 7 天 | |

续表

| 药物 | 给药途径 | 频次 | 剂量 | 备注 |
|---|---|---|---|---|
| 那曲肝素钙 | sc | qd | 高度：随患者体重调整剂量，38U/(kg·次)，术前12小时和术后12小时给予，术后qd×3天，术后第4天起调整为57U/(kg·次)×10天。剂量参考表14-2-7 | 检查或监测血小板计数、血细胞比容、血红蛋白、大便潜血、血脂、肝肾功能、骨密度、血浆抗凝血因子Xa活性等 |
| | | q12h | 治疗深静脉栓塞：85U/kg·次，疗程为10天，尽早口服抗凝血药 | |
| | | q12h | 治疗不稳定型心绞痛和非Q波性心肌梗死：93U/(kg·次)，联合使用阿司匹林，一般治疗6天左右达到临床稳定。根据体重调整剂量(可参照表14-2-8) | |
| 达肝素 | | | 急性血栓栓塞(深静脉栓塞及肺静脉栓塞)：2500U 弹丸iv，后15 000U，24小时持续ivgtt，合用口服抗凝血药，治疗至少5天，或达到凝血效应 | 应根据体重、血液状态改变情况调整剂量。药物过量引起的出血可用鱼精蛋白拮抗，1mg鱼精蛋白可中和100U本药 |
| | | | 弥散性血管内凝血：75U/(kg·d)，持续ivgtt×5天 | |
| | sc | qd | 治疗深静脉血栓：200U/(kg·次)，总量<18 000U/d | |
| | | bid | 高凝患者或伴出血风险的患者：100U/(kg·次)，持续ivgtt×5天 | |
| 华法林 | po | | 一般：避免冲击治疗。第1～3天3～4mg/d(年老体弱及糖尿病患者半量即可)，3天后可给维持量2.5～5mg/d(可参考凝血时间调整剂量使INR值达2～3) | 因本药起效缓慢，治疗初3日内，由于血浆抗凝蛋白细胞被抑制可以存在短暂高凝状态，如须立即产生抗凝作用，可在开始同时应用肝素，待本药充分发挥抗凝效果后再停用肝素 |
| | | | 深静脉血栓(DVT)或肺栓塞(PE)：避免冲击治疗。开始2天3～4.5mg/d，第3天根据PT调整剂量或使用维持量。维持量为2～8mg/d。每个月测定PT 1～2次，使抗凝强度达到实验室监测的INR要求：DVT、PE治疗使INR值达2～3，复发性DVT及复发性PE使INR达3～4 | |
| 双香豆乙酯 | po | 2～3次 | 开始24小时内600～900mg，第2天300～600mg；以后300～600mg/d，且应根据凝血酶原时间调整剂量；儿童用量应个体化 | |

注：给药途径：po＝口服；iv＝静脉注射；im＝肌内注射；sc＝皮下注射；ivgtt＝静脉滴注

表 14-2-6　成人临床常用抗血小板抗凝药物的给药方案

| 药物 | 给药途径 | 频次 | 剂量 | 备注 |
|---|---|---|---|---|
| 阿司匹林 | po | qd | 抑制血小板聚集:小剂量,80～300mg/次 | 应给予阿司匹林肠溶制剂,与食物同服或用水冲服,以减少对胃肠道的刺激 |
| | | qd | 局部缺血性脑卒中和一过性脑缺血发作、预防心肌梗死发生、不稳定型心绞痛、慢性稳定型心绞痛:分散片 50～300mg/次;肠溶缓释片 50mg/次;肠溶微粒胶囊 100mg/次 | |
| 奥扎格雷 | ivgtt | 1～2次 | 40～80mg/次,连续静脉滴注,1～2周为1个疗程,根据年龄、症状适当增加用量 | 溶媒:NS、5% GS;与含钙溶液(如林格溶液等)存在配伍禁忌 |
| 氯吡格雷 | po | qd | 50 或 75mg/次,可与食物同服也可单服 | 择期手术前 1 周停用本药 |
| 噻氯匹定 | po | qd | 250mg/次,宜于进食时服药,食物可提高本药的生物利用度,并减少胃肠道反应 | 择期手术(包括拔牙)前 10～14 日应停用本药 |
| 双嘧达莫 | po | | 血栓栓塞性疾病:不应少于 400mg/d,分 4 次口服 | 口服阿司匹林 1g/d,则本药不能超过 100mg/d |
| | | | 片剂:100mg/次,总量为 400mg/d。如与阿司匹林合用,则根据后者剂量调整本药用量,总量控制在 100～200mg/d | |
| | | bid | 缓释胶囊:200mg/次,单用或与阿司匹林合用 | |
| | | tid | 慢性心绞痛、防止血栓形成:25～50mg/次,饭前 1 小时服用 | |
| | ivgtt | qd | 防止血栓形成:30mg/次 +5% GS 250ml | 溶媒:5% GS、10% GS |

表 14-2-7　高度血栓栓塞形成危险的手术时那曲肝素钙的给药剂量(根据体重)

| 体重(kg) | 术前到术后第 3 日的日剂量(qd) | 第 4 日起的日剂量(qd) |
|---|---|---|
| <51 | 2050U | 3075U |
| 51～70 | 3075U | 4100U |
| >70 | 4100U | 6150U |

表 14-2-8　治疗不稳定型心绞痛和非 Q 波性心肌梗死时那曲肝素钙的给药剂量(根据体重)

| 体重(kg) | 初始的一次性静脉推注 | 皮下注射(q12h) |
|---|---|---|
| <50 | 4100U | 4100U |
| 50～59 | 5125U | 5125U |
| 60～69 | 6150U | 6150U |

续表

| 体重(kg) | 初始的一次性静脉推注 | 皮下注射(q12h) |
|---|---|---|
| 70 ~ 79 | 7175U | 7175U |
| 80 ~ 89 | 8200U | 8200U |
| 90 ~ 99 | 9225U | 9225U |
| >100 | 10 250U | 10 250U |

## 五、主要不良反应与药学监护

抗凝血药物主要的不良反应是与抗凝有关的出血。轻度仅表现为皮肤穿刺部位的瘀斑、皮肤紫癜、牙龈出血、血尿;中度表现为消化道大出血、大咯血、肌肉深部出血,出现血红蛋白的明显下降;严重者可能发生心包积血、颅内出血而危及生命。临床上用 INR 来判断抗凝的程度,国外推荐抗凝程度为 INR 维持在 2.5 ~ 3.5;国内开展的针对国人的临床观察目前正在进行之中,因此没有统一的标准。抗凝血药物主要的不良反应及药学监护详见表 14-2-9。

表 14-2-9 抗凝血药物的不良反应及药学监护

| 不良反应表现 | 相关药物 | 药学监护 |
|---|---|---|
| 出血 | 香豆素类 | 注意定期监测 INR 值,维生素 K 对抗治疗 |
| | 肝素钠 | 轻度出血:延长给药间期或减慢输注速度;重度出血:立即停用肝素,并给予鱼精蛋白对抗 |
| | 链激酶 | 氨甲苯酸对抗出血 |
| | 抗血小板药 | 停药,输注血小板 |
| 过敏反应 | 大多数抗血栓药 | 应立即停药 |
| 血小板减少 | 肝素、奥扎格雷、噻氯匹定,氯吡格雷 | 注意定期监测血小板计数 |
| 胃肠道反应 | 华法林、香豆素类、尿激酶、链激酶、抗血小板药 | 若患者不能耐受,应考虑停药 |

## 六、药物相互作用

对于右心衰竭、高血压、糖尿病或曾脑卒中的患者,再次脑卒中的概率很高,特别是心房颤动患者,更是脑卒中的高危人群,须长期服用抗凝血药物降低发病的风险。而这些患者在长期应用抗凝药物的同时还要坚持服用抗高血压、糖尿病、降血脂和治疗冠心病等的药物,药物间的相互作用可能影响药物的疗效和临床治疗效果。因此对应用抗凝血药物的患者应做好药物相互作用的用药教育,避免因药物的相互作用影响抗凝效果,或增加药物的不良反应。有关临床常用抗凝药物与其他药物间的相互作用详见表 14-2-10。

表 14-2-10 临床常见抗凝血药物的药物相互作用

| 药物 A | 合用药物 B | 合用结果 |
| --- | --- | --- |
| 肝素钠、低分子量肝素 | 香豆素及其衍生物;阿司匹林及非甾体消炎药;双嘧达莫、右旋糖酐等;肾上腺皮质激素、促肾上腺皮质激素等;依他尼酸、组织纤溶酶原激活物(t-PA)、尿激酶、链激酶 | 出血风险↑ |
|  | 碳酸氢钠、乳酸钠、甲巯咪唑(他巴唑)、丙硫氧嘧啶 | A 作用↑ |
|  | 透明质酸酶 | 减轻肌内注射痛,还可促进 A 吸收 |
|  | 洋地黄、四环素、尼古丁、抗组胺药 | A 作用↓ |
| 华法林 | 阿司匹林、水杨酸钠、胰高血糖素、奎尼丁、吲哚美辛、保泰松、奎宁、依他尼酸、甲苯磺丁脲、甲硝唑、别嘌醇、红霉素、氯霉素、某些氨基苷类抗生素、头孢菌素类、苯碘达隆、西咪替丁、氯贝丁酯、右旋甲状腺素、对乙酰氨基酚 | A 抗凝作用↑ |
|  | 苯妥英钠、巴比妥类、口服避孕药、雌激素、考来烯胺、利福平、维生素 K 类、氯噻酮、螺内酯、扑米酮、皮质激素等 | A 抗凝作用↓ |
| 尿激酶 | 肝素 | A 活性↓ |
|  | 口服抗凝药 | 出血的危险性↑ |
| 链激酶 | 阿司匹林、吲哚美辛、双嘧达莫、保泰松、依替贝肽、右旋糖酐、抗凝药 | 出血的危险性↑ |
|  | 肝素 | B 抗凝作用↓ |
| 组织纤溶酶原激活剂 | 依替贝肽、其他抗凝剂 | 出血的危险性↑ |
|  | 硝酸甘油 | A 清除率↑ |
| 瑞替普酶 | 肝素、维生素 K 拮抗剂及抗血小板药 | 出血的危险↑ |
| 阿司匹林 | 尿碱化药(碳酸氢钠等)、抗酸药 | A 血药浓度↓ |
|  | 尿酸化药 | A 血药浓度↑ |
|  | 抗凝药(双香豆素、肝素等)、溶栓药(链激酶等) | 出血的危险↑ |
|  | 胰岛素或口服降糖药、其他水杨酸类药、甲氨蝶呤(MTX)、巴比妥类药物及苯妥英钠 | B 作用↑ |
|  | 丙磺舒或磺吡酮 | B 排尿酸作用↓ |
| 奥扎格雷 | 其他抗血小板聚集药、血栓溶解药、抗凝血药 | 出血的危险性↑ |

续表

| 药物 A | 合用药物 B | 合用结果 |
| --- | --- | --- |
| 噻氯匹定 | 血小板聚集抑制剂、溶栓剂及导致低凝血酶原血症或血小板减少的药物 | 出血的危险性↑ |
| | 茶碱 | B 清除率↓ |
| | 环孢素 | B 血药浓度↓ |
| 双嘧达莫 | 阿司匹林 | 协同作用 |
| 氯吡格雷 | 萘普生、阿司匹林、华法林、肝素、溶栓药 | 出血的危险性↑ |

（李新南　李云霞）

## 参考文献

李晓燕，谈红．抗凝与溶栓．北京：科技文献出版社，2011

# 第十五章　呼吸系统疾病国内外治疗指南

## 第一节　肺炎相关指南

### 一、成人社区获得性肺炎诊断治疗指南（美国，2007年版）

2007美国感染病学会/美国胸科学会（IDSA/ATS）共同颁布了成人社区获得性肺炎诊治指南，该指南主要面向初级医护人员、住院医师、急诊医师人群，推荐在医疗过程中应综合分析、因地制宜地使用CAP指南，以改善医疗和相关临床结局。现就指南的主要内容摘编如下。

**（一）病情评估与治疗场所的选择**

1. 病情评估　CAP的诊断与治疗应首先进行病情的最初评估。根据病情评估进行分级治疗、正确地选择治疗场所（如住院vs门诊、ICU vs普通病区）是CAP治疗进展的重要方面。

CAP病情的评估方法主要包括CURB-65与肺炎严重指数（PSI）两种评分体系（表15-1-1）。指南推荐同时采用PSI及CURB-65评价标准可更准确地评估患者的情况。其中，CURB-65评分系统直接与CAP患者的病情严重程度有关，条目简单，门、急诊应用便捷。

表15-1-1　CAP病情严重程度的评价体系

| 标准体系 | 临床表现 | 判断标准 |
|---|---|---|
| CURB-65 | 年龄≥65岁<br>呼吸频率（≥30次/分）<br>低血压（收缩压<90mmHg，舒张压<60mmHg）<br>氮质血症（尿素氮≥7mmol/L）<br>意识障碍（对人、地点、时间的定向力障碍） | 每1项达标得1分，0～1分患者可门诊治疗，2分以上需住院治疗，3分以上需入住ICU。得分高，死亡率也随之增高 |

续表

| 标准体系 | 临床表现 | 判断标准 |
|---|---|---|
| PSI | 主要根据患者年龄、并发症、查体以及生化检查等，共有20项，每项设置的分数亦不同，将所得分数相加 | <50分为Ⅰ级，门诊治疗<br>51~70分为Ⅱ级，门诊治疗<br>71~90分为Ⅲ级，需要观察<br>91~130分为Ⅳ级，需住院<br>>130分为Ⅴ级，需住院 |

对评分系统的应用必须结合医生对其他临界因素的判定，包括安全、可靠口服药物的能力和门诊支持资源的可获得性。虽然评分有助于住院决策，但仅靠评分就作出决定是不安全的。动态地长时间观察比某一个时间点的评分有助于更准确地作出选择。

2. 评分系统的应用　对于CURB-65评分低、神志清醒、能安全进行口服治疗的患者可选择门诊治疗；CURB-65评分≥2的患者应采取更有力的治疗，即住院或有合适可行和有力的家庭卫生保健服务；有感染性休克需用血管升压类药物或急性呼吸功能衰竭须插管进行机械通气的患者应直接收入ICU。存在表15-1-2中严重CAP次要标准3项的患者应直接收入ICU或高水平监控的病房。

表15-1-2　严重社区获得性肺炎的标准

| 主要标准 | 次要标准 |
|---|---|
| 有创性机械通气 | 呼吸频率≥30次/分 |
| 感染性休克，须使用血管升压类药物 | $PaO_2/FiO_2 \leq 250$ |
| | 多肺段浸润 |
| | 意识模糊/定向障碍 |
| | 尿毒血症（BUN≥20mg/dl） |
| | 白细胞减少（白细胞计数<4000个/$mm^3$） |
| | 血小板减少（血小板计数<100 000个/$mm^3$） |
| | 低体温（深部体温<36℃） |
| | 低血压，须进行积极的液体复苏 |

## （二）病原学检查

1. CAP常见病原菌　最常见的致病原是肺炎链球菌、肺炎支原体等（表15-1-3）；住院患者应注意除常见致病原外的军团菌感染，老年患者、有慢性基础病、结构性肺病患者及使用免疫抑制剂和激素患者需考虑革兰阴性菌感染，详见表15-1-4。

表 15-1-3　社区获得性肺炎的常见病原体

| 门诊 | 住院（非 ICU） | 住院（ICU） |
|---|---|---|
| 肺炎链球菌 | 肺炎链球菌 | 肺炎链球菌 |
| 肺炎支原体 | 肺炎支原体 | 金黄色葡萄球菌 |
| 流感嗜血杆菌 | 肺炎衣原体 | 军团菌 |
| 肺炎衣原体 | 流感嗜血杆菌 | 革兰阴性杆菌 |
| 呼吸道病毒 | 军团菌 | 流感嗜血杆菌 |
| | 误吸 | |
| | 呼吸道病毒 | |

表 15-1-4　某些特定状态下 CAP 患者易感染的病原体

| 状态或并发症 | 易感染的特定病原体 |
|---|---|
| 酗酒 | 肺炎链球菌（包括耐药的肺炎链球菌）、厌氧菌、肠道革兰阴性杆菌、军团菌属 |
| COPD/ 吸烟者 | 肺炎链球菌、流感嗜血杆菌、卡他莫拉菌 |
| 居住在养老院 | 肺炎链球菌、肠道革兰阴性杆菌、流感嗜血杆菌、金黄色葡萄球菌、厌氧菌、肺炎衣原体 |
| 患流感 | 金黄色葡萄球菌、肺炎链球菌、流感嗜血杆菌 |
| 接触鸟类 | 鹦鹉热衣原体、新型隐球菌 |
| 疑有吸入因素 | 厌氧菌 |
| 结构性肺病（支气管扩张、肺囊肿、弥漫性泛细支气管炎等） | 铜绿假单胞菌、洋葱伯克霍尔德菌、金黄色葡萄球菌 |
| 近期应用抗菌药 | 耐药肺炎链球菌、肠道革兰阴性杆菌、铜绿假单胞菌 |

2. 病原学检查　多项提示性临床特征加上通过胸片或其他影像技术证明肺内出现浸润阴影是诊断肺炎的必需条件。对CAP患者进行有针对性的病原学检测，在选择治疗方案方面有重要意义。指南推荐：CAP门诊患者不用必须做病原学检测；住院患者需要在治疗前做血培养和咳痰标本的涂片染色和培养（有咳痰的患者），最好在治疗之前做痰涂片革兰染色和痰培养检查，而且必须提供合格的痰标本，同时对于标本的收集、传运、处理也要符合要求；对于重症 CAP 患者至少要做血培养、肺炎军团菌和肺炎链球菌的尿抗原检查、咳痰标本培养；对于气管插管患者，需做气管内吸出物的病原学检查。不同患者的病原学检查项目详见表 15-1-5。

表 15-1-5　各种临床情况推荐的诊断性试验

| 检查指征 | 血培养 | 痰培养 | 尿军团菌抗体 | 尿肺炎链球菌抗体 | 其他 |
|---|---|---|---|---|---|
| ICU 收治患者 | √ | √ | √ | √ | √[a] |
| 门诊抗菌药物治疗失败 |  | √ | √ | √ |  |
| 空洞性肺炎 | √ | √ |  |  | √[b] |
| 白细胞减少症 | √ |  |  | √ |  |
| 酗酒 | √ | √ | √ | √ |  |
| 严重的慢性肝病 | √ |  |  | √ |  |
| 严重 COPD/ 肺结构破坏性疾病 |  | √ |  |  |  |
| 脾缺如 | √ |  |  | √ |  |
| 近期旅游史（2 周内） |  |  | √ |  | √[c] |
| 尿军团菌抗原（+） |  | √[d] | N |  |  |
| 尿肺炎链球菌抗原（+） | √ | √ |  | N |  |
| 胸腔积液 | √ | √ | √ | √ | √[e] |

注：√：需要检查项目；N：不适用；a：气管插管患者，支气管镜检查或支气管肺泡灌洗液检查；b：真菌或肺结核检查；c：患者旅游期间所去地区的病原菌流行病学特点和风险因素；d：特殊的军团菌检查；e：胸腔穿刺术或胸腔积液检查

### （三）抗菌药物治疗

指南推荐根据患者病情严重程度分级的经验性抗菌药治疗，对重症患者应联合用药，同时应注意特殊病原体的感染因素。研究表明 CAP 大多为混合感染，不推荐针对某一病原体治疗；但在可靠的微生物学方法基础上，一旦 CAP 病因明确，直接进行针对病原体的抗菌药治疗。为防止细菌耐药的发生，提高治愈率，可使用较强的抗菌药组合。根据患者情况与预后，抗菌药物治疗应在明确诊断、分析病情后及时开始，对于住院患者，推荐首剂给药在急诊室完成。对于 CAP 初始抗感染治疗抗菌药物的经验性选择参照表 15-1-6 和表 15-1-7。

表 15-1-6　CAP 不同人群初始经验性抗感染治疗的药物选择（门诊治疗）

| 不同人群 | 初始经验性抗菌药物的选择 | 推荐指数 |
|---|---|---|
| 既往健康、无耐药肺炎链球菌感染危险因素 | A. 大环内酯类（阿奇霉素、克拉霉素或红霉素） | 强烈推荐；Ⅰ级证据 |
|  | B. 多西环素 | 一般推荐；Ⅲ级证据 |
| 存在并发症（慢性心肺肝肾疾病、糖尿病、乙醇中毒、恶性肿 | A. 呼吸喹诺酮类［莫西沙星、吉米沙星或左氧氟沙星（750mg）］ | 强烈推荐；Ⅰ级证据 |

续表

| 不同人群 | 初始经验性抗菌药物的选择 | 推荐指数 |
| --- | --- | --- |
| 瘤、脾切除、免疫抑制状态或使用免疫抑制剂);过去3个月内使用了抗菌药物(需改变原来抗菌药物类型)或具有其他耐药肺炎链球菌感染的危险因素 | B. β-内酰胺类联合大环内酯类[高剂量阿莫西林(1g,tid);或首选阿莫西林/克拉维酸钾(2g,bid)]<br>其他可选药物:头孢曲松、头孢泊肟和头孢呋辛(500mg,bid);多西环素可替换大环内酯类 | 强力推荐;一级证据<br>Ⅱ级证据 |
| 高水平(MIC≥16μg/ml)耐大环内酯类肺炎链球菌高发地区(>25%)(任何患者,包括没有并发症的患者) | A. 呼吸喹诺酮类[莫西沙星、吉米沙星或左氧氟沙星(750mg)] | 中等推荐;Ⅲ级证据 |
| | B. β-内酰胺类联合大环内酯类[高剂量阿莫西林(1g,tid);或首选阿莫西林/克拉维酸钾(2g,bid)]<br>其他可选药物:头孢曲松、头孢泊肟和头孢呋辛(500mg,bid);多西环素可替换大环内酯类 | |

表 15-1-7 CAP不同人群初始经验性抗感染治疗的药物选择(住院患者)

| 不同人群 | 初始经验性抗菌药物的选择 | 推荐指数 |
| --- | --- | --- |
| 普通住院患者(非ICU治疗) | 呼吸喹诺酮类 | 强烈推荐;Ⅰ级证据 |
| | β-内酰胺类联合大环内酯类药物[首选β-内酰胺类,包括头孢噻肟、头孢曲松和氨苄西林;厄他培南用于选择性的患者;多西环素可替代大环内酯类选择(Ⅲ级证据),呼吸喹诺酮类可以用于青霉素过敏患者],不常规推荐使用单一大环内酯类药物经验性治疗 | 强烈推荐;Ⅰ级证据 |
| ICU住院患者 | β-内酰胺类药物(头孢噻肟、头孢曲松或氨苄西林/舒巴坦)联合阿奇霉素 | Ⅱ级证据 |
| | 或氟喹诺酮类药物(青霉素过敏患者推荐呼吸氟喹诺酮类药物和氨曲南) | 强力推荐;Ⅰ级证据<br>Ⅱ级证据 |
| ICU住院患者(假单胞菌感染) | β-内酰胺类药物(哌拉西林/他唑巴坦、头孢吡肟、亚胺培南或者美罗培南)联合环丙沙星或左氧氟沙星(750mg剂量)或者上述β-内酰胺类药物同时联合氨基糖苷类和阿奇霉素或者上述β-内酰胺类药物同时联合氨基糖苷类和抗肺炎链球菌的氟喹诺酮类(对青霉素过敏患者,用氨曲南替代上述β-内酰胺类药物) | 中等推荐;Ⅲ级证据 |
| 耐甲氧苯青霉素金黄色葡萄球菌(MRSA)感染 | 加用万古霉素或利奈唑胺 | 中等推荐;Ⅲ级证据 |

### (四) 转换(序贯)治疗与抗菌药物治疗疗程

指南指出:当患者血流动力学稳定,临床症状改善,能够口服药物及胃肠道功能正常时,给药方式应从静脉向口服转换。当患者临床体征稳定,无其他需要治疗的内科问题时,应及时出院。

CAP 患者的治疗至少需要 5 天,在中断治疗前必须 48 ~ 72 小时无发热,无或仅有 1 项不符合临床稳定的标准:①体温≤37.8℃;②心率≤100 次 / 分;③呼吸≤24 次 / 分;④收缩压≥90mmHg;⑤呼吸室内空气时动脉血氧饱和度≥90% 或者氧分压≥60mmHg;⑥能够维持口服药物进行治疗;⑦精神状态正常。如果起始抗菌治疗对后来分离的病原体抗菌作用不够,或者并发肺外感染(如脑膜炎、心内膜炎等),必须延长疗程。

### (五) 其他辅助治疗

对经充分液体复苏仍呈持续性感染性休克的 CAP 患者,可考虑在入院 24 小时内给予重组活化蛋白 C 治疗;对液体复苏后仍呈低血压的严重 CAP 患者应注意筛查有无隐性肾上腺皮质功能不全,此时可考虑给予激素;低氧血症或呼吸困难患者可谨慎试用无创通气;如果出现严重的低氧血症(氧和指数 $PaO_2/FiO_2$ <150)或双侧肺泡浸润,则需要紧急气管插管。

### (六) 无反应肺炎的处理

在接受抗感染治疗的情况下,CAP 患者没有获得显著改善的临床情况称为无反应肺炎。临床有 6% ~ 15% 的患者对初始经验药物治疗无效。由于诊断性检验的局限性,经验性抗感染治疗失败时,应重新对患者进行全面的评估(诊断是否正确、目前治疗针对病原菌是否为致病菌、病原体是否耐药、是否有气道阻塞的机械性因素等),深入病原学(可考虑进行侵入性的病原学检查)及影像学检查,并扩大抗菌谱,加强抗菌力度,覆盖不典型病原体与耐药菌。

### (七) 预防

美国疾病预防控制中心的免疫委员顾问组建议:所有 50 岁以上的人群、易出现流感并发症的人群、居家密切接触高危人群者及卫生工作者;50 岁以下的免疫缺陷、哮喘或慢性内科疾病的人群;吸烟患者均应接种流感疫苗(强烈推荐;证据等级Ⅰ)。65 岁以上人群和选择具有其他疾病的高危人群建议接种多价肺炎链球菌疫苗(强烈推荐;证据等级Ⅱ)。

## 二、社区获得性肺炎诊断和治疗指南(中国,2006 年版)

2006 年中华医学会呼吸病学分会制定了《社区获得性肺炎诊断和治疗指南》。现摘编如下。

### (一) 概念

社区获得性肺炎(community-acquired pneumonia,CAP)是指在医院外罹患

的感染性肺实质（含肺泡壁，即广义上的肺间质）炎症，包括具有明确潜伏期的病原体感染而在入院后潜伏期内发病的肺炎。

### （二）临床诊断与病原学诊断

1. CAP临床诊断依据　①新近出现的咳嗽、咳痰或原有呼吸道疾病症状加重，并出现脓性痰，伴或不伴胸痛；②发热；③肺实变体征和（或）闻及湿性啰音；④ WBC>$10\times10^9$/L或<$4\times10^9$/L，伴或不伴细胞核左移；⑤胸部X线检查显示片状、斑片状浸润性阴影或间质性改变，伴或不伴胸腔积液。

以上1～4项中任何1项加第5项，并除外肺结核、肺部肿瘤、非感染性肺间质性疾病、肺水肿、肺不张、肺栓塞、肺嗜酸性粒细胞浸润症及肺血管炎等后，可建立临床诊断。

2. CAP的病原学诊断　同IDSA/ATS制定的CAP指南（2007年版），同时对送检标本的采集、送检、实验室处理及检测结果的判断做了更为具体、详细的规范。

### （三）CAP病情严重程度评价

指南主要根据PSI的标准对CAP患者的病情严重程度进行评价，并设定了治疗场所的标准。

1. 住院治疗标准　满足下列标准之一，尤其是两种或两种以上条件并存时，建议住院治疗。

（1）年龄≥65岁。

（2）存在以下基础疾病或相关因素之一：①慢性阻塞性肺疾病；②糖尿病；③慢性心、肾功能不全；④恶性实体肿瘤或血液病；⑤获得性免疫缺陷综合征（AIDS）；⑥吸入性肺炎或存在容易发生吸入的因素；⑦近1年内曾因CAP住院；⑧精神状态异常；⑨脾切除术后；⑩器官移植术后、慢性酗酒或营养不良、长期应用免疫抑制剂等。

（3）存在以下异常体征之一：①呼吸频率≥30次/分；②脉搏≥120次/分；③动脉收缩压<90mmHg（1mmHg = 0.133kPa）；④体温≥40℃或<35℃；⑤意识障碍；⑥存在肺外感染病灶如败血症、脑膜炎。

（4）存在以下实验室和影像学异常之一：① WBC > $20\times10^9$/L或 < $4\times10^9$/L，或中性粒细胞计数 < $1\times10^9$/L；②呼吸空气时 $PaO_2$ < 60mmHg，$PaO_2/FiO_2$ < 300，或 $PaCO_2$ > 50mmHg；③血肌酐（Scr）> 106μmol/L或血尿素氮（BUN）> 7.1mmol/L；④血红蛋白 < 90g/L或血细胞比容（HCT）< 30%；⑤血浆白蛋白 < 25g/L；⑥有败血症或弥散性血管内凝血（DIC）的证据，如血培养阳性、代谢性酸中毒、凝血酶原时间（PT）和部分凝血活酶时间（APTT）延长、血小板减少；⑦ X线胸片显示病变累及1个肺叶以上、出现空洞、病灶迅速扩散或出现胸腔积液。

2. 重症肺炎诊断标准　出现下列征象中1项或以上者可诊断为重症肺炎，需密切观察，积极救治，有条件时建议收住ICU治疗。①意识障碍；②呼吸频率

≥30 次 / 分；③ $PaO_2 < 60mmHg$，$PaO_2/FiO_2 < 300$，需行机械通气治疗；④动脉收缩压 <90mmHg；⑤并发脓毒性休克；⑥ X 线胸片显示双侧或多肺叶受累，或入院 48 小时内病变扩大≥50%；⑦少尿：尿量 < 20ml/h，或 < 80ml/4h，或并发急性肾衰竭需要透析治疗（其中氧合指数和血压是重要指标）。

### （四）治疗

1. 初始经验性抗感染治疗 CAP 一旦诊断明确即可经验治疗，初始经验性抗感染治疗应考虑到特定病原体（如支原体、耐药菌、军团菌、铜绿假单胞菌等）感染的危险因素，需覆盖某些特定状态下 CAP 患者（如酗酒、居住在养老院、吸入因素、结构性肺病等）易感染的病原体，待致病菌明确后可根据药敏试验结果转为目标治疗。指南推荐 CAP 初始经验性抗感染治疗的方案详见表 15-1-8。

表 15-1-8 不同人群 CAP 患者初始经验性抗感染治疗的建议

| 不同人群 | 常见病原体 | 初始经验性治疗的抗菌药物选择 |
|---|---|---|
| 青壮年、无基础疾病患者 | 肺炎链球菌、肺炎支原体、流感嗜血杆菌、肺炎衣原体等 | 青霉素类（青霉素、阿莫西林等）<br>多西环素（强力霉素）<br>大环内酯类<br>第一代或第二代头孢菌素<br>呼吸喹诺酮类（如左氧氟沙星、莫西沙星等） |
| 老年人或有基础疾病患者 | 肺炎链球菌、流感嗜血杆菌、需氧革兰阴性杆菌、金黄色葡萄球菌、卡他莫拉菌等 | 第二代头孢菌素（头孢呋辛、头孢丙烯、头孢克洛等）单用或联用大环内酯类；<br>β－内酰胺类 / β－内酰胺酶抑制剂（阿莫西林 / 克拉维酸、氨苄西林 / 舒巴坦）单用或联用大环内酯类<br>呼吸喹诺酮类 |
| 需入院治疗、但不必收住 ICU 的患者 | 肺炎链球菌、流感嗜血杆菌、混合感染（包括厌氧菌）、需氧革兰阴性杆菌、金黄色葡萄球菌、肺炎支原体、肺炎衣原体、呼吸道病毒等 | 静脉注射第二代头孢菌素单用或联用静脉注射大环内酯类<br>静脉注射呼吸喹诺酮类<br>静脉注射 β－内酰胺类 / β－内酰胺酶抑制剂（如阿莫西林 / 克拉维酸、氨苄西林 / 舒巴坦）单用或联用注射大环内酯类<br>头孢噻肟、头孢曲松单用或联用注射大环内酯类 |
| 需入住 ICU 的重症患者 | | |
| A 组：无铜绿假单胞菌感染危险因素 | 肺炎链球菌、需氧革兰阴性杆菌、嗜肺军团菌、肺炎支原体、流感嗜血杆菌、金黄色葡萄球菌等 | 头孢曲松或头孢噻肟联合静脉注射大环内酯类<br>静脉注射呼吸喹诺酮类联合氨基苷类<br>静脉注射 β－内酰胺类 / β－内酰胺酶抑制剂（如阿莫西林 / 克拉维酸、氨苄西林 / 舒巴坦联合静脉注射大环内酯类）<br>厄他培南联合静脉注射大环内酯类 |

续表

| 不同人群 | 常见病原体 | 初始经验性治疗的抗菌药物选择 |
| --- | --- | --- |
| B组：有铜绿假单胞菌感染危险因素 | A组常见病原体＋铜绿假单胞菌 | 具有抗假单胞菌活性的β－内酰胺类抗生素（如头孢他啶、头孢吡肟、哌拉西林/他唑巴坦、头孢哌酮/舒巴坦、亚胺培南、美罗培南等）联合静脉注射大环内酯类，必要时还可同时联用氨基苷类<br>具有抗假单胞菌活性的β－内酰胺类抗生素联合静脉注射喹诺酮类<br>静脉注射环丙沙星或左氧氟沙星联合氨基苷类 |

2. 针对我国CAP的致病特点，指南强调以下几点。

（1）既往健康的轻症且胃肠道功能正常的患者推荐用生物利用度良好的口服抗感染药物治疗。

（2）青霉素中介水平（MIC 0.1～1.0mg/L）耐药肺炎链球菌肺炎仍可选择青霉素，但需提高剂量；高水平耐药或存在耐药高危险因素时应选择头孢曲松、头孢噻肟、厄他培南、呼吸喹诺酮类或万古霉素。

（3）我国肺炎链球菌对大环内酯类呈高水平耐药，不宜单独应用大环内酯类，但针对非典型致病原大环内酯类可联合使用。

（4）有铜绿假单胞菌感染危险因素者，经验性治疗药物选择应兼顾，亦可联合喹诺酮类或大环内酯类。

（5）疑有吸入因素时应考虑到厌氧菌的因素，选用β-内酰胺类/酶抑制剂、莫西沙星等对厌氧菌有效的药物或联合应用甲硝唑、克林霉素等。

（6）对怀疑感染流感病毒的患者除特定因素外一般不推荐联合应用经验性抗病毒治疗。

（7）对于危及生命的重症肺炎，建议早期采用广谱强效的抗菌药物治疗，同时应注意特殊病原体的诱因，待病情稳定后可根据病原学进行针对性治疗，或降阶梯治疗。抗菌药治疗要尽早开始，首剂抗菌药治疗争取在诊断CAP后4小时内使用，以提高疗效，降低病死率，缩短住院时间。

（8）抗感染治疗一般可于热退和主要呼吸道症状明显改善后3～5天停药，但疗程视不同病原体、病情严重程度而异，不宜将肺部阴影完全吸收作为停用抗菌药物的指征。对于普通细菌性感染，如肺炎链球菌，用药至患者热退后72小时即可；对于金黄色葡萄球菌、铜绿假单胞菌、克雷伯菌属或厌氧菌等容易导致肺组织坏死的致病菌所致的感染，建议抗菌药物疗程≥2周。对于非典型病原体，疗程应略长，如肺炎支原体、肺炎衣原体感染的建议疗程为10～14天，军团菌属感染的疗程建议为10～21天。

（9）重症肺炎除有效抗感染治疗外，营养支持治疗和呼吸道分泌物引流亦十分重要。

### (五) CAP 初始治疗后评价与住院患者出院时机的掌握

1. 初始治疗后 48 ~ 72 小时应对病情和诊断进行评价。有效治疗反应首先表现为体温下降,呼吸道症状亦可以有改善,白细胞恢复和 X 线胸片病灶吸收一般出现较迟。凡症状明显改善,不一定考虑痰病原学检查结果如何,仍可维持原有治疗。症状显著改善后,可采用序贯治疗。

2. 初始治疗 72 小时后症状无改善或一度改善又恶化,视为治疗无效,其常见原因和处理可参考无反应肺炎。

3. 出院标准 经有效治疗后,患者病情明显好转,同时满足以下 6 项标准时,可以出院(原有基础疾病可影响以下标准判断者除外)。①体温正常超过 24 小时;②平静时心率≤100 次 / 分;③平静时呼吸≤24 次 / 分;④收缩压≥90mmHg;⑤不吸氧情况下,动脉血氧饱和度正常;⑥可以接受口服药物治疗,无精神障碍等情况。

### (六) 预防

同 IDSA/ATS 制定的 CAP 指南(2007 年版)。

## 三、急诊成人社区获得性肺炎诊治专家共识(中国,2011 年版)

2011 年中国医师协会急诊医师分会制定了我国的《急诊成人社区获得性肺炎诊治专家共识》,旨在充分总结国内外对 CAP 的研究结果,并结合急诊科专家经验,对急诊成人 CAP 诊治提出建议。现摘编如下。

### (一) 治疗方案的制订原则

本共识推荐了初始经验性抗菌药物治疗方案,建议方案的确定至少要结合 3 个方面的内容:①参照指南、共识和策略;②务必结合所属区域微生物流行特点和药敏情况;③重视宿主因素。落实到每个感染患者,确定方案的过程均是复杂而个体化的。

### (二) 临床诊断

诊断依据同我国 2006 年版《社区获得性肺炎诊断和治疗指南》中的诊断标准,需注意临床表现不典型,仅有部分症状的患者(如老年人)容易误诊或漏诊,需更多的借助胸部影像学检查。还需提高对传染性 CAP(高致病性禽流感、SARS 等)的认识,注意与临床疾病的鉴别诊断。

一般实验室检查、病原学检查、影像学检查与我国 2006 年版《社区获得性肺炎诊断和治疗指南》相同。

### (三) 病情判断与分级

专家共识创新性地将急诊 CAP 患者分为门诊、急诊留观、住院及入住 ICU 4 级,分级标准详见表 15-1-9。

表 15-1-9　急诊 CAP 患者病情分级标准

| 分级 | 标准 |
| --- | --- |
| 门诊 | 轻症患者 |
| 急诊留观 | 诊断尚不能确立;病情不稳定,处于变化中;有潜在发生急性多器官功能不全的可能;不具备及时就诊的条件 |
| 住院 | 参照我国 2006 年版《社区获得性肺炎诊断和治疗指南》住院标准 |
| 入住 ICU | 参照我国 2006 年版《社区获得性肺炎诊断和治疗指南》入住 ICU 标准 |

### (四)治疗

1. 治疗方案　初始经验性抗感染治疗依据 2006 年版《社区获得性肺炎诊断和治疗指南》推荐的方案。初始用药时间要求 CAP 患者 4 小时内使用,首剂药物在急诊完成,一般选用 β-内酰胺类、大环内酯类和呼吸喹诺酮类等药物。重症患者及入住 ICU 的患者推荐联合用药,同时应考虑到铜绿假单胞菌的危险因素;重视 CA-MRSA 感染的危险因素。

2. 对症治疗　氧疗、雾化和湿化治疗、营养支持等对症治疗有助于患者症状改善。糖皮质激素可用于早期重症急性患者,有利于炎症的控制。

### (五)疗效评价

初始经验性治疗 48～72 小时后应对患者的治疗反应进行评估。

1. 治疗有效　经治疗后患者体温下降、呼吸道症状等临床一般情况改善,达到临床稳定,认为治疗有效。参考 IDSA/ATS 制定的 CAP 指南(2007 年版)临床稳定的判断标准。治疗有效者可不参考病原学检查结果,继续原有治疗;能口服者可给予口服药物序贯治疗。对达到临床稳定、能接受口服治疗且无意识障碍者予以当天出院。

2. 治疗失败　患者对初始治疗反应不良,症状持续无改善,或一度改善又恶化,病情进展,出现并发症,甚至死亡,认为治疗失败。应当进行后续处置:①分析原因:感染因素,药物未覆盖致病菌或细菌耐药;非感染因素,诊断不明确、有误。②危险因素:起始病情严重、宿主因素(年龄 > 65 岁、有并发症、慢性基础病、免疫低下或使用免疫抑制剂等)、病原菌因素。对初始治疗失败的患者应询问病史、重复病原学及各相关检查并将患者转入合适的进一步治疗场所(住院或入住 ICU)。

## 四、成人肺炎支原体肺炎诊治专家共识(中国,2010 年版)

2010 年中华医学会呼吸病学分会感染学组形成了对肺炎支原体肺炎的诊治共识。现摘编如下。

### (一) 概念

肺炎支原体肺炎(mycoplasma pneumoniae)是由肺炎支原体引起的、以间质病变为主的急性肺部炎症。临床上将其与嗜肺军团菌、肺炎衣原体及立克次体等其他非典型病原体引起的肺炎统称为“原发性非典型肺炎”。

### (二) 病原学与流行病学

肺炎支原体肺炎广泛存在于全球范围内,多为散发,流行较少受到气候和季节的影响,我国秋、冬季发病率较高。可发生于任何年龄,在青壮年、无基础疾病的CAP患者中所占比例更高,30岁以下年龄组和31~50岁年龄组的肺炎支原体感染率分别高达32.8%和27.8%,远高于50岁以上的中老年患者。

### (三) 临床表现及实验室检查

共识总结了支原体肺炎的临床表现和实验室检查特点,具体见表15-1-10。

表15-1-10 支原体肺炎的临床表现与实验室检查

| | |
|---|---|
| 全身症状 | 潜伏期为1~3周。发病形式多样,多数患者仅以低热、疲乏为主,部分患者可出现突发高热并伴有明显的头痛、肌痛及恶心等全身中毒症状 |
| 呼吸道症状 | 以干咳最为突出,常持续4周以上,多伴有明显的咽痛,偶有胸痛、痰中带血 |
| 其他症状 | 多见耳痛、麻疹样或猩红热样皮疹,极少数患者可伴发胃肠炎、心包炎、心肌炎、脑膜脑炎、脊髓炎、溶血性贫血、弥散性血管内凝血、关节炎及肝炎等 |
| 阳性体征 | 多见显著的咽部充血和耳鼓膜充血,少数患者可有颈部淋巴结肿大,少数患者可闻及干湿性啰音 |
| 实验室检查 | 外周血白细胞总数和中性粒细胞比例一般正常,少数患者可有升高 |
| 影像学表现 | 病变多为边缘模糊、密度较低的云雾样片状浸润影,从肺门向外周肺野放射,肺实质受累时也可呈大片实变影。部分病例表现为分段性分布或双肺弥漫分布的网状及结节状间质浸润影。胸腔积液少见 |

### (四) 病原学诊断

1. 检测方法　共识推荐的病原学诊断包括血清特异性抗体检测、血清冷凝集试验和基于核酸技术的肺炎支原体检测方法。

2. 诊断标准　国际上公认的标准:无论采用何种检测方法,急性期及恢复期的双份血清标本中,肺炎支原体特异性抗体滴度呈4倍或4倍以上增高或减低时,均可确诊为肺炎支原体感染。此外,颗粒凝集试验特异性抗体滴度≥1∶160,或补体结合试验特异性抗体滴度≥1∶64,或特异性IgM阳性,也可作为诊断肺炎支原体近期感染或急性感染的依据。血清冷凝集试验结果仅作为诊断参考。

血清特异性抗体检测仍然是目前诊断肺炎支原体肺炎的主要手段,包括颗粒凝集（particle agglutination，PA）试验、补体结合（complement fixation，CF）试验、酶免疫测定试验（enzyme immunoassays，EIA）、免疫荧光法（immuno fluorescent assay，IFA）4 种，其中 EIA 与 IFA 对早期诊断更有价值。核酸技术的肺炎支原体检测方法（如 PCR、实时 PCR 等）快速、简便、敏感度高，但存在假阳性。

目前肺炎支原体肺炎的诊断主要依靠临床表现、实验室检查和影像学资料。

### （五）抗感染治疗

共识推荐的治疗策略如下。

1. 药物　有大环内酯类、喹诺酮类和四环素类药物。与大环内酯类抗生素日益严峻的耐药形势相比，喹诺酮类药物和四环素类药物仍然对肺炎支原体表现出较好的体外抗菌活性，建议临床医生如遇到大环内酯类抗生素治疗 72 小时仍无明显改善的肺炎支原体肺炎患者，可考虑换用后两者。

在上述 3 类抗菌药物中，氟喹诺酮类药物对骨骼发育产生不良影响，禁用于 18 岁以下的未成年人；四环素类药物可引起牙齿黄染及牙釉质发育不良，不宜用于 8 岁以下的患儿。因此，大环内酯类抗生素可作为治疗儿童肺炎支原体肺炎的首选药物，阿奇霉素及克拉霉素等新型大环内酯类药物具有半衰期长、用药次数少、胃肠道反应轻、生物利用度高及细胞内药物浓度高等特点，与红霉素相比，患者的依从性和耐受性更好，临床应用更有优势。

2. 疗程　抗感染治疗通常需要 10～14 天，部分难治性病例可延长至 3 周左右。不宜将肺部阴影完全吸收作为停用抗菌药物的指征。

3. 耐药肺炎支原体肺炎的药物选择　共识建议对于大环内酯类抗生素治疗 72 小时仍无明显改善的成人患者，应考虑大环内酯类抗生素耐药菌株感染的可能，若无明确禁忌证，可换用呼吸喹诺酮类药物或四环素类抗生素。迄今为止，在国内外现有的临床研究中尚未发现对氟喹诺酮与四环素两类抗菌药物耐药的肺炎支原体菌株。临床常用的氟喹诺酮类药物中，左氧氟沙星、莫西沙星及吉米沙星等呼吸喹诺酮类药物对肺炎支原体的体外抗菌活性良好，而且具有较好的肺组织穿透性和较高的吞噬细胞内浓度，是治疗成人肺炎支原体肺炎的理想药物。与上述药物相比，诺氟沙星、依诺沙星和环丙沙星等对肺炎支原体的抗菌活性较差，不宜作为肺炎支原体肺炎的常规治疗药物。

## 五、甲氧西林耐药的金黄色葡萄球菌肺炎诊治与预防专家共识（中国，2012 年版）

甲氧西林耐药的金黄色葡萄球菌（methicillin-resistant staphylococcus aureus，MRSA）成为引起 CAP 和 HAP 的重要致病菌之一，面对这种严峻形势，我国制定了 MRSA 肺炎诊治与预防专家共识，主要内容如下。

### (一) 概念

呼吸系统MRSA感染主要有社区相关性MRSA肺炎(community-associated MRSA pneumonia,CA-MRSA)和医院相关性MRSA肺炎(hospital-associated MRSA pneumonia,HA-MRSA),后者包括呼吸机相关性肺炎(ventilator-associated pneumonia,VAP)和医疗护理相关性肺炎(healthcare-associated pneumonia,HCAP)。其相关定义见表15-1-11。

表15-1-11　MRSA肺炎的相关概念

| 分类 | 概念 |
| --- | --- |
| CA-MRSA | 指肺炎患者在门诊或入院48小时内分离出MRSA菌株,并且1年内无住院或医疗机构接触史,无MRSA感染或定植史,无留置导管和其他经皮医用装置使用史 |
| HA-MRSA(包括VAP和HCAP) | 指患者入院时不存在、入院后48小时发生的由MRSA引起的肺实质炎症,包括VAP,是我国MRSA肺炎的主要表现形式 |
| | VAP是HAP的特殊形式,是指气管插管48~72小时后发生的肺炎 |
| | 医疗护理相关性MRSA肺炎(HCA-MRSA肺炎)是指在下列人群中发生的肺炎:①近90天内曾住院≥2次者;②长期居住在护理院或慢性病护理机构者;③近30天内接受过静脉治疗(抗菌药、化疗药物)及伤口处理者;④在医院或血液透析门诊接受透析治疗者 |

共识指出:有关社区相关和医院相关性MRSA肺炎的区分是以发病场所为区分要点。

### (二) 发病率及耐药性

美国每年因MRSA感染导致死亡的患者数相当于AIDS、结核病和病毒性肝炎的总和,我国尚缺少大样本发病率和病死率的报道。但根据CHINET资料显示,2009年MRSA占金葡菌的比例在50%以上;2010年我国HAP临床调查结果显示,金葡菌的分离率高达12.9%,在鲍曼不动杆菌和铜绿假单胞菌之后,其中MRSA的比例高达87.9%。

2010年CHINET资料显示,MRSA分离株对头孢菌素、庆大霉素、喹诺酮类(左氧氟沙星和环丙沙星)、克林霉素及大环内酯类的耐药率为73.4%~87.9%,对利福平的耐药率也超过了50%,对CoSMZ(20.9%)和磷霉素(29.5%)较低,无对万古霉素、替考拉宁和利奈唑胺耐药菌株。2010年我国HAP临床调查结果显示,金葡菌分离株对头孢菌素、庆大霉素、喹诺酮类(左氧氟沙星和环丙沙星)及大环内酯类的耐药率为63.3%~97.8%,对利福平的耐药率超过了60%,对克林霉素100%耐药,对CoSMZ(8.2%)和米诺环素(12.2%)较低,无对万古霉素、替考拉宁和利奈唑胺耐药菌株。

我国尚缺乏 CA-MRSA 的相关资料。

## (三) 诊断

确诊金葡菌(MRSA)肺炎需要病原学依据。支气管肺泡灌洗液、血培养的意义大于气管分泌物培养,多次痰培养结果一致也可确诊,但血培养对原发性肺炎的诊断价值不高(20%),充分获取痰、气管内标本、胸腔积液等标本的结果对明确诊断非常重要。对分离出的细菌首先应根据药敏试验结果鉴别甲氧西林敏感的金葡菌(methicillin-sensitive staphylococcus aureus,MSSA 与 MRSA),有能力者需鉴定耐药基因。

CA-MRSA 引起的 CAP 常有如下表现:好发于健康成年人,多有流感前驱症状;很快出现严重的呼吸系统症状,如咯血、呼吸急促(>40 次/分)、心动过速(>140 次/分)、低血压和高热(>39℃);表现为迅速进展的肺炎并发展为急性呼吸窘迫综合征(ARDS);白细胞明显升高或减少,C 反应蛋白升高(>200~350g/L);某些患者可出现脓毒性休克或呼吸衰竭,甚至需入住 ICU 接受通气与循环支持。CA-MRSA 与 HA-MRSA 感染的主要鉴别要点见表 15-1-12。

表 15-1-12　CA-MRSA 与 HA-MRSA 感染的主要鉴别要点

| 项目 | CA-MRSA | HA-MRSA |
|---|---|---|
| 患者类型 | 门诊患者,多为年轻健康人、学生、职业运动员、军队服役人员 | 住院患者,多为老年或重症患者、慢性病患者 |
| 感染类型 | 尤易发生于皮肤软组织,表现为蜂窝织炎和脓肿,可引起坏死性 CAP、败血症休克、骨和关节感染 | 无明显感染来源的菌血症,也见于外科、溃疡面、导管相关性、呼吸机相关性感染 |
| 传播方式 | 社区获得性,可在家庭、运动队中散播 | 医疗机构或健康护理机构内传播 |
| 诊断场所 | 门诊或社区医疗机构 | 住院科室 |
| 病史 | 无明显病史 | 有 MRSA 定植史、感染史或近期手术史、住院史、抗菌药应用史、透析、血管内留置导管史 |
| 致病性 | 易发生社区内散播,通常携带 PVL 基因,易发生坏死性软组织或肺部感染 | 不易发生社区内散播,通常缺乏 PVL 基因 |
| 抗菌药 | 对多种抗菌药敏感 | 常为多重耐药,抗菌药选择有限 |
| 耐药基因 | SCCmec Ⅰ~Ⅲ | SCCmec Ⅳ、Ⅴ |

金葡菌肺炎的影像学改变无特异性，CAP早期为小灶性浸润，可迅速进展为单侧实变或双侧浸润。

### （四）抗菌药物治疗

对于CA-MRSA、HA-MRSA、HCA-MRSA肺炎，推荐静脉应用万古霉素、去甲万古霉素、替考拉宁或利奈唑胺，具体见表15-1-13。

抗感染疗程需根据病情严重程度决定，通常为7~21天，一般不推荐短疗程；中、重度肺炎疗程需要2~3周，最长可用至28天；如同时有心内膜炎或骨髓炎，疗程需要4~6周。对于并发脓胸的患者，注意抗感染同时进行胸腔引流。营养支持、对症处理对治疗也非常重要。

表15-1-13 MRSA感染的抗生素推荐

| 药物 | 是否单药使用 | 关键指征 | 不良反应 | 评论 |
|---|---|---|---|---|
| 氨基苷类 | 否 | 预防 | 耳、肾毒性 | — |
| 氯霉素 | 是 | 中枢神经系统感染 | 骨髓抑制 | — |
| 克林霉素 | 是 | 皮肤软组织感染，骨、关节感染 | 难辨梭菌结肠炎、抗生素腹泻 | 大环内酯类耐药菌株有效，有发生耐药的高风险 |
| 磺胺类复方制剂 | 是 | 皮肤软组织感染，联合治疗 | Stevens-Johnson综合征，骨髓抑制 | 甲氧苄啶单用可有效治疗尿路感染 |
| 达托霉素 | 是 | 菌血症、皮肤软组织感染 | 骨骼肌坏死、监测肌酸激酶 | 不能用于呼吸道感染，肾功能障碍需减量 |
| 夫西地酸 | 否，除非局部使用 | 皮肤软组织感染，清除携带菌，骨感染的辅助治疗 | 黄疸、高蛋白结合率 | 耐药；经肝脏排泄 |
| 利奈唑胺 | 是 | 肺炎、严重软组织感染、菌血症、VRSA感染 | 骨髓抑制、周围神经病变、药物相互作用 | 无联合治疗信息；有口服制剂 |
| 莫匹罗星 | 鼻部为唯一携带部位时可单用 | 脓疱病，用于清除治疗 | 很少 | 高水平耐药 |
| 链阳霉素 | 是 | 储备药物，VRSA感染 | 伴关节痛的流感样症状、血小板减少 | 需经中心静脉给药 |
| 利福平 | 绝对不能 | 骨关节感染、皮肤软组织感染，清除治疗，关节和血管内导管感染处理的辅助治疗 | 肝毒性，肝药酶诱导；与夫西地酸合用可出现黄疸 | 耐药；能掊抗生物膜中的微生物 |

续表

| 药物 | 是否单药使用 | 关键指征 | 不良反应 | 评论 |
|---|---|---|---|---|
| 替考拉宁 | 是 | 严重软组织感染、菌血症 | 高蛋白结合率 | 根据肾功能调整剂量 |
| 万古霉素 | 是 | 菌血症、严重软组织感染、骨感染 | 肾毒性 | 口服不吸收，根据肾功能调整剂量，有条件者监测血药浓度 |
| 四环素 | 否 | 皮肤软组织感染、尿路感染，清除携带菌 | 肾损害 | 耐药 |
| 替加环素 | 是 | 皮肤软组织感染 | 恶心 | 缺少治疗 MRSA 的资料 |

## 六、HAP、VAP、HCAP 治疗指南（美国，2005 年版）

美国感染病学会与胸科协会（IDSA/ATS）于 2005 年对 HAP 指南做了新的修订，提出了一些新的观点。现将 IDSA/ATS2005 年 HAP 指南摘编如下。

### （一）相关概念

医院获得性肺炎（hospital-acquired pneumonia，HAP）亦称医院内肺炎（nosocomial pneumonia，NP），指患者入院时不存在、也不处于感染潜伏期，入院 48 小时后在医院（包括老年护理院、康复院）内发生的肺炎。

呼吸机相关性肺炎（ventilator associated pneumonia，VAP）指患者经气管插管 48 ~ 72 小时后发生的肺炎。某些 HAP 患者病情加重需要插管不包括在该定义内。

医疗保健相关性肺炎（health care associated pneumonia，HCAP）包括感染前 90 天因急性病住院治疗，且住院时间超过 2 天的；住在养老院和康复机构中的；感染前 30 天内接受过静脉抗菌药、化疗或伤口护理的；到医院或透析门诊定期接受血液透析治疗者。

### （二）流行病学与病原学

1. 流行病学　HAP 在美国院内感染中占第 2 位，发生率为每 1000 次住院发生 5 ~ 10 例，粗病死率为 30% ~ 70%。每例 HAP 患者平均住院时间延长 7 ~ 9 天，花费增加 5 万美元。在 ICU，近 90% 的 HAP 发生在机械通气过程中。气管插管本身可增加 HAP 感染的危险，据估计，在机械通气前 5 天内，VAP 以每天增加 3% 的速度递增，5 ~ 10 天发生率降低到 2.1%/d，10 天后发生率降低到 1%/d。发生 HAP 的时间也是一个重要参数，详见表 15-1-14。

表 15-1-14　发生时间不同的 HAP 的特点

| 发生时间 | 定义 | 病原学 | 预后 |
| --- | --- | --- | --- |
| 早发 HAP | 入院 4 天内发生的 HAP | 敏感菌引起 | 好 |
| 晚发 HAP | 入院 5 天或 5 天后发生的 HAP | 耐药菌引起 | 病死率高 |

2. 病原学　HAP 的病原学资料主要来自 VAP 的研究。但是大多数作者认为，不行机械通气的患者与行机械通气的患者病原学差别不大，见表 15-1-15。

表 15-1-15　HAP 的病原学特点

| 患病人群 | 主要致病菌 |
| --- | --- |
| 非免疫缺陷者 | 多种细菌的混合感染；常见需氧 G- 杆菌，如铜绿假单胞菌、大肠埃希菌、肺炎克雷伯菌、不动杆菌 |
| 糖尿病、头部创伤和住 ICU 的患者 | 金黄色葡萄球菌 |
| 免疫缺陷者和部分免疫正常者 | 口咽部定植菌过量生长；主要有化脓链球菌、凝固酶阴性葡萄球菌、奈瑟菌属、棒状杆菌属 |
| 免疫缺陷者（如器官移植受者、HIV 感染者、糖尿病等） | 嗜肺军团菌 |

3. 耐药菌　导致 HAP 的致病菌 MDR 的种类受多种因素影响，如住在哪家医院、基础病、是否接受过抗菌药治疗、外科患者还是内科患者，另外 MDR 还随住院时间的变化而改变。主要的 MDR 包括耐甲氧西林金黄色葡萄球菌(MRSA)、铜绿假单胞菌、不动杆菌属和肺炎克雷伯菌。但某些致病菌，如 MRSA 和肺炎克雷伯菌更多见于 HAP；而铜绿假单胞菌、嗜麦芽窄食单胞菌、不动杆菌在 VAP 的患者中更多见。

### （三）临床诊断与病原学诊断

2005 年版指南提出影像学肺部浸润影加上 2 项临床标准（发热、白细胞增多、脓性痰），诊断的敏感性为 69%、特异性为 75%。当患者缺乏临床标准但并发 ARDS、难以解释的血流动力学不稳定、机械通气中血氧下降时，要警惕 HAP 的可能。

临床肺部感染评分（CPIS）是一项综合临床、影像学和微生物学等标准评估感染严重程度，预测患者使用抗菌药时应该调整或停止的评分系统，目的是减少不必要的抗菌药暴露。内容包括体温、白细胞计数、气管分泌物、氧合情况、X 线胸片、肺部浸润影的进展情况和气管吸取物培养等 7 项指标。最高评分为 12 分，超过 6 分可诊断 HAP，当≤6 分时可停用抗菌药，敏感性为 77%、特异性为42%。具体见表15-1-16。

表15-1-16 CPIS评分

| CPIS评分 | 0分 | 1分 | 2分 |
|---|---|---|---|
| 气道分泌物(24小时吸出物的性状、数量) | 无痰或少许 | 中~大量,非脓性 | 中~大量,脓性 |
| X线胸片 | 无浸润 | 斑片状 | 融合片状 |
| 体温(12小时平均值,℃) | 36.5~38.4 | 38.5~38.9 | ≥39或≤36 |
| 白细胞($\times 10^9$/L) | 4~11 | 11~17 | <4或>17 |
| 气道吸出物细菌培养 | ≤1+或没有生长 | >1+,有致病菌 | >1+,且同革兰染色结果一致 |
| 气体交换指数($PaO_2/FiO_2$,kPa) | >33 | | <33 |

HAP的病原学诊断需要获得下呼吸道分泌物进行培养。痰或气道分泌物的半定量培养可以提高诊断的准确性;支气管肺泡灌洗液(BALF)和纤支镜保护性刷检(PSB)的结果较准确,但重复性不好;血培养阳性可提示感染,但致病菌常来自肺外。

### (四)HAP的抗感染治疗

1. 根据病原菌选择抗菌药物　恰当、迅速的经验性抗感染治疗是HAP治疗的关键。HAP的经验性抗菌药物选择要综合考虑细菌耐药和当地的细菌流行病学情况,无MDR感染危险的可选用窄谱抗菌药,有危险因素需使用广谱抗菌药,甚至联合用药。针对HAP病原菌的治疗建议详见表15-1-17和表15-1-18。

表15-1-17 无MDR菌感染危险的HAP、VAP经验性抗菌药治疗

| 可能致病菌 | 推荐抗菌药 |
|---|---|
| MSSA<br>肺炎链球菌<br>流感嗜血杆菌<br>革兰阴性肠杆菌<br>-肠杆菌属<br>-大肠埃希菌<br>-克雷伯菌属<br>-变形杆菌属<br>-黏质沙雷菌属 | 第三代头孢菌素(头孢曲松)<br>或<br>氟喹诺酮类(左氧氟沙星、莫西沙星、或环丙沙星)<br>或<br>氨苄西林/舒巴坦<br>或<br>厄他培南 |

表 15-1-18　需要覆盖 MDR 菌感染危险的 HAP、VAP 经验性抗菌药治疗

| 可能的致病菌 | 推荐抗菌药 |
| --- | --- |
| 表 15-1-17 中的致病菌，加上 MDR 菌<br>铜绿假单胞菌<br>肺炎克雷伯菌（产 ESBL）<br>不动杆菌属 | 有抗假单胞菌活性的头孢菌素类（头孢他啶、头孢吡肟）<br>或有抗假单胞菌活性的碳青霉烯类<br>或 β－内酰胺类 / β－内酰胺酶抑制剂（哌拉西林 / 他唑巴坦、头孢哌酮 / 舒巴坦）<br>加上有抗假单胞菌活性的氟喹诺酮类（环丙沙星、左氧氟沙星）<br>或有抗假单胞菌活性的氨基苷类（阿米卡星、庆大霉素、妥布霉素） |
| MRSA | 加上万古霉素或利奈唑胺（混合感染） |

2. 抗感染疗程　应个体化，治疗后 3～5 天临床有明显改善的患者，治疗 6 天可达到很好的临床疗效，延长抗菌药治疗时间只会导致耐药菌的定植，最终引起 VAP 的复发。有研究表明，VAP 抗菌药治疗的 8 天疗程与 14 天疗程的临床预后相同。

### （五）HAP 抗菌治疗评价和处理

HAP 抗菌治疗无效的常见原因有：①诊断错误：肺栓塞、肺不张、肺泡出血等易被误诊为 HAP；②宿主因素：高龄、机械通气时间长、呼吸衰竭、潜在致死性疾病、双侧肺浸润、抗菌药治疗史等；③细菌因素：耐药菌或未覆盖的病原菌。还应注意并发症及其他系统的感染。

对经验性治疗无效的 HAP 应扩大诊断范围、影像学检查、重复下呼吸道分泌物细菌培养、更换深静脉插管并行细菌培养、纤维支气管镜检查甚至肺活检是 HAP 治疗无效患者需要采取的措施。

### （六）HAP 的危险因素与预防

延长住院时间、气管插管、机械通气、误吸、口咽部细菌定植、肠内营养、$H_2$ 受体阻断药和抑酸剂等因素均可增加 HAP 的发病率。而相应的减少住院时间、避免插管和减少机械通气时间、口腔局部（氯己定）消毒、减少 $H_2$ 受体阻断药和抑酸剂的使用则可预防 HAP 的发生；半卧位（45°　）可减少误吸，进而减少 HAP 的发生。

## 七、ATS 成人肺部真菌感染治疗指南（美国，2011 年版）

美国胸科学会（ATS）于 2011 年发布了新版成人肺部真菌感染的治疗指南，指南就抗肺部真菌病的新药、新治疗手段及新出现的真菌种类进行了介绍，为 1988 年 ATS 肺部真菌感染指南发布以来的首次更新。本指南覆盖了重症监护

病房中日益常见的念珠菌和曲霉菌感染,并提供了新药最佳用法。现就指南关于肺部真菌感染的药物治疗摘编如下。

### (一)抗真菌药物

抗真菌药物包括多烯类、三唑类和棘白菌素类。

1. 多烯类　脱氧胆酸两性霉素 B 是治疗重症真菌感染的首选,其脂质制剂(脂质体两性霉素 B 和两性霉素 B 脂质复合物)肾毒性较小,推荐用于肾功能不全或同时应用多种肾毒性药物的患者。

2. 三唑类　主要有酮康唑、氟康唑、伊曲康唑、伏立康唑和泊沙康唑。由于该类药物易与其他药物发生相互作用,故治疗时应监测血药浓度,且对于肾功能不全患者,氟康唑剂量应减半。

3. 棘白菌素类　主要有卡泊芬净、米卡芬净和阿尼芬净,为全新的抗真菌药物,通过抑制 1,3-β-葡聚糖合成酶的活性进而破坏真菌细胞壁,从而发挥作用。

### (二)各类真菌病的治疗

1. 念珠菌病　治疗方案见表 15-1-19。

表 15-1-19　念珠菌血症的治疗方案

| 念珠菌病的分型 | 治疗方案 |
|---|---|
| 临床稳定型 | 氟康唑:400mg/d 或 6mg/(kg·d),并移除中心静脉插管,必要时应移位插管 |
| | 卡泊芬净:血培养阳性者第 1 天用 70mg/d,其后 50mg/d,于血培养阳性起持续用 2 周,并请专业眼科会诊 |
| | 米卡芬净:100mg/d |
| | 安尼芬净:200mg/d,非白念珠菌感染更应考虑,并同时移除所有插管 |
| 临床不稳定型 | 两性霉素 B:0.6～1mg/d 或两性霉素 B 脂质体 3.5mg/d,同时作眼科检查,血培养阳性起持续用两周 |
| | 卡泊芬净:第 1 天 70mg,其后 50mg/d,如果考虑可能是非白念珠菌就应考虑两性霉素 B 脂质体或其他棘白菌素类抗真菌药 |
| | 米卡芬净:100mg/d |
| | 阿尼芬净:第 1 天 200mg,其后 100mg/d |
| | 伏立康唑:6mg/kg,q12h;继以 3mg/kg,q12h |
| | 氟康唑:800mg/d 或 12mg/(kg·d) |
| 其他念珠菌病 | 按不同器官而定 |

2. 曲霉菌病　治疗方案见表 15-1-20。

表 15-1-20　曲霉菌病的治疗方案

| 曲霉菌病的分型 | 治疗方案 |
| --- | --- |
| 变应性支气管肺曲霉菌病 | 予以泼尼松治疗；若仍有多次哮喘急性发作，建议长期糖皮质激素治疗，剂量 > 7.5mg/d；亦可予以伊曲康唑（200mg，bid）治疗 16 周 |
| 肺曲霉菌病 | 除疑伴侵袭性病变患者外，不推荐抗真菌治疗；对大咯血者，建议行急诊支气管动脉栓塞或请胸外科会诊。对于相关过敏性肺炎，不推荐抗真菌治疗，必要时予以糖皮质激素治疗，剂量可达 60mg/d，1 个月内减停 |
| 免疫缺陷的侵袭性患者 | 建议静脉伏立康唑治疗至临床改善，其后予以伏立康唑口服 200mg（首选）或伊曲康唑口服 400～600mg/d 至临床症状及影像学改变消退或稳定；对于病灶局限的难治性侵袭性肺曲霉菌病患者，积极抗真菌治疗失败后建议手术切除 |

3. 组织胞浆菌病　治疗方案见表 15-1-21。

表 15-1-21　组织胞浆菌病的治疗方案

| 组织胞浆菌病的分型 | 治疗方案 |
| --- | --- |
| 免疫健全者 | 不推荐对肺内结节和多数支气管结石行抗真菌治疗，若合并咯血等可行支气管镜或手术干预；对于患纤维化性纵隔炎者，可予以伊曲康唑（200mg，bid）治疗 12 周，若有改善，可延长治疗至 12 个月，不推荐抗纤维化药物或全身性糖皮质激素治疗；若有并发症建议放置血管内支架、行支气管成形术和（或）放置支气管内支架 |
| 有症状及病情呈进展性患者 | 伊曲康唑（200mg，bid）治疗 12 周。对于严重肺组织胞浆菌病患者，建议两性霉素 B 0.7mg/（kg·d）至症状好转或累积剂量达 2g；其后予以伊曲康唑（200mg，bid）≥12 周。对于伴弥漫性肺部浸润或大量肉芽肿性纵隔炎的重症患者，全身性糖皮质激素辅助治疗 |
| 免疫缺陷宿主 | 轻、中度患者给予以伊曲康唑（200mg，tid），3 天后改为 200mg，bid，治疗 12 个月（CI）；重度进展播散性患者，予以两性霉素 B 0.7～1.0mg/（kg·d）至症状好转或累积剂量达 2g，其后予以伊曲康唑（200mg，bid）≥12 个月 |
| 伴进展播散性组织胞浆菌病的艾滋病患者 | 在 12 个月的伊曲康唑治疗后，继续伊曲康唑（200mg，bid）至有效免疫重建（CD4 细胞 >200 个 /μl），每年多次检测尿及血组织胞浆菌多糖抗原水平 |
| 慢性患者 | 予以伊曲康唑（200mg，bid）12～24 个月，病情严重者初始治疗首选两性霉素 B |
| 对严重肺组织胞浆菌病伴弥漫性肺部浸润的免疫缺陷患者，建议予以全身性糖皮质激素辅助治疗 | |

4. 孢子丝菌病　对轻至中度患者，基于肺部影像学及氧合情况，予以伊曲康唑（200mg，bid）治疗 3～6 个月；对重症患者予以两性霉素 B 0.7mg/(kg·d) 至好转或累积剂量达 2g，其后予以伊曲康唑（200mg，bid）治疗 3～6 个月。

5. 芽生菌病　治疗方案见表 15-1-22。

表 15-1-22　芽生菌病的治疗方案

| 芽生菌病的分型 | 治疗方案 |
|---|---|
| 轻、中度患者 | 予以口服伊曲康唑（200mg，bid），免疫健全者疗程为 6 个月，免疫缺陷者疗程为 12 个月 |
| 重度患者 | 予以两性霉素 B 0.7～1.0mg/(kg·d) 至症状改善，其后予以伊曲康唑（200mg，bid）治疗，免疫健全者疗程为 6 个月，免疫缺陷者疗程为 12 个月。肾衰竭患者首选两性霉素 B 脂质制剂 |
| 侵犯骨骼患者 | 建议伊曲康唑疗程延长至 12 个月；对于中枢神经系统受累者，免疫功能健全者予以两性霉素 B 0.7mg/(kg·d) 至其累积剂量达 2g，不健全者予以两性霉素 B 0.7mg/(kg·d) 联合静脉或口服氟康唑 400～800mg/d 治疗至症状改善，其后继续使用氟康唑≥12 个月；艾滋病患者应继续长期口服氟康唑（400mg，qd）至免疫重建 |

6. 球孢子菌病　治疗方案见表 15-1-23。

表 15-1-23　球孢子菌病的治疗方案

| 球孢子菌病的分型 | 治疗方案 |
|---|---|
| 免疫健全患者 | 若无其他播散性感染危险因素，不建议抗真菌治疗；对于有中到重度临床症状或症状持续 6 周不缓解者，建议予以三唑类药物抗真菌治疗 3～6 个月，若无好转可延长疗程 |
| 免疫功能缺陷者 | 在免疫抑制较显著时期（化疗、全身性糖皮质激素治疗、CD4 细胞 <250/μl）可予以氟康唑（400mg/d）或伊曲康唑（400mg/d） |
| 播散性患者 | 不论免疫功能如何，均需治疗 |
| | 无脑膜受累者，建议予以氟康唑（400mg/d）或伊曲康唑（400mg/d），治疗≥1 年，至临床改善并稳定 |
| | 骨骼受累者首选伊曲康唑；对于严重或难治患者，可予以脂质体两性霉素 B 5mg/(kg·d) 或两性霉素 B 0.7～1.0mg/(kg·d) 至临床改善，续用氟康唑（400mg/d）或伊曲康唑（400mg/d），治疗≥1 年 |
| | 对于脑膜炎患者，建议终身氟康唑（400～1000mg/d）或伊曲康唑（400～600mg/d）治疗。对于三唑类治疗失败的脑膜炎患者，建议有选择地使用两性霉素 B 鞘内注射治疗 |

7. 隐球菌病　对于免疫健全者，初始氟康唑400mg/d，临床症状改善后，减至200mg/d维持6个月；或予以伊曲康唑400mg/d 6个月；若有大块性病变或药物治疗后病灶不消退，建议有选择地行外科切除。对于播散性或中枢神经系统受累患者，予以两性霉素B 0.7～1.0mg/(kg·d)联合氟胞嘧啶100mg/kg·d治疗2周，其后予以氟康唑或伊曲康唑(400mg/d)治疗8～10周。对于颅压增高患者，若CT或磁共振成像(MRI)未发现明确的脑实质占位，建议行脑脊液引流，亦可行反复腰椎穿刺、腰椎引流、脑室腹腔分流、临时性侧脑室造瘘及甘露醇治疗。

（王　静　李云霞）

## 第二节　慢性阻塞性肺疾病相关指南

### 一、慢性阻塞性肺疾病诊断、处理和预防全球策略(2011年修订版)

《慢性阻塞性肺疾病诊断、处理和预防全球策略》(global strategy for the diagnosis, management, and prevention of chronic obstructive pulmonary disease，简称COPD全球策略)是美国国立心、肺、血液研究所(NHLBI)和WHO于2001年4月首次共同发表的，每5年修订1次，每年更新。2011年在总结最新的临床研究资料的基础上，对慢性阻塞性肺疾病(chronic obstructive pulmonary disease, COPD)的定义、诊断、评估和治疗等方面都进行了修订，并增加了加重期治疗和COPD与并发症2个新章节，尤其是对COPD的评估和治疗有较大的修订。现摘编如下。

#### (一) 概念

COPD是一种可以预防和治疗的常见疾病，其特征是持续存在的气流受限、呈进行性发展，伴有气道和肺对有害颗粒或气体所致慢性炎性反应的增加。急性加重和并发症影响患者整体疾病的严重程度。

AECOPD是指一种急性起病的过程，其特征是患者呼吸系统症状恶化，超出日常的变异，需要改变药物治疗。

#### (二) 诊断与鉴别诊断

任何患有呼吸困难、慢性咳嗽或多痰的患者，且有暴露于危险因素的病史，临床上需要考虑COPD的可能。诊断COPD需进行肺功能检查，吸入支气管扩张剂后第1秒用力呼气容积($FEV_1$)/用力肺活量(FVC)<70%，即明确存在持续的气流受限，可确诊为COPD。2011版COPD全球策略主张积极发现COPD病例，但不推荐应用肺功能仪进行筛查。COPD的诊断线索详见表15-2-1。

表 15-2-1　诊断 COPD 的主要线索

| 年龄＞40 岁的人群，如存在以下情况，应考虑 COPD，并进一步进行肺功能检查。以下线索并不是诊断 COPD 必需的。如果符合越多，COPD 的可能性越大，确诊需有肺功能检查结果 | |
|---|---|
| 呼吸困难 | 进行性加重（逐渐恶化），通常在活动时加重，持续存在（每天均有发生） |
| | 患者常描述为呼吸费力、胸闷、气不够用、喘息 |
| 慢性咳嗽 | 可为间歇性或无咳痰 |
| 慢性咳痰 | 可为任何类型咳痰 |
| 接触危险因素 | 吸烟（尤其是） |
| | 职业粉尘和化学物质 |
| | 烹调时产生的油烟或燃料产生的烟尘 |

COPD 应与支气管哮喘、支气管扩张症、充血性心力衰竭、肺结核等鉴别。COPD 与慢性哮喘难以鉴别，有些患者可能合并 COPD 和哮喘。2011 版 COPD 全球策略修订版不主张应用气流受限的可逆程度鉴别 COPD 和支气管哮喘。

### （三）病情评估

COPD 全球策略 2011 年修订版提出了 COPD 评估全新概念。建议应用肺功能评价气流受限的程度，上述评价可由急性加重病史来代替。评估的目的是决定疾病的严重程度，指导治疗，包括症状评估、肺功能评价气流受限的程度和急性加重风险评估。

1. 肺功能分级系统　2011 年版 COPD 全球策略保留了根据 $FEV_1$ 进行 COPD 的肺功能分级系统。根据肺功能，COPD 的严重性分为 4 级，详见表 15-2-2。

表 15-2-2　COPD 临床严重程度的肺功能分级（吸入支气管舒张剂后）

| 级别 | 特征 |
|---|---|
| Ⅰ级（轻度） | $FEV_1/FVC<70\%$，$FEV_1$ 占预计值百分比≥80% |
| Ⅱ级（中度） | $FEV_1/FVC<70\%$，50%≤$FEV_1$ 占预计值百分比＜80% |
| Ⅲ级（重度） | $FEV_1/FVC<70\%$，30%≤$FEV_1$ 占预计值百分比＜50% |
| Ⅳ级（极重度） | $FEV_1/FVC<70\%$，$FEV_1$ 占预计值百分比＜30% 或 $FEV_1$ 占预计值百分比＜50%，或伴有慢性呼吸衰竭 |

2. 症状评估　采用“modified British medical research council（mMRC）”问卷（表 15-2-3）或“COPD 评估测试（CAT）”问卷（表 15-2-4）进行评估。mMRC 分级≥2 或者 CAT 分值≥10 表明症状较重。COPD 全球策略修订版推荐应用 CAT

分值，能够提供较为准确的临床症状评估。如无 CAT 分值评估，mMRC 分级也能提供呼吸困难的影响评估，没必要同时使用 2 种评估方法。

表 15-2-3　mMRC 问卷

| mMRC 分级 | mMRC 评估呼吸困难的严重程度 |
|---|---|
| 0 级 | 仅在费力运动时出现呼吸困难 |
| 1 级 | 平地快步行走或步行爬小坡时出现气短 |
| 2 级 | 由于气短，平地行走时比同龄人慢或者需要停下来休息 |
| 3 级 | 在平地行走 100m 左右或数分钟后需要停下来喘气 |
| 4 级 | 因严重呼吸困难以至于不能离开家，或在穿衣服、脱衣服时出现呼吸困难 |

表 15-2-4　CAT 问卷

| 患者情况 | 评分范围 | 患者情况 | 评分 |
|---|---|---|---|
| 从不咳嗽 | 0　1　2　3　4　5 | 我一直在咳嗽 | |
| 一点痰也没有 | 0　1　2　3　4　5 | 我有很多很多痰 | |
| 一点也没有胸闷的感觉 | 0　1　2　3　4　5 | 我有很重的胸闷感觉 | |
| 当爬坡或爬一层楼时，我并不感到喘不过气来 | 0　1　2　3　4　5 | 当我爬坡或爬一层楼时，我感觉非常喘不过气来 | |
| 在家里时任何活动都不受慢阻肺的影响 | 0　1　2　3　4　5 | 我在家里时任何活动都要受慢阻肺的影响 | |
| 每当需外出时就能外出 | 0　1　2　3　4　5 | 因为我有慢阻肺，所以我从来没有外出过 | |
| 睡眠非常好 | 0　1　2　3　4　5 | 由于我有慢阻肺，我的睡眠非常不好 | |
| 精力旺盛 | 0　1　2　3　4　5 | 我一点精力都没有 | |
| | 总分（得分范围 0～40） | | |

注：0～10 分为 COPD“轻微影响”；11～20 分为“中等影响”；21～30 分为“严重影响”；31～40 分为“非常严重影响”

3. 急性加重风险评估　采用急性加重病史和肺功能评估急性加重的风险，上一年发生 2 次或以上的急性加重或 $FEV_1 < 50\%$ 预计值提示风险增加。

4. COPD 的综合评估　临床上应综合症状评估、肺功能分级以及急性加重的风险。综合评估见表 15-2-5。

表 15-2-5　COPD 的综合评估

| 患者 | 特征 | 肺功能分级 | 每年急性加重次数 | mMRC | CAT |
|---|---|---|---|---|---|
| A | 低风险,症状少 | GOLD 1~2 | ≤1 | 0~1 | <10 |
| B | 低风险,症状多 | GOLD 1~2 | ≤1 | ≥2 | ≥10 |
| C | 高风险,症状少 | GOLD 3~4 | ≥2 | 0~1 | <10 |
| D | 高风险,症状多 | GOLD 3~4 | ≥2 | ≥2 | ≥10 |

## (四) 治疗

COPD 全球策略 2011 年修订版更新了 COPD 治疗目标,一方面迅速缓解症状和减轻临床表现;另一方面降低患者未来健康恶化的风险(包括阻止疾病进展、预防和治疗急性加重和降低病死率)。

1. COPD 稳定期治疗　联合评估 COPD 稳定期患者的症状和加重风险是稳定期药物和非药物治疗的基础。

(1) 非药物治疗:推荐的具体治疗措施见表 15-2-6。B、C 和 D 类患者还须接受肺康复训练,但肺康复训练和锻炼的益处不应过分强调。

表 15-2-6　稳定期 COPD 的非药物治疗

| 患者类别 | 必要的措施 | 推荐 | 依据当地指南 |
|---|---|---|---|
| A | 戒烟(可包括药物治疗) | 体格锻炼,肺炎链球菌疫苗接种 | 流感疫苗 |
| B~D | 戒烟(可包括药物治疗);肺康复训练 | 体格锻炼,肺炎链球菌疫苗接种 | 流感疫苗 |

(2) 药物治疗:COPD 全球策略 2011 年修订版废弃了 COPD 稳定期的治疗单纯基于肺功能分级的治疗方案,建议根据综合评估结果选择适当的药物治疗,并根据不同患者分别推荐首选药物、首选替代药物和其他治疗药物,见表 15-2-7。

首次引入了磷酸二酯酶 -4 抑制剂罗氟司特(roflumilast)。对于用 LABA 仍不能有效控制的重度和极重度 COPD 患者推荐长期 ICS 治疗(A 类证据);不推荐长期单一的口服或 ICS 用于 COPD 的治疗(A 类证据);对于具有高危加重风险的 COPD 患者,推荐长期吸入 ICS+LABA 的联合制剂(A 类证据)。

表 15-2-7　COPD 稳定期的药物治疗

| 患者 | 首选 | 第二选择 | 备选 |
|---|---|---|---|
| A | 必要时:SAMA 或 SABA | 必要时 LAMA 或 LABA;SAMA 和 SABA | 茶碱 |
| B | LAMA 或 LABA | LAMA 和 LABA | SABA 和(或)SAMA、茶碱 |

续表

| 患者 | 首选 | 第二选择 | 备选 |
|---|---|---|---|
| C | ICS/LABA 或 LAMA | LAMA 和 LABA | PDE-4 抑制剂、SABA 和(或)SAMA、茶碱 |
| D | ICS/LABA 或 LAMA | ①ICS 和 LAMA 或②ICS/LABA 和 LAMA 或③ICS/LABA 和 PDE-4 抑制剂或④LAMA 和 LABA 或⑤LAMA 和 PDE-4 抑制剂 | 羧甲斯坦、SABA 和(或)SAMA、茶碱 |

注:①SABA:短效 $\beta_2$ 激动剂;SAMA:短效抗胆碱能药物;LABA:长效 $\beta_2$ 激动剂;LAMA:长效抗胆碱能药物;ICS:吸入性糖皮质激素;PDE-4 抑制剂:磷酸二酯酶抑制剂。②备选药物可单用,或与首选和第二选择药物联合应用。③表格中的药物按英文字母顺序排列

2. COPD 急性加重(AECOPD)的治疗　治疗目标是减少当前急性加重的临床表现和预防以后急性加重的发生。药物治疗包括支气管扩张剂、全身应用糖皮质激素和抗菌药物。

(1)支气管扩张剂:急性加重时首选单一吸入短效 $\beta_2$ 激动剂,或短效 $\beta_2$ 激动剂和短效抗胆碱能药物联合吸入。茶碱仅适用于短效支气管扩张剂效果不好的患者。

(2)全身应用糖皮质激素:推荐口服泼尼松 30~40mg/d,10~14 天;也可雾化吸入布地奈德。

(3)抗菌药物:推荐使用的指征:①具有呼吸困难、痰量增加、脓性痰 3 个症状;②如果仅有 2 个症状,其中 1 个是脓性痰;③病情危重需要机械通气者。推荐疗程为 5~10 天。

旧版本 COPD 全球策略中关于“COPD 患者急性加重时严重程度分层、潜在的病原体和抗菌药物治疗”的推荐表格已被完全删除。

3. 重症 AECOPD(但无生命危险)患者的治疗　治疗策略见表 15-2-8。

**表 15-2-8　重症 AECOPD(但无生命危险)患者的治疗**

| |
|---|
| 评估症状的严重程度、血气分析、胸片 |
| 氧疗和系列测定动脉血气 |
| 支气管扩张剂:—增加短效支气管扩张剂的剂量和(或)次数<br>—联合应用短效 β 激动剂和抗胆碱药物<br>—应用储雾器或气动雾化装置 |
| 加用口服或静脉糖皮质激素 |
| 当有细菌感染,考虑应用抗菌药物(口服或偶尔静脉应用抗菌药物) |
| 考虑无创通气 |

续表

| |
|---|
| 随时:—监测液体平衡和营养<br>—考虑应用肝素或低分子肝素皮下注射<br>—鉴别和治疗并发症(心力衰竭、心律不齐)<br>—密切监护患者 |

4. COPD 并发症的处理　COPD 常与心血管疾病、骨质疏松、抑郁症、肺癌、感染、代谢综合征和糖尿病等疾病共存,这些疾病影响 COPD 的预后。并发症治疗参照无 COPD 患者治疗策略。

## 二、慢性阻塞性肺疾病指南(中国,2007 年修订版)

我国 2002 年制定了《慢性阻塞性肺疾病诊治指南》,2007 年进行了修订。现就我国 2007 年修订版指南推荐对 COPD 的治疗措施进行摘录。

### (一) COPD 稳定期的治疗

1. COPD 稳定期的一般治疗　通过教育与管理提高患者及有关人员对 COPD 的认识和自身处理疾病的能力,更好地配合治疗和加强预防措施,减少反复加重,维持病情稳定,提高生活质量。避免或防止粉尘、烟雾及有害气体吸入。减轻症状,阻止病情发展;缓解或阻止肺功能下降;改善活动能力,提高生活质量;降低病死率。

2. 稳定期的药物治疗　药物治疗用于预防和控制症状,减少急性加重的频率和严重程度,提高运动耐力和生活质量。根据疾病的严重程度,逐步增加治疗,如果没有出现明显的药物不良反应或病情的恶化,应在同一水平维持长期的规律治疗。根据患者对治疗的反应及时调整治疗方案(表 15-2-9)。

表 15-2-9　COPD 的分级治疗

| 分级 | Ⅰ级 | Ⅱ级 | Ⅲ级 | Ⅳ级 |
|---|---|---|---|---|
| 治疗 | 避免危险因素;接种流感疫苗;按需使用短效支气管舒张剂 → | | | |
| | | 在上级治疗基础上,规律应用1种或多种长效支气管舒张剂(需要时);辅以康复治疗 → | | |
| | | | 在上级治疗基础上,反复急性发作,可吸入糖皮质激素 → | |
| | | | | 在上级治疗基础上,如有慢性呼吸衰竭,长期氧疗;可考虑外科治疗 |

（1）支气管舒张剂：是控制COPD症状的主要治疗药物，但不能使所有患者的$FEV_1$都得到改善。药物的不良反应与剂量有关，与口服药物相比，吸入剂不良反应较小，多首选吸入治疗。常用药物及用法用量见表15-2-10。

**表15-2-10 常用吸入用支气管扩张药物**

| 药物 | | | 剂型 | 起效时间（分钟） | 达峰时间（分钟） | 维持时间（小时） | 用法用量 | 不良反应 |
|---|---|---|---|---|---|---|---|---|
| $\beta_2$受体激动剂 | 短效 | 沙丁胺醇 | 气雾剂、粉雾剂、干粉吸入剂、雾化吸入溶液 | 3~5 | 60~90 | 3~6 | 200~500μg，q4~6h，1次或分2次吸入 | 震颤、恶心、失眠、心率加快、低钾血症、过敏反应；长期应用可耐药，降低疗效 |
| | | 特布他林 | | 5~30 | 60~120 | 3~6 | | |
| | 长效 | 福莫特罗 | 干粉吸入剂 | 1~3 | 15 | 8~12 | 4.5~9μg/次，1~2次/天，严重者可增至36μg/d | |
| | | 沙美特罗 | 气雾剂、粉雾剂、干粉吸入剂 | 10~20 | — | 12 | 50μg/次，2次/天，严重者可增至200μg/d | |
| 抗胆碱药 | 短效 | 异丙托溴铵 | 气雾剂、雾化吸入溶液 | 5 | 30~60 | 4~6 | 40μg/次，3~4次/天或q4~6h喷吸1次 | 口干、恶心、便秘、头痛、头晕、尿潴留、视物模糊 |
| | 长效 | 噻托溴铵 | 干粉吸入剂 | 5 | 5 | 24 | 18μg/次，qd | |
| LABA+ICS复方制剂 | 福莫特罗/布地奈德 | | 粉末吸入剂 | 1~3/30 | 15/30 | 12/2~3 | 1~2吸/次，2次/天 | 心悸、震颤、声音嘶哑、真菌感染等 |
| | 沙美特罗/替卡松 | | | 10~20/— | — | 12/7.2 | 1吸/次，bid | |

COPD患者通常需长期使用支气管扩张剂。轻症患者选用吸入制剂，建议长效制剂规律使用、短效制剂按需使用，不同种类的药物交替或联合使用可增强作用效果，并减少受体下调导致的耐受性的产生；较严重的患者需加用口服制剂。常用的口服制剂为茶碱类药物。短效剂型如氨茶碱（aminophylline），常用剂量为每次100~200mg，每日3次；长效剂型如缓释茶碱（theophylline SR），常用剂量为每次200~300mg，每12小时1次。

（2）糖皮质激素：与2011版COPD全球策略修订版相同。

（3）其他药物：包括祛痰药（黏液溶解剂）、抗氧化剂、免疫调节剂、疫苗、中药等。

3. 其他治疗　①氧疗：长期家庭氧疗对具有慢性呼吸衰竭的Ⅳ级极重度COPD患者可提高生存率，一般是经鼻导管吸入氧气，流量为1.0～2.0L/min，吸氧持续时间＞15h/d；②康复治疗：包括呼吸生理治疗、肌肉训练、营养支持、精神治疗与教育等多个方面，是COPD患者一项重要的治疗措施；③外科治疗：肺大疱切除术、肺减容术、肺移植术对有适应证的患者有益。

### （二）COPD急性加重期的治疗

引起COPD急性加重最常见的原因是呼吸道感染，以病毒和细菌感染最为多见。部分患者急性加重可能因环境理化因素改变引起。对引发COPD急性加重的因素应尽可能加以避免、去除或控制。

1. 院外治疗　对于COPD加重早期，病情较轻的患者可以在院外治疗，但需注意病情变化，及时决定送医院治疗的时机。

COPD加重期的院外治疗包括适当增加以往所用支气管舒张剂的剂量及频度。若未曾使用抗胆碱药物者，可以用异丙托溴铵或噻托溴铵吸入治疗，直至病情缓解。对更严重的病例，可给予以数天较大剂量的雾化治疗，如沙丁胺醇2500μg、异丙托溴铵500μg，或沙丁胺醇1000μg加异丙托溴铵250～500μg雾化吸入，每日2～4次。

全身使用糖皮质激素对加重期治疗有益，可促进病情缓解和肺功能的恢复。如患者基础$FEV_1$<50%预计值，除支气管舒张剂外可考虑口服糖皮质激素，泼尼松龙每日30～40mg，连用7～10天；也可糖皮质激素联合长效$\beta_2$受体激动剂雾化吸入治疗。

COPD症状加重，特别是咳嗽、痰量增多并呈脓性时，应积极给予抗感染治疗。抗菌药选择应依据患者肺功能及常见致病菌，并结合患者所在地区致病菌及耐药流行情况，选择敏感抗菌药。药物选择见表15-2-11。

表15-2-11　慢性阻塞性肺疾病（COPD）住院患者应用抗菌药的参考表

| 组别 | 病原微生物 | 抗菌药物 |
|---|---|---|
| Ⅰ级及Ⅱ级COPD急性加重 | 流感嗜血杆菌、肺炎链球菌、卡他莫拉菌等 | 青霉素、β－内酰胺类/酶抑制剂（阿莫西林/克拉维酸）、大环内酯类（阿奇霉素、克拉霉素、罗红霉素等）、第一代或第二代头孢菌素（头孢呋辛、头孢克洛）、多西环素、左氧氟沙星等，一般可口服 |
| Ⅲ级及Ⅳ级COPD急性加重（无铜绿假单胞菌感染危险因素） | 以上细菌及肺炎克雷白菌、大肠埃希菌、肠杆菌属等 | β－内酰胺类/酶抑制剂、第二代头孢菌素（头孢呋辛）、氟喹诺酮类（左氧氟沙星、莫西沙星）、第三代头孢菌素（头孢曲松、头孢噻肟等） |

续表

| 组别 | 病原微生物 | 抗菌药物 |
|---|---|---|
| Ⅲ级及Ⅳ级 COPD 急性加重（有铜绿假单胞菌感染危险因素） | 以上细菌及铜绿假单胞菌 | 第三代头孢菌素（头孢他啶）、头孢哌酮/舒巴坦、哌拉西林/他唑巴坦、亚安培南、美罗培南等，也可联合用氨基苷类、氟喹诺酮类 |

2. 住院治疗　COPD 急性加重病情严重者需住院治疗。

（1）住院治疗指征：①症状显著加剧，如突然出现静息状况下的呼吸困难；②出现新的体征或原有体征加重（如发绀、外周水肿）；③新近发生的心律失常；④有严重的伴随疾病；⑤初始治疗方案失败；⑥高龄 COPD 患者的急性加重；⑦诊断不明确；⑧院外治疗条件欠佳或治疗不力。

（2）抗菌药：COPD 急性加重多由细菌感染诱发，故抗菌药治疗在 COPD 加重期治疗中具有重要地位。当患者呼吸困难加重、咳嗽伴有痰量增多及脓性痰时，应根据 COPD 严重程度及相应的细菌分层情况，结合当地区常见致病菌类型及耐药流行趋势和药物敏感情况尽早选择敏感抗菌药。如对初始治疗方案反应欠佳，应及时根据细菌培养及药敏试验结果调整抗菌药。药物选择见 COPD 急性加重期抗菌药物应用参考表 15-2-11。

（3）糖皮质激素：COPD 加重期住院患者宜在应用支气管舒张剂的基础上，口服或静脉滴注糖皮质激素，激素的剂量要权衡疗效及安全性，建议口服泼尼松 30～40mg/d，连续 7～10 天后逐渐减量停药；也可静脉给予甲泼尼龙 40mg，每天 1 次，3～5 天后改为口服。延长给药时间不能增加疗效，反而会使不良反应增加。临床常用糖皮质激素的用法用量、剂型等详见表 15-2-12。

表 15-2-12　COPD 常用的糖皮质激素

| | 药物 | 剂型 | 等效剂量 | 半衰期 | 用法用量 |
|---|---|---|---|---|---|
| 吸入 | 布地奈德 | 气雾剂、粉吸入剂、雾化混悬液 | 0.4mg | 成人：2～3 小时；儿童：1.5 小时 | 0.4mg/次，bid |
| | 氟替卡松 | 气雾剂 | 0.25mg | 7.2 小时 | 100～1000μg/次，bid |
| 口服与注射 | 泼尼松 | 片剂 | 5mg | 1 小时 | 5～10mg/次，10～60mg/d |
| | 泼尼松龙 | 片剂、磷酸酯钠的注射剂 | 5mg | 血浆：2～3 小时；组织：18～36 小时 | 开始量为 15～40mg/d，需要时可用至 60mg/d |
| | 甲泼尼龙 | 片剂、琥珀酸钠注射剂 | 4mg | 0.5 小时 | 4～48mg/次，qd |

（4）其他治疗措施：机械通气，首选无创性机械通气；在出入量和血电解质监测下适当补充液体和电解质，维持液体和电解质平衡；注意补充营养，对不能进食者需经胃肠补充要素饮食或予静脉高营养；对卧床、红细胞增多症或脱水的患者，无论是否有血栓栓塞性疾病史，均需考虑使用肝素或低分子肝素；注意痰液引流，积极排痰治疗；识别并治疗伴随疾病及并发症。

（张　翔　李学芹）

## 第三节　支气管哮喘相关指南

### 一、2011年全球哮喘防治创议（GINA）

全球哮喘防治创议（global initiative for asthma，GINA）由世界卫生组织和美国国立卫生院心肺血液研究所组织全球哮喘研究和防治领域的专家共同制订，目的在于增进卫生工作者、公共卫生行政部门和公众对哮喘的认识，通过全世界的共同努力，提高预防和管理哮喘的水平。现对2011年版GINA主要内容摘编如下。

#### （一）概念

哮喘是一种慢性气道炎症性疾病。慢性炎症使气道反应性增高，当暴露于各种危险因子时，由于支气管收缩、黏液栓形成和气道炎症，引起气道阻塞和气流受限。常见危险因子包括接触变应原（如尘螨、动物皮毛、蟑螂、花粉和真菌的变应原）、职业性激发物质、吸烟、呼吸道（病毒）感染、运动、剧烈的情绪波动、化学性刺激物，以及药物（如阿司匹林和 β 受体阻断药）。

#### （二）诊断与相关检查

1. 诊断　哮喘具有反复发作性的喘息、气促、胸闷和咳嗽，特别是在夜间和凌晨。诊断标准详见表15-3-1。

表15-3-1　支气管哮喘的诊断标准

| 诊断项目 | 临床表现 |
|---|---|
| 症状与体征 | 喘息：呼气时出现高音调喘鸣音，特别是儿童（胸部体格检查正常不能排除哮喘）；症状夜间出现或加重，使患者惊醒；症状出现或加重具有季节性 |
| 病史 | 咳嗽，特别是在夜间加重 |
| | 反复发生的喘息和呼吸困难 |
| | 反复出现的胸闷 |

续表

| 诊断项目 | 临床表现 |
|---|---|
| 家族史 | 有湿疹、花粉症,或哮喘和其他变应性疾病的家族史 |
| 接触史 | 接触下列物质后出现症状或症状加重:带毛的动物、吸入性化学物质、气温变化、屋尘螨、药物(阿司匹林、β 受体阻断药)、运动、花粉、呼吸道(病毒)感染、吸烟、剧烈的情绪波动 |
| 治疗后的反应 | 症状对抗哮喘治疗有反应 |
| 特殊 | 患者的感冒"深达胸腔",或需要 10 天以上才能痊愈 |

2. 相关检查　肺功能测定能够评估哮喘的严重程度和气流受限的可逆性、变异性,有助于确立诊断。具体检查及临床意义见表 15-3-2。

表 15-3-2　肺功能测定诊断哮喘的意义

| 测定指标 | 判断标准 |
|---|---|
| 呼气流量 | 吸入支气管舒张剂之后,$FEV_1$ 增加≥12% (或≥200ml)提示可逆性气流受限 |
| 最大呼吸流量(PEF) | 和本人以前的最佳值比较,吸入支气管舒张剂后 PEF 升高 60L/min (或较吸入支气管舒张剂前增加≥20%),或日内变异率超过 20%(每日 2 次读数,大于 10%),提示哮喘的诊断 |
| 支气管激发试验 | 阳性即可确诊 |

## (三) 哮喘管理

哮喘管理的目的是取得和维持哮喘的控制。管理分为 4 个部分。

1. 第一部分,建立患者和医生之间的伙伴关系　良好的哮喘教育有助于帮助哮喘患者避免接触危险因子、正确使用药物、了解"控制性药物"和"缓解性药物"之间的不同、通过症状和 PEF 监测疾病、识别哮喘加重的征兆并采取行动等。

2. 第二部分,发现危险因子并减少接触　为改善哮喘的控制,减少对药物的需求,哮喘患者应当采取措施避免接触引起哮喘症状的危险因子。

3. 第三部分,评估、治疗和监测哮喘　通过以下 3 个部分的持续不断的循环,实现哮喘治疗的目标——取得并维持哮喘的控制。

(1) 评估哮喘控制:评估每一个哮喘患者,以了解目前的治疗方案、对治疗方案的依从性,以及哮喘控制水平(表 15-3-3)。对于控制的、部分控制的、未控制的哮喘患者,表 15-3-4 提供了一个简化的方案。

**表 15-3-3　哮喘控制水平分级**

| 项目 | 控制<br>（满足以下所有条件） | 部分控制（在任何1周内出现以下1～2项特征） | 未控制<br>（在任何1周内） |
|---|---|---|---|
| 白天症状 | 无（或≤2次/周） | >2次/周 | 出现≥3项部分控制特征 |
| 活动受限 | 无 | 有 | |
| 夜间症状/憋醒 | 无 | 有 | |
| 需要使用缓解药物的次数 | 无（或≤2次/周） | >2次/周 | |
| 肺功能（PEF或$FEV_1$） | 正常或≥正常预计值/本人最佳值的80% | <正常预计值/本人最佳值的80% | |
| 急性发作 | 无 | ≥每年1次 | 在任何1周内出现1次 |

**表 15-3-4　基于控制的哮喘管理**

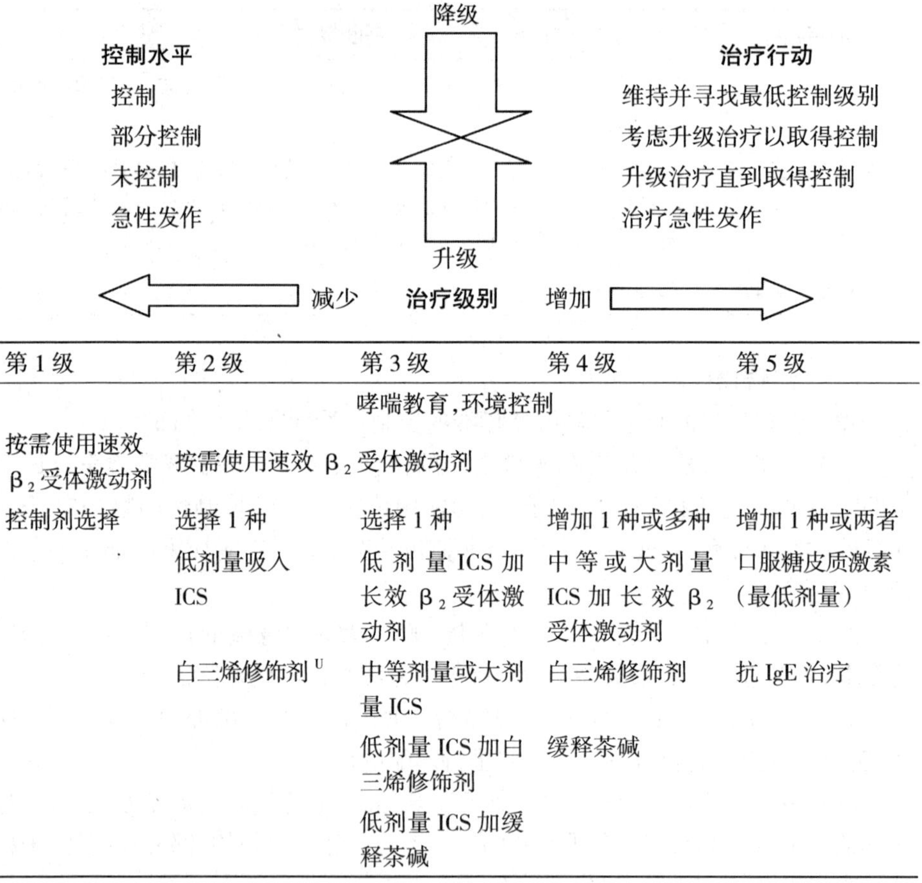


| 第1级 | 第2级 | 第3级 | 第4级 | 第5级 |
|---|---|---|---|---|
| | | 哮喘教育，环境控制 | | |
| 按需使用速效$\beta_2$受体激动剂 | 按需使用速效$\beta_2$受体激动剂 | | | |
| 控制剂选择 | 选择1种 | 选择1种 | 增加1种或多种 | 增加1种或两者 |
| | 低剂量吸入ICS | 低剂量ICS加长效$\beta_2$受体激动剂 | 中等或大剂量ICS加长效$\beta_2$受体激动剂 | 口服糖皮质激素（最低剂量） |
| | 白三烯修饰剂[U] | 中等剂量或大剂量ICS | 白三烯修饰剂 | 抗IgE治疗 |
| | | 低剂量ICS加白三烯修饰剂 | 缓释茶碱 | |
| | | 低剂量ICS加缓释茶碱 | | |

注：ICS＝吸入性糖皮质激素；[U]＝受体拮抗剂或合成抑制剂

（2）治疗以取得控制：对每一个治疗级别，应提供缓解性药物在需要时迅速缓解症状（应注意患者使用了多少缓解性药物——常规使用或使用量增加提示哮喘没有得到良好控制）。对大多数新诊断或还没有治疗的哮喘患者，应当从第2级开始治疗（如果患者有明显症状，则从第3级开始）。如果在当前的治疗方案下哮喘没有控制，应当升级治疗直到哮喘取得控制。对于接受了第4级治疗，仍未取得满意的控制水平的患者，应当考虑为难治性哮喘。对这些患者，取得可能情况下最佳的控制水平——对活动的影响尽可能小，每天的症状尽可能少；同时尽可能减少治疗潜在的不良反应。

推荐使用吸入疗法，吸入性糖皮质激素（表15-3-5）是目前最有效的控制性药物。治疗哮喘的吸入性药物可采用压力驱动定量雾化器（pMDIs）、呼吸启动MDI、干粉吸入器（DPIs）和射流雾化器。

**表15-3-5　吸入性糖皮质激素的估算等效剂量（成人和5岁以上儿童）**

| 药物 | 低剂量（μg） | 中剂量（μg） | 大剂量（μg）* |
|---|---|---|---|
| 二丙酸倍氯米松 | 200～500 | >500～1000 | >1000～2000 |
| 布地奈德 | 200～400 | >400～800 | >800～1600 |
| 环索奈德 | 80～160 | >160～320 | >320～1280 |
| 氟尼缩松 | 500～1000 | >1000～2000 | >2000 |
| 丙酸氟替卡松 | 100～250 | >250～500 | >500～1000 |
| 糠酸莫米松 | 200～400 | >400～800 | >800～1200 |
| 曲安奈德 | 400～1000 | >1000～2000 | >2000 |

注：*除短期应用外，拟应用每日大剂量的患者应咨询专家进行评估，考虑联合应用其他的控制性药物。最大推荐剂量可根据情况而定，但长期应用发生全身副作用的危险性可能增加。轻度患者可以每日1次给药

（3）监测以维持控制：对于哮喘控制，维持最低治疗级别和最低药物剂量、最低费用、最大安全性，持续的监测至关重要。当症状加重或出现急性发作时，提示哮喘失去控制，必须对治疗进行调整。

1）药物调整：如果当前治疗方案下哮喘没有控制，应当升级治疗。

2）如果哮喘部分控制，考虑升级治疗，取决于是否有更有效的药物可供选择，可供选择药物的安全性和价格，患者对现有控制水平的满意度。

3）哮喘控制维持至少3个月后开始逐步的阶梯式的降级治疗，目的在于减少维持控制所需药物及剂量。联合治疗者应首先减少50%吸入性糖皮质激素剂量，而长效 $\beta_2$ 受体激动剂的量保持不变（B级证据）。对于能够维持哮喘控制的患者，应进一步减少吸入激素至最低剂量，此时可撤掉长效 $\beta_2$ 受体激动剂

(D 级证据)。

4. 第四部分,处理哮喘急性发作 哮喘急性发作或急性加重是指呼吸急促、咳嗽、胸闷或这些症状的组合,发作性、进行性加重。严重的哮喘急性发作可能会危及生命。

急性发作的治疗需要严密的监护。具有哮喘相关死亡高危因素的患者[有需要插管和机械通气的濒于致死性哮喘的病史;在过去 1 年中因为哮喘而住院或看急诊的患者;正在使用或最近刚停用口服糖皮质激素的患者;目前没有使用吸入性糖皮质激素的患者;过分依赖速效 $\beta_2$ 受体激动剂,特别是每个月使用沙丁胺醇(或等效药物)超过 1 瓶的患者;有心理疾病或社会心理问题,包括使用镇静剂;有对哮喘治疗计划不依从的历史],应当给予严密的关注,鼓励患者在急性发作的早期即寻求紧急治疗。

哮喘急性发作不推荐使用镇静剂(严格禁用)、黏痰溶解剂(可能加重咳嗽)、胸部物理治疗 / 生理治疗(可能加重患者的不适)、对成人或较大的儿童采用大容量液体进行水化治疗(可能对更小的儿童和婴儿是必要的)、抗菌药(对哮喘急性发作无效,但可用于合并肺炎或鼻窦炎等细菌性感染的患者)、肾上腺素 / 去甲肾上腺素(可用于过敏症和血管性水肿的治疗,但不用于哮喘急性发作)。

### (四) 哮喘管理的特殊问题

哮喘管理当中,需要特别考虑的问题见表 15-3-6。

表 15-3-6 特殊患者的哮喘管理

| 特殊哮喘状态 | 治疗 |
|---|---|
| 妊娠 | 妊娠期哮喘的严重程度常发生变化,需密切监护,必要时调整治疗方案;应强调绝大多数现代哮喘治疗方法是安全的,哮喘控制对胎儿利大于弊;哮喘急性发作必须积极治疗,以避免胎儿缺氧 |
| 手术 | 气道高反应性、气流受限和黏液分泌亢进使哮喘患者在围术期和手术后易发生呼吸道并发症,特别是胸部和上腹部手术;术前数日应当评估肺功能,如果 $EFV_1 < 80\%$ 个人最佳值,可给予短程糖皮质激素 |
| 鼻炎、鼻窦炎和鼻息肉 | 常并存于同一个患者,治疗鼻炎有可能改善哮喘症状 |
| | 急性和慢性鼻窦炎均可加重哮喘,应予治疗 |
| | 鼻息肉与哮喘和鼻炎有关,常伴有阿司匹林过敏,主要见于成年患者,但通常对局部糖皮质激素反应良好 |
| 职业性哮喘 | 治疗相同,但注意药物治疗不能代替严格的避免暴露 |
| 呼吸系统感染 | 诱发喘息,加重哮喘症状。应积极控制感染治 |

续表

| 特殊哮喘状态 | 治疗 |
|---|---|
| 胃食管反流 | 应给予治疗以缓解反流症状 |
| 阿司匹林哮喘 | 标准的治疗是完全避免接触阿司匹林 |
| 过敏症 | 不易区别,紧急治疗甚为关键,如吸氧、肌内注射肾上腺素、注射抗组胺药物、静脉使用氢化可的松以及补液 |

## 二、支气管哮喘防治指南(中国,2008年版)

2008年版的我国支气管哮喘防治指南(以下简称指南)是在2003版指南的基础上并参照2006年版GINA修订的,其内容包括支气管哮喘的定义、诊断、治疗和管理方案。现对支气管哮喘的药物治疗摘编如下。

### (一)治疗药物分类

治疗哮喘的药物可分为控制药物和缓解药物。

1. 控制药物　指需长期每天使用的药物。这些药物主要通过抗炎作用维持哮喘临床控制,包括吸入性糖皮质激素(ICS)、全身用糖皮质激素、白三烯调节剂、长效 $\beta_2$ 受体激动剂(须与ICS联合应用)、缓释茶碱、色甘酸钠、抗IgE抗体及其他有助于减少全身性激素剂量的药物等。

2. 缓解药物　指按需使用的药物。这些药物通过迅速解除支气管痉挛从而缓解哮喘症状,包括速效吸入性 $\beta_2$ 受体激动剂、全身用糖皮质激素、吸入性抗胆碱能药物、短效茶碱及短效口服 $\beta_2$ 受体激动剂等。

### (二)治疗药物

1. 糖皮质激素　是最有效的控制气道炎症的药物。给药途径包括吸入、口服和静脉应用等。首选吸入给药,多数成人哮喘患者吸入小剂量的激素即可较好地控制哮喘,严重哮喘患者长期大剂量吸入激素是有益的。激素吸入给药的不良反应包括声音嘶哑、咽部不适和念珠菌感染,吸药后及时用清水含漱口咽部,选用干粉吸入剂或加用储雾器可减少上述不良反应。口服给药适用于中度哮喘发作、慢性持续哮喘吸入大剂量激素联合治疗无效的患者和作为静脉应用激素治疗后的序贯治疗。严重急性哮喘发作时,可短期静脉使用激素。

2. $\beta_2$受体激动剂　可迅速缓解哮喘症状。吸入短效 $\beta_2$ 受体激动剂(SABA)通常在数分钟内起效,疗效可维持数小时,是缓解轻至中度急性哮喘症状的首选药物,也可用于运动性哮喘。这类药物应按需间歇使用,不宜长期、单一使用,也不宜过量应用,否则可引起骨骼肌震颤、低血钾、心律失常等不良反应。

近年来推荐联合吸入激素和长效 $\beta_2$ 受体激动剂LABA治疗哮喘,两者具有协同的抗炎和平喘作用,可获得相当于(或优于)应用加倍剂量吸入激素时的疗效，并可增加患者的依从性、减少不良反应，尤其适合于中至重度持续哮喘患者的长期治疗。不推荐长期单独使用LABA，应在医生指导下与吸入激素联合使用。

3. 白三烯调节剂　是除吸入激素外唯一可单独应用的长效控制药，可作为轻度哮喘的替代治疗药物和中、重度哮喘的联合治疗用药。

4. 茶碱　具有舒张支气管平滑肌的作用。口服给药用于轻至中度哮喘发作和维持治疗。静脉给药适用于哮喘急性发作且近24小时内未用过茶碱类药物的患者。由于茶碱的"治疗窗"窄，以及茶碱代谢存在较大的个体差异，可引起心律失常、血压下降、甚至死亡，有条件的情况下应监测血药浓度，及时调整浓度和滴速。

5. 吸入性抗胆碱药物　舒张支气管的作用比 $\beta_2$ 受体激动剂弱，起效较慢。长期应用不易产生耐药，对老年人的疗效较好，与 $\beta_2$ 受体激动剂联合应用具有协同、互补作用。本品对有吸烟史的老年哮喘患者较为适宜，但对妊娠早期妇女和患有青光眼或前列腺肥大的患者应慎用。

6. 抗IgE治疗　包括抗IgE单克隆抗体(用于血清IgE水平增高的哮喘患者)、抗组胺药物(抗变态反应作用)、变应原特异性免疫疗法。抗IgE治疗适用于不易控制的哮喘患者与伴有变应性鼻炎或变应原明确但难以避免的哮喘患者。

**(李云霞　王　静)**

## 第四节　成人支气管扩张症诊治专家共识(中国，2012年版)

支气管扩张症是一种常见的慢性呼吸道疾病，病程长，病变不可逆转，由于反复感染可严重损害患者的肺组织和肺功能。2012年我国在借鉴2010年英国胸科协会颁布的《非囊性纤维化支气管扩张指南》及其他国外文献的基础上，制定了该共识。现摘编如下：

### 一、概念

支气管扩张症是由各种原因引起的支气管树的病理性、永久性扩张，导致反复发生化脓性感染的气道慢性炎症。病因复杂，多数成人和儿童患者继发于肺炎或其他呼吸道感染(如结核和非结核分枝杆菌感染、误吸引起的气道阻塞与感染等)；免疫功能缺陷在儿童患者中常见；气道先天性异常、纤毛功能异常、结缔组织病等也可引起，但少见。

支气管扩张发生的部位与病因相关，感染引起的支气管扩张症以弥漫性分布常见，好发于双肺下叶后基底段，左肺多于右肺；结核引起的常见于上肺。

## 二、诊断与鉴别诊断

胸部高分辨率CT是诊断支气管扩张症的主要手段,还应结合既往病史、临床表现、体征及实验室检查等资料综合分析确定。对于确诊的患者应记录痰的性状、评估24小时痰量、每年因感染导致急性加重的次数以及抗菌药物恶使用情况,评估疾病的严重程度。支气管扩张症慢性咳嗽、咳痰者需与COPD、肺结核、慢性肺脓肿相鉴别,反复咯血者需与支气管肺癌、结核病以及循环系统的疾病相鉴别。

## 三、临床表现与辅助检查

### (一)临床表现

支气管扩张症最常见的临床表现见表15-4-1。

表15-4-1　支气管扩张症的临床表现

| 临床表现 | 具体表现 |
|---|---|
| 症状 | 咳嗽(>90%)、咳痰(74%~100%),合并感染时咳嗽和咳痰量明显增多,痰呈黄绿色脓痰,重症患者痰量可达每日数百毫升<br>呼吸困难(72%~83%)<br>咯血(>50%),从痰中带血至大咯血,部分患者以反复咯血为唯一症状,称为"干性支气管扩张"<br>胸痛:约1/3的患者可出现非胸膜性胸痛 |
| 体征 | 常伴有焦虑、发热、乏力、食欲减退及生活质量下降等<br>听诊可闻及湿啰音是特征性表现,以肺底部最为多见,自吸气早期开始,中期最响亮,持续至吸气末;约1/3的患者可闻及哮鸣音或粗大的干啰音 |

### (二)辅助检查

支气管扩张症的辅助检查见表15-4-2。胸部高分辨率CT(HRCT)扫描可确诊支气管扩张症,但对轻症和早期诊断尚有争议。HRCT主要表现为支气管内径与其伴行动脉直径比例的变化,老年人和吸烟者差异更大;CT扫描层面与支气管平行时呈"双轨征"或串珠状改变,垂直时与伴行动脉形成"印戒征",多个囊状扩张的支气管相邻时表现为"蜂窝"状特征改变。

表15-4-2　支气管扩张症的辅助检查

| 项目 | 影像学检查 | 实验室检查 | 其他检查 |
|---|---|---|---|
| 主要检查 | 胸部X线检查、胸部HRCT检查 | 血炎性标志物、免疫球蛋白(IgG、IgA、IgM)和蛋白电泳、微生物学检查、血气分析 | 肺功能检查 |
| 次要检查 | 鼻窦CT检查 | 血IgE、烟曲霉皮试、曲霉沉淀素、类风湿因子、抗中性粒细胞胞质抗体、二线免疫功能检查、囊性纤维化相关检查、纤毛功能检查 | 支气管镜检查 |

## 四、治疗

支气管扩张症的治疗包括物理治疗、抗感染治疗、咯血治疗、其他药物治疗和外科治疗。具体治疗措施见表 15-4-3。

表 15-4-3　支气管扩张症的治疗

| 治疗措施 | 具体治疗方法 |
| --- | --- |
| 物理治疗 | 排痰:可有效清除气道分泌物,有体位引流、振动拍击、主动呼吸训练与辅助排痰等方法。排痰应根据患者的情况,每日 1～2 次,每次 20～30 分钟<br>吸气肌训练:适用于合并呼吸困难且影响日常活动者 |
| 抗感染 | 用药指征:当患者出现急性加重合并症状恶化,即咳嗽、痰量增加或性质改变、脓痰增加和(或)喘息、气急、咯血及发热等全身症状时<br>常见致病菌为定植菌:流感嗜血杆菌、铜绿假单胞菌、肺炎链球菌、金黄色葡萄球菌等<br>抗感染治疗前应留取痰标本并行培养。急性加重期的初始经验性抗感染治疗应针对定植菌,抗菌药物的选择见表 15-4-4<br>临床疗效欠佳时,需根据药敏试验结果调整药物,并再次送检培养;考虑耐药可联合用药,抗菌药物轮换策略有助于减轻细菌耐药。急性加重期的抗菌药物治疗的最佳疗程建议为 14 天左右 |
| 咯血治疗 | 咯血量较少时,安抚患者,嘱其侧卧位休息,密切观察<br>大咯血:咯血量超过 200ml/ 次或超过 500ml/24h 为大咯血,严重时可窒息。预防咯血窒息首先应保证气道通畅,改善氧合状态,稳定血流动力学状态。采取头低足高 45° 俯卧位,取出口中血块,轻拍健侧背部促进气管内的血液排出。上述措施无效时,应迅速气管插管,必要时行气管切开<br>药物治疗:首选垂体后叶素,其他药物包括氨基己酸、氨甲苯酸、酚磺乙胺、血凝酶和酚妥拉明等<br>介入治疗:包括支气管动脉栓塞术、经气管镜止血 |
| 其他药物治疗 | 黏液溶解剂:溴己新、羟甲半胱氨酸等,可促进痰液排出<br>支气管舒张剂:合并气流阻塞者可用,不推荐使用甲基黄嘌呤类<br>吸入性糖皮质激素:拮抗气道慢性炎症,减少排痰,但不推荐常规使用(合并哮喘患者除外) |
| 外科治疗 | 积极药物治疗难以控制症状者、大咯血患者、局限性支气管扩张患者在无禁忌证的情况下权衡利弊,可选择手术治疗 |

表 15-4-4 支气管扩张症急性加重期初始经验性治疗推荐使用的抗菌药物

| 高危因素 | 常见病原体 | 抗菌药物选择 |
|---|---|---|
| 无假单胞菌感染的高危因素 | 肺炎链球菌、流感嗜血杆菌、卡他莫拉菌、金黄色葡萄球菌、肠道菌群(肺炎克雷伯菌、大肠埃希菌等) | 氨苄西林/舒巴坦、阿莫西林/克拉维酸钾、第二代头孢菌素、第三代头孢菌素(头孢曲松、头孢噻肟)、莫西沙星、左氧氟沙星 |
| 有假单胞菌感染的高危因素 | 上述病原体+铜绿假单胞菌 | 具有抗假单胞菌活性的β-内酰胺类抗生素(如头孢他啶、头孢吡肟、哌拉西林/他唑巴坦、头孢哌酮/舒巴坦钠、亚胺培南、美罗培南等)、氨基苷类、喹诺酮类可单独应用或联合应用 |

(杨 勇)

## 第五节 咳嗽的诊断与治疗指南(中国,2009年版)

咳嗽是机体的防御反射,有利于清除呼吸道的分泌物和有害因子,但频繁剧烈的咳嗽会严重影响患者的工作、生活和社会活动。为进一步规范我国急、慢性咳嗽的诊断和治疗,中华医学会呼吸病学分会哮喘学组组织相关专家,参考国内外有关咳嗽的临床研究结果,于2005年制定了《咳嗽的诊断与治疗指南(草案)》,并于2009年进行了进一步修订。现摘编如下。

### 一、分类

咳嗽的分类见表15-5-1。

表 15-5-1 咳嗽的分类

| 分类性质 | | 具体类别 |
|---|---|---|
| | 时间 | 急性咳嗽：<3周；亚急性咳嗽：3 ~ 8周；慢性咳嗽：>8周 |
| | 性质 | 干咳与湿咳 |
| 慢性咳嗽 | 根据胸部X线检查 | 有明确病变者,如肺炎、肺结核、支气管肺癌等 |
| | | 无明显异常,咳嗽为主要或唯一症状(不明原因的慢性咳嗽) |

### 二、病史与辅助检查

1. 病史 详细询问咳嗽的持续时间、时相、性质、音色,诱发或加重的影响因素,体位影响及伴随症状等。了解痰液的数量、颜色、气味及性状。

2. 辅助检查　咳嗽的相关辅助检查见表 15-5-2。

表 15-5-2　咳嗽的相关辅助检查

| 相关检查 | 临床意义 |
| --- | --- |
| 诱导痰检查 | 痰中嗜酸性粒细胞增高是诊断嗜酸性粒细胞性支气管炎(EB)的主要指标 |
| 影像学检查 | 胸部 X 线检查可作为慢性咳嗽的常规检查;胸部 CT 对一些少见的慢性咳嗽病因如支气管结石、支气管异物等具有重要的诊断价值 |
| 肺功能检查 | 通气功能和支气管舒张试验可帮助诊断和鉴别气道阻塞性疾病。支气管激发试验是诊断咳嗽变异性哮喘(CVA)的关键方法 |
| 支气管镜检查 | 可有效诊断气管腔内的病变 |
| 24 小时食管 pH 监测 | 是判断胃食管反流最常用和最有效的方法,可实时记录反流相关症状,以获得反流与咳嗽症状的相关概率,确定反流与咳嗽的关系 |
| 咳嗽敏感性检查 | 通过一定方法测定咳嗽敏感性的指标,咳嗽敏感性增高常见于变应性咳嗽、感染后咳嗽、食管反流性咳嗽(GERC)等 |

## 三、急性咳嗽的治疗

普通感冒、急性气管 - 支气管炎是急性咳嗽最常见的病因,治疗见表 15-5-3。

表 15-5-3　急性咳嗽的治疗

| 急性咳嗽的病因 | 治疗 |
| --- | --- |
| 普通感冒 | 以对症治疗为主,常用药物有减充血剂、抗过敏药、退热药、镇咳药等。咳嗽剧烈者,必要时可使用中枢性或外周性镇咳药。临床上通常采用上述药物的复方制剂,首选第一代抗组胺药 + 伪麻黄碱治疗,可有效缓解打喷嚏、鼻塞等症状 |
| 急性气管 - 支气管炎 | 对症治疗。剧烈干咳者可适当应用镇咳剂,咳嗽有痰而不易咳出时可用祛痰药 |
| | 伴细菌感染,如咳脓性痰或外周血白细胞增高者,可依据感染的病原体及药物敏感试验结果选择抗菌药物。在未得到病原菌阳性结果之前,可选用大环内酯类、β - 内酰胺类等口服抗菌药物 |
| | 伴支气管痉挛时可使用支气管舒张药物治疗 |

## 四、亚急性咳嗽的治疗

亚急性咳嗽最常见的原因是感染后咳嗽,其次为上气道咳嗽综合征(UACS)、CVA 等。感染后咳嗽多为刺激性干咳或咳少量白色黏液痰,通常持续 3 ~ 8 周,X 线胸片无异常,多能自行缓解,通常不必使用抗菌药。但继发于呼吸道感染的咳嗽应经验性抗感染治疗；肺炎支原体、肺炎衣原体和百日咳杆菌引起的感染后咳嗽应使用大环内酯类抗生素治疗。咳嗽症状明显的患者可以短期应用镇咳药、抗组胺药加用减充血剂等。

## 五、慢性咳嗽的诊治

慢性咳嗽的常见病因包括变异性哮喘（CVA）、上气道咳嗽综合征（UACS）又称鼻后滴流综合征（PNDS）、嗜酸性粒细胞性支气管炎（NEB）和胃食管反流性咳嗽（GERC）。多数慢性咳嗽与感染无关，无需使用抗菌药物治疗。针对上述病因的治疗见表 15-5-4。

表 15-5-4 慢性咳嗽的治疗

| 慢性咳嗽的病因 | 治疗 |
|---|---|
| UACS/PNDS | 首选第一代抗组胺药和减充血剂。变应性鼻炎首选鼻腔吸入糖皮质激素和口服抗组胺药治疗<br>细菌性鼻窦炎多为混合感染，抗感染治疗，急性不少于 2 周，慢性建议酌情延长使用时间。同时联合鼻吸入糖皮质激素，疗程为 3 个月以上。建议联合使用第一代抗组胺药加用减充血剂，疗程为 2～3 周 |
| CVA | 同支气管哮喘治疗，吸入小剂量糖皮质激素联合支气管舒张剂（$\beta_2$受体激动剂、氨茶碱等），或两者的复方制剂，必要时短期口服小剂量糖皮质激素，治疗时间不少于 8 周 |
| NEB | 通常采用吸入性糖皮质激素，如二丙酸倍氯米松（250～500μg/次）或等效剂量的其他糖皮质激素，bid，持续应用 4 周以上。初始治疗可联合口服泼尼松，10～20mg/d，3～5 天 |
| GERC | 调整生活方式；制酸药、促胃动力药后可明显改善，单用制酸剂效果不佳者加用促胃动力药可能有效 |

## 六、其他慢性咳嗽的诊治

其他慢性咳嗽多见于相关疾病的伴发症状，治疗详见表 15-5-5。

表 15-5-5 其他慢性咳嗽的诊治

| 疾病 | 临床表现 | 治疗 |
|---|---|---|
| 变应性咳嗽 | 刺激性干咳，多为阵发性。白天或夜间均可咳嗽，油烟、灰尘、冷空气等容易诱发，常伴咽喉发痒 | 抗组胺药物治疗有一定效果，必要时吸入或短期（3～5 天）口服糖皮质激素 |
| 慢性支气管炎 | 咳嗽、咳痰连续 2 年以上，每年累积或持续至少 3 个月，一般晨间明显，咳白色泡沫痰或黏液痰，加重期亦有夜间咳嗽 | 炎症改善，症状可减轻 |

续表

| 疾病 | 临床表现 | 治疗 |
|---|---|---|
| 支气管扩张症 | 咳嗽、咳脓痰，甚至咯血 | 炎症改善，症状可减轻 |
| 气管－支气管结核 | 慢性咳嗽，可伴有低热、盗汗等结核中毒症状，有些患者咳嗽是唯一的临床表现，查体有时可闻及局限性吸气期干啰音 | 抗结核治疗后可好转 |
| ACEI 诱发的咳嗽 | 慢性咳嗽 | 通常停药 4 周后咳嗽消失或明显减轻，可换用血管紧张素Ⅱ受体拮抗剂 |
| 支气管肺癌 | 刺激性干咳、痰中带血、胸痛、消瘦 | 病因治疗，症状可改善 |
| 心理性咳嗽 | 表现为日间咳嗽，专注于某一事物及夜间休息时咳嗽消失，常伴有焦虑症状 | 儿童主要是暗示疗法，可短期服用止咳药物；成人可辅以心理咨询或精神预防治疗，适当应用抗焦虑药物 |

## 七、常用镇咳与祛痰药物

咳嗽治疗的关键在于病因治疗，镇咳药只能起到短暂缓解症状的作用。但严重的咳嗽，如剧烈干咳或频繁咳嗽影响休息和睡眠时，可适当给予镇咳治疗，痰多患者宜用祛痰治疗。

### （一）镇咳药物

镇咳药根据药理作用分为中枢性和外周性镇咳药两大类，详见表 15-5-6。

表 15-5-6　常用镇咳药物

| 药物分类 | | 药物名称 |
|---|---|---|
| 中枢性镇咳药 | 依赖性镇咳药 | 可待因、福尔可定 |
| | 非依赖性镇咳药 | 右美沙芬、喷托维林、右啡烷 |
| 外周性镇咳药 | 非麻醉性镇咳药 | 那可丁、苯丙哌林、莫吉司坦 |
| | 麻醉性镇咳药 | 苯佐那酯 |

### （二）祛痰药物

祛痰治疗可提高咳嗽对气道分泌物的清除效率。祛痰药的作用包括增加分泌物的排出，降低分泌物的黏稠度，增强纤毛的清除。常见祛痰药物见表 15-5-7。

表 15-5-7　常用祛痰药物

| 药物名称 | 作用 |
|---|---|
| 愈创木酚甘油醚 | 美国 FDA 唯一批准的祛痰药物。可刺激胃黏膜,反射性引起气道分泌物增多,降低黏滞度,有一定的舒张支气管的作用,增强黏液排出 |
| 氨溴索、溴己新 | 黏液溶解药,可破坏类黏蛋白的酸性黏多糖结构,降低分泌物黏滞度,促进纤毛运动,可增强抗生素在呼吸道的浓度 |
| 稀化黏素 | 挥发性植物油,促进气道和鼻窦黏膜的纤毛运动 |
| 乙酰半胱氨酸 | 使黏液糖蛋白多肽链的硫键断裂,降低痰液的黏滞度 |
| 羧甲司坦、厄多司坦 | 可使黏蛋白的二硫键断裂,降低分泌物黏滞度 |

（王　静　杨　勇）

## 第六节　流行性感冒诊断与治疗指南(中国,2011 年版)

为进一步加强流行性感冒(以下简称流感)的预防和治疗,在总结既往流感诊疗方案和临床经验的基础上,参考国内外最新研究成果,2011 年我国制定了《流行性感冒诊断与治疗指南》。指南涵盖了流感病原学和流行病学、临床表现、诊断与鉴别诊断、治疗和预防等最新的综合性信息。现摘编如下。

### 一、概念

流感是人类面临的主要公共健康问题之一,流行病学最显著的特点为突然暴发、迅速扩散、造成不同程度的流行、具有季节性(我国北方地区流行高峰一般发生在冬、春季,而南方地区全年流行,高峰多发生在夏季和冬季),一般流行 3~4 周后会自然停止,发病率高但病死率低(除人感染高致病性禽流感)。季节性流感虽大多为自限性,但是在重症感染或引起并发症时则需住院治疗;少数重症病例可因呼吸或多脏器衰竭而死亡。人感染高致病性禽流感(以下简称人禽流感)病死率高达 60%以上。

### 二、病原学和流行病学

1. 病原学　流感病毒属于正黏病毒科,为单股、负链、分节段 RNA 病毒,分为甲、乙、丙 3 型。甲型流感病毒根据其表面血凝素和神经氨酸酶蛋白结构及其基因特性又可分成许多亚型,至今甲型流感病毒已发现的血凝素有 16 个亚型(H1~16)、神经氨酸酶有 9 个亚型(N1~9)。甲型流感病毒在动物中广泛存在,主要在鸟类特别是水禽中存在。目前为止,乙型流感病毒除感染人之外还没有发现其他的自然宿主,丙型流感病毒除感染人之外还可以感染猪。

流感病毒很容易被紫外线和加热灭活,通常 56℃ 30 分钟可被灭活;pH < 5 或 pH > 9 时病毒感染性很快被破坏;流感病毒是包膜病毒,对于所有能影响膜的试剂都敏感,包括离子和非离子清洁剂、氯化剂和有机溶剂。

2. 流行病学　流感的流行有散发、暴发、流行和大流行 3 种形式,见表 15-6-1。

表 15-6-1　流感的流行形式

| 流感流行形式 | 特点 | 流感病毒 |
| --- | --- | --- |
| 散发 | 非流行,发病率较低,病例呈散在分布,病例在发病时间及地点上没有明显的联系 | 丙型流感病毒 |
| 暴发 | 一个集体或一个小地区在短时间内突然发生很多病例 | 乙型流感病毒 |
| 流行 | 较大地区的流感发病率明显超过一般的发病水平 | 甲型流感病毒 |
| 大流行 | 大流行也称世界性大流行,传播迅速,流行广泛波及全世界,发病率高并有一定的死亡 | 甲型流感病毒 |

流感的主要传染源是流感患者和隐性感染者,传播途径主要通过空气飞沫传播,也可通过口腔、鼻腔、眼睛等处黏膜直接或间接接触传播,人群普遍易感。流感病毒常发生变异,如甲型流感病毒在人群免疫压力下,每隔 2 ~ 3 年就会有流行病学上重要的抗原变异株出现。感染率最高的通常是青少年。人群出现流感样症状后,特定人群较易发展为重症病例。特定人群包括妊娠期妇女、慢性疾病患者、免疫功能低下的儿童、≥65 岁的老年人与免疫功能抑制者。

## 三、临床表现和实验室检查

1. 临床表现　流感的潜伏期一般为 1 ~ 7 天,多数为 2 ~ 4 天。

(1) 流感的症状及体征:根据人感染流感后临床表现的不同分为单纯性流感、中毒型流感和胃肠型流感,具体临床表现详见表 15-6-2。

表 15-6-2　流感的临床症状与体征

| 病毒感染程度 | 临床症状与体征 | 预后 |
| --- | --- | --- |
| 单纯性流感 | 最常见,突然起病,高热,体温可达 39 ~ 40℃,可有畏寒、寒战,多伴头痛、全身肌肉关节酸痛、极度乏力、食欲减退等全身症状,常咽喉痛、干咳,可有鼻塞、流涕、胸骨后不适等。颜面潮红,眼结膜外眦轻度充血 | 呈自限性,多于发病 3 ~ 4 天后体温渐消退,全身症状好转,但咳嗽、体力恢复常需 1 ~ 2 周。轻症者如普通感冒,2 ~ 3 天可恢复 |

续表

| 病毒感染程度 | 临床症状与体征 | 预后 |
|---|---|---|
| 中毒型流感 | 极少见,表现为高热、休克及弥散性血管内凝血(DIC)等严重症状 | 病死率高 |
| 胃肠型流感 | 除发热外,呕吐、腹泻为显著特点,儿童多于成人 | 2~3天即可恢复 |

(2) 特殊人群的临床表现:特殊人群包括儿童、老年人、妊娠期妇女、免疫缺陷人群,特殊人群感冒后的临床表现见表15-6-3。

表15-6-3 特殊人群的流感临床表现

| 特殊人群 | 流感的临床表现 |
|---|---|
| 儿童 | 超过40%的学龄前儿童及30%的学龄儿童罹患流感<br>一般为轻型,主要症状有发热、咳嗽、流涕、鼻塞及咽痛、头痛,少部分出现肌痛、呕吐、腹泻。流感病毒引起的喉炎、气管炎、支气管炎、毛细支气管炎、肺炎及胃肠道症状较成人常见<br>婴幼儿流感的临床症状不典型,可出现高热惊厥。新生儿流感少见,但易合并肺炎,常有败血症表现,如嗜睡、拒奶、呼吸暂停等 |
| 老年人 | 老年人常存在呼吸、心血管系统等原发病,感染病毒后病情多较重、进展快,肺炎发生率高于青壮年;可伴发流感病毒性心肌炎导致的心电图异常、心功能衰竭、急性心肌梗死,也可并发脑炎以及血糖控制不佳等 |
| 妊娠期妇女 | 中、晚期妊娠期妇女感染流感病毒后除发热、咳嗽外,易发生肺炎,迅速出现呼吸困难、低氧血症甚至急性呼吸窘迫综合征(acute respiratory distress syndrome, ARDS),可导致流产、早产、胎儿窘迫及胎死宫内,可诱发原有基础疾病的加重,病情严重者可以导致死亡 |
| 免疫缺陷人群 | 器官移植人群、艾滋病患者、长期使用免疫抑制剂者发生重症流感的危险性明显增加,由于易出现流感病毒性肺炎,发病后可迅速出现发热、咳嗽、呼吸困难及发绀,病死率高 |

(3) 重症病例的临床表现:流感的重症病例常有病毒性肺炎、心脏损害等表现,具体见表15-6-4。

表15-6-4 流感重症病例的临床表现与并发症

| 重症病例临床表现 | 症状与体征 |
|---|---|
| 流感病毒性肺炎 | 季节性甲型流感($H_1N_1$、$H_2N_2$和$H_3N_2$等)所致的病毒性肺炎主要发生于婴幼儿、老年人、慢性心肺疾病及免疫功能低下者,2009年甲型$H1N_1$流感在青壮年、肥胖人群、有慢性基础疾病者和妊娠期妇女等人群中引起严重的病毒性肺炎,部分发生难治性低氧血症,可发展成急性肺损伤(acute lung injury, ALI)或ARDS,病死率高 |

续表

| 重症病例临床表现 | 症状与体征 |
| --- | --- |
| 肺外表现 | 心脏损害:不常见,主要有心肌炎、心包炎。可见肌酸激酶(creatine kinase,CK)升高、心电图异常,多可恢复。重症病例可出现心力衰竭<br>神经系统损伤:包括脑脊髓炎、横断性脊髓炎、无菌性脑膜炎、局灶性神经功能紊乱、急性感染性脱髓鞘多发性神经根神经病(吉兰-巴雷综合征)<br>肌炎和横纹肌溶解综合征:罕见,主要症状有肌无力、肾衰竭,CK升高。危重症患者可发展为多器官功能衰竭(MODF)和弥散性血管内凝血(DIC)等,甚至死亡 |
| 并发症 | 肺炎:包括继发细菌性肺炎;衣原体、支原体、嗜肺军团菌、真菌(曲霉菌)肺炎等;其他病毒性肺炎<br>Reye综合征:偶见于14岁以下的儿童,尤其是使用阿司匹林等水杨酸类解热镇痛药物者 |

2. 影像学表现　多数患者无肺内受累。发生肺炎者影像学检查可见肺内斑片状、多叶段渗出性病灶;进展迅速者可发展为双肺弥漫的渗出性病变或实变,个别病例可见胸腔积液。

3. 实验室检查　包括一般实验室检查和病原学相关检查。

(1)一般实验室检查:①外周血常规:白细胞总数一般不高或降低;②血生化:部分病例出现低钾血症,少数病例肌酸激酶、天门冬氨酸氨基转移酶、丙氨酸氨基转移酶、乳酸脱氢酶、肌酐等升高。

(2)病原学相关检查:主要包括病毒分离、病毒抗原、核酸和抗体检测。病毒分离为实验室检测的"金标准";病毒的抗原和核酸检测可以用于早期诊断;抗体检测可以用于回顾性调查,但对病例的早期诊断意义不大。

## 四、诊断

1. 需要考虑流感的临床情况　在流感流行时期,出现下列情况之一者需要考虑是否为流感:①发热伴咳嗽和(或)咽痛等急性呼吸道症状;②发热伴原有慢性肺部疾病急性加重;③婴幼儿和儿童发热,未伴其他症状和体征;④老年人(年龄≥65岁)新发生呼吸道症状,或出现原有呼吸道症状加重,伴或未伴发热;⑤重病患者出现发热或低体温;⑥在任何时期出现发热伴咳嗽和(或)咽痛等急性呼吸道症状,可以追踪到与流感相关的流行病学史(如患者发病前7天内曾到有流感暴发的单位或社区;与流感可疑病例共同生活或有密切接触;从有流感流行的国家或地区旅行归来等)。

若有条件,对出现以上情况的病例可安排病原学检查以求明确诊断。

2. 确诊标准　具有临床表现,以下1种或1种以上的病原学检测结果呈阳性者，可以确诊：①流感病毒核酸检测阳性（可采用 real-time RT-PCR 和 RT-PCR 方法）；②流感病毒快速抗原检测阳性（采用免疫荧光法和胶体金法），需结合流行病学史作综合判断；③流感病毒分离培养阳性；④急性期和恢复期双份血清的流感病毒特异性 IgG 抗体水平呈 4 倍或 4 倍以上升高。

3. 重症流感判断标准　流感病例出现下列 1 项或 1 项以上情况者为重症流感病例。

（1）神志改变：反应迟钝、嗜睡、躁动、惊厥等。

（2）呼吸困难和（或）呼吸频率加快：成人及 5 岁以上儿童 > 30 次 / 分；1 ~ 5 岁 > 40 次 / 分；2 ~ 12 月龄 > 50 次 / 分；新生儿 ~ 2 月龄 > 60 次 / 分。

（3）严重呕吐、腹泻，出现脱水表现。

（4）少尿：成人尿量 < 400ml/24h；小儿尿量 < 0.8ml/（kg·h），或每日尿量婴幼儿 < $200ml/m^2$，学龄前儿 < $300ml/m^2$，学龄儿 < $400ml/m^2$，14 岁以上儿童 < 17ml/h；或出现急性肾衰竭。

（5）动脉血压 < 90/60mmHg。

（6）动脉血氧分压（$PaO_2$）< 60mmHg（1mmHg ＝ 0.133kPa）或氧合指数（$PaO_2/FiO_2$）< 300。

（7）胸片显示双侧或多肺叶浸润影，或入院 48 小时内肺部浸润影扩大 ≥50%。

（8）肌酸激酶（CK）、肌酸激酶同工酶（CK-MB）等酶水平迅速增高。

（9）原有基础疾病明显加重，出现脏器功能不全或衰竭。

## 五、治疗

1. 基本原则　在发病 36 或 48 小时内尽早开始抗流感病毒药物治疗，密切观察病情变化，尤其是老年和儿童患者；对重症患者进行器官功能的支持和对症治疗。

2. 抗流感病毒药物治疗

（1）应用指征：药物治疗分为推荐使用、考虑使用，使用指征见表 15-6-5。

表 15-6-5　抗流感病毒药物治疗的应用指征

| | 应用指征 |
|---|---|
| 推荐使用 | 凡实验室病原学确认或高度怀疑流感、且有发生并发症高危因素的成人和儿童患者，不论基础疾病、流感疫苗免疫状态以及流感病情严重程度，都应当在发病 48 小时内给予抗病毒治疗<br>实验室确认或高度怀疑流感以及需要住院的成人和儿童患者，不论基础疾病、流感疫苗免疫状态，如发病 48 小时后标本流感病毒检测阳性，亦推荐抗病毒治疗 |

续表

| | 应用指征 |
|---|---|
| 考虑使用 | 临床怀疑流感存在并发症高危因素、发病 > 48 小时病情没有改善和 48 小时后标本检测阳性的成人和儿童流感门诊患者<br>临床高度怀疑或实验室确认流感、没有并发症危险因素、发病 < 48 小时就诊,希望缩短病程进而减低可能出现并发症的危险性,或者与流感高危并发症患者有密切接触史的门诊患者;其中症状显著且持续 > 48 小时的患者也可以从抗病毒治疗获益 |

(2) 药物分类与作用机制:抗流感病毒的药物包括神经氨酸酶抑制剂、$M_2$离子通道阻滞剂。有关药物的作用机制、代表品种详见表 15-6-6。

**表 15-6-6 抗流感病毒药物的分类和作用机制**

| 分类 | 作用机制 | 代表药物 |
|---|---|---|
| 神经氨酸酶抑制剂 | 阻止病毒由被感染细胞释放和入侵邻近细胞,减少病毒在体内的复制,对甲、乙型流感均具活性 | 奥司他韦和扎那米韦(我国已上市)、帕那米韦、那尼纳米韦 |
| $M_2$ 离子通道阻滞剂 | 阻滞流感病毒 $M_2$ 蛋白的离子通道,从而抑制病毒复制,仅对甲型流感病毒有作用 | 金刚烷胺、金刚乙胺 |

(3) 给药方案:常用抗流感病毒药物的推荐剂量和用法见表 15-6-7。

**表 15-6-7 抗流感病毒药物治疗和预防的临床给药方案**

| 药物 | 年龄组 | | 治疗 | 预防 |
|---|---|---|---|---|
| 神经氨酸酶抑制剂 | | | | |
| 奥司他韦 | 成人 | | 75mg,bid;疗程为 5 天 | 75mg,qd;一般 1~2 周(医师定) |
| | ≥1 岁儿童按体重给药,1 岁内儿童按月龄给药 | | | |
| | 体重 | ≤15kg | 60mg/d,每日 2 次 | 30mg,qd |
| | | 15~23kg | 90mg/d,每日 2 次 | 45mg,qd |
| | | 24~40kg | 120mg/d,每日 2 次 | 60mg,qd |
| | | >40kg | 150mg/d,每日 2 次 | 75mg,qd |
| | 月龄 | 6~11 个月 | 50mg/d,每日 2 次 | 25mg,qd |
| | | 3~5 个月 | 40mg/d,每日 2 次 | 20mg,qd |
| | | <3 个月 | 24mg/d,每日 2 次 | 无推荐剂量 |

续表

| 药物 | 年龄组 | 治疗 | 预防 |
|---|---|---|---|
| 扎那米韦 | 成人 | 10mg 吸入，bid | 10mg 吸入，qd |
| | 儿童 | 10mg 吸入，bid（>7 岁） | 10mg 吸入，qd（>5 岁） |
| $M_2$ 离子通道阻滞剂 | | | |
| 金刚乙胺 | 成人 | 200mg/d，1 次或分 2 次 | 同治疗量 |
| | 儿童 | | |
| | 年龄 1~9 岁 | 5mg/（kg·d）或 6.6mg/（kg·d），1 次或分 2 次，不超过 150mg/d | 5mg/（kg·d）或 6.6mg/（kg·d），1 次不超过 150mg/d |
| | ≥10 岁 | 200mg/d，1 次或分 2 次 | 同治疗量 |
| 金刚烷胺 | 成人 | 200mg/d，1 次或分 2 次 | 同治疗量 |
| | 儿童 | | |
| | 年龄 1~9 岁 | 5~8mg/（kg·d），1 次或分 2 次（不超过 150mg/d），用至症状消失后 24~48 小时 | 5~8mg/（kg·d），1 次或分 2 次（不超过 150mg/d） |
| | ≥10 岁 | 200mg/d，1 次或分 2 次 | 同治疗量 |

3. 对症处理　目前已有特异性的抗流感病毒药物。流感患者只要早期应用抗病毒药物，多不再需要对症治疗（解热镇痛、缓解鼻黏膜充血、抗过敏、止咳等）。如使用，应提高针对性，不一定都用复方制剂。儿童忌用阿司匹林或含阿司匹林的药物以及其他水杨酸制剂，因为此类药物与流感的肝脏和神经系统并发症即 Reye 综合征相关，偶可致死。

4. 避免盲目或不恰当使用抗菌药物　仅在流感继发细菌性肺炎、中耳炎和鼻窦炎等时才有使用抗菌药的指征。流行病学研究表明，流感继发细菌性肺炎最常见病原菌为肺炎链球菌、金黄色葡萄球菌、流感嗜血杆菌等类似社区获得性肺炎，可以选择阿莫西林、阿莫西林 / 克拉维酸、第二代或第三代头孢菌素（头孢曲松、头孢噻肟）或呼吸喹诺酮类。如果所在地区甲氧西林耐药金黄色葡萄球菌（MRSA）分离率高，特别是存在社区相关性甲氧西林耐药金黄色葡萄球菌（CA-MRSA）时，可给予糖肽类或利奈唑胺；倘若病情不重，根据药敏试验结果亦可以选择价格低廉的复方磺胺甲噁唑（COSMZ）或克林霉素。

5. 重症病例的治疗　重症病例可发生呼吸衰竭或循环衰竭（休克），需进重症监护室进行液体复苏或机械通气治疗。治疗原则为积极治疗原发病，防治并发症，并进行有效的器官功能支持治疗和营养支持。

6. 中医治疗　根据疾病的程度进行辨证治疗。

## 六、预防

季节性流感在人与人间的传播能力很强，与有限的有效治疗措施相比积极防控更为重要。具体预防措施详见表15-6-8。

表15-6-8 流感的预防措施

| 预防措施 | 具体做法 |
| --- | --- |
| 加强个人卫生知识宣传教育 | 保持室内空气流通，流行高峰期避免去人群聚集的场所，如出现流感样症状及时就医，减少接触他人，尽量居家休息<br>咳嗽、打喷嚏时应使用纸巾等，避免飞沫传播<br>经常彻底洗手，避免脏手接触口、眼、鼻 |
| 防控机构内暴发流行 | 当流感已在社区流行时，同一机构内如在72小时内有2人或2人以上出现流感样症状就应警惕，积极进行病原学检测。一旦确诊应要求患者入院治疗或居家休养，搞好个人卫生，尽量避免、减少与他人接触。当确认为机构内暴发后，应按《传染病防治法》及《突发公共卫生应急条例》的有关规定来执行。医院内感染暴发时，有关隔离防护等措施应参照相关技术指南的规定来执行 |
| 接种流感疫苗 | 接种流感疫苗是其他方法不可替代的最有效的预防手段。疫苗需每年接种<br>优先接种人群：6～59月龄婴幼儿、≥60岁老人、患慢性疾病、免疫抑制疾病或免疫功能低下的成人和儿童、生活不能自理者和有上呼吸道分泌物等误吸风险者、长期居住疗养院等慢性疾病护理者与工作人员、妊娠期妇女及计划在流感季节怀孕的妇女、医疗卫生保健工作人员、患流感后并发症风险较高人群的家庭成员和看护人员等<br>我国大多数地区应在每年10月份前开始接种；从未接种过流感疫苗、或前一年仅接种1剂的6月龄～9岁儿童应接种2剂，间隔4周；以后每年在流感高发季节前接种1剂。其他人群每年1剂<br>接种途径为肌内或深度皮下注射，建议婴幼儿选择大腿外侧肌内注射 |
| 抗病毒药物预防 | 应选择对流行毒株敏感的抗病毒药物，疗程应由医师决定，一般1～2周。还可进行中医预防 |

（王　静　李云霞）

# 第七节 肺癌相关指南

## 一、原发性肺癌诊疗规范（中国，2011年版）

为进一步规范我国肺癌诊疗行为，提高医疗机构肺癌诊疗水平，改善肺癌患者预后，我国于2011年特制定《原发性肺癌诊疗规范》（以下简称规范），规范详述了肺癌的临床表现、诊断技术与应用、病理评估、肺癌的分期及治疗。现对规范建议的肺癌治疗原则摘编如下。

### (一)治疗原则

肺癌的治疗应采取综合治疗的原则，根据患者的机体状况，肿瘤的细胞学、病理学类型，侵及范围(临床分期)和发展趋向，采取多学科综合治疗(MDT)模式，有计划、合理地应用手术、化疗、放疗和生物靶向等治疗手段，以期达到根治或最大限度控制肿瘤、提高治愈率、改善患者的生活质量、延长患者生存期的目的。肺癌的治疗仍以手术治疗、放射治疗和药物治疗为主。

### (二)外科手术治疗

手术切除是肺癌主要的治疗手段，也是目前临床治愈肺癌的唯一方法。手术分为根治性手术与姑息性手术，应力争根治性切除，以期达到最佳、彻底的切除肿瘤，减少转移和复发，并且进行最终的病理 TNM 分期，指导术后综合治疗。

### (三)放射治疗

1. 放射治疗　包括根治性放疗、姑息放疗、辅助放疗和预防性放疗等。临床应注意放疗潜在的毒副作用，治疗前应告知患者；放疗设计和实施时，应注意对心肺、食管和脊髓的保护，以避免对身体重要器官的严重放射性损伤。预防性脑照射亦可降低小细胞肺癌脑转移发生的风险，晚期肺癌患者的姑息放疗主要是为了解决因原发灶或转移灶导致的局部压迫症状、骨转移导致的疼痛，以及脑转移导致的神经症状等。

2. 放射治疗的疗效评价　疗效评价参照 WHO 实体瘤疗效评价标准(表 15-7-1)或 RECIST 疗效评价标准(表 15-7-2)。

表 15-7-1　WHO 实体瘤疗效评价标准

| 病变情况 | 评价标准 |
|---|---|
| 完全缓解(CR) | 肿瘤完全消失超过 1 个月 |
| 部分缓解(PR) | 肿瘤最大直径及最大垂直直径的乘积缩小达 50%，其他病变无增大，持续超过 1 个月 |
| 病变稳定(SD) | 病变两径乘积缩小不超过 50%，增大不超过 25%，持续超过 1 个月 |
| 病变进展(PD) | 病变两径乘积增大超过 25% |

表 15-7-2　RECIST 疗效评价标准

| 病变情况 | 评价标准 |
|---|---|
| 目标病灶的评价 | |
| 完全缓解(CR) | 所有目标病灶消失 |
| 部分缓解(PR) | 目标病灶最长径之和与基线状态比较，至少减少 30% |

续表

| 病变情况 | 评价标准 |
|---|---|
| 病变进展(PD) | 目标病灶最长径之和与治疗开始之后所记录到的最小的目标病灶最长径之和比较,增加20%,或者出现1个或多个新病灶 |
| 病变稳定(SD) | 介于部分缓解和疾病进展之间 |
| 非目标病灶的评价 | |
| 完全缓解(CR) | 所有非目标病灶消失和肿瘤标志物恢复正常 |
| 未完全缓解/稳定(IR/SD) | 存在1个或多个非目标病灶和(或)肿瘤标志物持续高于正常值 |
| 病变进展(PD) | 出现1个或多个新病灶和(或)已有的非目标病灶明确进展 |
| 最佳总疗效的评价:是指从治疗开始到疾病进展或复发之间所测量到的最小值。通常,患者最好疗效的分类由病灶测量和确认组成 | |

### (四)药物治疗

肺癌的药物治疗包括化疗和分子靶向药物治疗(EGFR-TKI)。化疗分为姑息化疗、辅助化疗和新辅助化疗,应严格掌握临床适应证,并在肿瘤内科医师的指导下施行。化疗应当充分考虑患者病期、体力状况、不良反应、生活质量及患者意愿,避免治疗过度或治疗不足。应及时评估化疗疗效,密切监测及防治不良反应,并酌情调整药物和(或)剂量。

化疗的适应证:PS评分≤2(表15-7-3,ZPS评分,5分法),重要脏器功能可耐受,对于SCLC的化疗PS评分可放宽到3。鼓励患者参加临床试验。

表 15-7-3 Zubrod-ECOG-WHO 评分(ZPS,5分法)

| 分值 | 评分标准 |
|---|---|
| 0 | 正常活动 |
| 1 | 症状轻,生活自理,能从事轻体力活动 |
| 2 | 能耐受肿瘤的症状,生活自理,但白天卧床时间不超过50% |
| 3 | 肿瘤症状严重,白天卧床时间超过50%,但还能起床站立,部分生活自理 |
| 4 | 病重卧床不起 |
| 5 | 死亡 |

1. 晚期NSCLC的药物治疗

(1)一线药物治疗:含铂两药方案为标准的一线治疗;EGFR突变患者可选择靶向药物的治疗;有条件者在化疗的基础上可联合抗肿瘤血管药物。目前可选用的化疗药物见表15-7-4。对一线治疗达到疾病控制的患者,有条件者可选择维持治疗。

表15-7-4　常用的NSCLC一线化疗方案

| 化疗方案 | | 剂量($mg/m^2$) | 用药时间 | 时间及周期 |
|---|---|---|---|---|
| NP | 长春瑞滨 | 25 | d1,d8 | q21d×4 |
| | 顺铂 | 80 | d1 | |
| TP | 紫杉醇 | 135～175 | d1 | q21d×4 |
| | 顺铂 | 75 | d1 | |
| | 或卡铂 | $AUC=5\sim6$ | d1 | |
| GP | 吉西他滨 | 1250 | d1,d8 | q21d×4 |
| | 顺铂 | 75 | d1 | |
| | 或卡铂 | $AUC=5\sim6$ | d1 | |
| DP | 多西他赛 | 75 | d1 | q21d×4 |
| | 顺铂 | 75 | d1 | |
| | 或卡铂 | $AUC=5\sim6$ | d1 | |

(2)二线药物治疗:可选择包括多西他赛、培美曲塞以及靶向药物EGFR-TKI。

(3)三线药物治疗:可选择EGFR-TKI或进入临床试验。

(4)不能手术切除的NSCLC的药物治疗:推荐放、化疗联合,根据患者情况可选择同步或序贯放、化疗。同步治疗推荐药物为足叶乙苷/顺铂或卡铂(EP/EC)与紫杉醇或多西他赛/铂类。序贯治疗化疗药物见一线治疗。

(5)NSCLC的围术期辅助治疗:完全切除的Ⅱ～Ⅲ期NSCLC,推荐含铂两药方案术后辅助化疗3～4个周期。辅助化疗始于患者术后体力状况基本恢复正常,一般在术后3～4周开始。

新辅助化疗:对可切除的Ⅲ期NSCLC可选择含铂两药、2个周期的术前新辅助化疗。及时评估疗效,并注意判断不良反应,避免增加手术并发症。手术一般在化疗结束后2～4周进行。术后辅助治疗应当根据术前分期及新辅助化疗疗效,有效者延续原方案或根据患者耐受性酌情调整,无效者应当更换方案。

2. 小细胞肺癌(SCLC)的药物治疗　局限期小细胞肺癌(Ⅱ～Ⅲ期)推荐放、化疗为主的综合治疗。化疗方案推荐EP或EC方案;广泛期小细胞肺癌(Ⅳ期)推荐以化疗为主的综合治疗。化疗方案推荐EP、EC或顺铂加拓扑替康(IP)或加伊立替康(IC)。二线方案推荐拓扑替康。鼓励患者参加新药临床研究。

3. 肺癌化疗的原则

（1）不宜进行化疗的情况：① KPS < 60 或 ECOG > 2 的肺癌患者；②白细胞 $< 3.0 \times 10^9/L$、中性粒细胞 $< 1.5 \times 10^9/L$、血小板 $< 6 \times 10^{10}/L$、红细胞 $< 2 \times 10^{12}/L$、血红蛋白 < 8.0g/dl 的肺癌；③肝、肾功能异常，实验室指标超过正常值的 2 倍，或有严重并发症和感染、发热，有出血倾向的肺癌患者。

（2）应当停药或调整方案的情况：治疗 2 周期后病变进展，或在化疗周期的休息期中再度恶化者，应当停止原方案，酌情选用其他方案；化疗不良反应达 3 ~ 4 级，对患者生命有明显威胁时，应当停药，下次治疗时改用其他方案；出现严重的并发症时，应当停药，下次治疗时改用其他方案。

化疗必须强调治疗方案的规范化和个体化。除常规应用止吐药物外，铂类药物除卡铂外需要水化和利尿。化疗后每周两次检测血常规。化疗的疗效评价参照 WHO 实体瘤疗效评价标准或 RECIST 疗效评价标准。

## 二、NCCN 非小细胞肺癌和小细胞肺癌临床实践指南（美国，2013 年版）

上述两个指南为美国 NCCN 最新肺癌指南，也是世界上最通用的肺癌相关指南。指南内容详细，并根据新的研究成果每年作出相应更新。对肺癌治疗新进展，采用大量临床试验对各个分期的治疗方案、治疗方法作出了循证医学的证据解释。我国每年肺癌相关指南的更新主要依据该指南。这里对这两个指南不再进行摘编，推荐读者阅读指南原文。

（张　翔　王　静）

# 第八节　肺结核相关指南

## 一、结核病治疗指南（美国，2004 年版）

近年来，结核病在世界范围内又呈现死灰复燃的态势，在因传染病死亡的人数中高居榜首，为此，世界卫生组织提出了“全球结核病紧急状态”，把每年的 3 月 24 日定为世界防治结核病日，要求全球采取紧急措施与结核病斗争。2004 年底美国疾病控制预防中心（CDC）公布了新的结核病治疗指南。

### （一）隐性结核感染的治疗

抗结核病的治疗可分成两种，一种是结核菌纯蛋白衍化物（PPD）试验阳性的隐性感染，另一种是临床活动性结核病。隐性感染者包括感染人免疫缺陷病毒(HIV)或正在接受免疫抑制治疗者,近期密切接触肺结核患者、放射影像学曾有结核病灶、近2年结核菌素试验阳性者,正在接受肿瘤坏死因子(TNF)-α 受体阻断药,如英夫利昔单抗、依那西普和阿达木单抗治疗者,指南建议对结核菌素皮试阳性的隐性结核感染患者进行初始治疗。治疗药物及给药方案见表15-8-1。

表15-8-1　一线治疗方案

| 药物 | 成人剂量 | | 儿童剂量 | | 主要不良反应 |
|---|---|---|---|---|---|
| | 每日用药 | 间歇疗法* | 每日用药 | 间歇疗法* | |
| 异烟肼[1] | 5mg/kg,口服、肌内注射、静脉注射(最大300mg) | 15mg/kg(最大900mg),每周2~3次 | 10~20mg/kg(最大300mg) | 20~30mg/kg(最大900mg),1周2次 | 肝毒性、外周神经病变 |
| 利福平 | 10mg/kg(最大600mg),口服、静脉 | 5mg/kg(最大300mg),1周2~3次 | 10~20mg/kg(最大600mg) | 10~20mg/kg(最大600mg),1周2次 | 肝毒性、流感样综合征、瘙痒 |
| 利福布汀[2] | 5mg/kg,口服(最大300mg) | 5mg/kg(最大300mg),1周2~3次 | 10~20mg/kg(最大300mg) | 不详 | 肝毒性、流感样综合征、中性粒细胞减少 |
| 利福喷丁 | | 1周10mg/kg(最大600mg),口服 | 不详 | 不详 | 肝毒性、高尿酸血症 |
| 吡嗪酰胺 | 20~25mg/kg,口服 | 2.4~4g,1周2~3次 | 15~30mg/kg(最大2g) | 50mg/kg(最大2g),1周2次 | 关节疼痛、肝毒性、高尿酸血症、胃肠道不适 |
| 乙胺丁醇[3] | 15~25mg/kg,口服 | 50mg/kg,1周2~3次 | 15~25mg/kg | 50mg/kg,1周2次(最大2.5g) | 红-绿色盲、视敏度降低 |

注:*间歇疗法通常在连续服药几周或几个月后开始

1. 对营养不良、妊娠期妇女、艾滋病患者、酗酒者或糖尿病患者,可加用维生素 $B_6$ 10~25mg,以避免神经病变。

2. 在服用安普那韦、fosamprenavir、奈非那韦或茚地那韦时,利福布汀的剂量为1日150mg,或300mg,1周2~3次。在单用atazanavir、利托那韦或联用其他蛋白酶抑制剂和洛匹那韦/利托那韦时,利福布汀的剂量可减少至隔日150mg,或每周3次。与依法韦仑联用时,利福布汀的剂量要增加至1日450~600mg,或600mg,,1周2~3次。与奈韦拉平同服时不需要调整剂量。

3. 乙胺丁醇不推荐用于视敏度不能监测的儿童。如结核菌对异烟肼耐药,在最初1或2个月或更长时间内可使用1日25mg/kg乙胺丁醇。对肾功能减退者,应减少用药物剂量。

隐性结核感染的首选药物为异烟肼,可用于妊娠期的治疗。对于不耐受异烟肼或与异烟肼耐药患者接触后检测到结核菌素皮试阳性者,可单用利福平治疗,共4个月。对于已知暴露于多重耐药结核病(MDRTB)的患者和出现活动性结核病高度危险的患者,建议采用菌株敏感的两种药物联合治疗,如吡嗪酰胺与乙胺丁醇或氟喹诺酮类药物联用9~12个月,但耐受性较差。

### (二)直接观察治疗

专家推荐所有患者包括敏感菌感染患者,应在医生直接观察下接受抗结核病药物治疗,直接观察治疗比自行服药更能提高治愈率,因为在结核病治疗中,依从性差常导致治疗失败和产生耐药性。

### (三)敏感菌引起的结核病治疗

药敏试验有利于治疗方案的制订,但需2周以上时间才能获得药敏试验结果。结核病的标准治疗方案包括2个月的初始治疗以及4或7个月的持续治疗,后续疗程的长短取决于初始治疗2个月时痰样的培养结果。

1. 初始经验治疗　经验治疗选择异烟肼 + 利福平 + 吡嗪酰胺 + 乙胺丁醇。对伴有严重肝病或痛风者,应避免使用吡嗪酰胺,建议接受异烟肼 + 利福平 + 乙胺丁醇治疗。

2. 敏感菌引起的结核病　一旦证实感染是由敏感型结核菌株引起的,初始治疗可采用异烟肼 + 利福平 + 吡嗪酰胺。若2个月时患者胸透未发现形成空洞,抗酸杆菌(AFB)涂片阴性,可用异烟肼 + 利福平或利福喷丁(长效利福霉素)继续治疗4个月直至6个月疗程结束;如果2个月时患者胸透发现已形成空洞,且AFB培养阳性,则异烟肼 + 利福平治疗需持续7个月直至9个月疗程结束。对于2个月时肺部有空洞,AFB涂片阳性,同时合并艾滋病、其他肺外疾病或儿童感染者,持续治疗期应选用利福平而不用利福喷丁。具体见表15-8-2。

表15-8-2　CDC结核病治疗指南敏感菌的初始经验治疗方案

| X片胸部空洞 | 初始治疗方案 | 2个月时检测 | | 用药方案 | 持续时间(月) | 总疗程(月) |
|---|---|---|---|---|---|---|
| | | AFB涂片 | AFB培养 | | | |
| 否 | 2EHRZ,伴有严重肝病或痛风者,应避免使用Z | — | — | H+R或H+L | 4 | 6 |
| | | | | | 4 | 6 |
| 否 | | — | + | H+R或H+L | 4 | 6 |
| | | | | | 7 | 9 |
| 否 | | + | + | | 4 | 6 |
| 是 | | + | — | H+R | 4 | 6 |
| 是 | | + | + | | 7 | 9 |

注:异烟肼(H)、利福平(R)、乙胺丁醇(E)、吡嗪酰胺(Z)、利福喷丁(L)

3. 药物不能耐受时的治疗　不能耐受利福平治疗的患者，可选用异烟肼＋吡嗪酰胺＋乙胺丁醇，可加或不加氟喹诺酮类药物(如左氧氟沙星、莫西沙星或加替沙星)，治疗9～12个月，也可选用异烟肼＋乙胺丁醇治疗18个月。由于药物相互作用而不能使用利福平的患者，可以选用利福喷丁。不能使用吡嗪酰胺进行初始治疗的患者，持续治疗期可用异烟肼＋利福平共治疗7个月。

4. 间歇疗法　四药联用间歇性治疗方案建议在医生的直接观察下用药。前2周每日服药，然后为每周2～3次服药。对由敏感结核菌引起的感染患者也可在2个月的标准治疗后，接受1周1次包括利福喷丁(代替利福平)的持续治疗。间歇疗法不适用于多重耐药结核病的治疗。

5. 固定剂量的复方药物　Rifater(异烟肼＋利福平＋吡嗪酰胺)已获FDA批准用于结核病的初始治疗，适合患者自行服用，最初2个月每日服用。

### (四) 耐药菌引起的结核病治疗

1. 对异烟肼耐药　最常见，该类患者可使用利福平＋吡嗪酰胺＋乙胺丁醇治疗6～9个月。如果病变范围较大，可加用喹诺酮类药物；或以链霉素取代乙胺丁醇。对吡嗪酰胺耐药的患者可以用利福平＋乙胺丁醇治疗12个月。

2. 多重耐药　多重耐药的结核病(至少包括对异烟肼和利福平耐药)患者，应根据药敏试验结果选用至少4种活性药物治疗(表15-8-3)。每个月进行细菌学检查(AFB涂片和培养)，疗程要达到18～24个月，痰培养结果转阴后仍应持续治疗12～18个月，如果是胃肠外给药转阴后一般只要继续治疗6个月。

表15-8-3　二线治疗药物

| 药物 | 日剂量 | | 不良反应 |
|---|---|---|---|
| | 成人 | 儿童 | |
| 链霉素[1] | 15mg/kg，肌内注射(最大剂量1g) | 20～40mg/kg | 前庭和听力功能损害，肾毒性 |
| 卷曲霉素 | 15mg/kg，肌内注射(最大剂量1g) | 15～30mg/kg | |
| 卡那霉素 | 15mg/kg，肌内注射、静脉注射(最大剂量1g) | 15～30mg/kg | 耳、肾毒性 |
| 阿米卡星 | 15mg/kg，肌内注射、静脉注射(最大剂量1g) | 15～30mg/kg | |
| 环丝氨酸[2] | 10～15mg/kg，分2次口服(最大500mg) | 10～15mg/kg | 精神样症状，癫痫发作 |
| 乙硫异烟胺 | 15～20mg/kg，分2次口服(最大500mg) | 15～20mg/kg | 胃肠道不适，肝毒性，甲状腺功能减退 |

续表

| 药物 | 日剂量 | | 不良反应 |
|---|---|---|---|
| | 成人 | 儿童 | |
| 环丙沙星 | 750～1500mg，口服、静脉注射 | 不推荐 | 恶心，胃痛，兴奋失眠，精神错乱 |
| 氧氟沙星 | 600～800mg，口服、静脉注射 | 不推荐 | |
| 左氧氟沙星 | 500～1000mg，口服、静脉注射 | 不推荐 | |
| 加替沙星[3] | 400mg，口服、静脉注射 | 不推荐 | |
| 莫西沙星[3] | 400mg，口服、静脉注射 | 不推荐 | |
| 对氨基水杨酸（PAS） | 8～12g，分2或3次口服 | 200～300mg/kg，分2～4次 | 胃肠道不适 |

注：1. 初始2～12周治疗，每周给予口服药物时，链霉素一般1周给药5次，每次15mg/kg，每次最大量为1g；之后，如继续治疗应控制在1周2～3次，每次20～30mg/kg，每次最大量为1.5g；如果年龄＞59岁，日剂量减至10mg/kg，日最大剂量为750mg。肾功能减退者应减量。

2. 建议每250mg环丝氨酸与50mg维生素$B_6$同服，可降低神经系统不良反应。

3. 未公开用于结核病治疗的临床数据。

### （五）用于艾滋病患者的治疗

指南推荐所有活动性结核病患者进行HIV感染检测。对伴有HIV感染的结核病患者，不推荐使用利福喷丁，因为类患者可能对利福霉素耐药。

1. 未经抗病毒治疗的艾滋病患者　对近期未进行高效抗逆转录病毒治疗（HAART）的艾滋病患者进行结核病治疗时，应延迟HAART，一般在2个月以上，特别是CD4细胞计数＞100个/$mm^3$的患者。避免因免疫功能恢复可能导致的结核病突然恶化，减少药物不良反应叠加和药物间的相互作用，提高患者对用药的依从性。

2. 接受抗病毒治疗的艾滋病患者　利福霉素能诱导肝CYP3A4酶，加快蛋白酶抑制剂和某些非核苷逆转录酶抑制剂（NNRTI）的代谢，因而可降低药物的血浆浓度使之降效。药物激活该酶的作用依次为利福平作用最大，利福布汀作用最小。利福布汀是CYP3A4酶的底物，蛋白酶抑制剂能减慢其代谢，增加血浆浓度，诱发毒性反应。

3. 利福平的选用原则　正接受依法韦仑（efavirenz，Sustiva）和2种核苷类逆转录酶抑制剂（NRTI）联用的HAART艾滋病患者，可使用包含利福平的标准四药联用方案治疗活动性结核。蛋白酶抑制剂（如利托那韦、利托那韦/沙奎那韦或利托那韦/洛匹那韦）加2种NRTI可与标准剂量的利福平联用。奈韦拉平和2种NRTI联用方案也可与标准剂量的利福平联用。

4. 利福布汀的选用原则　利福布汀治疗结核病的疗效与利福平相当，且对蛋白酶抑制剂的影响较小，可代替利福平使用。低剂量的利福布汀（150mg，1日1次或300mg，1周3次）替代标准方案中的利福平（即异烟肼+利福布汀+吡嗪酰胺+乙胺丁醇），可与高于常规剂量的茚地那韦或奈非那韦，或者标准剂量的安普那韦或fosamprenavir等蛋白酶抑制剂联用。如果将利福布汀的剂量减少到150mg隔日1次或每周3次，可联合标准剂量的atazanavir（Reyataz）、利托那韦/洛匹那韦、或利托那韦单用或再并用其他蛋白酶抑制剂。不推荐与单一的沙奎那韦联用。如果HAART中包括奈韦拉平，可使用常规剂量的利福布汀。如果HAART中包括依法韦仑，则利福布汀的剂量可加大至450~600mg，1日1次。

### （六）妊娠期结核病

孕妇一旦怀疑有结核菌感染，应该立即开始治疗。初始治疗方案可选用异烟肼+利福平+乙胺丁醇。这些药物可透过胎盘，但未见致畸作用。吡嗪酰胺在妊娠期服用可能也是安全的，有报道可根据药敏试验结果加用吡嗪酰胺或以吡嗪酰胺代替乙胺丁醇。如果不用吡嗪酰胺，治疗至少应持续9个月。

关于妊娠期多重耐药结核病的治疗报道较少。常用治疗药物有阿米卡星、乙硫异烟胺、对氨基水杨酸、环丝氨酸、卷曲霉素和氟喹诺酮类药物，未见有胎儿不良反应的报道，但是这些药物在妊娠期的安全性尚未得到充分证实。

## 二、肺结核诊断和治疗指南（中国，2001年版）

中华医学会结核病学分会2001年制定了我国的《肺结核诊断和治疗指南》。指南推荐的结核化疗的原则与方案摘编如下。

### （一）治疗原则

为早期、规律、全程、适量、联合五项原则。

### （二）化疗方案

整个化疗方案分为强化和巩固两个阶段。在不住院的条件下要取得化学疗法的成功，关键在于对肺结核患者实施有效的治疗管理，即目前推行的在医务人员直接面视下督导化疗（directly observed treatment short-course，简称DOTS），确保肺结核患者在全疗程中规律、联合、足量和不间断地实施规范化疗，减少耐药性的产生，最终获得治愈。

1. 初治肺结核的治疗　有下列情况之一者谓初治：①尚未开始抗结核治疗的患者；②正进行标准化疗方案用药而未满疗程的患者；③不规则化疗未满1个月的患者。

初治方案：强化期2个月/巩固期4个月。药名前数字表示用药月数，药名右下方数字表示每周用药次数。常用方案：2S（E）HRZ/4HR；2S（E）HRZ/$4H_3R_3$；$2S_3(E_3)H_3R_3Z_3/4H_3R_3$；2S（E）HRZ/4HRE；2RIFATER/4RIFINAH（RIFATER：卫非

特;RIFINAH:卫非宁)。

初治强化期第2个月末痰涂片仍阳性,强化方案可延长1个月,总疗程为6个月不变(巩固期缩短1个月)。若第5个月痰涂片仍阳性,第6个月阴性,巩固期延长2个月,总疗程为8个月。对粟粒性肺结核(无结核性脑膜炎者),上述方案疗程可适当延长,不采用间歇治疗,强化期为3个月,巩固期为HR方案6~9个月,总疗程为9~12个月。菌阴肺结核患者可在上述方案的强化期删除链霉素或乙胺丁醇。

2. 复治肺结核的治疗　有下列情况之一者为复治:①初治失败的患者;②规则用药满疗程后痰菌又复阳的患者;③不规律化疗超过1个月的患者;④慢性排菌患者。

复治方案:强化期3个月/巩固期5个月。常用方案:2SHRZE/1HRZE/5HRE;2SHRZE/1HRZE/$5H_3R_3E_3$;$2S_3H_3R_3Z_3E_3$/$1H_3R_3Z_3E_3$/$5H_3R_3E_3$。

复治患者应做药敏试验,对于上述方案化疗无效的复治排菌病例可参考耐多药肺结核化疗方案并根据药敏试验加以调整,慢性排菌者一般认为用上述方案疗效不理想,具备手术条件时可行手术治疗。对久治不愈的排菌者要警惕非结核分枝杆菌感染的可能性。

3. 耐多药肺结核的治疗　对至少包括INH和RFP两种或两种以上药物产生耐药的结核病为MDR-TB,所以耐多药肺结核必须要有痰结核菌药敏试验结果才能确诊。耐多药肺结核化疗方案:主张每日用药,疗程延长至21个月为宜,WHO推荐一线和二线抗结核药物可以混合用于治疗MDR-TB,一线药物中除INH和RFP已耐药外,仍可根据敏感情况选用。① SM:标准化疗方案中,只在强化期的2个月使用,儿童、老年人及因注射不方便常以EMB替代,由于SM应用减少,一些地区耐SM病例可能也减少;② PZA:多在标准短程化疗方案强化期中应用,故对该药可能耐药频率低,虽然药敏试验难以证实结核菌对PZA的药物敏感性(因无公认可靠的敏感性检测方法),但目前国际上治疗MDR-TB化疗方案中常使用它;③ EMB:抗菌作用与SM相近,结核菌对其耐药频率低。

二线抗结核药物是耐多药肺结核治疗的主药,包括:①氨基苷类阿米卡星(AMK)和多肽类卷曲霉素等;②硫胺类:乙硫异烟胺(1314TH)、丙硫异烟胺;③氟喹诺酮类:氧氟沙星(OFLX)和左氧氟沙星(LVFX),与PZA联用对杀灭巨噬细胞内结核菌有协同作用;④环丝氨酸:神经系统毒性大,临床应用受限制;⑤对氨基水杨酸钠;⑥利福布汀(RBT):对耐RFP菌株中部分仍敏感;⑦异烟肼对氨基水杨酸盐(帕星肼,PSNZ):老药,但耐INH菌株中部分敏感,国内常用于治疗MDR-TB。

WHO推荐的未获得(或缺乏)药敏试验结果但临床考虑MDR-TB时,可使用的化疗方案为强化期使用 AMK（或 CPM）+TH+PZA+OFLX 联合，巩固期使用 TH+OFLX 联合。强化期至少 3 个月，巩固期至少 18 个月，总疗程为 21 个月以上。若化疗前或化疗中已获得了药敏试验结果，可在上述药物的基础上调整，保证敏感药物在 3 种以上。

对病变范围较局限，化疗 4 个月痰菌不阴转，或只对 2～3 种效果较差的药物敏感，对其他抗结核药均已耐药，有手术适应证者可进行外科治疗。

## 三、2011 年 WHO《耐药结核病（TB）规划管理指南》重要推荐

2011 年《欧洲呼吸杂志》(European respiratory journal) 在线发布了世界卫生组织（WHO）的《耐药结核病（TB）规划管理指南（2011 版）》。指南着重讲述资源有限地区和国家的耐药结核病患者的发现和治疗策略，为更好地控制耐药 TB 提供了新方法，对于指导耐药结核病的发现及治疗更加科学、准确。相对 2008 版指南，新版指南没有根本性的变化，但它涵括了一些重要的调整，并为诊断、治疗和监测等提供了最新信息。该指南特色是 11 个重要的推荐，其包括内容如下。

1. 治疗前行药敏试验　患者一旦诊断为结核病或初始治疗前，为更早识别耐药结核病患者，区分耐药品种，应常规进行快速药敏试验。指南认为此方法是最经济有效的，并推荐尽早使用适当的治疗方案，以避免不必要的死亡。

2. 通过痰涂片镜检和培养监测　对于多药耐药（MDR）TB 患者可尽早检出其治疗失败。建议注意培养性状所呈现的质量差异，因为假阳性结果将导致不必要的持续治疗或更改治疗方案，从而增加毒性风险。

3. 对于 MDR-TB 患者，推荐使用新生代氟喹诺酮类和乙硫异烟胺。

4. 强调经济有效的动态医疗（即在院外治疗患者）模式。除降低再感染危险外，动态医疗模式还减少患者的出行及社会隔绝。

5. 新版指南中 MDR-TB 患者的最短治疗时间延长 2 个月。相关研究显示，更长时间的治疗提高治疗成功率。因此，强化治疗至少应持续 8 个月，而且对于那些既往未接受过 TB 二线药物治疗的患者，治疗应延长至 20 个月。对于某些患者，治疗持续时间可根据其临床和细菌学反应进行调整。

6. 对于 HIV 感染合并正接受二线药物治疗的 TB 患者，无论其 CD4 细胞计数如何，开始抗 TB 治疗后应尽早（头 8 周内）启用抗逆转录病毒药物。

7. 指南还特别指出，非常缺乏下列方面的证据，包括儿科 MDR-TB；异烟肼耐药，高耐药 TB 或非 MDR-TB 多药耐药的最佳药物治疗方案；与二线抗 TB 药物相关不良反应的症状缓解治疗。

（李云霞　杨　勇）

# 参 考 文 献

1. Mandell LA, Wunderink RG, Anzueto A, et al. Infectious Diseases Society of America/American Thoracic Society consensus guidelines on the management of community-acquired pneumonia in adults. Clinical Infectious Diseases, 2007, 44: S27-S72

2. 中华医学会呼吸病学分会 . 社区获得性肺炎诊断和治疗指南(2006). 中华结核和呼吸杂志,2006,29(10):651-655

3. 中国医师协会急诊医师分会 . 急诊成人社区获得性肺炎诊治专家共识 . 中国急救医学,2011,31(10):865-871

4. 中华医学会呼吸病学分会感染学组 . 甲氧西林耐药的金黄色葡萄球菌肺炎诊治与预防专家共识(2012 年版)

5. GOLD Executive Committee. Global strategy for the diagnosis, management, and prevention of chronic obstructive pulmonary disease(Revised 2011)[OEB/OL]. www.goldCOPD.com, 2011-12-30/2012-03-15

6. 柳涛,蔡柏蔷 . 慢性阻塞性肺疾病诊断、处理和预防全球策略(2011 年修订版)介绍 . 中国呼吸与危重监护杂志,2012,11(1):1-12

7. 辛晓峰 .2011 年修订版《慢性阻塞性肺疾病全球防治创议》解读 . 医学研究生学报,2012,25(5):453-457

8. 中华医学会呼吸病学分会慢性阻塞性肺疾病学组 . 慢性阻塞性肺疾病诊治指南(2007 年修订版). 中华结核和呼吸杂志,2007,30(1):8-17

9. 中华医学会呼吸病学分会感染学组 . 成人肺炎支原体肺炎诊治专家共识 . 中华结核和呼吸杂志,2010,33(9):643-645

10. Global strategy for asthma management and prevention(updated 2011). 2011 Global Initiative for Asthma

11. 中华医学会呼吸病学分会哮喘学组 . 支气管哮喘防治指南(2008). 中华结核和呼吸杂志,2008,31(3):177-185

12. 蔡柏蔷等,成人支气管扩张症诊治专家共识编写组 . 成人支气管扩张症诊治专家共识 . 中华结核和呼吸杂志,2012,35(7):485-492

13. 中华医学会呼吸病学分会哮喘学组 . 咳嗽的诊断与治疗指南(2009 版). 中华结核和呼吸杂志,2009,32(6):407-413

14. 中华人民共和国卫生部;钟南山,王辰,王广发,等 . 流行性感冒诊断与治疗指南(2011 年版)

15. 蔡春编译,周新审校 . 美国结核病治疗指南 . 世界临床药物,2005,26(5):262-267 [ 编译自:Medical Letter,2004,2(28):83-88]

16. 中华医学会结核病学分会．肺结核诊断和治疗指南．中华结核和呼吸杂志，2001，24(2):70-74

17. American Thoracic Society Documents:Guidelines for the management of adults with hospital-acquired, ventilator-associated, and healthcare-associated pneumonia. Am J Respir Crit Care Med, 2005, 171: 388-416

18. 中国防痨协会．耐药结核病化学治疗指南(2009)．中华结核和呼吸杂志，2010，33(7):485-497

# 附　　录

## 附录 1　肾功能减退时抗感染药物的剂量调整

| 药物 | 正常治疗量[1]（Ccr>90ml/min） | 肾功能减退（Ccr ml/min）时调整剂量[2] | | |
|---|---|---|---|---|
| | | >50 ~ 90 | 10 ~ 50 | <10 |
| 青霉素 | 40 万 ~ 400 万 U q6h | q6h | q8h | q12h |
| 氨苄西林 | 0.25 ~ 2g q6h | q6h | q6 ~ 12h | q12 ~ 14h |
| 阿莫西林 | 0.25 ~ 0.5g q8h | q8h | q8 ~ 12h | q24h |
| 哌拉西林 | 3g q4h | q4 ~ 6h | q6 ~ 8h | q8h |
| 氨苄西林 – 舒巴坦 | 3g q6h | q6h | q6 ~ 12h | q12 ~ 24h |
| 替卡西林 – 克拉维酸 | 3.1g q4h | q4h | q8h | q12h |
| 头孢唑林 | 1 ~ 2g q8h | q8h | q12h | q24 ~ 48h |
| 头孢氨苄 | 0.25 ~ 0.5g q6h po | q6h | q8h | q12h |
| 头孢拉定 | 1g q6h | q8h | q12h | q24h |
| 头孢呋辛 | 0.75 ~ 1.5g q8h | q8h | q8 ~ 12h | q24h |
| 头孢西丁 | 2g q8h | q8h | q12h | q24 ~ 48h |
| 头孢克洛 | 0.25g q8h po | q8h | q8h | q12h |
| 头孢尼西 | 1g q24h | q24h | q24h | q48h |
| 头孢噻肟 | 2g q8h | q8h | q12 ~ 24h | q24h |
| 头孢唑肟 | 2g q8h | q8h | q12 ~ 24h | q24h |
| 头孢曲松 | 1 ~ 2g q12h | q12h | q12h | q12h |
| 头孢他啶 | 2g q8h | q8 ~ 12h | q24 ~ 48h | q48h |
| 头孢替坦 | 1–2g q12h | q12h | q24h | q48h |

续表

| 药物 | 正常治疗量[1]（Ccr>90ml/min） | 肾功能减退（Ccr ml/min）时调整剂量[2] | | |
|---|---|---|---|---|
| | | >50～90 | 10～50 | <10 |
| 头孢克肟 | 0.2g q12h po | q12h | 0.3g q24h | 0.2g q24h |
| 拉氧头孢 | 2g q8h | q12h | q24h | q48h |
| 头孢吡肟 | 1～2g q8h | q12h | q16～24h | q24～48h |
| 氨曲南 | 1～2g q8h | q8～12h | q12～24h | q24h |
| 亚胺培南 | 0.5g q6h | q6h | q12h | q24h |
| 庆大霉素 | 1.7mg/kg q8h | 60%～90% q8～12h | 30%～70% q12h | 20%～30% q24～48h |
| 妥布霉素 | 1.7mg/kg q8h | 60%～90% q8～12h | 30%～70% q12h | 20%～30% q24～48h |
| 奈替米星 | 2mg/kg q8h | 50%～90% q8～12h | 20%～60% q12h | 10%～20% q24～48h |
| 阿米卡星 | 7.5mg/kg q12h | 60%～90% q12h | 30%～80% q12～18h | 20%～30% q24～48h |
| （去甲）万古霉素 | 1g q12h | 1g q12～24h | 1g q24～96h | 1g q96～168h |
| 替考拉宁 | 6mg/kg q24h | q24h | q48h | q72h |
| 红霉素 | 0.25～0.5g q6～12h | 100% | 100% | 50%～75% |
| 克拉霉素 | 0.25～0.5g q12h po | 100% | 75% | 50%～75% |
| 阿奇霉素 | 0.25～0.5g q24h po | 100% | 100% | 100% |
| 克林霉素 | 0.15～0.3g q6h | 100% | 100% | 100% |
| 氯霉素 | 12.5mg/kg q6h | 100% | 100% | 100% |
| 多西环素 | 100mg q24h po | 100% | 100% | 100% |
| 甲氧苄啶 | 100～200mg q12h | q12h | q18h | q24h |
| 甲硝唑 | 7.5mg/kg q6h | 100% | 100% | 50% |
| 环丙沙星 | 0.5～0.75g q12h po | 100% | 50%～75% | 50% |
| 氧氟沙星 | 200mg q12h | 100% | 50% | 25%～50% |
| 两性霉素 B | 0.3～0.7mg/kg q24h | q24h | q24h | q24～36h |
| 氟康唑 | 200～400mg q24h | 100% | 50% | 25% |
| 异烟肼 | 5mg/kg q24h（最高 300mg） | q24h | q24h | q48h |

续表

| 药物 | 正常治疗量[1]（Ccr>90ml/min） | 肾功能减退（Ccr ml/min）时调整剂量[2] | | |
|---|---|---|---|---|
| | | >50 ~ 90 | 10 ~ 50 | <10 |
| 乙胺丁醇 | 15mg/kg q24h po | q24h | q24 ~ 36h | q48h |
| 利福平 | 600mg q24h po | q24h | q24h | q24h |
| 吡嗪酰胺 | 25mg/kg q24h（最 高 2.5g po） | 100% | 100% | 60mg/kg，2 次 / 周 |

注：(1)表中所列为成人治疗量，凡未注明给药途径的均系静脉给药，正常治疗量（静脉给药者）的高限系用于危及生命严重感染的每日剂量，必须依据患者耐受性、疾病严重程度等因素确定具体给药剂量。

(2)调整剂量为减少每次剂量或延长给药间隔，仅减少每次剂量者注明给药量的百分数，仅延长给药间隔者注明给药间隔时间，两者均调整者则注明剂量及间隔改变。

(3)氨基苷类抗菌药物、(去甲)万古霉素的维持剂量按表调整，首次剂量多与肾功能正常患者相同。

# 附录2 常见病原菌感染的治疗方案

| 细菌 | 分类 | 推荐治疗方案 | | 辅助治疗及说明 |
|---|---|---|---|---|
| | | 首选方案 | 备选方案 | |
| 肺炎球菌 | 青霉素敏感 | 氨苄西林 iv 或阿莫西林 po | 第二、第三代头孢菌素 | ①国内报道对大环内酯类耐药严重；②对第三代头孢菌素耐药少见 |
| | 青霉素高水平耐药 | 氟喹诺酮类 | 注射用第三代头孢菌素，大剂量氨苄西林、万古霉素 | |
| 流感嗜血杆菌 | β-内酰胺酶阴性 | 氨苄西林 iv 或阿莫西林 po | COSMZ、大环内酯类、多西环素 | 该菌β-内酰胺酶阳性者国内少见 |
| | β-内酰胺酶阳性 | 阿莫西林克拉维酸钾，第二、第三代头孢菌素 | 氟喹诺酮类、大环内酯类、泰利霉素 | |
| 克雷伯菌属及其他肠杆菌 | ESBL 阴性 | 注射用第二、第三代头孢菌素 | 氟喹诺酮类、氨基苷类 | ①所有克雷伯菌属与肠杆菌属均应做ESBL筛查；②国内较少见对碳青霉烯类耐药的该类细菌 |
| | ESBL 阳性 | 亚胺培南或美罗培南 | β-内酰胺酶类/酶抑制剂、氟喹诺酮类、氨基苷类 | |
| 军团菌 | | 阿奇霉素 | 左氧氟沙星或莫西沙星 | 住院患者与免疫缺陷患者注意筛查 |
| 卡他莫拉菌 | β-内酰胺酶阳性率93% | 阿莫西林克拉维酸钾，或口服第二、第三代头孢菌素 | 注射用第二、第三代头孢菌素或大环内酯类或氟喹诺酮类 | |
| 金黄色葡萄球菌 | MSSA | 萘夫西林或苯唑西林 | 万古霉素或利奈唑胺 | 国内未报道分离出耐万古霉素金黄色葡萄球菌(VRSA) |
| | MRSA | 万古霉素 | 利奈唑胺 | |
| 鲍曼不动杆菌 | 敏感菌 | 舒巴坦 | 含舒巴坦的复合制剂或碳青霉烯类 | ①做培养与药敏试验，根据药敏试验结果选择抗菌药物；②耐药菌需联合用药；③对PDR根据PK/PD参数要求，尝试通过增加给药剂量、增加给药次数、延长给药时间等方法设计给药方案 |
| | MDR | 舒巴坦或含舒巴坦的复合制剂或碳青霉烯类 | 联合应用氨基苷类抗生素或氟喹诺酮类 | |
| | XDR | 舒巴坦或含舒巴坦的复合制剂+米诺环素(或多西环素)或多黏菌素E或氨基苷类抗生素或碳青霉烯类 | 替加环素+含舒巴坦的复合制剂(或舒巴坦)或碳青霉烯类抗生素或多黏菌素E、喹诺酮类抗菌药物、氨基苷类 | |

续表

<table>
<tr><th rowspan="2">细菌</th><th rowspan="2">分类</th><th colspan="2">推荐治疗方案</th><th rowspan="2">辅助治疗及说明</th></tr>
<tr><th>首选方案</th><th>备选方案</th></tr>
<tr><td></td><td>PDR</td><td colspan="2">多黏菌素 E+β－内酰胺类抗生素或替加环素</td><td></td></tr>
<tr><td rowspan="3">铜绿假单胞菌</td><td>敏感菌</td><td>抗假单胞菌β－内酰胺类</td><td>抗假单胞菌氨基苷类或氟喹诺酮类</td><td rowspan="4">①根据药敏试验结果选择抗菌药物;②耐药菌需联合用药;③对 PDR 根据 PK/PD 参数要求,尝试通过增加给药剂量、增加给药次数、延长给药时间等方法设计给药方案</td></tr>
<tr><td>MDR</td><td>哌拉西林他唑巴坦+妥布霉素(或阿米卡星)</td><td>抗假单胞菌头孢菌素或碳青霉烯类+妥布霉素(或阿米卡星)或环丙沙星</td></tr>
<tr><td>XDR</td><td rowspan="2">多黏菌素 E</td><td rowspan="2">±抗假单胞菌氨基苷类或环丙沙星或氨曲南</td></tr>
<tr><td></td><td>PDR</td></tr>
<tr><td>嗜麦芽窄食单胞菌</td><td>对碳青霉烯类天然耐药</td><td>TMP-SMX</td><td>替卡西林钠克拉维酸钾±氨曲南</td><td>联合用药可减缓耐药菌的产生,增强治疗效果</td></tr>
</table>

# 附录 3　常见名词术语英文缩写

| 英文缩写 | 英文全称 | 中文名称 |
|---|---|---|
| A | | |
| ARDS | acute respiratory distress syndrome | 急性呼吸窘迫综合征 |
| AHR | airway-hyperresponsiveness | 气道高反应性 |
| AHI | apnea hypopnea index | 睡眠呼吸暂停低通气指数 |
| AA | arachidonic acid | 花生四烯酸 |
| A-CV | assist-control mode ventilation | 辅助－控制通气 |
| AMV | assist mechanical ventilation | 辅助通气 |
| B | | |
| BDP | beclomethasone | 倍氯米松 |
| BDT | bronchial dilation test | 支气管舒张试验 |
| BL | bronchial lavage | 纤支镜做支气管灌洗 |
| BPT | bronchial provocation test | 支气管激发试验 |
| BAL | broncho-alveolar lavage | 支气管肺泡灌洗 |
| BAL | bronchoalveolar lavage | 支气管肺泡灌洗术 |
| C | | |
| CT | calcitonin | 降钙素 |
| CO | cardiac output | 测量心排血量 |
| CSAS | central sleep apnea syndrome | 中枢性睡眠呼吸暂停综合征 |
| CVP | central venous pressure | 中心静脉压 |
| COPD | chronic obstructive pulmonary disease | 慢性阻塞性肺疾病 |
| CLSI | clinical and laboratory standards institute | 临床实验室标准化研究所 |
| CAP | community-acquired pneumonia | 社区获得性肺炎 |
| CR | computed radiography | 计算机 X 线摄影 |
| CT | computed tomography | X 线计算机体层扫描 |
| cPSG | computer polysomnography | 计算机化的多导睡眠图 |
| CMV | control mode ventilation | 控制通气 |
| CRP | C-reactive protein | C 反应蛋白 |

续表

| 英文缩写 | 英文全称 | 中文名称 |
|---|---|---|
| CTA | CT angiography | CT 血管造影 |
| D | | |
| DPLD | diffuse parenchyma lung disease | 弥漫性实质性肺疾病 |
| DR | digital radiography | 数字 X 线摄影 |
| DPI | dry power inhaler | 干粉吸入器 |
| E | | |
| EGG | electrocardiogram | 心电图 |
| EGFR | epithelial growth factor receptor | 表皮生长因子 |
| ESR | erythrocyte sedimentation rate | 红细胞沉降率 |
| F | | |
| FDC | fixed-dose-combination | 固定剂量复合制剂 |
| G | | |
| GCS | glucocorticoids | 糖皮质激素 |
| H | | |
| $H_1RAS$ | $H_1$ receptor antagonists | $H_1$ 受体拮抗剂 |
| HAP | hospital-acquired pneumonia | 医院获得性肺炎 |
| I | | |
| IIP | idiopathic interstitial pneumonia | 特发性间质性肺炎 |
| IMV | intermittent mandatory ventilation | 间歇强制通气 |
| ILD | interstitial lung disease | 间质性肺疾病 |
| IPFI | invasive pulmonary fungal infections | 侵袭性肺部真菌感染 |
| L | | |
| LTs | leukotriene | 白三烯 |
| LTRAs | leukotriene receptor antagonist | 白三烯受体拮抗剂 |
| M | | |
| mPAP | mean pulmonary arterial pressure | 肺动脉平均压 |
| MRI | magnetic resonance imaging | 磁共振成像 |
| MDI | metered dose inhalers | 定量吸入器 |
| MRA | MR angiography | MR 血管成像 |

续表

| 英文缩写 | 英文全称 | 中文名称 |
|---|---|---|
| N | | |
| NSCLC | non-small cell lung cancer | 非小细胞肺癌 |
| NSAIDs | non-steroidal anti-inflammatory drμgs | 非甾体抗炎药 |
| O | | |
| OSAHS | obstructive sleep apnea hypopnea syndrome | 阻塞性睡眠呼吸暂停综合征 |
| P | | |
| PBPs | penicillin-binding protections | 青霉素结合蛋白 |
| PLB | percutaneous lung biopsy | 经皮肺穿刺术 |
| PSG | polysomnography | 多导睡眠图 |
| PCT | procalcitonin | 降钙素原 |
| PE | pulmonary embolism | 肺栓塞 |
| PADP | pulmonary artery diastolic pressure | 肺动脉舒张压 |
| PAP | pulmonary artery pressure | 肺动脉平均压 |
| PASP | pulmonary artery systolic pressure | 肺动脉收缩压 |
| PAWP | pulmonary capillary wedge pressure | 肺小动脉楔压 |
| PH | pulmonary hypertension | 肺动脉高压 |
| PTE | pulmonary thromboembolism | 肺血栓栓塞症 |
| PWP | pulmonary wedge pressure | 肺动脉楔嵌压 |
| PPD | purified protein derivative | 皮肤试验 |
| R | | |
| RAP | right atrium pressure | 右房压 |
| RVP | right ventricular pressure | 右室压 |
| S | | |
| SAHS | sleep apnea hypopnea syndrome | 睡眠呼吸暂停低通气综合征 |
| SCLC | small cell lung cancer | 小细胞肺癌 |
| SVN | small-volume nebulizer | 小容量喷射雾化器 |
| SAV | specific allergy vaccination | 特异性变态反应疫苗治疗 |
| T | | |
| TDM | therapeutic drug monitoring | 血药浓度监测 |

续表

| 英文缩写 | 英文全称 | 中文名称 |
| --- | --- | --- |
| TBLB | transbronchial lung biopsy | 经支气管镜透壁肺活检 |
| TBNA | transbronchial needle aspiration | 经支气管镜针吸活检 |
| V | | |
| VTE | venous thromboembolism | 静脉血栓栓塞症 |
| VATS | video assisted thoracic surgery | 电视胸腔镜 |